常见疾病
综合临床康复实践

主编 丁 宇

副主编 黄 彬 李呈新 李 焱

编 委 曹红军 郭 维 王佳乐
尹淑芬 许春艳 杨桂花

人民卫生出版社
·北 京·

图书在版编目（CIP）数据

常见疾病综合临床康复实践 / 丁宇主编. —北京：
人民卫生出版社，2022.10
ISBN 978-7-117-33744-1

Ⅰ.①常…　Ⅱ.①丁…　Ⅲ.①常见病 – 康复医学
Ⅳ.①R49

中国版本图书馆 CIP 数据核字（2022）第 188129 号

常见疾病综合临床康复实践
Changjian Jibing Zonghe Linchuang Kangfu Shijian

主　　编	丁　宇	
出版发行	人民卫生出版社（中继线 010-59780011）	
地　　址	北京市朝阳区潘家园南里 19 号	
邮　　编	100021	
印　　刷	北京市艺辉印刷有限公司	
经　　销	新华书店	
开　　本	787×1092　1/16　　印张：21.5	
字　　数	523 千字	
版　　次	2022 年 10 月第 1 版	
印　　次	2022 年 11 月第 1 次印刷	
标准书号	ISBN 978-7-117-33744-1	
定　　价	79.00 元	

E－mail　pmph @ pmph.com

购书热线　010-59787592　010-59787584　010-65264830

打击盗版举报电话　010-59787491　　E-mail　WQ @ pmph.com
质量问题联系电话　010-59787234　　E-mail　zhiliang @ pmph.com
数字融合服务电话　4001118166　　　E-mail　zengzhi @ pmph.com

前言

为什么要写这本书呢？其实在很长一段时间里我都有些犹豫，酝酿了很久，想把我对康复的独特观点告诉大家，希望从事这项事业的人能够多一个角度，少走一些弯路。

这几年来，我经常外出带教、讲课，到基层医院的康复科查房，见到很多失治误治的患者，也接触过很多对康复知识渴求的基层医生。其实我一直认为，康复不需要大而全，也不需要高大上，康复最广阔的土壤是社区、是基层，而不是北京这样大城市的三甲医院。但实际上，基层医院的康复技术缺失、理论基础薄弱，导致很多患者还是愿意到大医院就诊。在长期帮扶和支教基层医院的过程中，我渐渐地产生了把我的康复理念传递给每一个需要的人的想法，让更多的康复医师和治疗师从中受益，从而让更多患者得到最大可能的康复，能够有效地回归社会。

我骨子里是一个传统的中医人，在西医院里成长起来，接受了严苛的西医培训。我们的针灸病房常年和康复科在一个病区，经过发展才成立了各自独立的病区，我们也建立了自己的康复大厅，有了自己的康复团队，又请了中国康复中心的教授常年带教。我不断学习、摸索和实践，渐渐形成了自己的康复理念，用之于临床，效果令人欣慰。我觉得，或许是这样的成长过程，才有了"综合临床康复"想法的产生。

我为什么要取"综合临床康复"这个书名呢？其实编辑是想让我换成"中西医结合康复"的，但我坚持不改，因为我怕读者简单地认为不过是把中医的技术和西医的康复技术一起用在一个需要康复的患者身上而已。就像很多去医院的脑卒中恢复期的患者，经常是看完康复科再看针灸科，把相关的治疗一做就完事了。而综合临床康复是从理论到技术的结合，是中医和西医的结合，是医疗和健身的结合。我们把所有有利于机体康复的技术相互结合最大可能地减轻功能障碍，减少复发。尤其是理论，把中医的整体观始终贯穿于整个康复过程，把生物力学整体观贯穿于整个骨伤科疾病的康复过程，把神经发育学贯穿于所有神经系统疾病的康复过程，并用于指导所有中西医康复技术的应用，这是本疗法不同于其他疗法之处。

本书从动笔到成稿花了将近 3 年时间，写得还是不尽如我意，因篇幅所限，有些问题没有完全讲透彻、说清晰，还有一些疾病没有收录。不过我想，以后倘若有人在我这本书的启发下，按照"综合临床康复"的理论指导去治疗患者，去总结经验，使更多人受益，那便达到了我写这本书的目的：不求圆满，但求传承。

这本书没有涉及高大上的治疗技术和设备，主要目的是为基层的康复从业人员所用，愿此书能在基层生根发芽，愿"综合临床康复"的理念遍地开花，则余心甚慰！

丁宇
2021 年于北京

目录

第三章　综合临床康复技术

第四章　神经系统疾病康复

第五章　骨伤科疾病康复

第一章 总论

　　康复意为重新获得某种能力、资格或适应正常社会生活。目前世界卫生组织将康复扩展为康复与适应性训练，定义为通过综合协调地应用医学的、教育的、社会的、职业的各种方法，使病、伤、残者已经丧失的功能尽快地、尽最大可能地得到恢复和重建，使他们在体格上、精神上、社会上和经济上的能力得到尽可能地恢复，使他们重新回归到原来的生活和工作中去。因此，康复不仅针对疾病，而且着眼于从整个人的生理上、心理上、社会上及工作能力上进行全面康复。

第一节　中医康复和西医康复

　　在中国，康复一直都存在中医康复和西医康复两个部分，这两个部分有交叉，有结合，却一直难以融合。

一、西医康复医学

　　西医康复注重对患者进行全面分析评估、多专业合作、全面康复，强调患者积极主动参与，通过康复评定，明确患者的功能障碍，据此制订康复方案，最大限度恢复其功能。康复医学不再是传统的结构康复，而是功能的恢复，功能康复成为现代康复医学的核心。康复的领域包括医学康复、教育康复、职业康复、社会康复。西医康复最大的优势是较为完整的康复评定系统，以及对应的康复技术。

二、中医康复医学

　　中医康复是在中医学理论指导下，研究中医康复的基本理论、治疗方法及其应用的学科。中医康复学的概念于 20 世纪 80 年代提出。中医古籍中虽无康复医学这个名称，但是有关康复治疗的内容散见于大量的中医文献中。在最初设置学科的时候，中医康复和中医养生经常被混为一谈，由于两者没有划分明确的界限，导致中医康复的发展出现了一些偏差，预防保健的性质较为明显，而临床治疗的作用不突出。中医康复学应当充分借鉴和吸收中医理论的整体观和辨证论治的特点，充分采取中药、针灸、推拿、正骨等各种独特的康复手段，预防伤、病、残的发生和发展，改善患者的残障程度，从而实现康复的根本目的。

三、中西医结合康复现状

中医康复学与西医康复学从起源到发展，走过了两条不同的道路，构建了两条完全不同的理论体系，同时又具有自己独特的学术内涵。中西医康复因为有着两套迥然不同的理论体系，所以理论上的融合与统一目前尚没有人去尝试，但从临床实践来看，两者已经进行了有效的汇通，尤其是在中医康复中，已经全面引进了西医的康复评定体系，临床上康复器械和康复工程的应用也越来越普及。在西医康复中，中医的康复手段尤其是针灸和推拿也同样被广泛应用。

第二节 综合临床康复的基础理论

中西医的康复理论都有其精华和不可替代的一面，不能充分用于临床指导治疗是非常可惜的。怎样才能更好地服务于功能障碍的患者呢？在本书中提出"综合临床康复"的概念，把中西医中从理论到技术各自的精髓部分相互融通，而不是简单地拼凑用于临床，最大限度地恢复患者的功能，最大限度地预防残障的发生，最大限度地预防疾病的复发。

综合临床康复，"综合"是其特点，"临床"是其研究范围，"康复"是其本质属性。

首先，综合临床康复是应用中医的整体观对康复对象做出整体的评估判断，用西医的康复评估体系对局部的功能障碍做出阶段性的精细的评估判断，充分应用中西医各种康复技术，既持续改善患者整体状况，又致力于对局部功能障碍实现阶段性的康复目标，从而改善现有的功能障碍，预防残障的发生及疾病的复发。

其次，综合临床康复着重于临床实践，对一切临床实际发生的或者预测可能发生的功能障碍，进行针对性治疗和预防性治疗，所以"临床"是综合临床康复的研究范围，其他保健性治疗不是其康复治疗的内容。

最后，康复是其本质，它从事的是临床康复，不是临床医疗，它是从中医康复和西医康复的基础上发展起来的，有与它们相同的地方，也有其独到之处。

综上所述，综合临床康复在康复预防、评定、治疗技术等方面形成了自身的特点。

一、康复预防

康复预防是指在伤、病、残的发生前后采取措施，防止残疾及功能障碍的发生、发展，或减轻其程度。康复预防分为四级：一级预防、二级预防、三级预防和四级预防。

（一）一级预防

一级预防又称初级预防，是指预防各种致残性疾病、损伤、发育畸形、精神创伤的发生。一级预防是康复预防的基础，做好一级预防，可减少 70% 的残疾发生率。服务的主要内容包括进行健康教育、预防接种、优生优育、安全教育和改善社会环境等。很显然，一级预防不是综合临床康复的重点。因为这部分康复对象没有真正进入临床阶段。

（二）二级预防

二级预防又称次级预防。在已发生伤病后，及早发现、早期治疗，将疾病的损害控制在最低水平，防止残疾的发生。二级预防相当于疾病的急性期，需要许多学科的临床工作者共同参与。做好二级预防可使残疾的发生率降低 10%～20%，其措施有以下几方面：

1. 定期、早期进行各种检查 做到早发现、早诊断、早治疗，防止残疾的发生。

2. 预防并发症 在治疗原发病的基础上，预防并发症，避免继发性残疾出现。

3. 早期介入康复治疗 康复治疗的早期介入有利于防止功能障碍的发生。

（三）三级预防

三级预防主要实施于疾病的恢复期，此期是综合临床康复的重点。当残疾出现后，采取措施防止发生严重残疾。三级预防主要包括以下两个方面：

1. 全面康复 开展康复治疗，尽早、正确、积极地选择和开展针灸推拿、物理治疗、作业治疗、功能训练等康复治疗手段。

2. 提高日常生活活动能力 在开展康复治疗的过程中，重视提高日常生活活动能力训练，增加康复治疗的实用性，帮助患者回归家庭和社会。

（四）四级预防

有别于中西医康复学科，综合临床康复有独特的四级预防。当残疾稳定后，避免疾病的再次发生或加重，预防类似的残疾加重或发生。四级预防主要包括以下两方面：

1. 当疾病疗程结束后，患者功能障碍已经稳定，通过中西医的全面评估，制订方案，预防疾病的再次发生，从而预防残疾的再次发生或者功能障碍加重。

2. 当功能障碍已经恢复或者临床痊愈，但是由于患者的生活工作环境和习惯，以及功能随着年龄的自然衰退，很容易再次出现类似的问题。通过针对性的手段，预防或者延缓其发生。

二、康复评定

（一）康复评定的概念

康复评定是对患者功能状态和潜在能力的判断，通过收集评定对象的病史和相关资料，经过检查和测量，对结果进行比较、综合、分析，最后形成结论和障碍诊断的过程。康复评定可以客观、准确地发现和确定障碍发生的原因、性质、种类、特征、范围、程度及预后，为康复预防和制订康复目标、康复治疗方案提供科学依据，是康复目标得以实现和康复治疗得以实施的先决条件。

康复评定和临床诊断有同样重要的意义，但却有本质的不同。障碍的性质、种类、部位、程度、发展趋势、预后和转归等判断是康复评定的核心，是制订康复治疗方案的基础。

康复和康复医学是针对功能障碍的，为了把一个患者的功能或障碍水平描述清楚，必须详细、正确地掌握患者的障碍现状、残存功能和潜在能力，为设定康复目标和制订康复计划提供基本素材；同时，可以评价各种治疗方案的治疗效果，进而决定该方案的调整、改进或是否结束康复治疗。因此，康复评定贯穿于整个康复治疗过程，是现代康复医学的特征之一。

（二）康复评定的目的

康复评定是康复医学的重要组成部分，贯穿于康复治疗的始终，这也是康复区别于临床医学的重要特征。康复评定的对象是所有需要接受康复治疗的功能障碍者，是把评定对象作为一个完整的社会角色，全面评估躯体功能、活动能力和参与能力等情况，确定其生存状况和质量。

综合临床康复的评定综合了中西医两方面的评定方法，并且把四诊评定作为贯穿整个康复过程的重要基石，作为制订康复整体方案、阶段目标方案和预防方案制订的基础。通过定期的康复评定来制订、实施、修改和完善治疗方案。

（三）康复评定的内容

综合临床康复评定包括评定患者的整体状态、局部功能两个方面。

1. 整体状态评定　首先通过四诊评定法对患者总体状态进行评定，主要通过八纲辨证、脏腑辨证、经络辨证对脏腑、经络虚实寒热状况做出评定。其次对康复对象从生物力学方面整体评估。最后对康复对象的社会方面（包括社会活动能力、就业能力、生存质量、日常生活活动能力等）做出评定。

2. 局部功能评定　针对局部功能障碍，对局部躯体方面（包括主要脏器功能、关节活动度、肌力、肌张力、肢体运动功能、协调与平衡能力、感觉、反射等）进行评定。对精神方面的评定包括智力、性格、情绪、神经心理功能等。对言语方面的评定主要包括失语症和构音障碍。

（四）分期评定

综合临床康复评定同样分为初期、中期和后期的评定。

1. 初期评定　对于初次接诊的患者，在康复治疗实施前进行。目的是了解患者功能障碍的程度和康复潜力，确定近期康复目标和方案。

2. 中期评定　在康复治疗实施中进行。目的是评定患者经过康复治疗后的功能状况，评价康复疗效，调整康复治疗计划。中期评定可进行多次。

3. 后期评定　在康复治疗结束前或出院前进行。目的是评定患者的功能状况，评价康复效果，提出返回家庭和社会后的康复治疗建议。整个康复疗程结束后，后期评定还发挥了对四级预防的指导作用。后期评定是对本次功能障碍康复情况的总结，也需要体现对预防类似疾病发生的指导。后期评定也可以进行多次。

三、综合临床康复的治疗体系

综合临床康复的治疗体系是独具特色的，既包括传统的中药治疗、导引、中医药膳、推拿、正骨和针灸等独具中医特色的治疗方法，也包括西医的物理疗法、作业疗法、语言疗法、康复工程等。从我国医院康复科发展的现状看，在西医医院的康复科，针灸这样行之有效的方式不能很好融入，至于推拿和中药的使用就更少了；在中医院的康复科中，西医的治疗手段会体现，但是体现不充分，而且往往缺乏规范的康复计划，康复评定粗糙简陋。

在综合临床康复治疗体系基础上制订的治疗方案也有别于中医康复和西医康复。它是在综合临床康复的理论指导下制订康复目标和康复计划，包括协同、合理地使用各种可能的治疗手段和措施，规范并且按计划进行的全面的康复治疗方案。

目前常用的综合临床康复疗法有以下几种。

（一）针灸及相关疗法

除了常用的毫针和艾灸以外，包括其他一切通过器具刺激经络穴位来治疗疾病的疗法，常见的有电针、梅花针、穴位注射、埋线、火针、三棱针、针刀、耳针、火罐、刮痧、热敏灸、火龙灸、雷火灸等等。

（二）推拿与正骨

除了传统的推拿和正骨以外，也包括美式整脊、肌筋膜松解等手法类治疗手段。正骨手法主要是为了解决外力作用所致的骨关节和软组织的损伤。而美式整脊可以改善脊柱疾病以及与脊柱相关的内科疾病，肌筋膜松解主要与运动康复和疼痛康复相关。

（三）中药及相关疗法

中药是在传统的中医辨证论治的基础上使用，包括内服和外用。中药外用主要包括中药外敷、熏洗、浸浴等，属于中医外治法的范畴。研究证实中药熏洗、热敷被认为是目前较实用且有效的治疗骨关节炎方法之一。中药离子导入被广泛用于腰椎间盘突出症，尤其是用于椎管内炎症期。另外，中药浸浴能够融入现代康复水疗的涡流、层流及气泡浴等技术。中药内服在综合临床康复中占有重要的作用，它担负着改变患者整体状态和康复后期易病体质的任务。

（四）导引及其他中医康复疗法

导引等其他中医康复方法是通过文娱和体育的方式，改善患者各种功能状态的方法。包括武术、五禽戏、八段锦等。越来越多的研究表明中国的传统保健体育对于调整身心健康优势明显。体育和文娱活动不仅可以增强肌力和耐力，改善平衡和运动协调能力，还能增强患者的信心，使其得到娱乐，从而改善心理状态。可根据患者的功能情况，选择一些力所能及的文体活动进行功能训练，使患者在娱乐和竞争中得到功能恢复。

相对来说导引等其他中医康复方法在临床康复中用的较少，由于篇幅所限，所以在后面的康复技术中就不再展开论述。

（五）运动疗法

运动疗法是指通过徒手或借助器械改善患者各种功能的运动方法。包括肌力训练、关节活动训练、牵张训练、有氧训练、呼吸训练、平衡训练、步行训练等等。运动疗法能有效地、针对性地、循序渐进地改善丧失或减弱的运动功能。运动疗法还可改善不正常的运动模式，增强肌肉力量，改善机体的协调性和平衡性以及对运动的耐力等。

（六）声光电磁疗法

声光电磁等物理因素通过对局部的直接作用和神经、体液的间接作用引起人体反应，调整血液循环，改善营养代谢，提高免疫功能，调节神经系统功能，促进组织修复，进而消除致病因素，改善病理过程，达到治病目的。这些治疗对炎症、疼痛、痉挛、预防瘢痕增生和改善局部血液循环障碍有着较好的效果。

（七）水疗法

水疗法是利用各种不同成分、温度、压力的水，以不同的形式作用于人体以达到机械及化学刺激作用来防治疾病的方法。根据水的作用方式不同，水疗法可分为浸浴法、擦浴法、冲洗法、湿布包裹法、淋浴法、水下运动法、蒸气浴法及其他方法，广泛用于神经康复和骨科康复中。

（八）作业疗法

作业疗法是为使患者的功能恢复，从日常生活活动、劳动、文娱活动和认知活动中选择一些有一定针对性、能恢复患者功能和技巧的作业内容进行训练，使患者缓解症状、改善功能的治疗方法。内容包括：功能性作业疗法、心理作业疗法、日常生活活动训练、就业前评价和就业前训练。

（九）言语疗法

言语疗法是对脑卒中、颅脑外伤后或小儿脑瘫等引起语言障碍的人进行评定、治疗的方法。常见言语障碍的种类有听觉障碍、语言发育迟缓、失语症、言语失用、构音障碍和口吃等。言语治疗建立在言语功能评定的基础上，通过评定，明确诊断，决定康复治疗的方针和具体的计划。常用的评定方法包括听觉检查、语言能力检查、口语检查等。根据评定结果，针对性地选用相应的康复治疗方法恢复其交流功能。

（十）康复工程

康复工程是应用现代工程学的原理和方法，研制康复器械以减轻、代偿或适应患者残疾的科学。内容包括康复评定设备、功能恢复训练器械、假肢、矫形器、支具的制作和无障碍建筑改造等，用来恢复、代偿或重建患者的功能，为回归社会创造条件。

四、综合临床康复目标与康复计划

康复目标和康复计划是在康复评定的基础上制订的。根据康复评定的结果，对患者存在的问题作出客观判断，制订出符合患者实际的康复目标和与之相应的康复计划。

（一）康复目标

康复的目标要以患者为中心，致力于患者的功能、日常生活能力的提高，使患者能够回归家庭和社会。康复目标因患者障碍的情况和程度不同而有所差异，确定康复目标也受患者年龄、性别、身体状况、职业等的影响。需要注意应尊重客观实际，制订合理的康复目标和治疗方案。

康复目标的分类有两期分类法和四期分类法，目前我国常用的是两期分类法。两期分类法将康复目标分为长期目标和短期目标。长期目标是经过治疗上的最大努力，患者达到最好功能水平时的一个标准。短期目标是在完成长期目标的过程中某一阶段的治疗目标。

综合临床康复采用四期分类法，分为近期目标、中期目标、出院目标、远期目标。近期目标是康复治疗初步阶段应达到的目标；中期目标是康复治疗过程中分阶段应达到的目标；出院目标是患者功能障碍稳定或者恢复，治疗结束时应达到的目标；远期目标是患者出院后回归家庭和社会所能达到的水平。

（二）康复计划

障碍分躯体、心理、社会等方面，制订康复计划要在针对上述问题进行全面评定的基础上，根据患者的年龄、性别、身体基础情况、交流能力、理解能力、文化水平、心理适应能力、家庭及社会构成等多方面情况进行评定，一般要遵循以下几个原则。

1. 要按照康复评定制订个性化的康复计划。

2. 康复治疗计划一定要包括整体和局部的方案，不能只针对局部功能障碍做出简单的方案。

3. 康复计划要有可实施性，一定要基于实际条件而制订，又要按照实际条件的变化及时修订计划。

4. 康复计划要体现预见性，不仅要预防有可能的残疾发生，也要预防相关疾病的再次发作。

5. 康复计划要进行阶段性修订，在中期评定、出院评定、远期评定基础上均需要做出相应的改变。

6. 康复计划要围绕既定的目标进行。

五、康复处方

综合临床康复治疗是由康复医师、中医针灸医师、推拿师、物理治疗师、作业治疗师、言语治疗师等多种专业的治疗人员共同以康复治疗组的方式实施的。这种治疗方式必须要遵循法律规定和诊疗规范，由于是跨专业的出具方案，所以一定要遵循综合临床康复的理论，如果各专业人员缺乏整体治疗观念，各自独立地进行治疗，会因治疗原则、方法、目标等的不统一而影响康复治疗效果，给患者带来不利影响。所以，康复医师和中医针灸医师要通过康复评定会的形式统一各专业的治疗目标、原则、方法，以康复治疗处方的形式明确各治疗成员所要完成的康复治疗工作。

（一）康复处方的种类

康复处方的种类较多，涵盖所有康复治疗项目，列举如下：中药处方、运动疗法处方、针灸处方、推拿处方、理疗处方、作业疗法处方、言语疗法处方、传统功法及体育锻炼疗法处方、心理治疗处方、辅助具处方等。

（二）康复处方的内容

康复治疗处方中应当明确提出康复治疗的目标、康复治疗方法及内容、康复治疗过程中的注意事项和禁忌证。在制订处方的康复评定会上，治疗组成员提供患者的详细信息，以利于制订出最符合实际的康复处方。可根据患者和治疗的进展情况进行调整，拟定新的处方。

康复处方要在全面、系统的康复评定基础上制订，要分清患者的主要问题和次要问题，设计好治疗程序，围绕康复所涉及到的问题提出治疗方针、治疗训练的方法。

康复治疗处方的内容有以下几个方面：一般项目（姓名、性别、年龄、病案号）、疾病诊断和残疾状态、主要存在的问题、治疗种类、治疗部位、治疗目的、治疗方法、治疗持续时间、治疗的频度和总次数、注意事项等。

（三）康复处方范例

患者xx，男，63岁，高脂血症，脑梗死（右侧基底神经节区）恢复期，左侧偏瘫一个月。问题点：左侧偏瘫，肌张力高；左踝关节内翻；言语不清；饮水呛咳；步行障碍；不能独立坐位；日常生活活动能力自理困难。

1. **中药处方** 四诊结果：脾虚痰阻，气滞血瘀。治则：健脾益气，化痰活血。处方：补阳还五汤加地龙、姜半夏、瓜蒌。

2. **运动疗法处方** ①进行偏瘫功能的评定，进行关节活动范围的评定，持续促进床上运动和自主活动；②降低肌张力，克服异常模式，诱发分离运动；③进行踝关节活动范围维持及扩大训练；④改善坐位平衡和耐久力训练。

3. **针灸处方** 目前阶段以改善构音障碍、改善吞咽、降低肌张力、增加腰背肌力为主，改善偏瘫状况为辅。

主穴：廉泉穴、腰背部膀胱经、头针言语区和运动区。

配穴：左侧臂臑穴、曲池穴、手三里穴、外关穴、合谷穴，梁丘穴、血海穴、足三里穴、悬钟穴，痉挛肌群快针泻法。

4. **推拿处方** 改善肌张力，防止肌肉萎缩。放松患侧痉挛肌肉，活动患肢关节，推揉背部膀胱经。

5. **理疗处方** 经皮电刺激腰部、腹部和患侧肢体。

6. **作业疗法处方** ①左侧偏瘫：进行偏瘫功能的评定；降低肌张力，克服异常模式，诱发分离运动；进行功能性作业疗法训练；②关节挛缩：进行关节活动范围的评定；进行关节活动范围维持及扩大训练；进行功能性作业疗法训练；③肌力下降和耐久力下降：以改善坐位平衡和耐久力为目的，利用站立台进行功能性作业疗法训练；④日常生活活动能力自理障碍：进行卧位、坐位、立位的基本日常生活活动能力训练。

7. **言语疗法处方** ①进行言语功能评定，从听、说、读、写几方面进行理解和表达训练；②评定日常生活活动中的交流能力，并进行训练。

8. **辅助具处方** 评定踝关节功能，确定是否需要矫形器。

【康复治疗目标】

1. **近期目标** 独立稳定坐位，提高语言交流能力，改善吞咽障碍，提高日常生活活动能力。

2. **中期目标** 独立稳定站立，改善肌张力，改善踝关节内翻，吞咽障碍基本痊愈，能够较为清晰完成100字短文朗诵，提高日常生活活动能力。

3. **出院目标** 独立行走或者在康复器械辅助下行走，肌张力轻度异常，语言交流能力基本可以完成，日常生活活动能力基本自理。

4. **远期目标** 调整用药方案，改善体质，制订日常生活起居表，预防下一次脑卒中发生。

【注意事项】治疗过程中注意心率、脉搏、血压变化，治疗要循序渐进，从小量开始。

第二章 康复评定

综合临床康复评定的目的、内容和要求

康复评定是康复医学的重要组成部分，是对患者功能障碍进行客观、准确、量化地评定和分级。康复评定是制订康复计划的前提和基础，在康复过程中需要重复多次康复评定，贯穿于康复治疗的全过程。康复治疗以康复评定开始，以康复评定结束。医患双方都是通过康复评定来预测功能障碍的发展、转归和预后，并制订康复治疗方案。没有评定就无法规范治疗和评价治疗。康复评定的目的是客观地、准确地评定功能障碍的性质、部位、范围、严重程度、发展趋势、预后和转归，为康复计划打下牢固的科学基础。

综合临床康复学的康复评定是在整体、辨证、功能、预防康复观的指导下，运用四诊评定方法与现代康复医学评定方法相结合，对患者的功能障碍进行全面、系统的综合评定。离开康复评定，康复医学就不能成为完整的体系。

一、综合临床康复评定的目的

1. **明确患者的功能障碍以便拟定相应的治疗目标** 通过康复评定确定康复对象有哪些功能障碍，程度如何，需要何种治疗，有可能达到何种目标。

2. **检验治疗效果并拟定进一步的治疗方案** 确定效果、修订方案都是以康复评定为基础的，经过一段时间的康复治疗后，及时对康复后的改变给予客观定量的评定，从而确定下一步治疗方案。

3. **比较多种治疗方案之间的优劣** 康复对象情况千差万别，而治疗方案也各有千秋，为了比较不同康复治疗方案的疗效差异，必须有统一的衡量标准。确定统一的康复评估是评价治疗方案优劣的基石。

4. **进行预后评估** 根据影像学、临床症状体征以及现阶段的康复评估数据，在循证医学的指导下，进行可信有效的预后评估，可以为减少社会支出、增加生产效益提供依据。同时，预后评估可给患者及家属以心理准备，并可作为治疗计划的依据。

二、综合临床康复评定的内容

综合临床康复评定是多次进行的，大致可以分为初期、中期和后期的评定；由康复医生牵头，康复治疗小组各成员参与评定，评定方法多样化、标准化、定量化；通过综合评定，明确患者的残损程度、整体状况、潜在风险，从而采取相应的康复措施。

综合临床康复评定的主要内容包括两个方面。

（一）整体功能评定

通过四诊评定法对患者的总体状态、社会功能（如社会生活能力、日常生活活动能力、生活质量和就业能力等）进行评定，从生物力学角度对躯体运动的整体评定。

（二）局部功能评定

躯体功能评定（如关节活动度、肌肉力量、感觉、协调与平衡等功能的评定）、言语功能评定（如失语症、构音障碍等功能的评定）、精神心理功能评定（如情绪、心理、精神等状态的评定）。

三、综合临床康复评定的基本要求和实施

综合临床康复评定的实施还必须注意，康复评定标准需要可信性、有效性、灵敏性和统一性相结合，评定方案的选择要整体性和针对性相结合；评定的方式（询问、观察、填表、测验）要适当，可以通过多种方式对患者进行长期评定等。

评定标准须明确，评定结果须可靠，评定结果应能有效区分功能有无障碍及障碍程度，评定方法可以灵敏地、充分地反映功能的进步，从而可以使康复对象树立信心，以及及时修正康复方案，为了使康复方案的效果可以和其他方案比较，需要使量表统一。

康复评定的实施要求整体性和针对性相结合，整体性是指应当从中医角度和西医角度全面评定康复对象的情况。以人为单位从整体的角度考虑功能障碍的发生、发展和稳定以及复发的危险因素，这样才能全面有效地帮助患者。针对性是指一位康复对象可能有多项功能障碍，需要针对各项功能障碍分别进行评定，制订有效的针对性治疗方案，不至于在康复过程中疏忽某项功能障碍而导致残疾没有得到有效控制。应根据具体情况，治疗的目的和要求加以选择和实施。

第二节　中医四诊评定

综合临床康复的评定方法一方面借鉴现代康复学功能评估和分析的方法，另一方面中医的四诊评定法也贯穿始终，从而使我们的康复方案更详细更全面，对整体评估的意义重大，对四级预防的意义重大。由于我们的研究对象是功能障碍，而人作为一个整体，外在形体和行为的功能障碍与脏腑的功能障碍是密不可分的，而脏腑功能障碍则以中医证候的形式表现出来，通过四诊的手段来辨别，望闻问切四诊评定法由此而产生。

一、望诊

望诊应在充足的光线下进行，以自然光线为佳。中医康复评定中的望诊与一般情况下的望诊有所区别，其重点是望眼神、肢体、畸形、关节活动等情况。但是在综合临床康复中，望诊的目的和中医内科的辨证论治并无不同，都是为了得出目前患者整体的状况，而这个状况对康复有什么影响，需要医生进行具体分析。通过观察患者形体、面色、舌体、舌苔，确定病位、病性。

（一）望眼神

望神就是观察人体生命活动的外在表现。神是生命活动的总称，而眼神是望神的关键。目光明亮、反应灵活，是正气较为充沛、脏腑功能正常的表现；目光晦暗、精神不振、反应迟钝，则提示脏腑虚弱、正气不足。

（二）望面色

以面部颜色光泽变化为主要内容，包括面部的青、赤、黄、白、黑五色变化与出现的部位，可反映脏腑气血的盛衰变化和病邪所在的部位。①青色主寒证、痛证、瘀血、惊风，病位在肝；②赤色主热证，病位在心。热证有虚实之别；③黄色主虚证、湿证，病位在脾；④白色主虚证、寒证、失血证，病位在肺；⑤黑色主肾虚、水饮、寒证、痛证、瘀血，病位在肾。

（三）望舌苔

舌诊主要诊察舌质和舌苔的形态、色泽、润燥等，望舌需要讲究方式方法，望诊时要充分暴露舌体。伸舌要自然，舌尖自然下垂。先看舌苔，后看舌质，按舌尖、舌边、舌中、舌根的顺序进行。某些食物或药物会使舌苔染色，出现假象，称为"染苔"。要排除这些干扰现象。正常舌象，表现为"淡红舌、薄白苔"。具体说，其舌体柔软，运动灵活自如，颜色淡红，胖瘦老嫩大小适中，无异常形态；舌苔薄白润泽，颗粒均匀，薄薄地铺于舌面，擦之不去，干湿适中，不黏不腻。舌苔之颜色一般分为白、黄、灰、黑四类。①白苔：一般常见于表证、寒证；②黄苔：一般主脾胃病、主里证、热证；③灰苔：舌上苔色呈现灰中带黑者，称"舌苔灰黑"，主里证。灰苔主病有寒、热、湿的不同，临床还需结合舌质、舌面润燥及其他证候综合辨证；④黑苔：黑苔较灰苔色深，多由灰苔或焦黄苔发展而来，主里证、热极或寒盛，常出现于疾病严重阶段，苔色越黑，病情越重。

（四）望舌形

①裂纹舌：舌面见数量不等、深浅不一、形状各异的裂纹，称裂纹舌。裂纹舌多为阴虚热盛之证；②胖大舌：舌体虚浮胖大，或边有齿痕，色淡而嫩的称胖大舌。胖大舌多为脾阳虚衰，或兼寒湿；③瘦薄舌：舌体瘦小枯薄者，称为瘦薄舌，多由气血阴液不足，不能充盈舌体所致，主气血两虚或阴虚火旺；④齿痕舌：舌体的边缘见牙齿的痕迹，即为齿痕舌，多属脾虚；⑤芒刺舌：舌面上有软刺，是正常状态，若舌面软刺增大，高起如刺，摸之刺手，称为芒刺舌，多因邪热亢盛所致；⑥苍老舌：舌质纹理粗糙，形色坚敛，称作苍老舌。舌质苍老者都属实证；⑦娇嫩舌：舌质纹理细腻，其色娇嫩，其形多浮胖，称为娇嫩舌，多主虚证。

（五）望舌色

即舌质的颜色。一般可分为淡白、淡红、红、绛、紫、青几种。除淡红色为正常舌色外，其余都是主病之色。①淡红舌：舌色白里透红，不深不浅，淡红适中，此乃气血上荣的表现，为正常舌色；②淡白舌：舌色较淡红舌浅淡，甚至全无血色，称为淡白舌。主虚寒或气血双亏；③红舌：舌色鲜红，较淡红舌为深，称为红舌。因热盛致气血沸涌，则舌色鲜红，故主热证。可见于实证，或虚热证；④绛舌：绛为深红色，较红舌颜色更深浓之舌，称为绛舌。多见于阴虚血热之证；⑤紫舌：紫舌多为血液运行不畅，瘀滞所致；⑥青舌：舌色如皮肤暴露之"青筋"，全无红色，称为青舌，古书形容如水牛之舌。主寒凝阳郁，或阳虚寒凝，或内有瘀血。

二、闻诊

闻诊包括听声音和嗅气味两个方面的内容，是医者通过听觉和嗅觉了解由病体发出的各种异常声音和气味，以诊察病情。

（一）听声音

主要是听患者言语气息的高低、强弱、清浊、缓急等变化，以及咳嗽、呕吐、呃逆、嗳气等声响的异常，以分辨病情的寒热虚实。①发声异常：在患病时，若语声高亢洪亮，多言而躁动，多属实证、热证；若感受风、寒、湿诸邪，声音常兼重浊；若语声低微无力，少言而沉静，多属虚证、寒证或邪去正伤之证；②语言异常：沉默寡言者多属虚证、寒证；烦躁多言者，多属实证、热证；语声低微，时断时续者，多属虚证；语声高亢有力者多属实证。

（二）嗅气味

嗅气味，主要是嗅患者病体、排出物等的异常气味，以了解病情，判断疾病的寒热虚实。①口臭：多见于口腔本身的病变或胃肠有热之人。胃肠有热致口臭的，多见胃火上炎、宿食内停或脾胃湿热之证；②汗气：外感六淫邪气，如风邪袭表，或卫阳不足，肌表不固，汗出多无气味。气分实热壅盛，或久病阴虚火旺之人，汗出量多而有酸腐之气。痹证若风湿之邪久羁肌表化热，也可汗出色黄而带有特殊的臭气；③呕吐物：气味臭秽，多因胃热炽盛。若呕吐物气味酸腐，呈完谷不化之状，则为宿食内停。呕吐物腥臭，夹有脓血，可见于胃痈。若呕吐物为清稀痰涎，无臭气或腥气为脾胃有寒；④月经或白带：产后恶露臭秽，因热邪侵袭胞宫。带下气臭秽，色黄，为湿热下注。带下气腥，色白，为寒湿下注。

三、问诊

问诊的主要目的是对康复对象进行病史调查。综合临床康复的四诊中的问诊主要不是调查患者的残疾情况、生活自理能力以及工作能力等，而是为了通过问诊来了解患者整体情况，明确患者的中医证候，和通常的中医门诊进行的问诊有相似之处，但是也需要对一些主要症状和残疾状况进行了解。问诊主要包括主诉、现病史和既往史。

（一）主诉

主诉是患者就诊时陈述其感受最明显或最痛苦的主要症状及其持续的时间。主诉通常是患者就诊的主要原因，也是疾病的主要矛盾，应包括主要症状、功能障碍的部位及程度。医生可以围绕主诉展开调查、分析，从而发现患者的主要问题的症结。

（二）现病史

现病史是整个疾病史的主要组成部分，包括主诉所述的疾病从起病之初到就诊时病情演变与诊察治疗的全部过程，以及就诊时的全部自觉症状。包括起病是否伴有明显的起病原因或诱因，疾病初起的症状及其部位、性质、持续时间及程度等。还包括病情演变过程，其变化有无规律性，影响变化的原因或诱因，起病之初到就诊前的整个过程中所做过的诊断与治疗情况，以及现在的症状。

（三）既往史

既往史包括既往健康状况，曾患过何种主要疾病（不包括主诉中所陈述的疾病），其诊治的主要情况，现在是否痊愈，或留有何种后遗症，还应重点记录与现在病情，特别是与功能障碍有关的病史，是否曾经患过传染病。有无药物或其他过敏史。对小儿还应注意询问既往预防接种情况。既往的健康与患病情况常常与现患疾病有一定的联系，可作为诊断现有疾病的参考。需要注意既往的外伤、疾病或手术等，可能给患者留下后遗症，也可能被现在疾病重新激发或合并发作等。

四、切诊

切诊包括脉诊和按诊两部分内容。脉诊是按脉搏。按诊是在患者身体上一定的部位进行触、摸、按压，包括切按经脉、腧穴，触摸或按压残损部位等，以了解疾病的内在变化或体表反应，从而获得辨证资料的一种诊断方法。

（一）脉诊

脉诊是中医学一种独特的诊断疾病的方法。通过诊察脉象的变化，可以判断疾病的病位、性质、邪正盛衰与推断疾病的进退预后。持脉之要有三，就是举、按、寻。用轻指力按在皮肤上叫举，又叫浮取或轻取；用重指力按在筋骨间，叫按，又称沉取或重取；指力不轻不重叫寻。每次诊脉时间，以 2～3 分钟为宜。

1. 诊脉部位　自晋以来，普遍选用的切脉部位是寸口。寸口分寸、关、尺三部，以高骨（桡骨茎突）为标志，其稍内方的部位为关，关前（腕端）为寸，关后（肘端）为尺。寸、关、尺三部可分浮、中、沉三候，是寸口诊法的三部九候。左寸可候心与膻中；右寸可候肺与胸中；左关可候肝胆与膈；右关可候脾与胃；左尺可候肾阴与小腹；右尺可候肾阳与小腹。

2. 正常脉象　古称平脉，不浮不沉，不大不小，从容和缓，柔和有力，节律一致，尺脉沉取有一定力量。正常脉象有胃、神、根三个特点。无论浮沉迟数，但有徐和之象者，便是有胃气。脉象柔和便是有神。三部脉沉取有力，或尺脉沉取有力，就是有根。正常脉象随人体内外因素的影响而有相应的生理性变化。平脉有春弦、夏洪、秋浮、冬沉的变化。南方脉多细软或略数；北方脉多表现沉实。妇女脉象较男子濡弱而略快。年龄越小，脉搏越快，婴儿每分钟脉搏 120～140 次；五六岁的幼儿，每分钟脉搏 90～110 次；年龄渐长则脉象渐和缓。青年体壮脉搏有力；老人脉搏较弱。

此外，有些人寸口脉象不现，而从尺部斜向手背，称斜飞脉；如果脉出现于寸口的背侧，则称反关脉。还有出现于腕部其他位置者，都是生理特异脉位，是桡动脉解剖位置的变异，不属病脉。

3. 病脉　我国最早的脉学专书《脉经》提出二十四种脉象，《景岳全书》提出十六种，《濒湖脉学》提出二十七种，《诊家正眼》在《濒湖脉学》基础上又增加疾脉，近代多从二十八脉论述。

脉象是通过位、数、形、势等四方面来体察。位即脉之部位，是指在皮肤下的深度而言。①浮脉类：浮脉类的脉象有浮、洪、濡、散、芤、革六脉。因其脉位浅，浮取即得；②沉脉类：沉脉类的脉象有沉、伏、弱、牢四脉。脉位较深，重按乃得；③迟脉类：迟脉类的脉象有迟、缓、涩、结四脉。脉动较慢，一息不足四到五至；④数脉类：数脉类的脉象有数、疾、促、动四脉。脉动较快，一息超过五至；⑤虚脉类：虚脉类脉象有虚、细、微、代、短五脉，脉动应指无力；⑥实脉类：实脉类脉象有实、滑、弦、紧、长等五脉，脉动应指有力。

（二）按诊

按诊，就是医者用手直接触摸、按压患者体表某些部位，以了解局部的异常变化，从而推断疾病的部位、性质和病情轻重等情况的一种诊病方法。按诊的手法大致可分触、摸、推、按四类。在临床上，各种手法综合运用，由轻到重，由浅入深，逐层了解病变的情况。

1. 皮肤冷热　肢体残端皮肤发热为局部有瘀、热，皮肤发冷为有失血或气血供应不足。凡阳气盛的身体多热，阳气衰的身体多寒。

2. 肌肉张力　看是否有肌力减退、肌张力降低或增高等。肌力评定必须与健侧对比。

3. 摩擦感　在骨折及关节病变患者中，由于骨折端摩擦或关节面不平滑，常可触及摩擦感。

4. 压痛　应重点检查疼痛的部位、范围、性质、持续时间等。

5. 按腧穴　是按压身体上某些特定穴位，通过这些穴位的变化与反应，来推断内脏的某些疾病。腧穴的变化主要是出现结节或条索状物，或者出现压痛及敏感反应。比如肺病患者，有些可在肺俞穴摸到结节，胃病在胃俞穴和足三里穴有压痛等等。

第三节　肌力测定

肌力是指肌肉收缩的力量。肌力测定是测定受试者在主动运动时肌肉或肌群产生的力量，借以评定肌肉的功能状态。肌力检查在肌肉骨骼系统、神经系统，尤其是周围神经系统的病变评价中十分重要。临床上常用的肌力测定方法有两种：徒手肌力检查、器械肌力测试。

一、徒手肌力检查

根据目标肌肉或肌群的功能，让患者处于不同的受检体位，嘱患者在减重、抗重力或抗阻力的不同状态下做一定的动作，并使动作达到最大活动范围，观察其完成动作的能力来评价肌力级别。临床上徒手比用测力计等方法测得的肌力绝对值更具有实用价值，只是定量分级标准较粗略，难以排除测试者主观评价的误差。对于由上运动神经元损伤（如脑卒中）引起的痉挛患者的肌力评定误差较大。

分级标准：Lovett 的 6 级分级法将肌力分为 0、1、2、3、4、5 级，其中 3 级是手法检查的中心，以各级能否抵抗所在肢体的重力而达到正常关节全范围活动，作为是否达到 3 级肌力的标准。各级肌力的具体标准见（资源 1）。目前，国际上普遍应用的肌力分级方法是手法肌力检查的补充 6 级分级法见（资源 2）。

资源 1　Lovett 的 6 级肌力分级法　　　资源 2　手法肌力检查补充 6 级分级法

二、器械肌力测试

应用简单器械的肌力测试，适用于 3 级以上肌力的检查，可以获得较准确的定量资料，包括等长肌力测试、等张肌力测试。常用的器械有握力计、捏力计、背拉力计等简单设备。器械肌力检查可以避免个体差异对肌力评定的影响，得到客观的度量指标，但只能用于少数部位或肌群的肌力检查，不能将各个肌肉进行单独检查。另外等速肌力测试是借助于特定的等速测试仪，对肌肉运动功能进行动态评定，并记录分析其各种力学参数。

（一）等长肌力测试

在标准姿势下用测力器测定一块肌肉或一组肌群等长收缩所产生的肌力。常用来检测握力、捏力、背肌力及四肢各组肌群肌力。

（二）等张肌力测试

等张肌力测试是测定肌肉进行等张收缩使关节做全幅度运动时所能克服的最大阻力。一般以试举重物来进行测试，运动负荷可用重锤、沙袋、哑铃或可定量的运动装置进行。只能完成 1 次运动的最大阻力称为 1 次最大阻力（1RM），能完成 10 次连续运动的阻力称为 10 次最大阻力（10RM）。

（三）等速肌力测试

等速运动是在整个运动过程中运动速度（角速度）保持不变的一种肌肉收缩方式，测试时可预先在等速测定系统上设置，使运动的角速度保持恒定。等速肌力测试的评定参数包括肌力（力矩）、峰力矩、达到峰力矩的时间、耐力比、爆发力、拮抗肌力矩比、总做功量、平均功率、最大关节活动范围、重力效应力矩、力矩曲线分析等。

第四节　肌张力评定

肌张力是指肌肉在静息状态下所保持紧张状态的程度。肌张力是维持身体各种姿势以及正常活动的基础。神经肌肉反射弧上的病变都可能导致肌张力的变化。根据身体所处的不同状态，肌张力可分为静止性肌张力、姿势性肌张力、运动性肌张力。静止性肌张力是根据在安静状态下观察肌肉的外观、触摸肌肉的硬度、被动屈伸运动时活动受限程度及其阻力来判断；姿势性肌张力是在患者变换各种体位过程中，观察肌肉的阻抗及肌肉的调整状态；运动性肌张力是在患者完成某一动作过程中，检查相应关节的被动运动阻抗。

一、肌张力的临床分级

肌张力临床分级是一种定量评定方法。将其分为 0 ～ 4 级（资源 3）。

资源 3　肌张力临床分级

二、肌张力的评定

肌张力评定方法有手法检查、摆动和屈曲维持试验、电生理技术等。手法检查是检查者通过对患者进行关节的被动运动时所感受到的阻力进行分级评估的方法，在临床上较为常用，操作简单方便。

（一）痉挛的评定

大多采用手法快速检查 PROM 评定法（资源 4）或改良 Ashworth 痉挛评定量表（资源 5）。手法检查时，一般由检查者给患者进行有关关节的被动活动范围检查，用所感受的阻力来做出判断。检查者做手法快速检查 PROM 时，最好从被检者肌肉处于最短位置开始。另外加拿大学者提出了临床痉挛指数（资源 6）。临床痉挛指数目前主要用于下肢痉挛的评定，优于改良的 Ashworth 量表。

资源 4　手法快速检查
PROM 评定法

资源 5　改良 Ashworth
痉挛评定量表

资源 6　临床痉挛指数

（二）弛缓性麻痹程度的评定

弛缓性麻痹的严重程度分级如下：①轻度：患肢仍有部分功能活动，当测试者持患者的患肢被动地放在空间某一位置时，患肢只能抗短暂重力，然后落下；②中、重度：见于肌张力显著降低或消失，肌力 0 级或 1 级（徒手肌力检查）。患肢不能进行任何功能活动，测试时，当患肢被测试者于空间某位置释放时，肢体立即落下。

第五节　关节活动度评定

关节活动度又称关节活动范围，是指关节运动时所通过的角度。关节活动度分为主动的关节活动度和被动的关节活动度，前者是指作用于关节的肌肉随意收缩使关节产生的运动弧，后者则是完全由外力作用使关节产生的运动弧。每个关节都有正常的活动度（资源 7）。

资源 7　人体关节正常活动度

一、关节活动度异常原因

关节活动度是否正常，取决于 3 个因素，即关节本身的解剖结构、产生关节运动的原动肌肌力以及与原动肌对应的拮抗肌的伸展性。正常情况下，关节的被动活动范围较主动活动范围大，关节活动范围增大或缩小，尤其与健侧关节相对比存在差别时，均为不正常现象。引起关节活动度异常的原因较多：①关节结构异常，构成关节的骨、软骨、肌肉韧带等出现损伤或者关节畸形而导致的关节活动受限或超过正常范围；②关节积液、炎症、瘢痕粘连、肌肉痉挛等而产生疼痛，从而出现保护性的关节活动受限；③由于不适当的制动、肌力不平衡、不良姿势等导致的软组织缩短与挛缩，以及各种病损所致的肌肉瘫痪或无力、运动控制障碍等。

二、关节活动度异常分类

临床常见以下关节活动度异常情况：①关节被动活动正常，主动活动不能者，可见于神经麻痹、肌肉或肌腱断裂；②关节主动与被动活动均部分受限者为关节僵硬，多由关节内粘连、肌肉痉挛或挛缩及关节长时间固定所致；③关节主动与被动活动均不能者为关节强直，由构成关节的骨骼间有骨性或牢固的纤维连接所致；④关节活动超过正常范围，多见于周围神经损伤所致的肌肉弛缓性瘫痪、关节支持韧带松弛以及关节骨质破坏等疾病。

三、测量工具及测量方式

关节活动度测量须按照统一方法进行，以保证测量结果的正确性和可比性。全身大多数关节按解剖位置定为0°，即开始位。通常使用量角器检查关节活动度，较常用的有通用量角器及方盘量角器两种。

（一）通用量角器

由一个半圆形或全圆形量角器连接一条固定臂及一条可旋转、上有指针的移动臂构成，两臂以活动轴固定，轴为量角器中心。使用时，注意保持标准的测量体位。

（二）方盘量角器

方盘量角器是一个中央有圆形分角刻度的正方形盘，上有圆形刻度盘，其底部绘有左右对称的从0°~180°的刻度，中心安装一个可旋转的指针，此指针因重心在下而始终指向正上方。

第六节　感觉功能评定

感觉是人脑对直接作用于感受器的客观事物的个别属性的反映。感觉评定是用客观的量化方法有效地和准确地评定康复患者感觉功能障碍的种类、性质、部位、范围、严重程度和预后的评估方法。

一、感觉的分类

通常将感觉分为一般感觉和特殊感觉。一般感觉包括浅感觉、深感觉和复合感觉。浅感觉包括触压觉、痛觉和温度觉，是皮肤和黏膜的感觉；深感觉包括位置觉、运动觉和震动觉，是肌腱、肌肉、骨膜和关节的感觉；复合感觉包括定位觉、两点辨别觉、实体觉、图形觉、重量觉等，是皮质感觉。特殊感觉包括视觉、听觉、嗅觉、味觉等。

二、感觉评定的判断

对被检查者感觉的检查，通常的反应有：①感觉正常。反应快而准确；②感觉减低或减退。对外界刺激反应迟钝，回答的结果与所受刺激不相符；③感觉消失。无反应；④感觉过敏。如轻微的痛刺激引起强烈的痛觉体验；⑤感觉倒错。对刺激的认识完全倒错，如对冷刺激有热感觉，把触觉刺激误认为痛觉刺激等；⑥感觉过度。刺激后需经过一定潜伏期才能感觉到强烈、定位不明确的不适感觉，并感到刺激向周围扩散，持续一段时间。

通过对感觉检查的结果分析，应能判断引起感觉变化的原因，感觉障碍对日常生活、功能活动及使用辅助具的影响，以及采取哪些安全措施可防止患者由于感觉上的变化而再受损伤，要能预测将来的变化，判断何时需要再次检查。

三、检查设备

感觉检查的用具通常存放在仪器箱中，包括：①大头钉若干个（一端尖、一端钝）；②棉签、软纸片或软刷；③两支玻璃测试管及试管架；④一些常见物，如钥匙、钱币、铅笔、汤勺等；⑤感觉丧失测量器；⑥一套形状、大小、重量相同的物件；⑦几块不同质地的布；⑧音叉（256Hz）、耳机或耳塞。

四、评定方法

先检查浅感觉，后检查深感觉和复合感觉。采取左右、前后、远近端对比的原则，必要时多次重复检查。避免任何暗示性问话，以获取准确的临床资料。

（一）浅感觉

在患者闭目的情况下检查。①轻触觉：按神经节段分布区域依次进行，并且在两侧对称的部位进行比较。检查顺序通常是面部、颈部、上肢、躯干和下肢；②痛觉：先检查面部、上肢、下肢，然后进行上下和左右的比较，确定刺激的强弱；③温度觉：包括冷觉与温觉。检查者用两支玻璃试管，分别盛上冷水（5℃~10℃）、热水（40℃~45℃），交替接触患者皮肤；④压觉：检查者用大拇指挤压患者肌肉或肌腱，请其指出感觉。

（二）深感觉

包括位置觉、运动觉、震动觉。检查时应注意身体上、下、左、右对比。

（三）复合感觉

大脑皮质（顶叶）对感觉刺激的综合、分析、统一与判断的能力，因此又称为皮层感觉。复合感觉必须在深、浅感觉均正常时检查才有意义，包括皮肤定位觉、两点辨别觉、实体觉、体表图形觉、重量觉、质地识别觉。

第七节　平衡与协调功能评定

人体进行正常活动时，需要有良好的身体平衡能力和协调功能。对平衡与协调功能评定的目的是了解被评定对象有无平衡和协调功能障碍，预测患者可能发生跌倒的危险性。

一、平衡评定

平衡是指人体所处的一种姿势或稳定状态，以及不论处于何种位置，当运动或受到外力作用时，能自动地调整并维持所需姿势的能力。平衡一般分为静态平衡、自我动态平衡和他人动态平衡三种状态。静态平衡是指人体或人体某一部位处于并保持某种特定姿势的能力，需要肌肉的等长收缩；自我动态平衡是指人体在进行各种自主姿势转换运动时，能重新获得稳定状态的能力，需要肌肉的等张收缩；他人动态平衡是指人体在外力推拉干扰下，能调整姿势并恢复新的稳定状态的能力，需要肌肉的等张收缩。

平衡反应是一种自主反应，受大脑皮质控制，属于高级水平的发育性反应，它使人体不论在何种姿势或状态下均能保持稳定。人体可根据需要进行有意识地训练，以提高或改善平衡能力。

（一）维持平衡的条件

人体平衡的维持需要取决于以下几个方面：正常的肌张力、正常的感觉输入、大脑的整合作用、交互神经支配或抑制、骨骼肌系统能产生适宜的运动。

（二）平衡的评定方法

包括主观评定和客观评定两方面。主观评定是以观察和量表为主，客观评定主要是使用平衡测试仪的评定。

1. 观察法　是评定者对被评定者的观察评定，包括在静止状态下能否保持平衡和在活动状态下能否保持平衡。

2. 量表法　目前国外常用的平衡量表主要有 Berg 量表（资源 8）、Fugl-Mayer 平衡反应（资源 9）、Lindmark 平衡反应（资源 10）等。

资源 8　Berg 量表　　　　资源 9　Fugl-Mayer 平衡反应　　　　资源 10　Lindmark 平衡反应

3. 平衡测试仪评定　平衡测试仪系统主要由压力传感器、计算机及应用软件三部分组成。定量姿势图可记录到临床上医生不能发现的极轻微的姿势摇摆以及复杂的人体动力学及肌电图参数，可用于评定康复治疗效果和进行平衡训练。平衡测试包括静态平衡测试和动态平衡测试。

二、协调功能评定

协调是指人体产生平滑、准确、有控制的运动能力。中枢神经系统参与协调控制的部位主要有 3 个：小脑、基底神经节和脊髓后索。协调的评定主要是观察被测试者在完成指定的动作中有无异常，如果出现异常即为共济失调。根据中枢神经系统中不同的病变部位分为小脑性共济失调、基底神经节共济失调和脊髓后索共济失调。

1. 协调功能分级　根据协调活动的完成情况，可将协调功能分为 5 级。

Ⅰ级：正常完成。

Ⅱ级：轻度残损，能完成活动，但较正常速度和技巧稍有差异。

Ⅲ级：中度残损，能完成活动，但动作慢、笨拙、明显不稳定。

Ⅳ级：重度残损，仅能启动动作，不能完成。

Ⅴ级：不能完成活动。

2. 平衡性协调试验评定方法

（1）方法：①双足站立（正常舒适位）；②双足站立（两足并拢站立）；③双足站立（一足在另一足前方）；④单足站立；⑤站立位，上肢交替地放在身旁、头上方或腰部；⑥在保护下，出其不意地让受试者失去平衡；⑦弯腰，返回直立位；⑧身体侧弯；⑨直线走，一足跟在另一足尖之前；⑩侧方走和倒退走；⑪正步走；⑫变换速度走；⑬突然停止后再走；⑭环形走和变换方向走；⑮足跟或足尖着地走；⑯站立位睁眼和闭眼。

（2）评分标准：

4分：能完成活动；3分：能完成活动，需要较少帮助；2分：能完成活动，需要较大帮助；1分：不能完成活动。

3. 非平衡性协调试验评定方法

（1）指鼻试验：让被测试者肩外展90°，肘伸展，然后用自己示指指鼻尖。

（2）指—指试验：检查者与被测试者相对而坐，检查者将示指举在被测试者面前，让其用示指接触检查者的示指。检查者可改变示指位置，来判定被测试者对方向、距离改变时的应变能力。

（3）对指试验：让被测试者用拇指尖依次触及该手的其他各指尖，可逐渐加快速度。

（4）轮替试验：让被测试者双手张开一手掌朝上，一手掌朝下交替翻转；也可一侧手在对侧手背上交替转动。

第八节　步态分析

步态是人类步行的行为特征，是牵涉身体众多关节和肌群的一种协调、对称、均匀、稳定而复杂的周期性运动。步态分析是在康复治疗过程中，对人体步行功能进行客观、定量的评定分析，主要应用于因患神经系统或运动系统疾病而影响到行走能力的患者。

一、正常步态

正常步态是在身体没有疾病和异常心理因素影响情况下的步行状态，是人体在中枢神经系统控制下，通过骨盆、髋、膝、踝和脚趾的一系列活动完成的，此时躯干基本保持在两足之间的支撑面上。正常步态包括以下元素：合理的步长、步宽、步频；稳定的上身姿势；最佳能量消耗或最省力的步行姿态。

（一）步行周期

行走时，从一侧足跟着地起到该侧足跟再次着地为止所用的时间，称为一个步行周期。在一个步行周期中，每一侧下肢都要经历一个与地面接触并负重的支撑期和离地向前迈步的摆动期。①支撑期：是足接触地面和承受重力的时相，约占整个步行周期的60%；②摆动期：是下肢腾空向前摆动的时相，约占整个周期的40%。

（二）步态分析的基本参数

1. 步长　指行走时左右足跟（或足尖）先后着地两点之间的距离。正常人约为

$50 \sim 80\text{cm}$。

2. **跨步长**　指同侧足跟（或足尖）先后两次着地点之间的距离。正常人跨步长为步长的两倍，为 $100 \sim 160\text{cm}$。

3. **步宽**　为一足的纵线至另一足的纵线之间的距离。正常人约为 $5 \sim 11\text{cm}$。

4. **足角**　是足的长轴和纵线形成的夹角，正常约 $6.75°$。

5. **步频**　正常人平均自然步频约每分钟 $95 \sim 125$ 步。

6. **步速**　正常人大约为每分钟行走 $65 \sim 100\text{m}$。

二、步态分析的方法

（一）目测分析法

常用的步行能力评定有 Hodden 步行能力评定（资源 11）、Hoffer 步行功能分级（资源 12）。

资源 11　Hodden 步行能力评定　　资源 12　Hoffer 步行功能分级

（二）定量分析法

本类方法借助器械或专用设备来观察步态，得出可记录并能计量的资料。器械和设备可用卷尺、秒表、量角器等简单的测量工具以及能留下足印的相应物品。也可用一些如肌电图仪、录像机、高速摄影机、电子量角器及测力台等复杂的设备。

三、异常步态

造成步态异常的原因很多，其中包括关节活动受限、活动或负重时疼痛、肌肉软弱无力、感觉障碍、协调运动异常等。

1. **短腿步态**　患肢缩短达 $2.5 \sim 3.75\text{cm}$ 以上者，在患腿支撑期可见同侧骨盆下沉而导致肩部下降，又称之为斜肩步。患者常用踮足行走来代偿。

2. **减痛步态**　如患肢负重时有疼痛，患者常力图缩短患肢支撑期，使对侧下肢摆动加速，步长缩短。

3. **关节挛缩步态**　下肢关节活动度缩小至一定程度时引起步态改变，关节在畸形位挛缩时改变更显著。常见的有髋关节挛缩、膝关节挛缩、踝关节挛缩。

4. **肌肉无力步态**　部分肌肉选择性软弱，可引起典型的异常步态。包括胫前肌步态、小腿三头肌步态、股四头肌步态、臀大肌步态、臀中肌步态等。

5. **肌痉挛步态**　上运动神经元损害使肌张力增高，常引起明显的步态变化，常见的有偏瘫步态、剪刀步态。

6. **其他中枢神经系统损害所致异常步态**　如共济失调步态、帕金森步态。

第九节 日常生活活动能力评定

日常生活活动能力是指人在独立生活中，每日反复进行的最基本的活动所必须具备的能力。广义的日常生活活动能力还包括人们在家庭、工作机构及社区中的一切独立活动。日常生活活动能力的评定目的是为了确定患者在日常生活活动方面是否独立及独立程度，是为确定康复目标、制订康复计划、选择训练手段、评估治疗效果和判断预后提供一个较为科学、客观的依据。

一、日常生活活动能力分类

（一）基本日常生活活动能力

用于康复医学评定时，主要是了解患者应用最基本的、粗大的、无需利用工具的日常生活动作，这些动作称为基本日常生活活动能力。

（二）躯体性日常生活活动能力

在基本日常生活活动能力中，有一些只涉及躯体的功能而不涉及言语、认知等方面功能的活动称躯体性日常生活活动能力，是在每日生活中与穿衣、进食、保持个人卫生等自理活动和坐、站、行走等身体活动有关的基本活动。

（三）工具性日常生活活动能力

是指人们在社区中独立生活所需的关键性的较高技能，如做家务、采购、开车、处理个人事物等。由于大多需借助各式各样的工具，因此称工具性日常生活活动能力。

二、日常生活活动能力的评定内容

日常生活活动能力包括运动、自理、交流及家务劳动等方面的能力。

1. **运动方面**　包括床上运动、轮椅上运动和转移、室内行走、室外行走、使用或不使用专门设备的行走、公共或私人交通工具的使用等。

2. **自理方面**　包括更衣、进食、个人清洁、如厕等。

3. **交流方面**　包括打电话、阅读、书写、使用计算机、录音机、识别环境标记等。

4. **家务劳动方面**　包括购物、备餐、保管和清洗衣物、清洁家居、照顾孩子、安全使用生活用品、家用电器及安排收支预算等。

三、日常生活活动能力的评定方法

（一）直接评定

在患者实际生活相似的环境中进行，要求患者自己逐一完成每项活动，观察患者完成实际生活中的动作情况，以评定其能力。

（二）间接评定

对于一些不便完成或不易完成的动作，可以从患者家人和其周围的人获取患者完成活动的信息，如大小便的控制、个人卫生等。另外，回访时由于不便现场评定，可以通过电话或书信获取患者完成活动的信息。

四、常用评价量表

临床上日常生活活动能力的评定量表有改良 Barthel 指数评定量表（资源 13）、Katz 指数分级评定量表、FIM 功能独立性评定量表（资源 14）、脑瘫患儿日常生活活动能力（资源 15）等。

资源 13　改良 Barthel　　　资源 14　FIM 功能独立　　　资源 15　脑瘫患儿日常
　指数评定量表　　　　　　性评定量表　　　　　　生活活动能力

第十节　言语障碍评价方法

言语语言功能障碍（言语障碍）是指通过口语或书面语言或手势语进行交流出现的缺陷，主要包括听、说、读、写等。言语障碍包括嗓音异常、构音障碍、失语症、口吃、儿童语言发育迟缓及精神或智力异常等引起的言语障碍。其中一些言语障碍是耳鼻喉科、儿科、心理科等学科的研究内容。康复工作中常见的是脑损害引起的失语症、构音障碍和言语失用。其治疗主要通过康复训练手段得到改善。

一、失语症的评定

失语症是指人正常地获得语言能力后，因脑损害引起语言区域及其相关区域受到损伤而产生的后天性语言能力丧失或受损。失语患者在所有语言表达形式上包括说、听、读、写和手势表达的能力都减弱。目前国际上尚无统一的失语症检查方法，临床较为广泛应用的有波士顿失语诊断检查法、西方失语症检查套表和汉语失语检查法，本文仅介绍汉语失语检查法（资源 16）。

资源 16　汉语失语检查法

二、构音障碍的评定

构音是把语言中枢组成的词转变成声音表达出来的过程。构音障碍是指由于发音器官神经肌肉的器质性病变而引起发音器官的肌肉无力、肌张力异常以及运动不协调等而出现的发音、发声、共鸣、韵律等言语控制异常。

（一）构音障碍的分类

1. **运动性构音障碍**　是由于中枢或周围神经系统损害引起言语运动控制的障碍（无力、缓慢或不协调）。

2. **器质性构音障碍**　是由于发音说话器官的构造异常所致。

3. **功能性构音障碍**　是指错误构音呈固定状态，找不到构音障碍的原因。即构音器官无形态异常和运动功能异常，听力在正常水平，语言发育已达 4 岁以上水平的构音已固定的状态。

康复科常见的是运动性构音障碍。

（二）构音障碍评定法

1. 常用的是 Frenchay 构音障碍评定法（资源 17） 通过解剖、生理和感觉检查，达到多方面描述的目的。测验包括咳嗽反射、吞咽反射、呼吸、唇、舌、颌、腭、喉、言语可理解度等 8 个项目 26 个分测验。将各项检查结果分为 9 级，把结果画在总结图上，可清晰地看出哪些功能受损及受损程度，有利于指导治疗。

资源 17 Frenchay
构音障碍评定法

2. 中国康复研究中心制订的构音及构音器官检查方案 包括呼吸、喉、面部、口部肌肉、硬腭、腭咽、舌、下颌及反射活动的检查，了解言语器官的运动速度、力量以及运动的准确性，但不进行运动分级。

第十一节　神经心理评定

一、简易精神状态评定

近年来，神经科和康复科普遍采用一种简易的精神状态测定量表（资源 18）进行痴呆的筛选，作为神经系统疾病患者简易认知功能状态的初步评定，以减少长时间检查造成患者疲劳和注意力分散。

资源 18　简易精神状态测定量表

二、认知功能筛查量表

认知功能筛查量表总分 30 分（资源 19），主要用于认知功能筛查。表中 1～5 题测试时间定向力，6～10 题检测地点定向力，11～14 题测试复述能力，15～16 题测试辨认能力，17～21 题测试计算能力，22～24 题测试记忆能力，25～28 题测试理解能力，29 题测试表达能力，30 题测试结构模仿能力，如答错可进行单项检测。

资源 19　认知功能
筛查量表

三、神经心理成套测验

常用的 HRB 成套神经心理测验是通过心理测验，研究和观察人类大脑与行为之间的相互关系，帮助医师和治疗师了解脑损伤患者的神经心理状态，做出准确的诊断与评定。成套测验所测验的行为功能范围很广，可以代表人类的主要能力，分为成年、少年、幼儿三种测验形式，分别适用于 15 岁以上、9～14 岁、5～8 岁受试者。

四、格拉斯哥昏迷量表

格拉斯哥昏迷评分法（资源 20）是评估患者昏迷程度的方法。昏迷程度以睁眼反应、运动反应、言语反应三者分数相加来评估，常用于颅脑外伤和脑血管意外早期评估。

资源 20 格拉斯哥昏迷评分法

五、记忆功能评定

记忆测试量表大部分是针对遗忘症的检查。常用的评定表包括：①韦氏记忆评分修订版量表（资源 21）；②盖尔维斯定向力及记忆遗忘检查表（资源 22）；③成人记忆和信息处理量表；④ Luria - Nebraska 记忆评分量表；⑤ William's 记忆量表。

资源 21 韦氏记忆评分
修订版量表

资源 22 盖尔维斯定向
力及记忆遗忘检查表

六、情绪 - 情感障碍评定

情绪与情感障碍在康复人群里普遍存在，表现为焦虑、抑郁、易激惹、恐惧等。及早发现问题，及早干预可以减少或避免不良情绪与情感对人身心发展带来的消极影响。常见的有焦虑自评量表（资源 23）、抑郁自评量表（资源 24）等。

资源 23 焦虑自评量表

资源 24 抑郁自评量表

第十二节　　吞咽障碍评定

吞咽障碍是指由多种原因引起的、可发生于不同部位的吞咽时咽下困难。吞咽障碍评定适用于中枢神经系统或周围神经系统损伤、肌病等引起运动功能异常、无解剖结构改变的吞咽障碍——功能性吞咽障碍。

一、反复唾液吞咽测试

主要用于吞咽障碍的筛查。检查者将手指放在被检查者的喉结和舌骨位置，让被检查者尽量快速反复吞咽。观察喉结及舌骨随着吞咽运动越过手指，向前上方移动再复位的次数，计算30秒内完成的次数。健康成人每30秒至少能完成5～8次，如果少于3次/30秒，那就提示需要进一步检查。

二、饮水吞咽测试

这个试验是由日本学者洼田俊夫提出的，所有又称为洼田饮水试验。试验分为两个阶段。第一个阶段：先用茶匙让患者喝水（每茶匙约5～10ml），如果患者在这个阶段即发生明显噎呛，则无需进入下一阶段，直接判断为饮水吞咽测试异常；第二个阶段：如在第一阶段无明显呛咳，则让患者采取坐位姿势，将30ml温水一口咽下，记录饮况。

该测试按照如下标准分级：

1级（优）：能顺利地1次将水咽下。

2级（良）：分2次以上，能不呛咳地咽下。

3级（中）：能1次咽下，但有呛咳。

4级（可）：分2次以上咽下，但有呛咳。

5级（差）：频繁呛咳，不能全部咽下。

正常：1级，5秒之内；

可疑：1级，5秒以上或2级；

异常：3～5级。

三、简易吞咽激发试验

将0.4ml蒸馏水注射到患者咽部的上部，观察患者的吞咽反射和从注射后到发生反射的时间差。如果在注射后3秒钟内能够诱发吞咽反射，则判定为吞咽正常；如果超过3秒，则为不正常。由于该试验无需患者任何主动配合和主观努力，因而尤其适用于卧床不起者。

标准吞咽功能评价量表（资源25）可以筛查吞咽障碍和评估吞咽能力，并且指导吞咽训练目标的制订和效果的评估。

资源25　标准吞咽功能评价量表

第三章 综合临床康复技术

第一节 **针灸及相关疗法**

针灸及相关疗法很多,一般来说,运用经络和穴位理论的外治法都归结为刺灸法。从古代的砭石到九针,发展到现在,针灸疗法常见的有毫针疗法、耳针疗法、水针疗法、皮肤针法、火针法、皮内针法、三棱针法等。另外灸法、罐法、刮痧法也同样归属于针灸的相关疗法中。由于篇幅所限,在这里就主要介绍最常用的毫针疗法。

一、毫针

(一)针刺前的准备

1. **选择针具** 应根据患者的性别、年龄、胖瘦、体质、病情、病位及所取腧穴,选取长短、粗细适宜的针具。临床上主要取决于穴位、病位和病性。

2. **选择体位** 合适的体位很重要,既便于取穴、操作,又能适当留针,因此在针刺时必须选择好体位。临床常用的有仰靠坐位、俯伏坐位、仰卧位、侧卧位等。对于初诊、精神紧张或年老、体弱、病重的患者,有条件时应取卧位,以避免发生晕针等意外事故。

(二)刺法

1. **进针法** 可以分为单手进针法、夹持进针法、舒张进针法、提捏进针法、指切进针法。不管是哪一种进针法,都是为了顺利进针,快速透皮,减少疼痛。

2. **针刺的角度和深度** 掌握正确的针刺角度、方向和深度,是增强针感、提高疗效、防止意外事故发生的重要环节。同一腧穴,由于针刺角度、方向、深度的不同,所产生的针感强弱、方向和疗效常有明显差异。

(1)角度 按照针身与皮肤表面所形成的夹角分为直刺、斜刺、平刺。

(2)深度 身体瘦弱浅刺,身强体胖者深刺。阳证、新病宜浅刺,阴证、久病宜深刺。

3. **得气** 也称针感,当产生得气时,医者会感到针下有沉紧的感觉,同时患者也会在针下有相应的酸、麻、胀、重感,甚或沿着一定部位、向一定方向扩散传导的感觉。

4. **针刺补泻** 针刺补泻就是通过针刺腧穴,采用适当的手法激发经气以补益正气、疏泄病邪而调节人体脏腑经络功能,促使阴阳平衡而恢复健康。补法泛指能鼓舞人体正气、使低下的功能恢复旺盛的方法。泻法泛指能疏泄病邪、使亢进的功能恢复正常的方法。

5. 行针手法 行针是指将针刺入腧穴后，为了得气而施行的各种刺针手法。行针手法分为基本手法和辅助手法两类。

（1）基本手法 包括提插法和捻转法两种。把针从浅层向下刺入深层为插，由深层向上退到浅层为提。一前一后的来回旋转捻动称为捻转法。这两种手法，既可单独应用，也可相互配合运用。

（2）辅助手法 是针刺时用以辅助行针的操作方法，常用的包括：循法、弹法、刮法、摇法、飞法、震颤法。

毫针行针手法以提插、捻转为基本操作方法，并根据临证情况，选用相应的辅助手法，促使针后得气或加强得气感应，以达到防治疾病的目的。

（三）异常情况的处理及预防

1. 晕针

现象：患者突然出现精神疲倦、头晕目眩、面色苍白、恶心欲呕、多汗、心慌、四肢发冷、血压下降、脉象沉细或神志昏迷、仆倒在地、唇甲青紫、二便失禁、脉微细欲绝。

处理：首先将针全部取出，将患者平卧，头部稍低，注意保暖，轻者在饮温开水或糖水后即可恢复正常；重者在上述处理的基础上，可指掐或针刺人中、素髎、内关、足三里，灸百会、气海、关元等穴，必要时应配合其他急救措施。

预防：对于初次接受针刺治疗和精神紧张者，应先做好思想工作，消除顾虑；正确选择舒适持久的体位（尽可能采取卧位），取穴不宜太多，手法不宜过重；对于过度饥饿、疲劳者，不予针刺。留针过程中，医者应随时注意观察患者的神色，询问患者的感觉，一旦出现晕针先兆，可及早采取处理措施。

2. 滞针

现象：进针后，出现提插捻转及出针困难。

处理：嘱患者消除紧张状态，使局部肌肉放松。因单向捻转而致者，需反向捻转。如属肌肉一时性紧张，可留针一段时间，再行捻转出针。也可以按揉局部，或在附近部位加刺一针，转移患者注意力，随之将针取出。

预防：对精神紧张者，先做好解释工作，消除紧张顾虑，进针时避开肌腱，行针时捻转角度不宜过大，更不可单向连续捻转。

3. 弯针

现象：针身弯曲，针柄改变了进针时刺入的方向和角度，提插捻转及出针均感困难，患者感觉疼痛。

处理：如系轻微弯曲，不能再行提插捻转，应慢慢将针退出；弯曲角度过大时，应顺着弯曲方向将针退出；如因患者改变体位而致，应嘱患者恢复原体位，使局部肌肉放松，再行退针，切忌强行拔针。

预防：医生进针手法要熟练，指力要轻巧，患者体位要舒适，留针时不得随意改动体位，针刺部位和针柄不能受外物碰撞和压迫，如有滞针及时正确处理。

4. 断针

现象：针身折断，残端留在患者体内。

处理：嘱患者不要紧张，不要乱动，以防断端向肌肉深层陷入。如断端还在体外，可用手指或镊子取出；如断端与皮肤相平，可挤压针孔两旁，使断端暴露体外，用镊子取出；如针身完全陷入肌肉，应在 X 线下定位，通过外科手术取出。

预防：认真检查针具，对不符合质量要求的应剔除不用。选针时，针身的长度要比准备刺入的深度长 5 分。针刺时，不要将针身全部刺入，应留一部分在体外。进针时，如发生弯针，应立即出针，不可强行刺入。对于滞针和弯针，应及时正确处理，不可强行拔出。

5. 血肿

现象：出针后，局部呈青紫色或肿胀疼痛。

处理：微量出血或针孔局部小块青紫，是小血管受损引起，一般不必处理，可自行消退。如局部青紫较重或活动不便者，在先行冷敷止血后再行热敷，或按揉局部，以促使局部瘀血消散。

预防：仔细检查针具，熟悉解剖部位，避开血管针刺。

（四）适应证

针刺治疗范围很广，可以用于各种疾病，临床上最常用于各种疼痛、神经系统疾病和骨伤科疾病，而且对于很多内科杂病也有良好疗效。

（五）禁忌证

1. 过于饥饿、疲劳、生气、兴奋、精神高度紧张者，不宜针刺。体质较弱者，刺激不宜过强，并尽可能采取卧位。

2. 怀孕三个月以下者，下腹部禁针。怀孕三个月以上者，上下腹部、腰骶部及一些能引起子宫收缩的腧穴如合谷、三阴交、昆仑、至阴等均不宜针刺。小儿囟门未闭时，头顶部腧穴不宜针刺。

3. 避开血管针刺，防止出血。常有自发性出血或损伤后出血不止的患者不宜针刺。皮肤有感染、溃疡、瘢痕或肿瘤的部位不宜针刺。

4. **防止刺伤重要脏器**　针刺眼区腧穴，要掌握一定的角度和深度，以防刺伤眼球和出血。背部第十一胸椎两侧、侧胸（腋中线）第八肋间、前胸（锁骨中线）第六肋间以上的腧穴，禁止直刺、深刺，以免刺伤心、肺。两胁及肾区的腧穴，禁止直刺、深刺，以免刺伤肝、脾、肾脏。针刺颈部及背部正中线第一腰椎以上的腧穴，如进针角度、深度不当，易误伤延髓和脊髓。

二、艾灸

"药之不及，针之不到，必须灸之。"灸法是针法很好的补充，最适宜于保健，也适宜在家中使用。灸法能够治疗疾病，不单纯是依靠其温热作用，和"艾"这种灸料的性质有密切关系。《孟子》中有一句："七年之病，求三年之艾。"对于大病、重病，要用三年以上的陈艾来进行艾灸治疗会起到更好的效果。灸法的作用包括：温经散寒、扶阳固脱、消瘀散结、防病保健。

（一）灸法的种类

灸法种类很多，常用灸法如图 3-1。

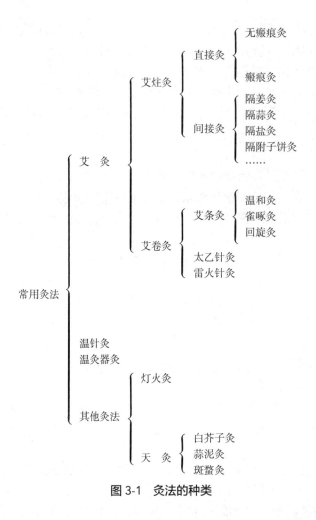

图 3-1 灸法的种类

1. 艾炷灸 常用的艾炷大小不等，小的如麦粒，大的如莲子。艾炷灸又分直接灸与间接灸两类。

（1）直接灸：是将大小适宜的艾炷，直接放在皮肤上施灸的方法。若施灸时需将皮肤烧伤化脓，愈后留有瘢痕者，称为瘢痕灸；若不使皮肤烧伤化脓，不留瘢痕者，称为无瘢痕灸。临床上常用于治疗哮喘、肺痨、瘰疬等慢性顽疾。

（2）间接灸：是指用药物或其他材料将艾炷与施灸腧穴部位的皮肤隔开，进行施灸的方法，故又称隔物灸、间接灸。隔姜灸常用于因寒而致的呕吐、腹痛以及风寒痹痛等，有温胃止呕、散寒止痛的作用。隔蒜灸多用于治疗瘰疬、肺痨及初起的肿疡等症，有清热解毒、杀虫等作用。隔盐灸多用于治疗伤寒阴证或吐泻并作、中风脱证等，有回阳、救逆、固脱之力。隔附子饼灸多用于治疗命门火衰而致的阳痿、早泄或疮疡久溃不敛等症，有温补肾阳的作用。

2. 艾卷灸 包括艾条灸、太乙针灸和雷火针灸。

太乙针灸和雷火针灸都是将药末掺入艾绒内，制作成艾条使用，只不过药方不同。此法治疗风寒湿痹、肢体顽麻、痿弱无力、半身不遂等均有效。

艾条灸施灸时将艾条悬放在距离穴位一定高度上进行熏烤，不使艾条点燃端直接接触皮肤，称为悬灸，分为温和灸、雀啄灸和回旋灸。

3. 温针灸 温针灸适用于既需要留针而又适宜用艾灸的病证，将针刺入腧穴得气后并给予适当补泻手法而留针时，截取 2cm 左右艾条插在针柄上，点燃施灸。温针灸可以将艾灸产生的热量，通过针导入人体。

4. 温灸器灸 温灸器是一种专门用于施灸的器具，临床常用的有温灸盒和温灸筒，可置于腧穴或应灸部位，进行熨灸，以所灸部位的皮肤红润为度。温灸器灸有调和气血、温中散寒的作用。

5. 其他灸法 灯火灸多用于治疗小儿痄腮、小儿脐风和胃痛、腹痛、痧胀等病证。天灸又称药物灸，常用的有白芥子灸、蒜泥灸、斑蝥灸等，功效与穴位以及药物特性相关。

（二）适应证

灸法临床上常用于治疗寒凝血滞、经络痹阻所引起的寒湿痹痛、痛经、经闭、胃脘痛、寒疝腹痛、泄泻、痢疾等；治疗脱证以及治疗中气不足、阳气下陷而引起的遗尿、脱肛、阴挺、崩漏、带下、久泄、久痢、痰饮等；治疗乳痈初起、瘰疬、瘿瘤；防病延年。

（三）禁忌证

对实热证、阴虚发热者，一般均不适宜灸疗；对颜面、五官和有大血管的部位以及关节活动部位，不宜采用瘢痕灸；孕妇的腹部和腰骶部也不宜施灸。

三、耳针

耳针疗法是对耳廓上一定的部位进行针刺、贴压耳豆。耳针遵循的是生物全息理论，认为耳廓形如"胚胎倒影"，头部在下，脚部在上，人体的五脏六腑、四肢百骸在耳廓上都有对应的穴位与区域。在临床上可通过观察耳廓形态和色泽的改变来判断脏腑的病理变化，诊断疾病，也可以通过刺激耳穴达到防治疾病的目的。

（一）耳穴诊断法

1. 望诊法 通过观察耳廓皮肤是否有变色、变形、丘疹、血管变化、脱屑等改变对疾病做出诊断是耳穴望诊的主要方法。耳廓皮肤若出现点状或片状充血、红润，以及毛细血管扩张的现象多为急性炎症。耳廓皮肤出现点状或片状白色隆起或凹陷、条索状或结节状隆起、皮肤暗淡无光泽多为慢性器质性病患。尤其要注意的是，耳廓出现暗灰色结节状隆起多为癌肿。若患有皮肤病，耳廓则呈现出糠皮样皮屑或点状丘疹样改变。

2. 触诊法 当机体的躯干或内脏发生疾病后，在耳廓的相应部位或耳穴点会形成疼痛敏感点，用探棒以均匀的压力按压耳廓各穴，可找到疼痛敏感点，结合相应穴位解剖生理功能和中医的脏腑学说，即可对疾病进行诊断。

3. 电测法 电测法是通过测量耳穴皮肤电阻，电阻降低的部位可为躯体内脏病证的诊断提供参考，同时，也为治疗时取穴提供依据。

（二）治疗方法

1. 取穴原则

（1）按病变部位取穴：病变部位是治疗首选的穴位。

（2）按脏腑辨证取穴：脏腑辨证是耳穴治疗的特点，也是中医辨证施治的核心。

（3）按经络辨证取穴：可根据经络的循行部位取穴。

（4）按西医学理论取穴：耳穴是按照生物全息理论设定的反应点，所以可以以西医的病理生理学机制为基础取穴。

（5）按临床经验取穴：临床经验是治疗过程中成功与失败经验的总结，选穴配方、疗效验证是临床工作不可缺少的环节。

2. 治疗方式

（1）贴压法：在耳穴表面贴敷硬而光滑的药物种子或珠子，是目前应用于临床耳穴治疗最广泛的一种方法。所用材料多为王不留行籽，也可用大小适中的磁珠替代。将耳穴贴贴敷在选中的耳穴上，患者每日可自行按压 3～5 次，3～5 日更换 1 次。

（2）耳针法：是利用毫针针刺耳穴。对无菌要求高，疗效明显，见效快。一般每日或隔天 1 次。

（3）穴位注射法：用微量药物注入耳穴，通过注射针对穴位的刺激和药物的药理作用，协同调整机体功能。

（三）适应证

耳穴治疗范围很广，对很多急性病和慢性疾病都有明确疗效。常用于各种疼痛性疾病、慢性炎性疾病、功能紊乱、防病保健等。

（四）禁忌证

耳针或耳穴贴压治疗较安全，没有绝对的禁忌证，以下情况应予以注意：患有严重器质性疾病或严重心脏病患者不宜使用。老年患者不宜采用强刺激。孕妇慎用，有习惯性流产病史的忌用。耳廓皮肤有破损、炎症、溃烂等忌用。

四、针刀

针刀是在古代九针基础上，结合西医学外科用手术刀而发展形成的。针刀疗法操作的特点是在治疗部位刺入针刀，深达病变处，通过针刀进行切割、剥离等操作，起到治疗疾病的效果。其适应证主要是软组织损伤性病变和骨关节病变。

（一）术前准备

1. 体位的选择　以医生操作时方便、患者被治疗时自我感觉体位舒适为原则。如在颈部治疗，多采用坐位；头部可根据病位选择仰头位或低头位。

2. 无菌操作　在选好体位及选好治疗点后，进行局部无菌消毒，先用碘酒消毒，再用酒精脱碘，或者直接用碘伏消毒。对于身体大关节部位或操作较复杂的部位可铺无菌洞巾，以防止操作过程中的污染。为减轻局部操作时引起的疼痛，可作局部麻醉，阻断神经痛觉传导。

（二）针刀操作的四部规程

1. 定点　在确定病变部位和局部解剖结构后，选好进针点，用标记笔做好记号，做局部无菌消毒。

2. 定向　使刀口线和大血管、神经、肌腱走向平行，将刀口压在进针点上。

3. 加压分离　用右手拇指、食指捏住针柄，其余三指托住针体，稍加压力不刺破皮肤而形成凹陷，刀口线和血管神经及肌肉纤维走向平行，这样就不易造成损伤。现在针刀普遍刀口锋利，可以考虑用左手压定，抓切进针，实现加压分离。

4. 刺入　继续加压，针刀突破皮肤。

（三）针刀的手术方法

针刀常见手术方法：有纵向疏通法、横向剥离法、切开剥离法等。剥离手法根据病情有无粘连选择，注意各种剥离动作切不可幅度过大，以免划伤重要组织如血管、神经等。每次治疗，每穴切割剥离 2 ~ 5 次即可出针，一般治疗 1 ~ 5 次即可治愈，两次相隔时间可视情况 5 ~ 7 天不等。

1. 纵向疏通法　顺肌纤维或肌腱走行方向做铲剥，使横向粘连的组织纤维断离、松解。

2. 横向剥离法　做横向或扇形的针刀尖端的摆动动作，使纵向粘连的组织纤维断离、松解。

3. 切开剥离法　做斜向或不定向的针刀尖端划摆动作，使无一定规律的粘连组织纤维断离松解。

（四）适应证和禁忌证

针刀主要用于骨伤科疾病，尤其是慢性软组织损伤、脊柱相关疾病，也可以作为针具对穴位进行强刺激。因此也可以用于治疗内科杂病，比如湿疹、痔疮、痛经、闭经、面瘫、肥胖等。禁忌证和毫针一致。

五、拔罐

拔罐法古代称角法，火罐就是用火排除罐内空气，造成负压，使被拔部位的皮肤充血、瘀血，起到防治疾病目的。拔罐法具有通经活络、行气活血、消肿止痛、祛风散寒等作用。罐的种类很多，目前常用的罐有以下四种：竹罐、陶罐、玻璃罐、抽气罐。通常用玻璃罐，抽气罐主要是家用比较安全，另外有些部位用火罐不方便就用抽气罐。

（一）吸罐与取罐

1. 火吸法　利用火在罐内燃烧时产生的热力排出罐内空气，形成负压，使罐吸附在皮肤上的方法。具体有闪火法、投火法、滴酒法、贴棉法、架火法。除闪火法外罐内均有火，均应注意勿灼伤皮肤。起罐时，一般先从罐口旁边按压一下，使空气进入罐内，即可将罐取下，切不可用力猛拔，以免擦伤皮肤。

2. 煮罐吸法　一般选用竹罐。将竹罐放在锅内，加水煮沸，然后用镊子将罐口朝下的夹出，迅速用凉毛巾紧扪罐口，立即将罐扣在皮肤上。可根据病情需要在锅内放入适量的祛风活血药物，也称药罐法。等罐凉了之后，可同火吸法起罐。

3. 抽气吸罐法　用抽气筒套在塑料杯罐活塞上，将空气抽出，使之吸附在皮肤上。起罐时将顶上的活塞轻轻一拔空气就进去了，罐自然脱落。

（二）治疗方法

临床拔罐时，可根据不同的病情，选用不同的拔罐法，常用的拔罐法有以下几种。

1. 留罐　将罐吸附在体表后，留罐 10 ~ 15 分钟取下，是临床上比较常用的一种方法。

2. 走罐　拔罐时先在所拔部位的皮肤或罐口上，涂一层润滑油，再将罐拔住，然后按照一定方向往返推动火罐。一般用于面积较大、肌肉丰厚部位，如脊背、腰臀、大腿等部位。

3. 闪罐　火罐边拔边起，反复多次，多用于局部皮肤麻木、疼痛或功能减退等疾患，可以振奋阳气。

4. 刺血拔罐　在相应部位消毒后，用三棱针点刺出血或用皮肤针叩打后，再将火罐吸拔加大出血量。一般刺血后拔罐留置 5～15 分钟，多用于治疗皮肤病、扭伤、带状疱疹后遗神经痛等。

5. 留针拔罐　即在针刺留针时，将罐拔在以针为中心的部位上，约 5～10 分钟，待皮肤红润、充血或瘀血时，将罐起下，然后将针起出，此法能起到针罐配合的作用。

（三）适应证

拔罐适应范围较为广泛，一般多用于风寒湿痹、腰背肩臂腿痛、关节痛、软组织闪挫扭伤、伤风感冒、头痛、咳嗽、哮喘、胃脘痛、腹痛、痛经、中风偏枯、瘀血痹阻等。

（四）禁忌证

皮肤有过敏、溃疡、水肿及心脏、大血管分布部位，不宜拔罐。高热抽搐者，以及孕妇的腹部、腰骶部位，亦不宜拔罐。

六、刮痧

刮痧疗法就是利用刮具（边缘润滑物体），或用手指在人体体表特定的刺激部位或穴位上施以反复的刮拭、捏提、揪挤、挑刺等手法，使皮肤出现片状或点片状瘀血（或出血）的刺激反应（痧痕），以达到疏通经络、消肿止痛、解表排毒、退热解惊、开窍醒神、温经散寒、行气活血、调节脏腑、恢复生理平衡、祛除疾病为目的的一种外治疗法。

民间常用刮痧疗法治疗痧证。其实，刮痧并非只治痧证，也可治疗内外各科诸多疾病。"痧"的含义有二：一是指身体内在的病理性反应（阳性反应）的"痧"，谓之"痧象"，其主要特征是痧点和局部酸胀感。二是指刮痧刺激后表现在体表的"痧"，谓之"痧痕"，"痧痕"是刺激后产生的各种各样的反应，主要是颜色（肤色）和形态的变化。

（一）刮具与刮法

1. 常用刮具　目前常用的刮具是动物角质刮板，如羚羊角、水牛角等，尤以水牛角常用，也可以用手指代刮具。手指相对用力，做捏、挤、提、点、按等动作也是一种刮痧方式，称为撮痧法。此外木、竹、硬币等也可以作为刮具。

2. 介质　介质可以减少阻力，避免皮肤擦伤和增强疗效，包括：①液体：通常用冷开水、温开水、白酒、芝麻油、菜籽油、豆油、香油等；②固体：常用的有凡士林、面霜、板油等；③药剂：采用中药提炼浓缩调配而成，具有活血化瘀作用。如当归、红花、川芎、桃仁、乳香、没药等制成油剂具有活血化瘀之功。

（二）治疗方法

1. 操作与要求　刮具的钝缘与皮肤之间的角度以 45° 为宜，刮治时用力要均匀、适中，由轻到重（不可忽轻忽重），以能忍受为度。

2. 刮痧的顺序与方向　一般顺序是从上到下、由内到外、从左到右。应反复按同一方向刮拭，不要来回刮拭。

3. 刮痧时间　用泻刮手法或平补平泻手法进行刮痧，每个部位一般刮拭时间为 3～5 分钟；用补刮手法每个部位刮拭时间为 5～10 分钟。通常一个患者，选 3～5 个部位。对一些不出痧或出痧较少的患者，不可强求出痧。对于保健刮痧无严格的时间限制，以自我感觉满意、舒服为原则。刮出的痧痕一般 3～7 日后才会消失，两次刮痧的时间需间隔

3~7日，以皮肤上痧斑完全消失为准。一般3~5次为一个疗程。有痛感无痧痕则无病灶。在刮治2~3日内刮拭部位仍会有痛感，这是正常反应。

4. 刮痧后的处理　刮痧后一般不需进行特殊处理，将介质擦拭干净即可。可用手掌在刮拭部位进行按摩。刮痧出痧后最好让患者饮一杯温开水（最好为淡糖盐水），休息15~20分钟即可离开。治疗时以及治疗结束后应注意保暖，刮痧出痧后30分钟以内忌洗凉水澡。

（三）适应证

凡针灸按摩适用之疾病均可以用刮痧治疗。但是刮痧最适合的是外邪侵袭肌表病证，常用于暑湿外感。也可用于内伤疾病，主要起到清热作用。

（四）禁忌证

1. 孕妇的腹部、腰骶部，妇女的乳头禁刮。患者患有重度的心脏病出现心力衰竭者、肾脏病出现肾衰竭者、肝硬化腹水者的腹部、全身重度浮肿者，禁忌刮痧。久病年老、极度虚弱、消瘦者须慎刮（即只能用轻手法保健刮拭）。

2. 有出血倾向的疾病如白血病、血小板减少等须慎刮（即只能用轻手法刮拭，不要求出痧）。大血管显现处禁用重刮，可用棱角避开血管用点按轻手法刮拭。下肢静脉曲张、下肢浮肿的患者，刮拭方向应从下向上刮拭，用轻手法。

3. 皮肤高度过敏，皮肤病如皮肤破损溃疡、疮，新鲜或未愈合的伤口，或外伤骨折处禁刮。醉酒、过饥、过饱、过渴、过度疲劳者禁刮，以免出现晕刮现象。

第二节　推拿与正骨

一、推拿

推拿，又称按摩、按跷等，是医者运用各种手法作用于患者体表的特定部位或穴位，以调节机体的生理、病理状态，从而达到防病治病目的的一种物理疗法。推拿有不同的分类方法。比如根据对象的不同有成人推拿和小儿推拿，因为小儿推拿比较特殊，不仅是手法独特，推拿的穴位和部位和成人也大不一样。另外根据部位不同分为脊柱推拿、足底按摩、头面部按摩等。推拿的作用主要是可以舒筋活络、解痉止痛、理筋正骨、整形复位、祛瘀生新、平衡阴阳。

（一）推拿手法要求

对于推拿来说，最重要最特别的就是手法。手法以手为主，法是方法、法则，是有一定规范和技术要求的技巧动作。其形式有多种，包括用手指、手掌、手背、肘等部分进行操作。手法有很多种类，但手法总的要求只有八个字：持久、有力、均匀、柔和。

"持久"是指术者在临床治疗过程中，按摩时作用的力量要持久，因为按摩只有持续作用一段时间才能起到"深透"和"渗透"的作用。

"有力"是指按摩手法在临床应用中，要具备一定的力度。术者力量不足，在施治中力量不平均，会达不到预期的治疗目的。

"均匀"是指在临床施治中，对不同部位不同的手法均需要一定的耐力，缺乏耐力会出现节奏不均匀，力量脱节不平衡，动作紊乱，使患者产生不适的感觉。医者需具备力量、耐力和过硬的基本功，在治疗中，使动作频率有节奏而协调，保持手法动作的连贯性。

"柔和"是指在临床应用过程中，手法动作的节奏协调、持久、耐力和力量平衡，不能粗暴、生硬。手法有力而不是粗暴的蛮力，只有柔和，才能使患者在整个按摩过程中有安全感和舒适感。柔和而有力是按摩手法、技巧和力量的完美体现。

（二）推拿十法

推拿的手法繁多，这里只介绍常见易学的手法。主要有摩法、按法、揉法、推法、拿法、擦法、点法、抹法、捏法、击法。推拿手法的熟练程度及如何恰当地运用，对治疗效果有直接的影响。因此，推拿医生必须熟练地掌握推拿手法及其临床应用。

1. **摩法** 用手掌掌面或食、中、无名指指面附着于一定部位上，以腕关节连同前臂作环形、有节律的抚摩，称为摩法。分为掌摩法、指摩法。临床应用本法时，根据操作时用力的大小、缓急与方向的不同，可起到或补或泻的作用，故有"缓摩为补、急摩为泻"之说。顺时针为补，逆时针为泻，顺逆各半为平补平泻。摩法的刺激缓和舒适，临床应用时常配合揉法、推法、按法等。

2. **按法** 用指、掌根等部按压一定部位或穴位，由轻而重逐渐用力，按而留之，称为按法。根据施术部位的不同，分为指按法、掌根按法、屈指按法。按法是一种刺激性较强的手法，常与揉法相结合使用，组成"按揉"复合手法。

3. **揉法** 用手掌大鱼际、小鱼际、掌根或手指螺纹面着力吸定于一定部位或穴位上，带动该处的皮下组织，一起作轻柔和缓的环旋转动，称为揉法。此法可适用于全身各部。揉法常和按法、捏法等结合使用，特点是轻快柔和、均匀深透。

4. **平推法** 用指、掌、鱼际平稳地着力于一定部位或穴位上，进行单方向的直线推动，称为平推法。平推法是脊背按摩术的基本手法，按照常用程度可依次为掌推、大鱼际推、小鱼际推、指推等。一般均需在施术部位上涂抹少许润滑油，具有温热渗透作用，能舒通经络、行气活血。根据施术部位的不同，所起的作用也不同。

5. **拿法** 用大拇指和食、中两指，或用大拇指和其他四指对称用力，提拿一定的部位，进行一紧一松的拿捏，称为拿法。根据临床实际应用时手指参与的多少，又被分为二指拿、三指拿、五指拿。拿法可柔可刚，刺激量有弱有强，但一般用力较大。

6. **擦法** 用手掌面、大鱼际或小鱼际部分着力于一定部位上，进行直线来回摩擦，称为擦法。根据着力部位不同，有掌擦法、大鱼际擦法、小鱼际擦法 3 种。擦法可产生明显的温热感，适用于身体各个部位。

7. **点法** 食指指腹夹住中指第二指间关节，以扶持中指用力，用中指指端点击治疗部位或穴位，称为点法。本法刺激性强，主要适用于腰背和四肢，具有舒筋活血、祛风散寒、通络止痛、滑利关节、镇痉、开窍之功。

8. **抹法** 用单手或双手拇指螺纹面紧贴皮肤作由一点分别向两侧或双手交替的推抹样动作。常用于头面及颈项部，对头痛、眩晕等证常用本法作配合治疗，同时常应用于保健美容。

9. **捏法** 用手指挤捏肌肉、肌腱，并连续移动的一种方法。受力部位的皮肉肌筋，在手指的不断对合转动下被捏起，在手的自然转动下又从指腹间滑脱出来，如此反复交替捏动，可使局部舒适并有温热感。此手法要连贯而有节奏，用力应均匀柔和。适用于头颈面部、脊背及四肢。

10. **击法** 用手的不同部位有弹性和节律地击打治疗区域。分为指尖击法、侧击法和掌根击法。指尖击法常用于头面部；侧击法常用于腰背及四肢部，亦可用于头部及肩部；掌根击法常用于头顶部。

（三）适应证

推拿治疗疾病的范围非常广泛，涉及到伤、内、外、妇、儿、五官等各科的许多疾病，尤其在伤科中应用最广，疗效突出。比如间接暴力和慢性劳损引起的软组织损伤，直接暴力导致软组织损伤的中后期，骨关节细微错动，骨性关节炎，骨折后遗症等。

（四）禁忌证

推拿虽治疗范围广泛，副作用小，但也有一些疾病不适宜推拿治疗。

1. 诊断尚不明确的急性脊柱损伤伴有脊髓损伤症状者；急性软组织损伤早期局部肿胀和瘀血严重者。

2. 传染性疾病伴急性炎症；严重的心、肺疾病及身体极度衰弱经不起推拿者；各种恶性肿瘤；有出血倾向或血液病患者，如白血病、再生障碍性贫血、血友病等。

3. 手法部位有皮肤破损或皮肤病者；未愈合的骨折、脱位在固定期间，局部不宜推拿；孕妇及产后不久，不宜在腹部和腰骶部推拿；有精神疾患不能和医生合作者。

二、正骨

"正"是纠正的意思，正骨是施术者将在不正确位置的骨恢复到原来的位置。综合临床康复中运用正骨手法主要是为了解决外力作用所致的骨关节和软组织的损伤，对骨折的治疗不在其中。在这里，正骨就是运用熟练的手法，使由于外力引起的关节错位正确地复位并治疗软组织损伤的一种治疗术。因此，在施行手法整复时，首先要做好局部的检查和诊断。在此基础上，通过眼观、手摸和心会才能达到手随心转，从而达到整复的目的。其主要治疗作用包括纠正慢性损伤引起的脱位和半脱位、纠正关节错缝、稳定解剖位置、捋正软组织。

（一）基本技术

传统的正骨八法包括手摸心会、拔伸牵引、旋转屈伸、提按端挤、摇摆触碰、夹挤分骨、折顶回旋、按摩推拿。除了折顶回旋以外，其他 7 种方法都可以用于综合临床康复中，只不过其内容、目的和治疗范围都有变化。

1. **手摸心会** 医者用手触摸需要整复的部位，要求手法先轻后重、由浅入深、从远到近，准确了解局部关节的移位方向和程度，结合查体和 X 线所显示的移位情况，在心里形成一个关节错位的立体影像。

2. **拔伸牵引** 主要目的是克服肌肉拮抗力，矫正局部的短缩移位，恢复肢体的长度。开始牵引时肢体先保持在原来的位置，沿肢体的纵轴作对抗牵引。然后再按整复的步骤改变肢体的方向，持续牵引。所施牵引力量的大小须以患者肌肉强度为依据，要轻重适宜，持续稳妥。无论是颈椎的旋转定位扳法、腰椎的斜扳法，还是踝关节的牵引复位都要按照这个原则。

3. **旋转屈伸** 主要矫正关节的旋转错位及成角错位，适用于四肢关节部位的关节错位。这种手法弥补了单纯拔伸牵引的不足。四肢关节活动度较大，经常会出现旋转或成角错位，可由术者手握其远段，在拔伸下围绕肢体纵轴向左或向右旋转，以恢复肢体的正常生理轴线。屈伸时，术者一手固定关节近端，另一手握住远端，沿关节的冠状轴屈伸肢体。如桡骨小头半脱位，在牵引下旋转，屈曲肘关节，才可使桡骨小头回到原来的位置。

4. **提按端挤** 主要用于纠正关节侧方移位。侧方移位可分为前后侧（即上下侧）移位和内外侧（左右侧）移位。实施手法时，医者以掌、指分别置于关节的前后或左右，用力夹挤，迫使关节复位。对于关节前后侧移位者用提按手法，医者以双手拇指按于突起的骨头一端向下，其余手指提下陷的骨头向上，使关节两端对合。对关节内外侧移位者用端挤手法，医者以一手固定关节近端，另一手握住关节远端，用四指向医者方向用力谓之端，用拇指反向用力谓之挤，将向外突出的关节端向内挤迫。要求实施手法时用力要适当、方向要正确，医者手指与患者皮肤紧密接触，避免在皮肤上来回摩擦而引起损伤。

5. **摇摆触碰** 这种手法主要适用于踝关节和腕关节。但是踝关节腕关节扭伤后，关节间隙可能会出现内外侧间隙不等宽。为了使关节面贴合更加均衡，增加稳定性。助手可用双手固定近端，在助手稳定地维持牵引下，医生左右或前后方向轻轻摇摆关节远端。触碰手法一般不用于综合临床康复。

6. **夹挤分骨** 此手法适用于矫正两骨并列部位的侧方移位。在胫腓骨、尺桡骨、掌骨干或跖骨干之间有骨间膜或骨间肌附着，发生错位时，因受骨间膜或骨间肌的牵拉而相互靠拢，形成侧方移位。医者以双手拇指及食、中、无名三指分别由错位的部位掌背侧或前后侧对向夹挤两骨间隙，使骨间膜紧张，靠拢的部位分开，同时助手可以用双手拇指在并列的两骨之间嵌入，向外分骨进行整复。

7. **按摩推拿** 本手法适用于关节错位复位后，起到调理关节周围软组织的作用，可使错位的肌肉、肌腱随着关节复位而回到原来的解剖位置，这对后期的修复尤为重要。操作时，手法要轻柔，按照肌肉、肌腱的走行方向由上而下顺骨捋筋，达到散瘀舒筋的目的。

（二）适应证

正骨适用于所有大小关节错位和关节紊乱。包括寰枢关节半脱位、落枕、踝关节扭伤、踝关节不稳、腕关节扭伤、胸腰椎关节紊乱、急性腰扭伤、膝关节扭伤、桡骨小头半脱位、肘管综合征等等。

（三）禁忌证

除了推拿的禁忌证以外，还包括骨结核、骨肿瘤、严重的椎管狭窄、寰枕关节畸形、严重的强直性脊柱炎、类风湿关节炎、关节融合严重的骨质疏松等。孕妇慎用。

第三节 中药及相关疗法

凡是以中国传统医药理论指导采集、炮制、制剂，说明作用机制，指导临床应用的药物，统称为中药。中药主要来源于天然药及其加工品，包括植物药、动物药、矿物药及部分化学、生物制品类药物。

在综合临床康复中，我们应用到的中药剂型和给药方法比中医内科临床要多一些。

一、中药制剂

制剂是根据中医临床用药要求和中药药材的性质，以及生产、贮藏、运输、携带与服用等方面的需要，将中药制备成适宜的剂型，并指导合理应用。剂型对药物发挥疗效，在一定条件下也起着积极的作用。

（一）汤剂

汤剂能充分体现中医辨证施治、随症加减的原则，各药物配伍，能迅速发挥疗效。

（二）丸剂

丸剂是在汤剂的基础上发展起来的，历代中医在临床上广泛应用，而且品种繁多、制备精巧。丸剂作用持久，可减弱毒性和不良反应。片剂是在丸剂使用基础上发展起来的，目前已成为品种多、产量大、用途广、使用方便、质量稳定的剂型之一。

（三）外用膏剂

广泛应用于综合临床康复中，可以透过皮肤或黏膜起全身治疗作用。

（四）注射剂

由于注射剂可以从皮内、皮下、肌肉、穴位、静脉等部位给药，为很多药物发挥药效开辟了新途径。在综合临床康复中我们经常会用到穴位注射。

二、中药给药途径

中药的传统给药途径，主要是口服和皮肤给药两种。现在中药给药途径又增加了肌肉注射、穴位注射、静脉注射等。临床应合理选择适宜的给药途径，正确掌握各种制剂的使用方法，以保证用药能达到预期疗效。

（一）中药口服

口服给药的效果，除受到剂型等因素的影响外，还与服药时间、服药次数等内服方法有关。中药一般药物宜温服，催吐或解毒汤剂宜冷服。解表药宜热服，并且热服后覆盖衣被，令其出汗。滋补药宜空腹服，安神药宜临睡前服。补药要缓慢进补，补快了容易变生其他病症。补阳过了容易上火，补阴过了容易生湿或者影响消化功能。因此服用补药要求是规律、持久、缓和，这样才能真正达到目的。

1. **服药时间** 适时服药也是合理用药的重要方面，具体服药时间应根据胃肠的状况、病情需要及药物特性来确定。清晨空腹服药，可避免食物混合，能迅速入肠充分发挥药效；饭前服药也有利于药物吸收发挥作用；饭后服药，药物与食物混和可减轻其对胃肠的刺激，故对胃肠道有刺激性的药宜饭后服；消食药宜饭后及时服用；安神药宜在睡前30分钟至1小时服用；缓下剂宜睡前服，以便翌日清晨排便；涩精止遗药应晚间服；截疟药应在疟疾发作前两小时服；急性病则不拘时服。

2. **服药次数** 一般疾病多采用每日一剂，每剂分二服或三服。重病、急病可每隔4小时服药一次。应用发汗药、泻下药时，注意患者个体差异，得汗或大便通畅就可以停止服药，适可而止，不必尽剂。呕吐患者服药宜小量频服。

3. **服药冷热** 一般汤剂宜温服。发散风寒的药物，或治疗寒性病证的药物宜热服；治疗热性病证的药物宜凉服。对于真热假寒证或真寒假热证，常常采用凉药热服或热药凉服法，以防因寒热格拒引起呕吐。

（二）中药外用

中药外用制剂主要有硬膏、软膏、橡皮膏、霜剂、贴膜剂、散剂、油剂、酊剂等。外用制剂主要是通过皮肤、黏膜吸收发挥疗效。一般根据疾病需要选用合适剂型，敷贴或涂抹局部皮肤。使用硬膏，先要用火烘烤加热，使膏药软化，再敷贴患处，注意不要灼伤皮肤。使用橡皮胶制剂，如出现皮肤红疹瘙痒等过敏现象，应及时揭掉。敷贴处如毛发多者，应先剃毛发，以免撕揭时疼痛甚至撕伤皮肤。有毒外用药，不宜涂布太多，也不宜持续使用，以免产生毒副反应。

（三）穴位注射

穴位注射疗法是在腧穴或病变部位注入药物，通过针刺和药物本身的药理作用以及药物对经络、腧穴的渗透、刺激所产生的共同作用治疗疾病的一种方法。穴位注射疗法尤其对各种疼痛性病证、肢体瘫痪、部分内脏病、神经功能障碍性疾病疗效独特。常用中草药注射液包括复方当归注射液以及板蓝根、威灵仙、徐长卿、银黄注射液等。

三、适应证

中药的适应证很广，可以用于治疗各种疾病。在综合临床康复中，口服药的主要用途是从整体出发，调节患者的体质状态，使患者能够回归阴阳平衡，从而提高功能障碍的训练效果，也能够有效阻止疾病的复发，或者是延缓机体的功能退化。穴位注射以及外用制剂可以直接治疗疾病，改善功能障碍。

四、中药禁忌

中药没有特别的禁忌证，但是如何用药有禁忌，分为4个部分，具体如下：

（一）中药毒性

《神农本草经》将中药分为上中下三品，下品多具毒性，不可久服。《中华人民共和国药典》采用大毒、有毒、小毒三类分类方法，是目前通行的分类方法。所以中药是有其副作用的，大部分不能长时间的服用。

（二）配伍禁忌

中药在使用上有一些历史传承下来的配伍禁忌，最著名的就是十八反、十九畏。

1. **十八反** 相反中药十八种，即：乌头反贝母、瓜蒌、半夏、白及、白蔹；甘草反甘遂、大戟、海藻、芫花；藜芦反人参、丹参、玄参、沙参、细辛、芍药。

2. **十九畏** 相畏的药物19种：硫黄畏朴硝，狼毒畏密陀僧，巴豆畏牵牛，丁香畏郁金，川乌、草乌畏犀角，牙硝畏三棱，官桂畏赤石脂，人参畏五灵脂。

反药能否同用，一直有争议，有不少反药同用的历史文献，现代也有文献报道用甘遂、甘草配伍治肝硬化及肾炎水肿。但是我们用药时一定要谨慎，避免产生不必要的纷争。

（三）妊娠禁忌

妇女妊娠期间，由于生理等方面的特点，使用药物时必须注意动胎、堕胎或其他有碍孕妇健康及胎儿发育的不良作用。如剧毒药、峻泻药、子宫收缩药、破气破血药、大寒大热药、滑利沉降药、辛温香窜药、消导药等均在禁用或慎用之列。

1. **禁用药** 一般毒性较强，药性猛烈及有堕胎作用的药物属于禁用药。如巴豆、芫花、甘遂、大戟、商陆、牵牛子、瓜蒂、藜芦、干漆、三棱、莪术、水蛭、虻虫、麝香、穿山甲、皂荚、水银、砒霜、木鳖子、斑蝥、川乌、草乌、生附子、轻粉、雄黄、马钱子、蟾酥、胆矾等。

2. 慎用药 一般通经祛瘀、行气破滞、辛热滑利的药物属于慎用的药物。如枳实、槟榔、桃仁、红花、牡丹皮、王不留行、乳香、没药、蒲黄、牛膝、五灵脂、苏木、瞿麦、天南星、附子、肉桂、常山、姜黄、大黄、芦荟、芒硝等。

（四）服药食忌

服药食忌指服药期间对某些食物的禁忌，一般而言，服药期间应忌食生冷、辛辣、油腻、腥膻、有刺激性的食物。

根据病情的不同，饮食禁忌也有区别。如热性病应忌食辛辣、油腻、煎炸类食物；寒性病应忌食生冷；胸痹患者应忌食肥肉、脂肪、动物内脏及烟、酒；肝阳上亢、头晕目眩、烦躁易怒者应忌食胡椒、辣椒、大蒜、白酒等辛热助阳之品；脾胃虚弱者应忌食油炸黏腻、寒冷坚硬、不易消化的食物；疮疡、皮肤病患者，应忌食鱼、虾、蟹等腥膻发物及辛辣刺激性食品。

服中药时，不要用茶水、牛奶等送服，以免影响药物的吸收。

古代文献上有常山忌葱，地黄、何首乌忌葱、蒜、萝卜，薄荷忌鳖肉，茯苓忌醋，鳖甲忌苋菜，甘草、黄连、桔梗、乌梅、苍耳子忌猪肉，商陆忌犬肉，蜂蜜忌葱等。这些记载可供参考。

第四节 运动疗法

一、运动疗法概述

运动疗法是依据生物力学、人体运动学、神经生理与神经发育学的基本原理，对运动功能障碍的患者进行针对性的治疗与训练，达到保持、重新获得功能或防止继发丧失功能的治疗方法，是物理治疗中最核心、最基本的治疗方法。运动疗法可以改善肌肉、骨骼、关节、韧带等组织的血液循环、代谢和神经控制，促进神经、肌肉功能的恢复。通常用于改善运动的控制和协调性、增强肌力、增强耐力、关节活动度的维持与改善、纠正躯体畸形和功能障碍、改善呼吸功能、提高日常生活能力、改善生活质量。运动疗法的适应证非常广泛，对神经系统疾病的康复疗效显著，特别是在促进功能恢复与重建的临床康复中是最常用的治疗手段之一，对骨伤科疾病和心肺康复也有重要的治疗作用。

（一）运动疗法分类

1. 按力学和运动学原理分类 包括肌力训练、耐力训练、呼吸训练、平衡训练、协调性训练、牵张训练、牵引、关节活动训练、手法治疗、医疗体操、步态训练、转移训练。

2. 按神经肌肉促进原理分类 常用的有 Bobath 技术、Rood 技术、Brunnstrom 技术、本体感觉促进技术和运动再学习技术。

3. 按代偿和替代原理分类 包括假肢、矫形器、辅助具应用、能量节约技术。

（二）常用设备

1. **上肢运动治疗器械** 包括上肢悬吊牵引架、前臂旋转练习器、肩关节练习器、肩梯、墙壁拉力器、肋木、滑轮及吊环组合练习器、体操棍、哑铃、腕屈伸练习器、磨砂板、分指板、重锤手指练习器等。

2. **下肢运动治疗器械** 包括电动站立床、功率自行车、电动或机械跑台、悬吊牵引架、助行器、股四头肌练习器、坐式踏步器、平衡杠、踝关节屈伸练习器等。

3. **牵引器械** 颈腰椎牵引装置。

4. **辅助步行器械** 各种拐杖、助行器、轮椅。

5. **生活辅助器械** 取物延伸器、止滑装置、手柄加粗装置、服装穿着辅助装置等。

6. **转移辅助器械** 转移支架、滑板等。

7. **平衡训练器械** 弹力床、平衡板、平衡训练/评估仪等。

8. **其他** 训练用垫、床和姿势矫正镜等。

二、肌力训练

运动疗法按运动方式可以分为被动运动和主动运动，主动运动可以分为随意运动（无外力协助或干预）、助力运动（有外力协助）、抗阻运动（有外力对抗）。按肌肉收缩的方式可以分为等长运动、等张运动、等速运动。

（一）训练方式

1. **等长运动** 肌肉收缩长度不变，关节不活动，张力增加。当肌肉收缩力与阻力相等时，称等长抗阻收缩。等长抗阻训练可在短期内增加肌力，如在膝部手术后进行股四头肌训练。

2. **等张运动** 肌肉收缩时张力大致恒定不变，长度缩短，引起关节活动。收缩时肌肉起止点相互接近称为向心性等张运动，收缩时肌肉的起止点相互分离称为离心性等张运动。

3. **等速运动** 肌肉收缩的速度保持一定，这种收缩不是自然完成的，而是人为地借助于等速肌力训练器将其收缩速度限制在一定的范围之内，以便测定关节活动度及处于任意关节角度时的肌力，并进行训练。

（二）骨骼肌在运动中的分类

人体运动取决于关节的活动，关节活动由肌肉收缩产生，要使关节活动准确有效，需多块肌肉协同作用才能完成。根据肌肉在运动中的不同作用分为原动肌、拮抗肌、固定肌、中和肌和从动肌。我们又将固定肌、中和肌和从动肌统称为协同肌。

1. **原动肌** 是指收缩时产生某一特定运动的主要肌肉，如伸肘时的肱三头肌，屈膝时的股二头肌。

2. **拮抗肌** 是指与原动肌作用相反的肌肉。如伸肘时的肱二头肌，屈膝时的股四头肌。

3. **固定肌** 是指为发挥原动肌的作用，固定起止点及其附近骨骼的肌肉，如屈肘时固定肩关节的肌肉。

4. **中和肌** 是指其作用为抵消原动肌收缩时所产生的多余动作，如扩胸时斜方肌、菱形肌使肩胛骨内收，并互为中和肌使肩胛骨不旋转。

5. **从动肌** 是指帮助原动肌完成动作的肌肉，如屈肘时的肱桡肌与旋前圆肌。

（三）肌肉训练内容

运动疗法的训练内容主要包括：肌力、肌耐力、肌肉协调能力。

1. **肌力** 肌肉主动收缩后产生的力量。肌力训练能使肌肉产生适应性变化，表现为肌肉形态结构趋于完善，功能获得改善。

2. **肌耐力** 肌肉持续收缩和反复收缩的能力。耐力是肌力所能维持的时间。一般情况下，在发展肌耐力的同时，肌力也会得到发展，肌力训练需要在较短的时间内对抗较重的负荷，重复的次数不多。而发展肌耐力则需要在较轻的负荷下，在较长的时间重复多次运动。目前一般的康复训练中常常将肌力和肌耐力训练相结合协同发展。

3. **肌肉协调能力** 肌肉或肌群协调完成某一作业或功能活动的能力。肌肉训练目的不是单纯为了增加肌力，而是为了让患者具备有功能和实用价值的运动。在运动中，原动肌、协同肌、拮抗肌、固定肌各司其职，共同参与动作的完成。这种协调运动方式比单纯肌肉收缩产生的动作更为迅速、精确、有力。

（四）肌肉训练原则

1. **阻力原则** 为了增强肌力，肌肉收缩时必须加以阻力。只有增加阻力情况下的训练才能达到增强肌力的目的。阻力来源分为两种：肢体本身的重力和外来的负荷。

2. **超负荷原则** 训练中只有当肌肉承受的负荷超出日常活动需要，才能有效提高肌力。只有进行超负荷训练，使得肌肉收缩蛋白增加、肌纤维增粗、肌肉体积增大，才能使肌力得到提高。肌力训练后，肌肉有一个从疲劳到恢复的过程。而恢复过程结束后会出现超量恢复现象，即各项指标会超过运动前的水平。第二次训练如果在前一次训练后的超量恢复阶段内进行，那么就可能以超量恢复阶段的生理水平为起点，再次进行训练 - 疲劳 - 恢复，使超量恢复效应得到巩固和叠加，实现肌肉形态和力量的逐步增加。因此每次肌力训练需要引起一定的肌肉疲劳，无肌肉疲劳就没有超量恢复。同时后一次肌力训练应尽量安排在前次训练的超量恢复阶段内进行。如果相邻两次训练间隔时间太短，肌肉疲劳没有恢复，继续训练会加重疲劳而对患者不利，间隔太长超量恢复已经消退，也达不到增加肌力的目的。

3. **反复训练原则** 用较大的负荷，重复较少次数，则对增加肌力有效；如选用较小的负荷，重复多次，则对增加肌耐力有帮助。

4. **训练适量原则** 运动强度包括阻力重量和重复频率。患者锻炼时的最大抗阻重量应该适当小于患者的最大收缩力，施加的重量或阻力应恒定。避免突然的暴力或阻力增加。肌力训练会产生一定的肌肉疲劳，短时间内的肌肉酸痛是正常现象，但应该避免过度训练引起过度疲劳。

5. **无痛训练原则** 肌力训练时应该在无痛的前提下进行。因为疼痛提示肌肉损伤，疼痛时的肌肉痉挛也造成额外负荷，勉强训练将导致严重肌肉或软组织炎症或损害。

6. **安全原则** 充分进行准备活动和放松活动，注意心血管方面的变化，运动最大的风险在于心血管将会出现不同程度的应激反应。有既往病史或者过度疲劳的人群，尤其要警惕避免过度的训练导致心血管意外。

（五）肌肉训练方法

训练肌肉的方法有多种，根据不同情况采用不同的训练方法组合。

1. 肌力 0 ~ 1 级

（1）电刺激：肌力为 0 级时可进行电刺激，引发肌肉收缩，预防肌肉萎缩，促进神经再生。

（2）肌电生物反馈疗法：肌力 1 级时肌肉就有了主动收缩，可以测得肌电信号，通过肌电生物反馈治疗仪，将肌电信号转换成直观的电信号，同时反馈性的给予电刺激，提高患者训练兴趣。

（3）助力训练：指借助外力帮助或患者主动活动的运动。外力来源于治疗师、器械、自身健肢、水的浮力等，帮助患者完成更大幅度的关节活动。助力训练要求采取最低限度的助力，仍然强调患者主观用力。

2. 肌力 2 级

（1）免荷训练：即减除重力的运动。可用吊带悬挂肢体，或在水中运动，使运动易于完成。

（2）助力训练和电刺激同样可以采用。

3. 肌力 3 级

主动训练：不需要助力，完全由患者完成主动运动。根据病情选择肌肉收缩形式与运动强度。在该级肌力下可以逐渐由主动运动过渡到抗阻训练。主动训练可以有效增强肌力和耐力，肌肉萎缩得以改善，提高关节功能和心肺功能。

4. 肌力 4 级

抗阻训练：当患者肌力进一步增强到或在 4 级肌力以上时，可进行抗阻运动训练。抗阻训练是增强 3 级以上肌力唯一有效的途径。阻力应从小到大。关节活动范围的起始与终末部分施加小阻力，中间部分施加阻力最大。阻力应加在受累关节的远端。抗阻训练应用非常广泛，其训练内容根据运动方式的不同可以分为以下 3 种。

（1）抗等张阻力：在抗阻力的情况下进行肌肉等张收缩训练。渐进性抗阻力训练方法也属于等张训练，此方法的特点是给予较大阻力情况下，做最大收缩或接近最大收缩的训练，但是训练次数较少。遵循"大负荷少重复"的原则。整个训练过程需要根据肌力训练的情况做适当调整，阻力值随着训练进展而逐渐增加。

（2）抗等长阻力：在抗阻力的情况下进行肌肉等长收缩训练。等长训练时肌肉长度不变，不引起关节的明显活动，故亦称之为静力训练，可同时增强训练角度附近 20° 范围内的肌力，在肢体固定、关节活动明显受限或存在某些炎症、损伤时进行。等长训练能增强静态肌力，但无助于改善运动的协调性。

（3）等速训练：等速训练需要专门的设备，角速度保持恒定，肌肉每时每刻都承受适宜的阻力，对整个肌肉都可以产生全面的训练，肌肉疲劳肌力下降时，阻力也随之下降，主动收缩停止时阻力也随即消失，因此不致过度负荷造成肢体拉伤。等速训练的运动速度可在 0° ~ 300°/s 范围内设定，一般 0° ~ 60°/s 以下为低速，60° ~ 180°/s 为中速，180° ~ 300°/s 为高速。等速训练是等张训练和等长训练的过渡，0°/s 就是等长训练，而在高速时接近等张训练。

（六）适应证

肌力训练可以防止肌萎缩，增强肌力和耐力，协助矫治骨关节畸形，增强脊柱稳定性以防治颈椎病和腰痛，增强关节周围肌力以提高关节稳定性，增强腹肌、呼吸肌群和盆底肌肌力，改善呼吸和消化功能。

（七）禁忌证

严重心血管疾病患者，生命体征不稳，运动区域附近的局部感染如疖、痈、蜂窝织炎等，局部骨关节、肌肉、韧带等损伤未稳定愈合，非感染性炎症症状显著等。

三、关节活动训练

关节活动训练是指改善关节功能障碍的运动疗法技术，包括患者主动和被动运动，治疗师缓慢和持续的牵张动作，缓解关节疼痛、维持或改善关节活动范围的手法治疗等。关节活动训练可以直接牵拉关节周围的软组织，可以造成患者肌肉的弹性延长和塑性延长。弹性延长主要因胶原细纤维的螺旋形结构在应力牵伸下变直所致，在牵引力去除后又重新回缩。塑性延长可能是相邻胶原分子之间的键裂解，致使胶原分子互相滑移所致。短暂的牵引只能产生弹性延长，而反复多次特别是持续较久的牵引方能产生较多的塑性延长。

（一）运动方式

根据是否借助外力分为被动运动、主动助力运动和主动运动三种；根据是否使用器械分为徒手运动和器械运动。

1. 主动运动　是指用主动运动恢复关节活动的方法，可促进血液循环，松解较轻的粘连组织。牵拉不严重的挛缩组织，有助于保持和增加关节活动范围。主动运动适应证相对广泛，缺点是训练强度一般不太大，在重度粘连和挛缩时治疗作用不太明显。

2. 主动助力运动　兼有主动运动和被动运动的特点。主动助力运动是指在外力的辅助下，患者主动收缩肌肉来完成的运动或动作。可由治疗师、患者健肢、器械、引力或水的浮力提供助力。这种运动常是由被动运动向主动运动过渡的形式。其目的是逐步增强肌力，建立协调动作模式。

3. 被动运动　分为两种，一种是由治疗师完成的被动运动；另一种是借助外力由患者自己完成的被动运动，如滑轮训练、关节牵引、持续被动活动等。通过适当的关节被动运动，增强瘫痪肢体本体感觉、刺激屈伸反射、放松痉挛肌肉、促发主动运动；同时牵张挛缩或粘连的肌腱和韧带，维持或恢复关节活动范围，为进行主动运动做准备。

（二）运动手法

1. 基本手法　包括摆动、滚动、滑动、旋转、牵引等。

2. 手法分级

Ⅰ级：在关节活动的起始端，小范围、节律性地来回松动关节。

Ⅱ级：在关节生理活动范围内，大范围、节律性地来回松动关节，但不接触关节活动的起始端和终末端。

Ⅲ级：治疗者在关节活动允许范围内，大范围、节律性地来回松动关节，每次均接触到关节活动的终末端，并能感觉到关节周围软组织的紧张。

Ⅳ级：治疗者在关节活动的终末端，小范围，节律性地来回松动关节，每次均接触到关节活动的终末端，并能感觉到关节周围软组织的紧张。

上述 4 级手法中，Ⅰ、Ⅱ级用于治疗因疼痛引起的关节活动受限，Ⅲ级用于治疗关节疼痛并伴有僵硬，Ⅳ级用于治疗关节因周围组织粘连、挛缩而引起的关节活动受限。手法分级范围随着关节可动范围的大小而变化，当关节活动范围减少时，分级范围相应减小，当治疗后关节活动范围改善时，分级范围也相应增大。

（三）训练方法

1. 主动运动 适用于肌力 3 级以上的患者。主动运动时动作宜平稳缓慢，尽可能达到最大幅度，用力到引起轻度疼痛为最大限度。关节的各方向依次进行运动。每一动作重复 10～30 次，每日 2～3 次。

2. 主动助力运动 适用于肌力 1～2 级的患者，包括各种关节训练器械助力训练、悬吊训练、滑轮训练。训练时，助力常作用于运动的开始和终末，以患者主动为主，做最大努力后，治疗师给予最小助力以完成动作，并随病情好转逐渐减少。每一动作重复 10～30 次，每日 2～3 次。

3. 被动运动 适用于肌力 3 级以下患者。外力主要来自康复治疗师、患者健肢或各种康复训练器械。

被动运动方式包括：

（1）关节可动范围运动：可以维持关节现有活动范围，预防关节挛缩。每一动作重复 10～30 次，每日 2～3 次。

（2）关节功能牵引：近端肢体固定，对其远端肢体进行重力牵引，可以扩大关节活动范围。牵引时间 10～20 分钟，每日 2～3 次。

（3）持续性被动运动：利用专用器械使关节进行持续较长时间的缓慢被动运动的训练方法，可以防止关节粘连和挛缩。广泛用于关节、韧带手术后早期活动。每次训练 1～2 小时，也可连续训练更长时间，根据患者的耐受程度选定，每日 1～3 次。

（四）适应证

用于因力学因素（非神经性）引起的关节功能障碍，包括关节疼痛、肌肉紧张及痉挛、功能性关节制动。

1. 被动运动 不能主动活动的患者，如昏迷、完全卧床等；避免关节挛缩等并发症需进行被动训练者；主动关节活动导致明显疼痛的患者。

2. 主动和助力运动 能够主动收缩肌肉的关节活动受限者；肌力较弱（低于 3 级）者采用主动 - 辅助关节活动度训练；身体某一部分制动时，对其他关节进行主动活动，以预防关节挛缩和肌肉萎缩，并为新的活动做准备。

（五）禁忌证

各种原因所致关节不稳、骨折未愈合又未做内固定、关节活动过度、关节肿胀、关节炎症、骨关节肿瘤、全身情况极差、病情不稳定等。

四、牵张训练

牵张训练包括被动牵张（由治疗师用力牵张患者肢体的一种牵张方法）和自我牵张（由患者依靠自身重量为牵拉力来主动牵张其挛缩的组织），通过反复的牵伸动作，使病理性缩短的软组织（肌腱、肌肉、韧带、关节囊等）逐步延长、肌张力降低、关节活动度增加的训练方法。快速牵张也有助于刺激肌梭，调整和提高肌张力，加强肌收缩力。牵张和牵引不一样，它的作用力使肢体围绕关节轴心运动，而牵引的作用力是使骨从关节中心向两端分离性运动。该训练主要可以调节肌张力、缓解疼痛、延长韧带和肌腱，提高肢体的柔韧性。

（一）训练方法

1. 被动牵张 分为手法被动牵张和机械被动牵张。

手法被动牵张是指由治疗师用力并控制牵张方向、速度、强度和持续时间，持续数十秒至若干分钟，重复 8 ~ 10 次。一般用缓和、轻柔的低强度维持性牵张，偶用加大强度进行短促牵张。机械被动牵张是指采用重锤和滑轮系统进行牵张，一般持续 20 分钟以上。

2. 主动抑制 患者在实施牵张前和过程中放松肌肉，使阻力降低至最小，适合于肌肉神经支配完整、患者可自主控制者。主要方法为紧张肌的收缩 - 放松、伴随拮抗肌收缩的紧张肌收缩 - 放松、拮抗肌的收缩（交互抑制）。

3. 自我牵张 利用自身重量为牵张力进行的柔韧性训练，牵张强度和持续时间与被动牵张相同。

（二）训练内容

牵张训练前需要进行评定，明确功能障碍的情况，选择合适的训练内容。牵张训练时，牵张力先应轻柔、缓慢、持续，达到一定力量持续一定时间，逐渐放松力量，休息片刻后再继续。牵张动作一般每次持续 5 ~ 10 秒，重复 10 ~ 20 次，每日 2 ~ 3 次。

1. 髂胫束牵张 患者的患侧向墙，侧身离墙站立，健侧手叉腰，患侧手撑墙，患侧髋部尽量接触墙壁，两脚不要离地，离墙壁距离可逐渐增加，以增加牵张度。

2. 股内收肌群牵张 坐位或卧位，膝关节屈曲 90°，双足并拢，双膝关节自然放松向外。瘫痪的患者可以由治疗师固定双足，并用手控制膝关节外展活动。

3. 股四头肌牵张 膝跪位躯干后伸，或屈膝屈髋跪坐位，两手向后撑床或地面，做挺腹伸髋。

4. 腘绳肌牵张 各种压腿的动作均为腘绳肌牵张。也可以采用直腿坐位，将身体尽量向小腿靠拢。瘫痪患者可以取卧位，治疗师取坐位，将患者一侧小腿置于治疗师的肩上，治疗师用手固定患者的膝关节于伸直位，并利用身体向前倾，逐步牵拉腘绳肌。

5. 小腿三头肌牵张 取站立姿势，面向墙壁，两足离开墙一定距离，两手支撑墙，身体向前尽量使腹部接近墙，足跟不可离地，使小腿得到牵伸。如果只需牵张单侧，可将健腿向前膝关节屈曲，患腿在后伸直成弓步，患侧小腿即受到牵张。

6. 肩关节牵张 可以使用肋木或门框等，将患侧上肢伸直，手逐步沿肋木或门框向上移动至高处，以使肩关节尽量得到牵伸。移动的方向包括前方、侧方和后方。

7. 跟腱牵张 屈膝下蹲动作可以牵伸跟腱。也可以进行手法牵张，由治疗师坐在患者的患侧，用手握患者足跟，前臂置于患者足底，用身体的重量向患者头部方向牵引踝关节。

（三）适应证

由于痉挛、挛缩、粘连、瘢痕组织形成所致肌肉、结缔组织、皮肤等缩短，导致关节活动受限；影响日常功能活动或生活自理的痉挛或者挛缩。

（四）禁忌证

新近骨折、血肿或其他组织创伤、牵张时出现剧痛；牵张组织和周围区域有急性炎症或感染；依靠挛缩代偿性增加关节稳定性的情况，如脊髓灰质炎后遗症患者；神经损伤或吻合术后 1 个月之内；严重的骨质疏松。

五、有氧训练

有氧训练是采用中等强度、大肌群、动力性、周期性运动，持续一定时间，以提高机体运动能力和全身耐力的训练方式。广泛应用于各种心血管疾病康复、各种功能障碍者和慢性病患者的全身活动能力训练以及中老年人的健身锻炼。运动一般为中等强度，即50%～80%最大运动能力（最大摄氧量）或60%～80%最大心率，每次运动15～60分钟左右，每周训练3次以上，参与的肌群越多越大，训练效果就越明显。训练可以提高日常生活活动能力，提高心肺功能，防治慢性病，改善能量代谢，提高机体免疫功能。

（一）运动方式

主要为大肌群参与的活动，如步行、慢跑、游泳、骑自行车、滑雪、滑冰、园艺、家务劳动等，但对年老体衰或有残疾妨碍从事上述活动者，力所能及的日常生活活动同样可产生有益的作用，如整理床铺、收拾房间、打扫卫生等。

1. 步行　优点是容易控制运动强度，运动损伤较少。缺点是训练过程相对比较单调和枯燥。

2. 健身跑　属于中等强度的训练。包括间歇跑、短程跑和常规健身跑。优点是运动强度大，训练耗时短，适用于体质较好的患者。但对下肢关节（特别是膝、踝关节）和相关的肌肉及韧带会产生明显负荷。年龄较大者在参加运动前要进行心肺功能的检查，有骨关节炎者应该慎重，避免不必要的骨关节损伤。

3. 骑车　可以分为室内和室外两类。室内骑车的优点是不受气候和环境影响，运动时可以方便地监测心电图和血压，安全性好。运动负荷容易掌握和控制。缺点是比较单调和枯燥。室外骑车的优点是趣味性好，缺点是负荷强度不易准确控制，容易受外界环境的干扰，发生训练损伤和意外的概率较高，不易进行监控。

4. 游泳　优点是运动时水的浮力对皮肤、肌肉和关节有很好的安抚作用，关节和脊柱的承重较小，有利于骨关节疾病和脊柱病患者的锻炼，运动损伤很少，有助于增强心肺功能和消耗热能，有缓解痉挛的作用。缺点是需要游泳场地，运动强度变化较大。

（二）训练设备

有氧训练可不依赖任何设备，但是下列设备有助于提高训练效果和安全性。

1. 活动平板　为可以按计划调节步行速度、坡度，从而调节运动负荷的电动锻炼设备，可用于室内锻炼，可以在运动中进行心电图和血压监测。

2. 功率自行车　为可以调节刹车阻力的固定自行车。在运动中，通过改变刹车阻力调节运动负荷，运动时下肢关节没有承重，故适用于下肢骨性关节病患者的有氧训练。运动中可以稳定地监测心电图和血压。下肢功能障碍者可以通过手摇功率自行车进行锻炼。

3. 心电图监测和心电图遥测　对于病情较重的患者或刚开始训练的患者，进行心电图监测或遥测可充分了解患者的运动反应，提高运动训练的安全性。

（三）训练实施

1. 确定训练目标　运动前应当先做运动评估，如果有心电图运动负荷试验条件，在训练前应先进行症状限制性心电图运动试验，以确定患者的靶运动强度、最大运动强度及总运动量。如果没有心电图运动试验条件，可以按照年龄预计的靶心率作为运动强度指标，每周运动量为700～2 000kcal，运动量小于700kcal只能达到维持身体活动水平的目的，不能提高运动能力，而运动量大于 2 000kcal，则并不增加训练效果。运动总量的要求无明显性别差异。

2. 制订运动处方 由康复医生进行必要的临床检查和功能评定后，根据病情、性别、平时运动爱好及运动耐力情况，以处方形式确定运动训练方式，基本内容包括：运动方式、运动量和注意事项。运动量包括运动的强度、时间和频率。

（1）运动强度：可以用运动负荷 / 时间（分钟）表示，基本训练目标强度称为靶强度。常用运动强度指标有：最大吸氧量、最高心率、靶心率、代谢当量、主观用力计分、无氧阈等。可以用自觉劳累程度分级表来表示运动强度。

（2）运动时间：一次训练的时间分为准备活动、训练运动（靶强度活动）、整理活动。靶强度运动时间为 15～60 分钟，一般为 20～30 分钟。在特定运动总量的前提下，运动强度越大，所需要的时间越短。

（3）运动频率：指每周参与或接受有氧训练的次数。运动量若大，每周训练 3 次即可。若运动量小，最好每日都活动。间隔时间超过 3 天，有氧训练效果的蓄积作用就会消失。训练效果一般在 2 周以后出现，训练 8 周达到最佳效果。

3. 有氧训练 分为准备运动、训练运动和整理运动 3 个部分。

（1）准备运动：指训练运动之前进行的活动，防止因突然的运动应激导致肌肉损伤和心血管意外。运动强度一般为训练运动时的 1/2 运动强度，时间 5～10 分钟，心率每分钟增加 20 次左右，方式包括医疗体操、关节活动、肌肉牵张、呼吸训练或小强度的有氧训练。

（2）训练运动：即达到靶强度的运动，需要持续 10～20 分钟以上。也可以应用少量、多次中等运动强度运动，每日累计 30 分钟。所谓中等强度的活动相当于每日消耗 200kcal 能量的活动。训练可分为间断训练法、持续训练法、循环训练法和循环间断训练法。

（3）整理运动：主要是放松性活动，使机体逐步从剧烈运动应激状态放松、恢复到正常状态。方法主要是轻松的体操、散步和自我按摩等，其运动强度、时间与准备活动相似。

4. 训练原则 ①个性化运动处方，严格执行，随时调整；②循序渐进，持之以恒。内容由少到多，程度由易到难，运动量由小到大，逐步适应；③事前评估，训练期间及时评估调整；④防止运动过量和损伤。

（四）适应证

适应证很广泛，主要用于心血管疾病、代谢性疾病、慢性呼吸系统疾病以及慢性疼痛综合征、慢性疲劳综合征、长期缺乏体力活动及长期卧床后恢复期。

（五）禁忌证

各种疾病急性发作期或进展期；心血管功能不稳定；严重骨质疏松，活动时有骨折的危险；肢体功能障碍而不能完成预定运动强度和运动量；主观不合作或不能理解运动，感知认知障碍，精神疾病发作期间或严重神经症。

六、呼吸训练

呼吸训练是通过特定的呼吸运动和治疗技术，重建正常呼吸模式，增强呼吸肌功能，改善肺通气，减轻呼吸困难，增加呼吸肌力量和耐力，提高肺功能，优化腹式呼吸模式，最终实现肺功能康复的治疗方法。呼吸训练在急慢性肺疾病康复中扮演着重要的角色，包括慢性阻塞性肺疾病、急性肺部疾病、高位脊髓损伤、胸部或腹部手术后、其他疾病合并肺部感染及长期卧床的患者。呼吸练习具有增加胸廓运动、增大肺活量从而增加氧的摄入；协调各种呼吸肌的功能，从而改善全身健康状况。具体训练作用包括改善通气和换气、改善呼吸肌的肌力和协调性、保持或改善胸廓和胸椎的活动度、矫正异常或无效的呼吸模式。

（一）训练方法

通常呼吸训练需要和胸腔扩展训练以及有氧训练结合进行，在日常的生活活动中进行呼吸训练，可有助于减少患者的呼吸困难发作。呼吸训练包括：呼吸控制训练（包括腹式呼吸、腹压呼吸），缩唇呼气训练，舌咽呼吸训练，呼吸抗阻训练，局部呼吸（包括上部胸式呼吸、下部胸式呼吸、部分呼吸等方式）。

1. 呼吸控制训练　又称作腹式呼吸训练。通过呼吸控制训练，患者掌握优化膈肌和放松呼吸辅助肌的方法，发挥膈肌的呼吸效能，重建正常的呼吸模式，减少耗氧，达到增加通气、缓解呼吸困难的目的。

基本操作步骤如下：患者取半坐卧位或前倾体位，嘱患者放松肩背部辅助呼吸肌群，尽量保持上胸腔和颈肩部放松。治疗师或患者自己将手放在肋骨角下的腹直肌上。采用鼻吸口呼的缓慢呼吸模式，吸气时要尽量放松，腹部隆起。呼气时，手部可在膈肌下轻推以易化肌肉反应，促进下次呼吸时的膈肌收缩。注意在训练中，不要出现过度后伸背部和鼓起腹部等不必要的代偿动作。

2. 缩唇呼气训练　让患者处于舒适放松体位，缓慢深吸气后，轻柔呼气时将嘴唇缩起（似吹笛状）。轻柔的缩唇呼气训练是控制呼气非常有用的方法，它是借助气道内产生的回压来保持气道的通畅，避免小气道管壁的塌陷，增加肺泡内气体的排出，减少残余气。它是解除慢性阻塞性肺疾病患者呼吸困难的有效方法。患者要将呼吸与步行、上下楼梯和工作时的节奏配合起来，一旦出现呼吸短促，即可采用此方法来改善。值得注意的是，缩唇呼气时，吸气时要采用腹肌吸气，不要使用辅助呼吸肌。呼气时是放松的，不可演变成用力呼气模式，以免加重呼吸困难，也不能过度延长呼气。

3. 舌咽呼吸训练　是患者吸气肌严重无力时，增加吸气量的方法。用于深呼吸困难的患者。最初用于严重肌无力的脊髓灰质炎患者，如今多用于易出现呼吸并发症的高位脊髓损伤患者。具体方法：患者做几次吞空气的动作，然后闭上嘴巴并用舌头将空气向后推同时让空气停留在咽部。当声门打开时，空气会被挤进肺部，达到提高吸气深度和肺活量的目的。该方法增加通气的效果不确定，目前已较少使用。

4. 呼吸抗阻训练　也称为呼吸肌训练，其训练遵循骨骼肌抗阻训练的原则。呼吸抗阻训练能够改善呼吸肌的力量和耐力，重点在于吸气肌的训练，多用在合并吸气肌无力、萎缩或吸气效率下降等情况，特别是膈肌和肋间外肌。呼吸肌力可以用吸气量、被动呼气量、肺活量、吸气口腔内压或咳嗽的有效性来评估。呼吸肌的耐力可以通过最大自主换气和对吸气辅助肌的依赖程度变化来测量。常用训练方法有膈肌抗阻训练、吸气阻力训练。

（1）膈肌抗阻训练：患者取仰卧或头部稍抬起卧位，将 1～1.5kg 重物（如沙袋）放于上腹部，尽量保持上胸廓不动的状态下深吸气，逐渐延长呼吸时间，当患者在不募集呼吸辅助肌的情况下，完成膈式呼吸约15分钟时，可以适当增加阻力。给予阻力的方式也可以通过徒手或头低脚高位来达到。

（2）吸气阻力训练：该方法需利用专用的吸气阻力器，通过改变训练器管子的直径大小来调节吸气阻力，管径越小，阻力越大，从而达到改善吸气肌的肌力和耐力，降低吸气肌疲劳发生等情况的目的。适用于慢性肺部疾患以及需增加吸气肌功能的人群。

（二）适应证

急性呼吸窘迫综合征、慢性阻塞性肺疾病（慢性支气管炎、肺气肿、哮喘等）、支气管痉挛或分泌物造成的继发性气道阻塞、肺切除或移植术前术后、肺不张、肺炎、肺栓塞、急慢性或进行性肌肉疾病或神经病变疾病、高位脊髓损伤、严重的脊柱侧凸或后凸导致的呼吸功能障碍、术后或外伤造成的胸部或腹部疼痛、急性心肌梗死以及其他心血管疾病、合并肺部并发症的其他疾病以及用于减压和放松等。

（三）禁忌证

呼吸衰竭、严重的肺动脉高压、肺转移癌、严重的认知缺陷、影响记忆和依从性的精神疾病、严重的肝功能障碍、无法配合训练的药物成瘾、不能完成调整后训练方案的听力障碍、言语功能障碍或骨关节疾患等。

七、平衡协调能力的训练

平衡是身体在运动或者受到外力作用时能够自动调整并维持姿势的能力。平衡依赖于感觉，即外感受器、本体感受器和特殊感觉器官的整合，另一方面依靠运动系统和固有姿势反射的整合。平衡分为对称性平衡、静态平衡、动态平衡。平衡训练的方法包括静态平衡法和动态平衡法。

（一）训练基本原则

1. 平衡训练原则 从最稳定的体位通过训练逐步发展到最不稳定的体位；从静态平衡进展至动态平衡；逐步缩减人体的支撑面和提高身体的重心；在保持稳定性的前提下逐步增加头颈和躯干运动；自我保持平衡到破坏平衡时维持训练；训练时由睁眼到闭眼；先从无设备进行平衡训练之后进阶到简单设备，最后可以进行仪器平衡训练。

2. 协调训练原则 根据功能评定的结果，制订个性化的训练方案；训练方案应遵循循序渐进的原则，系统、有顺序地进行，从卧位熟练后再到坐位训练；从容易做的动作开始，从单纯的动作到复杂的动作；先训练大范围的运动后训练小范围的运动，先训练快速运动后训练缓慢运动；最初睁眼做动作，熟练之后过度到闭眼做动作；先从障碍轻的一侧开始，以重的一侧结束，若两侧障碍程度相似，则先从右侧开始；一个动作完成后，休息的时间应不短于完成动作所花费的时间。

（二）坐位平衡训练

1. Ⅰ级坐位平衡训练 指没有外力和其他动作的前提下保持独立坐位姿势的训练，患者通过自己调整躯干肌肉以保持身体稳定。训练时，从有人保护过渡到无保护的独立坐位。

2. Ⅱ级坐位平衡训练 指患者可以独立完成身体重心转移、躯干屈曲、伸展、左右倾斜及旋转运动，并保持坐位平衡的训练。训练时可以通过给相应的东西让患者有目标地去拿取来引发动作。

3. **Ⅲ级坐位平衡训练** 指可以抵抗外力保持身体平衡的训练，患者在胸前双手抱肘，由治疗师施加外力破坏患者坐位的稳定，诱发自动调整反应。

（三）站位平衡训练

1. **Ⅰ级站位平衡训练** 指没有外力和其他动作的前提下保持独立站立姿态的训练，必要时治疗师可以协助控制患者双下肢，或使用支架帮助固定膝关节。开始时两足间距较大，稳定站立后逐步缩小两足间距。

2. **Ⅱ级站位平衡训练** 指患者可以在站立的姿势下，独立完成身体重心转移、躯干屈曲、伸展、左右倾斜及旋转运动。开始时由治疗师协助完成重心转移和躯体活动，逐步过渡到患者独立完成动作。

3. **Ⅲ级站位平衡训练** 指可以抵抗外力保持身体平衡的训练，由治疗师施加轻外力破坏患者立位的稳定，诱发自动调整反应。

（四）利用设备的动态平衡训练

1. **平衡板训练** 在平衡杠内完成，患者与治疗师均立于平衡板上，治疗师用双足缓慢的摇动平衡板破坏平衡，诱发患者调整反应。

2. **平衡仪训练** 患者站在平衡仪的压力平台上，用镜子矫正姿势，通过观看平衡仪屏幕上的各种图形，按图形要求完成重心的调整。

（五）运动系统平衡训练

1. **躯干平衡训练** 多针对腰部疾患患者。患者的平衡问题为姿势摆动过多，核心肌力不足。平衡训练以本体感觉训练为主：先进行坐位训练，上肢在矢状面的运动，然后运动至对角线方向，尽量采用躯干活动来控制平衡；下一步依次过渡到坐在治疗球上、站于平地、半柱泡沫筒或全柱泡沫筒上，从双足到单足。

2. **腿平衡训练** 主要针对、预防老年人失衡跌倒。主要训练内容为不采用跨步和抓握来预防跌倒。具体内容为：单腿站立平衡，依次过渡到做单腿站立同时头部旋转、上肢完成各方向运动、上肢和头部同时运动、躯干向同侧伸展和旋转、各方向接物等。

3. **踝平衡训练** 主要针对踝关节扭伤及邻近肌肉拉伤。主要内容是恢复本体感觉。具体训练内容为：睁眼患侧下肢单腿平地站立 30 秒，然后同法闭眼站立，过渡到同样方法平衡垫上站立。

（六）水平位的平衡训练

进行相对于支撑面基础成功地控制重心的训练，如站立时的踝和髋的协调平衡能力，在重心移至支撑面之外时的跨步和保护性抓握训练。目的是帮助患者建立多关节的协调运动，有效地实现坐位和站立位时的姿势变动时的平衡，包括自身恢复平衡的运动方式和通过寻求外界补偿的运动方式两个方面。包括踝关节训练、髋关节训练、跨步训练，训练时治疗师应当注意协助患者稳定其他关节，减少非目标关节运动。

（七）增强前庭功能的平衡训练

当视觉、本体感觉受到干扰的时候，前庭觉的输入成为维持平衡依赖的主要信息。因此，可以通过各种干扰视觉与本体感觉的方法来进行前庭功能训练。

1. **视觉干扰** 通过戴墨镜减少视觉输入，闭眼或戴眼罩阻断视觉输入，在屏幕上播放各种晃动、变换的环境，让患者注视屏幕进行视觉输入干扰。

2. **本体感觉干扰** 主要方法是改变支撑面的面积和稳定性。如通过单足站立、足跟站立、足尖站立等方法减少支撑面面积，或改为柔软、不平整支撑面，如地毯、体操垫、泡沫塑料、石子地，或改成可动的支撑面。

（八）协调训练

上肢和手的协调训练应从动作的准确性、反应速度快慢、动作节律性等方面进行。下肢协调训练主要采用下肢各方向的运动和各种正确的行走步态训练。在正确的运动形式下反复训练。协调训练开始时均在睁眼的状态下进行，当功能改善后，可根据具体情况，将有些训练项目改为闭眼状态下进行，以增加训练的难度。协调训练包括上肢协调训练、下肢协调训练、整体协调性训练。协调功能训练与肌力训练、平衡训练等同时进行。训练前、训练中要注意协调功能的评定，以了解问题所在，制订或修改训练方案。

（九）适应证

各种疾病引起的平衡与协调功能障碍均为适应证。比如大脑性、小脑性、前庭迷路性、深感觉性协调运动障碍及帕金森病和不自主运动等疾病；上运动神经元疾病及损伤（如脑血管意外、脑外伤、脊髓损伤及脊髓炎）引起的偏瘫、截瘫或四肢瘫痪；下运动神经元疾病及损伤（多发性神经根炎、脊髓灰质炎等）引起的运动及协调运动障碍；运动系统伤病患者。

（十）禁忌证

有急性炎症存在；严重心律失常、心力衰竭、严重感染或严重的痉挛等；全身状况较差、功能失代偿者；合并严重认知障碍，不能理解训练目的及配合训练；骨折、关节脱位未愈合者；严重疼痛或肌力、肌张力异常；生命体征不稳定者；外伤后有明显的急性期症状、骨折愈合尚不充分或手术未拆线者。

八、步行训练

步行训练就是通过步行或模拟步行来恢复步行功能的运动训练方法。步行不仅需要下肢有足够的肌力和关节活动度，而且还需要有良好的平衡和协调。常用的设备与用具有平行杠、手杖、拐杖、助行车、助行架、减重步行装置、步行机器人、轮椅等。

异常步态分类多样。按步行周期可以分为支撑相障碍和摆动相障碍；按疾病原因分为中枢性疾病、末梢性疾病和运动系统疾病；按肌紧张异常分为肌张力增高和肌张力低下；按步行异常形态类型分为中枢性疾病和末梢性疾病；按畸形类型分为动态畸形和静态畸形。

（一）训练原则

1. **仔细评估，针对性处理** 疼痛步态的主要矛盾通常为局部组织炎症，所以应首先注重消炎镇痛治疗；痉挛性瘫痪步态以步态矫治为主，应注意解除肌肉痉挛，纠正肌肉失衡，训练中枢神经控制能力；周围神经损伤引起的异常步态应强调关节固定和肌力训练；关节挛缩者应首先进行关节活动训练。

2. **循序渐进，注意安全** 步行的首要条件是有站立平衡，然后是步行动作分解训练，最后才是实际步行训练。步行障碍患者步行训练时的能量消耗往往显著高于正常步行。因此在训练时要注意患者的全身耐力，特别是心血管疾病患者，要特别注意训练时患者的心血管反应。

3. 对助行器的使用要具体情况具体分析 患者开始训练时需要治疗师帮助，或使用双杠、拐杖、助行器等。部分下肢支撑能力不足或活动控制能力不足的患者，需要永久性地应用矫形器或辅助步行器具。不可片面强调独立步行。

（二）步行的前置训练

1. 肌力 单侧下肢可以支撑 75% 的体重，比如 60kg 的成年人，单侧下肢支撑力达 45kg。双下肢的伸肌（主要是股四头肌和臀大肌）肌力应达到 3 级以上，才能保证一侧下肢支撑时另一侧下肢可以从容的完成向前摆动的动作。需要借助于助行器或拐杖行走的患者，重点训练上肢肌力。独立行走者重点训练下肢肌力。下肢截肢者进行残端肌群和腹部肌肉力量的训练。长期卧床或脊髓损伤患者，为预防体位性低血压，可利用起立床渐渐调整到直立的状态。在患者能够耐受身体直立时，才可以考虑开始行走训练。运用桥式运动训练躯干肌群，主要是训练腰背肌和骨盆控制能力。上肢主要训练肩带肌群、肘伸肌群和腕伸肌群。下肢主要训练臀大肌、臀中肌和股四头肌。

2. 平衡能力 平衡和重心转移平衡是早期步行训练的前提内容。室内的步行，平衡能力达到Ⅱ级平衡即可；室外步行时，平衡能力必须达到Ⅲ级平衡。主要内容是从坐位到站位的平衡训练，从Ⅰ级到Ⅲ级平衡。利用镜子的视觉反馈和躯体的本体感觉反馈，进行髋对策训练、踝对策训练和跨步反应训练。在患者达到Ⅱ～Ⅲ级平衡后，进行身体重心转移训练、原地向前后和两侧移步的训练，开始以健腿支撑，患腿进行重心转移和移动训练；然后以患腿支撑，健腿进行上述训练。

3. 协调能力 协调能力是多肌群参与并相互配合，平稳、准确和良好控制的运动能力。包括上肢协调训练、下肢协调训练和整体协调训练。遵循由易到难，循序渐进的原则，重复有针对性的训练。

4. 感觉功能及空间认知功能 任何运动都是在感觉反馈的基础上进行的。本体感觉直接影响步行的进行。步行中感知各关节的空间位置和步幅，直接影响步行完成的质量。感觉功能训练主要是增加对应感觉刺激，通过反复刺激增加感觉输入。比如应用本体感觉神经肌肉促进疗法（PNF），通过躯干控制训练、悬吊训练技术等增加感觉功能和空间认知功能。

（三）训练方法

1. 平行杠内训练 平行杠非常稳定，有利于患者克服心理障碍，减少训练难度。杠内训练可以先从站立训练开始，等站立训练稳定后再过渡到步行训练。站立训练从每次 10 分钟开始，随患者体能状况改善而逐渐增加。在进行平行杠内步行训练时，其一端可放置一面矫正镜，使患者能够看到自己的步行姿势以便及时矫正。

2. 助行器步行训练 适用于下肢无力但无瘫痪、一侧偏瘫或截肢患者。对于行动迟缓的老年人或有平衡问题的患者，助行器可作为长期步行辅助具。具体操作方法：让患者用双手分别握住助行器两侧的扶手，提起助行器使之向前移动 20～30cm 后，迈出患侧下肢，再移动健侧下肢跟进，如此反复前进。

3. 双拐步行训练 ①交替拖地步：将一侧拐向前方伸出，再伸另一侧拐，双足同时拖地向前移动至拐脚附近；②同时拖地步：双拐同时向前方伸出，双足拖地移动至拐脚附近；③摆至步：患者将双拐同时向前方伸出，身体重心前移，利用上肢支撑力使双足离地，下肢同时摆动，双足在拐脚附近着地。此种步行方式适用于双下肢完全瘫痪而无法交替移动的患者；④摆过步：患者将双拐同时向前方伸出，支撑身体使重心前移，利用上肢支撑力使双足离地，下肢向前摆动，双足在拐杖着地点前方的位置着地。摆过步适用于双下肢完全瘫痪，上肢肌力强壮的患者，是挂拐步行中最快速的移动方式；⑤四点步：步行时每次仅移动一个点，一直保持四个点在地面，即伸左拐→迈右足→伸右拐→迈左足，如此反复进行。四点步适用于骨盆上提肌肌力较好的双下肢运动障碍者以及老人或下肢无力者；⑥两点步行：一侧拐杖与对侧足同时伸出为第一着地点，然后另一侧拐杖与相对的另一侧足再向前伸出作为第二着地点。此步行方式适用于一侧下肢疼痛需要借助拐杖减轻其负重，以减少疼痛的刺激；⑦三点步：患侧下肢和双拐同时伸出，双拐先着地，健侧待三个点支撑后再向前迈出。三点步适用于一侧下肢功能正常，能够负重，另一侧不能负重的患者。

4. 手杖步行训练 ①手杖三点步：患者使用手杖时先伸出手杖，再迈患侧足，最后迈健侧足。大部分偏瘫患者习惯采用此步态；②手杖两点步：手杖和患足同时伸出并支撑体重，再迈出健足。此种步行速度快，因此，当患者具有一定的平衡功能或是较好地掌握三点步行后，可进行两点步行训练。

5. 减重辅助步行训练 悬吊使患者身体重心的分布趋于对称，减少步行中下肢相关肌群的收缩负荷，可以改善和加大下肢关节的活动范围，提高步行安全性，一般减重不超过体重的 30%～40%。每次训练时间 30～60 分钟，或根据患者情况分节进行，训练频率不低于 3～5 次每周，8～12 周为一个疗程。

（四）适应证

步行能力障碍或步态异常痉挛性瘫痪者，如神经系统疾病中脑外伤或脑卒中引起的偏瘫、截瘫、小脑疾患、脑瘫等；运动系统病损影响行走的患者，如髋关节置换术后、骨关节疾病和运动创伤恢复期；假肢矫形器穿戴前后的下肢步态训练、年老体弱、久病卧床患者等。

（五）禁忌证

认知障碍且无法监管；下肢骨折未愈合或关节损伤处于不稳定阶段；站立平衡功能障碍；各种原因所致的关节不稳。

九、转移训练

转移训练是提高患者体位转换能力的锻炼方法，包括床上转移、卧-坐转移和坐-站转移、床-轮椅转移、轮椅-椅转移、轮椅-地面转移、轮椅-浴缸转移等。最基本的是床上转移、坐-站转移、床-轮椅转移和轮椅-坐便器转移。

（一）训练方法

1. 床上转移是从床的一侧转移到另一侧或从仰卧位转移到侧卧位。

（1）侧向转移：偏瘫患者先用健腿插在患腿下方，托起患腿移向健侧的床沿，再移动臀部，最后依靠健侧上肢将上身转移到该侧。截瘫患者先坐起，然后用手将下肢移向一侧，再用手撑床面，将臀部移动到该侧。

（2）仰卧转向侧卧：偏瘫患者转向健侧有困难，训练时先用健腿插在患腿下方，托起患腿，再用健手握住患手，先上举到患侧，然后突然摆动向健侧，利用惯性将躯体翻向侧方，同时用健腿帮助患腿完成转移。

2. 坐 - 站转移 偏瘫患者先将脚跟移动到膝关节重力线的后方，上身前倾，两手交叉握紧，手臂伸直向下，然后将手臂突然上举，利用手臂上举的惯性和股四头肌的收缩，完成站立动作。

3. 床 - 轮椅转移 这一训练要求患者能耐受轮椅坐位，没有不稳定的骨折、体位性低血压等不安全因素的影响。床 - 轮椅转移可以分为两人帮助法、单人帮助法和独立转移。独立转移患者必须有较好的双上肢或双下肢肌力以及一定的躯干、肢体控制能力。两人帮助法一般适用于体力极弱、过于肥胖无法移动或脑功能低下、肢体活动能力丧失的患者。单人帮助在轮椅与床之间的转移最常用，要求患者能有一定的躯干控制能力，可以分为站立位转移法、床上垂直转移法。站立位转移用于下肢有一定力量支撑体重者，床上垂直转移用于双上肢有一定力量能支撑体重者。

4. 轮椅—坐便器转移 ①截瘫患者：从坐便器的侧方转移，方法同侧方转移到床。从坐便器的前方转移是将轮椅直对坐便器，患者两腿分开，像骑马样，骑在坐便器上；②偏瘫患者：固定轮椅与坐便器呈30°～40°，向前弯腰，用健手抓住对侧扶手或远侧的坐便器盖圈上，以健腿支撑起身体，并以此为轴转动身体，坐到坐便器盖圈上。返回轮椅时按相反的顺序进行。

（二）适应证

患者生命体征平稳、骨折得到良好复位固定即可进行床上转移。能耐受轮椅坐位，没有不稳定的骨折、体位性低血压、坐位平衡达到Ⅱ级以上者可进行床—轮椅转移、轮椅—坐便器转移、轮椅—地面转移、轮椅—浴缸转移、坐—站转移。

（三）禁忌证

有不稳定的骨折或骨折未得到良好复位固定、患者病情不稳定、有体位性低血压、不能耐受轮椅坐位、急性炎症、发热、大出血、脏器功能失代偿等。

十、牵引技术

牵引是通过外力（手法、器械或电动牵引装置）对身体某一部位或关节施加牵拉力，使周围软组织得到适当的牵伸，从而达到治疗目的的一种方法。根据牵引力量来源分为手法牵引、机械牵引、电动牵引；根据治疗部位分为颈椎牵引、腰椎牵引、四肢关节牵引；根据牵引时患者体位分为坐位牵引、卧位牵引；根据牵引力作用的持续时间分为持续牵引、间歇牵引。牵引的治疗作用主要是力学的直接分离作用及其连锁反应。其中，脊柱牵引（包括颈椎牵引和腰椎牵引）具有增大椎间隙和椎间孔、缓解神经根受压、解除肌肉痉挛、缓解疼痛、改善或恢复脊柱的生理弧度等作用。

（一）颈椎牵引

颈椎牵引的方法包括机械方式牵引和电动牵引，目前大多采用电动牵引。牵引的体位可以是坐位或卧位，一般多用坐位，可以用间断牵引或持续牵引。除了掌握好牵引的指征之外，影响牵引效果的诸多因素中，最关键是掌握好三要素，即牵引角度、牵引重量及牵引时间。

1. 牵引角度 颈椎牵引的角度是指牵引力与身体纵轴之间的夹角，夹角的大小直接与牵引力作用的部位有关。一般来说，牵引角度越小，作用的部位越靠上。例如，颈椎前屈0°～5°牵引（中立位）时，最大牵引力在颈椎上段（C_2～C_3、C_3～C_4颈椎间隙和椎间孔）；前屈 15°～20° 牵引时，最大牵引力在颈椎中段（$C_4～C_5$、$C_5～C_6$ 颈椎间隙和椎间孔）；前屈 20°～30° 牵引时，最大牵引力在颈椎下段（$C_6～C_7$ 颈椎间隙和椎间孔）；而当牵引的角度超过 30° 时，其向上的作用力减少，水平方向力增加，治疗作用消失。因此，椎动脉型和脊髓型颈椎病伴有颈椎曲度消失、反弓或成角的患者，多采用中立位牵引。神经根型颈椎病多采用前屈位牵引（15°～25°）。如果是治疗寰枢关节半脱位、颈椎生理弯曲变直或反弓，则可以采取后伸位（-5°～0°）牵引，即牵引时背对着牵引设备而坐。

2. **牵引重量** 正常成年人牵引重量相当于体重的 10%，最大重量一般不超过 20kg。年老体弱、骨质疏松者牵引重量适当减少。研究显示，当牵引力达到体重的 7% 时。即可使椎间隙产生分离，牵引力达到 20kg 时椎间隙增至最大值，超过 20kg 引起损伤的概率会增加。首次牵引从 3～6kg 开始，如果有效可维持此重量，或每 2～3 日增加 1kg 的重量，症状改善后维持此重量直到症状缓解消失。如果牵引后患者症状没有改善，可逐渐增加重量，当重量递增 2～3 次后症状仍然没有改善，应停止牵引，改用其他方法治疗。

3. **牵引时间** 通常每次牵引 20～30 分钟。研究证明，牵引 10 分钟即可使椎间隙产生有效分离，15 分钟时达到最大，30 分钟后治疗作用逐渐减弱，副作用逐渐增加。颈椎牵引时间与牵引重量之间存在密切的关系，重量大则牵引时间宜短（5～15 分钟）；重量小则牵引时间宜长（20～30 分钟）。目前多主张小重量长时间牵引。

4. **牵引疗程** 门诊患者一般每日牵引 1 次，住院患者每日牵引 1～2 次，10 次为一个疗程，一般治疗 2～3 个疗程症状消失。

5. **适应证** 神经根型、椎动脉型以及没有明显脊髓受压症状的脊髓型颈椎病，颈椎关节功能紊乱，颈椎生理曲度改变，颈椎滑移不超过 I 度，颈椎退行性疾病，颈肩痛，儿童的自发性寰枢关节半脱位早期。

6. **禁忌证** 颈椎严重失稳，肿瘤、结核等侵犯到椎体，颈脊髓明显受压，椎间盘突出明显且纤维环破碎，颈椎椎体骨折，颈椎邻近有血管损伤性疾病，颈内动脉严重狭窄且有斑块形成，陈旧性颈椎外伤未愈者，严重的骨质疏松、强直性脊柱炎、类风湿关节炎、先天性脊柱畸形等。另外牵引后症状加重也不建议牵引，颈部肌肉及软组织的急性拉伤、扭伤、急性炎症等慎用牵引。牵引中患者如有头晕、心慌、四肢麻木、无力加重、出冷汗等不适症状应立即停止牵引。经检查如无重要器质性疾病，次日可在严密观察下调整牵引角度和重量后再尝试牵引，如果没有不良反应可以继续牵引，否则立刻停止牵引。

（二）腰椎牵引

腰椎牵引主要是利用牵引床来牵引，分为机械式和电动式，电动式牵引使用较多。

1. **牵引方式** 分为持续性牵引和间歇性牵引。持续性牵引是指牵引开始后牵引力持续作用于脊柱直至牵引结束，中间没有间歇期。间歇性牵引是指牵引开始后牵引力持续作用和间断性放松交替进行，牵引力和间断时间可预先设置，如牵引 1～3 分钟，间歇 30 秒，节律性牵拉、放松，周期性反复多次进行，直至牵引治疗结束。

2. **牵引体位** 患者仰卧在牵引床上用胸肋带固定上半身，骨盆带固定腹部和骨盆。研究发现，腰椎牵引时下肢伸屈位置直接影响牵引力作用的节段。髋关节屈曲 0°～90° 的过程中，椎间隙后部的分离程度逐渐增大，尤以 $L_4～L_5$、$L_5～S_1$ 最为明显。由于腰椎的病变多发生在 $L_4～L_5$、$L_5～S_1$，因此，一般选屈髋、屈膝约 60° 位牵引，使腰背肌肉松弛。如果是上段腰椎病变，牵引时保持双下肢伸直位可以保持腰椎生理曲度，有利于牵引力更好地作用于腰椎上段病变部位。

3. **牵引重量** 初次牵引的重量持续牵引可以从小重量 10～20kg 开始，间歇牵引可从体重的 30% 开始，每 3～5 日增加 3～5kg，最大牵引重量不超过体重。如果症状改善可维持该重量牵引。

4. **牵引时间** 通常持续 20～30 分钟，轻重量牵引时时间可适当延长，大重量牵引时可适当缩短。如果是在病床牵引，也可以持续数小时或 24 小时。住院患者每日治疗 1～2 次，门诊患者每日治疗 1 次或每周治疗 3 次，10 次为一个疗程，如果治疗有效，可以重复 2～3 个疗程。

5. **适应证** 无明显脊髓压迫症状的腰椎间盘突出症、腰椎管狭窄症、腰椎小关节紊乱，老年性腰椎退行性疾病，良性慢性腰背痛及腰腿痛（非结核、肿瘤等引起），强直性脊柱炎早期，没有手术指征的特发性脊柱侧凸等。

6. **禁忌证** 腰背部的急性软组织损伤，先天性腰椎畸形，有马尾神经综合征表现的腰椎管狭窄症，脊髓明显受压的腰椎间盘突出症，脊柱恶性疾病，严重的骨质疏松等。此外孕妇，妇女月经期，急性胃十二指肠溃疡，腹主动脉血管瘤，慢性阻塞性肺部疾病或其他引起呼吸困难的疾病都不宜牵引。

（三）四肢关节牵引

关节牵引主要通过关节活动器来进行，包括机械式和电动式。牵引时根据不同关节采取仰卧位、俯卧位、坐位等不同体位进行。

1. **牵引方式** ①机械式关节活动器牵引：主要用于肌力训练，当肌肉放松时即可达到关节牵引的目的。综合训练器可用于上肢和下肢各关节；②电动式关节活动器牵引：有连续和间歇两种工作模式。持续被动运动有专门用于下肢、上肢以及手指各关节的设备；③此外，如果没有牵引设备，也可利用滑轮、绳索、沙袋、哑铃或杠铃片、墙拉力器等，在远端肢体上按需要方向用重力牵引，或在关节远端直接加手法牵引。

2. **牵引重量** 牵引力以引起肌肉一定的紧张感或轻微疼痛，而不引起反射性肌肉痉挛为宜。

3. **牵引时间** 每日 1～2 次，每次 20～30 分钟，直至关节活动达到既定目标或不再有改善。

4. **适应证** 四肢骨折、脱位后关节功能障碍，关节周围烧伤后瘢痕粘连，软组织挛缩。

5. **禁忌证** 骨性关节强直、骨折未愈合、关节内及其周围有炎症或感染、关节有血肿或其他组织有损伤。

十一、神经肌肉促进技术

神经肌肉促进技术又称为神经发育疗法，是指通过对肢体的各种刺激来提高神经肌肉功能、治疗神经系统疾病，特别是中枢神经系统疾病的一类康复治疗方法，其典型代表有 Bobath 技术、Brunnstrom 技术、Rood 技术、PNF 技术等。这一类技术都是运用了神经发育学、神经生理学的基本原理和法则作为理论基础，以神经系统疾病特别是中枢神经系统疾病作为治疗对象，按照神经发育的正常顺序，通过对外周（躯干和肢体）的良性刺激，引出并促进正常的反射和建立正常的运动模式。并主张把治疗与功能活动特别是日常生活活动结合起来，在治疗环境中学习动作，在实际环境中使用已经掌握的动作并进一步发展技巧性动作。

（一）Bobath 技术

Bobath 技术是神经肌肉促进技术中最具有代表性的一种。Bobath 认为教会患者正常的运动并不是治疗的重点，某些正常运动对脑损伤患者并不适宜，脑损伤患者按部就班地训练，很容易强化异常的运动模式；并强调要重视技巧性动作，技巧性动作以姿势控制、翻正反应、平衡反应及其他保护性反应为基础；基本技巧包括中线对称、直立反应、躯干旋转等。脑损伤患者在获得这些基本技巧后，比较容易达到更接近正常的运动模式。在学习新的动作早期，姿势控制常影响肢体运动，要重视整体治疗。

1. 治疗特点

（1）提倡早期介入：主张按照正常个体发育的顺序，利用正常感觉反馈输入，诱发正常的运动反应输出。先学习并掌握基本的姿势与运动模式，然后逐渐转变为日常生活中复杂的功能性、技巧性动作。

（2）调整肌张力，促进正常运动：可以分为躯干控制、头部控制、中线趋向、姿势变换、肢体控制五部分。

（3）利用原始反射及平衡反应诱发运动，助力运动促进本体感觉恢复，逐渐过渡到主动运动；强调功能性运动训练。

2. 基本技术与手法

（1）控制关键点：治疗师通过在关键点上的手法控制患者的身体，改变其运动模式，阻止患者的异常肌张力和异常运动模式，激活或引入正常的运动模式。对关键点的控制是 Bobath 技术中手法操作的核心。人体关键点包括中部关键点如头部、躯干、胸骨中下段；近端关键点如上肢的肩峰、下肢的髂前上棘；远端关键点如上肢的拇指、下肢的蹞趾。

（2）抑制技术：抑制技术是手法和各种运动模式相结合用以降低肌张力和阻断异常运动模式的治疗技术。抑制技术包括：①静止性抑制手法（反射抑制性姿势）：比如屈肌张力增高可取肢体外旋位，外展肌张力增高可取肢体内旋位；②动态手法（反射抑制运动模式）：比如颈、臂及手屈曲痉挛可取上臂水平外展或对角线伸展来抑制等。

（3）易化技术：易化技术是通过运用各种手法、运动帮助患者诱发出正常或接近正常的肌张力、姿势反应及运动模式的治疗技术。具体方法如下：利用翻正反应、平衡反应、感觉刺激等，直接刺激弛缓肌使其完成等长、等张性收缩；易化正常的姿势反应；按正确的运动模式移动肢体，使患者体会和把握正常的运动感觉；进行正常运动模式的再教育。

3. 适应证　适用于中枢神经系统损伤引起的运动障碍，如儿童脑瘫、成人偏瘫等。非中枢神经系统损伤引起的运动障碍，效果较差。

4. 禁忌证　意识和认知障碍、严重情感障碍、生命体征不稳定等禁用。如患者伴有高血压、心脏病、或严重身体衰弱，如采用此法，要予以监控，循序渐进。

（二）Brunnstrom 技术

中枢神经系统的病损使其失去了对正常运动的控制能力，而出现肢体共同运动、原始姿势反射和联合反应等病理现象。该技术充分利用这些病理性运动模式引出肢体的运动反应，然后经过训练脱离病理性运动模式，从异常模式中引导、分离出正常的运动成分，向正常功能性运动模式过渡，实现中枢神经系统的重新组合。Brunnstrom 技术主张偏瘫早期诱发患者的共同运动和联合反应的产生，然后再经训练使其弱化，而增强对运动的随意性控制。

1. Brunnstrom **将偏瘫运动功能恢复过程分为 6 个阶段。**

Ⅰ阶段：弛缓期，患侧上下肢呈弛缓性瘫痪。

Ⅱ阶段：约在发病两周后出现痉挛和联合反应。

Ⅲ阶段：共同运动出现，痉挛达到高峰状态。

Ⅳ阶段：共同运动改善，并开始出现分离运动，痉挛开始减弱。

Ⅴ阶段：以分离运动为主，痉挛明显减弱。

Ⅵ阶段：共同运动及痉挛消失，协调动作大致正常。

2. **病理运动模式**

（1）原始反射：是指出生后就有并随着婴儿神经的发育及其不断完善而消失的一些反射。

（2）共同运动：当让患者活动患侧上肢或下肢的某一个关节时，相邻的关节甚至整个肢体都可出现一种不可控制的运动，并形成特有的活动模式。用力时共同运动表现更加明显。

（3）联合反应与联合运动：联合反应是指因随意运动或反射刺激使身体某些部位活动时，引起身体另一部分或几部分姿势的无意识活动。联合运动是伴随着随意运动的正常的无意识的姿势调整，通常在要加强身体其他部位的运动精确性或非常用力时才出现。联合反应是病理性的，联合运动可以是病理性的，也可以是生理性的。

3. **基本技术与方法** 主要包括：体位摆放及床上训练，坐位训练，引导联合反应和共同运动，引导分离运动，行走训练，日常生活练习。

4. Brunnstrom **不同分期的治疗**

Ⅰ～Ⅱ期：该阶段为肌迟缓向痉挛增强状态的过渡阶段。主张促进共同运动的产生和利用为主要治疗目的。主要内容是利用躯干肌的活动，通过对健侧肢体的活动施加阻力引起患侧肢体的联合反应或共同运动，以及姿势反射等。主要治疗内容有：床上的抗痉挛体位，床上翻身训练，应用联合反应引起患侧上肢屈肌伸肌、下肢屈肌伸肌的运动，应用近端牵拉引起屈曲反应或共同运动。

Ⅲ期：学会随意控制屈、伸共同运动，促进伸肘和屈膝、伸腕和踝背伸，诱发手指的抓握，并将屈伸共同运动与功能活动和日常生活活动结合起来。主要治疗方式包括：上肢可从随意控制屈、伸共同运动开始，先训练肩胛骨的上举，颈部向患侧侧屈可诱发肩胛骨的活动。如患肩仍不能主动上举，可将患臂上举，通过叩击或按摩斜方肌来促进肌肉收缩。伸肌共同运动常在屈肌共同运动之后出现，并在开始时需要帮助，将患者健侧上臂外展45º后，让其将臂向中线内收，在健臂内侧近端施加阻力，以诱发患侧胸大肌收缩。由于伸肌张力相对较弱，可利用紧张性迷路反射，在仰卧位促进伸肌群的收缩；利用不对称性紧张性颈反射，使头转向患侧，降低屈肌群的张力，增加伸肘肌群的张力；轻扣肱三头肌肌腹，在皮肤上刷擦，刺激肌肉收缩。

Ⅳ期：该期痉挛及共同运动逐渐减弱，随意性努力活动的效果增加，可用较简单的组合运动指导患者训练，克服残存的共同运动的影响。治疗目的是促进上下肢共同运动的随意运动，以及手的功能性活动。治疗内容包括：训练患手放到后腰部，训练肩前屈90°，训练屈肘 90° 时前臂的旋前和旋后，训练手的伸屈、抓握与放松，训练踝背伸。

Ⅴ期：治疗目的是脱离共同运动，增强手部功能。通过上肢外展抗阻来抑制胸大肌和肱三头肌的联合反应；当手能随意张开、拇指和各指能对指时，开始练习手的抓握。主要治疗内容包括：训练患手放到后腰部，通过转动躯干、摆动手臂，抚摸手背及背后；训练肩前屈 90°，在患者前中三角肌上轻轻拍打后让其前屈肩，在接近前屈 90° 的位置上小幅度继续前屈和大幅度的下降，然后再前屈；前臂举起后按摩或刷擦肱三头肌表面以帮助充分伸肘；训练屈肘 90° 时前臂的旋前和旋后，伸肘时先对前臂旋前施加阻力，再逐步屈肘；或屈肘 90° 时翻转扑克牌，取牌时旋前，翻牌时旋后；训练手的伸屈、抓握与放松时，患者前臂旋后，治疗者将其拇指外展并保持这一位置；被动屈掌指关节和指间关节，以牵拉伸指肌，并在伸指肌的皮肤上给予刺激。

Ⅵ期：该期痉挛消失，肩、肘、前臂、手指关节活动正常，只有手指恢复迟于其他部位，可通过作业训练，提高手指的准确性、稳定性、耐久性及速度。按照正常的活动方式来完成各种日常生活活动，加强上肢协调性、灵活性及耐力练习和手的精细动作练习。

5. 适应证　脑梗死、脑出血、蛛网膜下腔出血、高血压脑病、脑外伤等各种脑损伤后所致的偏瘫。

6. 禁忌证　同 Bobath 技术。

（三）Rood 技术

Rood 技术又称多种感觉刺激技术，可用于任何有运动控制障碍的患者。Rood 技术强调应用有控制性的感觉性的刺激，使肌张力正常化，并诱发所需要的运动反应。患者的治疗应按照神经发育顺序的水平进行。感觉运动控制是发育的基础，各种刺激应有明确的目的性，并要反复进行。Rood 认为适当的感觉刺激可以保持正常的肌张力，并能诱发所需要的肌肉反应。正确的感觉输入是产生正确运动反应的必要条件，有控制的感觉输入可以反射性地诱发肌肉活动，这是获得运动控制的最早发展阶段。

1. 运动控制的发育阶段　运动控制能力的发育一般是先屈曲后伸展，先内收后外展，先尺侧偏斜后桡侧偏斜，最后是旋转。Rood 将运动控制的发育分为 4 个阶段：①促进活动阶段。即关节的重复运动阶段，由主动肌收缩与拮抗肌抑制完成，如新生儿四肢的活动。②促进固定肌活动阶段。关节周围肌群共同收缩，这是固定近端关节，发展远端关节技能的基础。③在固定的基础上进行活动阶段。远端固定，近端活动。如婴儿在学会爬行之前，先手脚触地，躯干作前后摆动。④发展技能阶段。技巧动作，近端固定，远端活动。例如行走、爬行、手的使用等。

2. 运动控制的运动模式

治疗前要分析患者目前正处的阶段，在向下个阶段发展的过程中，给予什么样的刺激，可促进患者的运动发育。具体的技术方法是选择合适的部位，给予合适的刺激来诱发肌肉神经的运动反应，改变不正常的运动模式，达到治疗的目的。8 个运动模式如下：仰卧屈曲模式、转体或滚动模式、俯卧伸展模式、颈肌协同收缩模式、俯卧屈肘模式、手膝位支撑模式、站立模式、行走模式。

3. 基本技术与手法

技术核心为利用感觉刺激来诱发肌肉反应和抑制肌肉反应两个方面，包括触觉刺激、温度刺激、牵拉肌肉、轻叩肌腱或肌腹、挤压等。①促通法：一般常用毛刷、手指快速擦刷相应肌肉表面的皮肤或毛发，易化运动神经元，增强肌肉的反应性；轻敲皮肤可引起体表运动肌的交替收缩；用冰块刺激局部也可使皮肤出现同样的收缩反应。②抑制法：对关节轻度挤压可抑制肌痉挛；缓慢轻柔地叩打背侧脊神经区，可使脊背肌肉放松；俯卧位下轻度左右摇晃臀部，可降低腰背肌肉的紧张度；持续牵拉肌肉、肌腱均可改善肌肉的痉挛状态；温水浴可放松全身肌肉。

4. 适应证和禁忌证　同 Bobath 技术。

（四）本体感受神经肌肉促进技术

本体感受神经肌肉促进技术是以人体发育学和神经生理学原理为基础的一种运动治疗方法，它主张通过对本体感受器刺激，达到促进相关神经肌肉反应，增强相应肌肉的收缩能力，同时通过调整感觉神经的异常兴奋性，来改变肌肉的张力，使之恢复正常的运动方式。

1. 基本操作

（1）手法接触：提倡治疗师直接接触患者的皮肤。直接接触能够更好地刺激本体感受器。在 PNF 治疗中，几乎所有的动作都要求治疗师保持蚓状握法。所谓蚓状握法，就是当蚓状肌收缩的时候，掌指关节屈曲，近端、远端指间关节伸展，保持这种手形能让治疗师控制运动进行，并且不会因为挤压而造成患者的疼痛。

（2）阻力训练：强调患者能接受的"可平稳移动或维持等长收缩的最大阻力"。由抗阻产生的主动的肌肉紧张是最有效的本体感觉刺激，而且还可以通过本体反射影响同一关节和相邻关节的协同肌的反应。

（3）牵引和挤压：牵引主要用于关节的屈曲及抗重力的运动。挤压主要应用于下肢的伸展模式，提高肌肉的抗重力运动。

（4）强调时序：时序是指运动发生的先后次序。治疗师在实际操作中，依据患者的具体情况，诱发或者抑制身体各部进行活动的次序。一般先由肢体较强部位的活动开始，之后把其产生的效应逐渐扩散到弱的部位。

（5）视觉刺激：治疗时，治疗师要告诉患者注视运动侧肢体的远端，通过视觉刺激来帮助患者控制肢体的位置和运动，提高注意力。

（6）口令与交流：在给患者做治疗的过程中，在适当的时候发出口令，可刺激患者的主动运动，提高动作的完成质量。

2. 基本运动模式

本体感受神经肌肉促进技术的运动模式是在三个层面同时发生的组合运动模式，即在矢状面肢体的屈曲和伸展，在冠状面肢体的外展和内收，在横断面肢体的旋转。因此，可称之为"螺旋对角交叉"模式，这种运动模式与日常生活动作中最主要的动作模式最为符合，在大脑皮质中也最为熟悉，是最易巩固的运动模式。

（1）头颈和躯干的对角线模式为屈曲伴右旋或左旋，伸展伴右旋或左旋。

（2）肢体对角线模式在肩和髋关节有 3 种：屈伸，内收外展，内旋外旋。屈伸的参考点上肢为肩关节，下肢为髋关节。

（3）在功能性活动中并不需要每一种动作模式的所有成分都参加或关节的全范围运动。此外，对角线运动互相影响，可以从一种模式向另一种模式转变，或两者结合起来。

3. 模式的时序及变化　模式的正常时序是首先肢体远端关节按要求完成动作，并保持该位置，随后其他部分一起活动来完成运动。旋转是模式中的重要组成部分，由开始直至最后。

4. 特殊技术与方法 神经肌肉促进技术的目的是通过肌群的兴奋或抑制、肌肉收缩的增强或放松来促进功能性运动改善。除了运用基本的运动模式之外，尚有以下几种常用的特殊技术。

（1）节律性启动：治疗师先活动患者肢体，通过口令来调整节律；然后患者按照一定的方向开始主动运动，反方向的运动由治疗师完成；练习数次等患者掌握节律之后，治疗师再施加阻力，让患者抗阻力完成运动。其目的是帮助启动运动，改善运动的协调和感觉，使运动的节律趋于正常。

（2）等张收缩组合：患者在关节活动中做向心性抗阻力收缩，在运动的终末端患者保持该位置，稳定后治疗师加大阻力，使患者缓慢地回到开始收缩的位置。目的是控制和协调主动运动，增加主动的关节活动范围，增加肌力。

（3）拮抗肌逆转：患者在某一方向上做抗阻力运动，当接近运动的终末端时，治疗师改变阻力的方向在肢体的背侧施加阻力，患者达到主动的关节活动范围的终末端时，治疗师同时用言语引导，中间不允许放松，患者随即反方向抗阻力运动。目的是增加主动的关节活动范围，增加肌力，发展协调性，预防或减轻疲劳。

（4）稳定性逆转：治疗者在一个方向上施加阻力，患者抗阻收缩，但关节不发生运动；当患者完全抗阻时，治疗师改变手的位置，在相反方向上施加新的阻力，患者抗新的阻力收缩。其目的是增加肌力，增加关节的稳定和平衡。

（5）重复牵拉：治疗师先牵拉肌肉至最大范围，然后快速拍打拉长的肌肉，以诱发牵拉发射，患者同时主动收缩肌肉，治疗师再对肌肉施加阻力，既反射性和自主性抗阻力运动。目的是促进运动的开始，增加主动的关节活动范围，增加肌肉力量，引导关节按照既定的方向完成运动。

（6）收缩-放松：患者先活动关节至终端，治疗师施加阻力让患者主动抗阻力收缩，10~15秒之后，完全放松；患者再活动关节到新的范围，再主动抗阻力收缩，然后再放松，反复多次，直至关节活动范围不再增加。其目的主要是增加被动的关节活动范围。

（7）保持收缩-放松：治疗师先活动患者的关节至终端或受限处，施加阻力并缓慢增加，患者抗阻力做等长运动5~10秒，然后逐渐放松；治疗师再活动患者的关节至新的终末端，重复上述步骤。目的是增加被动的关节活动范围，降低疼痛。

5. 适应证 用于治疗肌力、运动控制、平衡和耐力有问题的患者，如脊髓损伤、骨关节和周围神经损伤、脑外伤和脑血管意外导致的偏瘫等。同时它的一些特殊技术对于一些因疼痛和软组织粘连导致的关节活动度下降有很好的治疗效果。

6. 禁忌证 同 Bobath 技术。

十二、运动再学习法

运动再学习法是较实用的临床训练方法。康复治疗师将功能训练与基本动作整合，首先分析每个基本动作不能完成的运动成分，随后训练这些成分并将其组合起来，让患者应用到日常生活活动中去。

（一）治疗作用

1. 训练利于偏瘫患者的功能重建，即大脑功能重建。经过作业再学习使患者重新获得失去的运动作业能力。

2. 通过运动激活较多的运动单位，同时限制不必要的肌肉活动，按照运动发生先后顺序对完成动作的肌肉进行训练。

3. 限制不必要的肌肉活动。中风后肌肉活动恢复过程中会发生几种错误类型的倾向，并因为用力而加重。运动学习技术强调保持低水平用力，以免兴奋在中枢神经系统中扩散。

4. 重获运动作业能力。站立、行走等运动作业能力是一个学习过程。具体的运动作业最好通过练习该作业来获得，并能适应各种环境进行操作。运动学习技术强调反馈对运动控制极为重要。除了外部反馈（眼、耳、皮肤等）、内部反馈（本体感受器）外，反馈还包括脑本身信息的发生。动机、意志等在动作技巧的形成和改善中起主导作用。并强调在运动学习中利用视觉和语言反馈的重要性。

（二）训练方法

1. **训练内容** 运动再学习训练内容由 7 部分组成：上肢功能、口面部功能、从仰卧到坐位、坐位平衡、站立与坐下、站立平衡、步行训练。要求训练与日常生活紧密结合，将训练转移到日常生活中去，结合日常生活的需求创造在实际场合中的应用，增强患者的独立生活能力。

2. **训练步骤** 每一部分一般分 4 个步骤进行：功能动作分析、练习丧失的成分、练习功能动作、将训练转移到日常生活中去。

（1）首先通过描述正常的活动内容，并通过对患者的作业的观察来分析缺失的基本成分和异常表现，从而得出下一步需要训练的内容。

（2）其次练习丧失的运动成分，采用解释、指示、练习结合语言、视觉反馈以及手法指导，通过重复分解动作，使患者重新获得丧失的运动成分。

（3）然后设定符合日常生活中的不同难度作业练习，通过作业练习，再评定，鼓励灵活性的训练，最终将丧失的运动成分有机地组合到功能运动中。

（4）最后进行训练的转移，包括创造良好的学习环境，安排和坚持练习。练习中通过自我监督和亲属及有关人员的参与，保证患者将所学的运动技能用于日常生活及各种情况，使学习能持续和深入。

（三）适应证和禁忌证

运动再学习训练法适用于脑血管意外后、脑瘫、颅脑损伤等神经功能缺损的患者。禁忌证同 Bobath 技术。

第五节　声光电磁疗法

一、电疗法

电疗是应用各种类型电流治疗或预防疾病的方法。电疗可以分为低频电疗法（包括直流电疗法、感应电疗法、神经肌肉电刺激疗法等）、中频电疗法（包括干扰电疗法、等幅正弦中频电疗法、调制中频电疗法等）、高频电疗法（包括超短波疗法、微波疗法、毫米波疗法等）。

电疗可以调节神经和肌肉的兴奋性，改善血液循环，调节内分泌、免疫系统，具有镇痛、消肿、消炎、促进组织再生、缓解肌痉挛、增强神经功能等作用。在临床工作中，要根据不同的疾病和不同的病情、病程选择相适应的电疗方法和剂量。不同性质的电疗方法具有相对的特异性，如直流电优先作用于神经末梢感受器，低频电流优先作用于肌肉 - 神经结构，超短波优先作用于软组织。剂量在电疗中也非常关键，如对于急性炎症肿胀，小剂量的超短波和微波有明显的作用，大剂量则有可能使炎症扩散，加重病情。

（一）低频电疗法

采用频率为 0 ~ 1 000Hz 的电流治疗疾病的方法，包括直流电疗法、感应电疗法、电兴奋疗法、间动电疗法、经皮电神经刺激疗法、神经肌肉电刺激疗法、痉挛肌电刺激疗法、功能性电刺激疗法等。

【直流电疗法】

1. **定义** 以直流电作用于人体治疗疾病的方法叫直流电疗法。

2. **作用** 具有促进局部血液循环、镇静和兴奋神经肌肉、改善组织营养和代谢、促进骨折愈合、调节血压的作用。特殊的电化学疗法促使瘤组织变性、坏死，促进静脉血栓机化。

3. **治疗方法** 将衬垫直接接触皮肤，依次放上金属极板、胶布或塑料布，用沙袋或患者身体将电极固定，电极对置或并置，逐渐增加电流量，电流强度原则上以不引起疼痛为宜。一般成人可用 0.05 ~ 0.2mA/cm²，小儿用 0.02 ~ 0.08mA/cm²，治疗时间 15 ~ 25 分钟，每日或隔日一次，一般 15 ~ 20 次一个疗程。多次使用后电极板上会产生电解产物的沉积，影响电极板的导电性，必须及时清除电极板上的沉积物，以保持良好的导电性。

4. **适应证** 三叉神经痛、坐骨神经痛等各种周围神经疼痛和炎症，神经衰弱，雷诺病，胃炎、胃十二指肠溃疡病等消化系统疾病，高血压，甲状腺功能亢进，淋巴管炎、慢性乳腺炎，五官科慢性炎症，慢性附件炎、子宫颈炎、功能失调性子宫出血、闭经等妇科疾病。电化学疗法适用于皮肤癌、肺癌、肝癌等。

5. **禁忌证** 恶性血液系统疾病、恶性肿瘤（局部直流电化学疗法除外）、植有心脏起搏器、局部皮肤破损、急性湿疹以及对电流不能耐受者。对皮肤感觉障碍的患者，治疗时要慎重，以免引起烧伤。

【直流电离子导入疗法】

1. **定义** 用直流电将药物离子通过皮肤导入机体治疗疾病的方法叫直流电离子导入法。

2. **作用** 直流电药物离子导入疗法兼有直流电和导入药物的共同作用。导入的药物离子直接作用到病变局部，部分药物离子可随血液或淋巴分布全身或选择性地停留于某些脏器内，缓慢发挥作用。因为药物离子直接导入皮肤的深度很浅，深部病变采用此法对病变不能起直接作用。

3. **治疗方法** 治疗方法有衬垫法、电水浴法、体腔法及创面、穴位导入法等。衬垫法治疗时将衬垫用水浸透，将药液洒在滤纸上，再将滤纸、衬垫和要导入的离子极性相同的电极依次放在病变局部皮肤上，作为"作用极"；另一个衬垫和电极为"辅极"，与作用极对置或并置。按照治疗需要和药物极性，以导线将两个电极分别与直流电疗机的阴、阳极相接。电极与导线夹不得直接接触皮肤，以免电解产物引起皮肤烧伤。治疗时，缓慢增加电流至 $0.03 \sim 0.1mA/cm^2$，通电时电极下可有轻度针刺感。每次治疗 10 ~ 15 分钟，每日或隔日 1 次，10 ~ 15 次为一个疗程。药物应当易溶于水，易于电离、电解，要明确其可导入的有效成分与极性。每个衬垫只供一种药物导入。

4. 适应证　神经炎、神经损伤、神经麻痹、神经痛、肌无力、高血压、溃疡病、骨关节炎、术后组织粘连、慢性结肠炎、慢性前列腺炎、慢性盆腔炎、角膜炎、视神经炎、咽喉炎、骨折、血栓性静脉炎。

5. 禁忌证　高热、昏迷、恶性肿瘤、出血倾向、急性化脓性炎症、急性湿疹、心力衰竭、孕妇腰骶部、皮肤破损局部、对拟导入的药物过敏及对直流电不能耐受者。

【感应电疗法】

1. 定义　感应电是一种低电压（100 ~ 150V）、低频率（60 ~ 80Hz）、双相、不对称的脉冲电流。所谓双相，是指电流在一个周期内有两个方向（一个负波、一个正波）。所谓不对称，是指其负波是低平的，正波是高尖的。其产生的电流类似感应电流中的高尖部分而无低平部分的尖波，称为新感应电流，能引起肌肉的强直性收缩。感应电流脉冲持续时间短、不连续，所以没有明显的电解作用，不易灼伤。

2. 作用　①兴奋神经肌肉，对失用性肌萎缩具有预防和治疗作用，对平滑肌有明显的刺激作用；②调节神经：小剂量刺激时降低感觉神经的兴奋性，大剂量刺激时抑制大脑皮质的其他病理性兴奋性；③促进肢体静脉和淋巴回流；④肌肉的收缩运动能够促进轻度粘连的松解。

3. 治疗方法　感应电治疗电极有衬垫式电极、手柄点状电极和滚筒式电极，按治疗部位和治疗目的选用。感应电流的治疗剂量不易精确计算，一般分强、中、弱三种，强剂量可见肌肉出现强直收缩；中等剂量可见肌肉微弱收缩；弱剂量患者有感觉但无肌肉收缩。治疗时间 10 ~ 20 分钟，做肌肉运动刺激训练时每块肌肉以 3 ~ 5 分钟为宜。

4. 适应证　失用性肌萎缩、肌张力低下、软组织粘连、局部血液循环障碍、声嘶、便秘、癔症性麻痹、胃下垂、术后肠麻痹、尿潴留、皮肤感知觉障碍如股外侧皮神经炎、跛外翻、扁平足、脊柱侧弯等。

5. 禁忌证　孕妇腹部、下肢深静脉血栓急性期的局部、颈动脉窦处、急性化脓性炎症局部、骨折未固定区。

【间动电疗法】

1. 定义　间动电疗法是应用间动电流治疗疾病的一种方法。间动电流是将 50 Hz 正弦交流电经过半波或全波整流后，加在直流电基础上所形成的脉冲电流。间动电流的脉冲保留正弦波形态，经过组合可输出六种方式：密波、疏波、疏密波、间升波、断续波和起伏波。

2. 作用　①止痛作用。镇痛方面间动电流比直流电和感应电更佳，作用最显著的是间升波，其次为疏密波，再次为密波和疏波；②改善血液循环；③刺激神经，引起肌肉收缩，最适宜的频率是 50 ~ 100Hz，其中以断续波、起伏波最显著，其次为疏波。

3. 治疗方法　间动电疗法中所用电极与直流电疗法相同，多用小圆极或小方极，特殊部位有相应的治疗电极。短期镇痛用密波，较长时间的镇痛用疏密波或间升波；阴极密波作用于腰交感神经节可以改善下肢血液循环，疏密波作用于局部也同样可以促进血液循环；疏波或疏密波用于缓解肌肉痉挛，也可以锻炼失用性肌萎缩。每次治疗可选用 1~3 种波形，每种波形治疗 2~5 分钟，直流电 0.5~3mA，以患者耐受为度。每次治疗 5 分钟左右，慢性病可延长到 12~15 分钟，一般每日 1 次，急性期每日两次。10 次为一个疗程，疗程间隔为 1~2 周。间动电疗的操作方法与直流电疗法中的衬垫法治疗基本相似。

4. **适应证** 软组织损伤、肌筋膜炎、肩周炎、腰肌劳损、腰椎间盘突出症、带状疱疹后遗神经痛、神经炎等。

5. **禁忌证** 急性化脓性炎症局部、心力衰竭、出血倾向、孕妇腹部等。

【经皮神经电刺激疗法】

1. **定义** 应用一定频率、一定波宽的低频脉冲电流作用于体表刺激感觉神经达到镇痛作用的治疗方法，称为经皮神经电刺激疗法。脉冲电流的频率 1~150Hz，脉冲宽度 2~500μs，可连续调节或分档调节，电流强度可达 80mA。波形为单相方波、双向不对称方波、三角波或其他波形。

2. **治疗作用** ①缓解各种急慢性疼痛。较高频率、较短波宽的脉冲电流镇痛作用的产生较快，持续时间较短；较低频率、较长波宽的脉冲电流镇痛作用的产生较慢，持续时间较长；②促进局部血液循环，消散炎症；③对于神经系统损伤引起的肌张力增高也有缓解作用；④能加速骨折愈合、加速伤口愈合。

3. **治疗方法** 电极可放在疼痛部位或相关的神经区、运动点或针刺穴位，也可以放置于病灶同节段的脊柱旁，用于外科伤口缓解疼痛的可以放置在术后伤口两旁。通用型治疗仪输出频率 75~100Hz，波宽 10~150μs 的电流镇痛作用较快，但较短暂，治疗时间可以每次 30~60 分钟。针刺型治疗仪输出频率 1~10Hz、波宽 150~500μs 的电流镇痛作用较慢，但持续时间较长，治疗时间一般为 45 分钟。短暂强刺激型治疗仪输出频率 150Hz、波宽 >300μs 的电流镇痛作用较深，肌肉易于疲劳，但持续时间较短暂，每刺激 15 分钟左右休息 5 分钟。一般情况下每日治疗 30~60 分钟，每日 1~2 次，每周 3~6 次。持续治疗，不断变换波形及电极放置位置，可增强治疗效果。

4. **适应证** 各种性质的疼痛，包括神经痛、软组织痛、术后伤口痛、关节痛、截肢后残端痛、癌痛以及骨折、伤口愈合缓慢等。

5. **禁忌证** 植入心脏起搏器者胸部、孕妇下腹部与腰骶部、颈动脉窦处、认知障碍者。

【神经肌肉电刺激疗法】

1. **定义** 应用低频脉冲电流刺激运动神经或肌肉，引起肌肉收缩，以恢复神经肌肉功能的方法，称为神经肌肉电刺激疗法，又称电体操疗法。波形有指数曲线、三角波、梯形波或方波。常用的波形有两种：非对称性双向方波及对称性双向方波。

2. **治疗作用** ①对于失神经支配肌肉。预防和延缓肌肉萎缩，加速神经的再生，促进神经反射弧的重新建立，使失神经支配肌肉恢复运动功能；②对于周围神经正常支配的肌肉。可增强肌肉的血液循环，减轻水肿和代谢紊乱，改善营养，抑制肌肉纤维化、硬化和挛缩；③对于痉挛肌的拮抗肌。引起拮抗肌强直收缩，使痉挛肌张力下降；④刺激痉挛性瘫痪的肌肉时，肌肉的收缩向中枢神经系统输入神经冲动，促进中枢神经运动控制功能的恢复和正常运动模式的重建；⑤刺激平滑肌可提高平滑肌的张力。

3. **治疗方法**　可用带开关的手柄电极、小圆电极或滚筒式电极，作用于神经肌肉运动点，按正常神经支配肌、失神经支配肌、痉挛性瘫痪肌、平滑肌选择刺激参数。低频脉冲电流（1～5Hz）引起肌肉的单次收缩，不易引起肌肉疲劳及不适感；10～20Hz 的脉冲电流可引起肌肉的不完全性强直收缩；频率 40～60Hz 可引起肌肉完全性强直收缩，由于强直收缩的力量比单次收缩强 4 倍，所以较高频率的电刺激可用于锻炼正常肌肉，但易引起肌肉疲劳。失神经支配肌可用三角波或指数曲线波。对于痉挛肌，以两组电极分别作用于瘫痪肌和拮抗肌，常用方波或三角波。治疗以不引起局部疼痛及肌肉疲劳为度，每次治疗 3～15 分钟，每日或隔日 1 次，疗程视病情而定。

4. **适应证**　肌肉失神经支配、肌无力、运动性肌疲劳、肌张力低下、失用性肌萎缩、周围神经麻痹、肌肉痉挛、胃下垂、弛缓性便秘、癔症性瘫痪、术后尿潴留、子宫收缩无力等。

5. **禁忌证**　急性化脓性炎症局部、严重心功能衰竭或心律失常、装有心脏起搏器者胸部、孕妇腰骶部。

（二）中频电疗法

采用频率为 1～100kHz 的电流治疗疾病的方法，包括等幅正弦中频电疗法、调制中频电疗法、干扰电疗法、音乐电疗法等。

【等幅中频电疗法】

1. **定义**　采用频率为 1～20kHz 的等幅正弦电流治疗疾病的方法，称为等幅正弦中频电疗法，通常称为等幅中频电疗法，习惯称音频电疗法。应用最广泛的电流频率为 2 000Hz，现在应用的范围已扩展到 4 000～8 000Hz。等幅正弦中频电流因为采用的是交流电，无电解作用，电流强度比直流电稍大，电流作用部位可以达到较大深度，可以用于治疗骨骼肌的病变；治疗时对皮肤感觉神经刺激性较低，易于为人体所适应。

2. **作用**　①对运动神经和肌肉有兴奋作用，可缓解肌肉痉挛，产生镇痛作用；②音频电流叠加直流电可以增加细胞膜的通透性，用于药物离子导入治疗；③调节神经系统功能。对自主神经和高级神经活动均有调节作用，可以促进汗腺、乳腺分泌，增加食欲，降低血压；④促进局部血液循环；⑤软化瘢痕，松解粘连，消散慢性炎症和组织硬结。

3. **治疗方法**　电极多采用并置法，治疗前以温水浸透衬垫，操作方法与直流电疗法中的衬垫法治疗基本相似，电流强度以患者能耐受为准，每次 20～30 分钟，10～20 次为一个疗程。

4. **适应证**　手术粘连、瘢痕疙瘩、肠粘连、肩关节周围炎、慢性关节炎、慢性盆腔炎、慢性咽炎、软组织损伤、腰肌劳损、注射后硬结、神经炎、神经痛、带状疱疹后神经痛、尿潴留、附件炎等。

5. **禁忌证**　恶性肿瘤、急性炎症、出血倾向、活动性肺结核、植有心脏起搏器者的心前区、孕妇下腹部及腰骶部。

【干扰电流疗法】

1. **定义**　采用两组不同频率的电流输入人体特定部位，以两组电流频率之间的差值形成新的电流，以达到治疗目的的一种电疗法。干扰电疗法分为动态干扰电疗法和立体动态干扰电疗法。它兼有中频和低频电疗的特点，无电解作用。

2. 治疗作用 ①促进局部血液循环；②镇痛作用；③对运动神经和肌肉有刺激作用。人体易于接受较大的电流，引起的肌肉收缩幅度也更大，干扰电流疗法在治疗周围神经损伤方面比低频电三角波更加优越。其可促进内脏平滑肌活动，提高其张力，改善内脏血液循环；④调整支配内脏的自主神经。对正常人血压无显著影响，但可使高血压患者血压下降。

3. 治疗方法 ①电极分为一般电极（由铅板和一层绒布组成）、四联电极、手套电极、吸盘电极，可用于不同治疗方法；②干扰电流疗法有固定法、移动法和抽吸法；③治疗剂量分为感觉阈下（患者无电感）、感觉阈（刚有麻感）、感觉阈上（明显电感）、运动阈下（不引起肌肉收缩反应）、运动阈（刚能引起肌肉收缩反应）、运动阈上（引起明显肌肉收缩）、耐受限（能耐受的最大电流强度），治疗时间 1 ~ 10 分钟，总共不大于 20 分钟，每日治疗 1 次，一般 6 ~ 12 次为一个疗程；④操作方法：选择相应电极，电极衬垫用温水浸润，将选好的两组电极固定在治疗部位，按照需求选择好差频范围，分别调节两组输出所需电流强度，电流强度以耐受为度或按照医嘱。

4. 适应证 颈椎病、腰椎间盘突出症、肩关节周围炎、关节炎、扭挫伤、软组织损伤、坐骨神经痛、术后肠粘连、肠麻痹、弛缓性便秘、尿潴留、压力性尿失禁、胃下垂、失用性肌萎缩、肌力低下、肌肉萎缩、骨折延迟愈合等。

5. 禁忌证 急性化脓性炎症病灶区、血栓性静脉炎急性期、出血部位、局部有金属、心脏部位、孕妇的腹部和腰骶部。

【调制中频电疗法】

1. 定义 调制中频电疗法又称脉冲中频电疗法，是应用调制中频电来治疗疾病的一种电疗法。调制中频电是一种由低频电流调制的中频电流，中频电流的幅度随着低频电流的频率和幅度的变化而变化，中频频率为 2 000 ~ 5 000Hz，低频调制频率为 1 ~ 150Hz。波形有正弦波、方波、三角波、梯形波、微分波等。电脑中频电疗法是由微电脑控制的低频调制的中频电疗法，可进行静动态干扰电流疗法、音频电流疗法、正弦调制与脉冲调制中频电流疗法以及功能性电刺激等，其镇痛作用较一般调制中频电流为好。

2. 治疗作用 ①止痛作用；②促进血液循环及炎症物质吸收；③调制中频正弦电流可以兴奋神经肌肉，尤以断续调制波效果显著。另外连续调制波与断续调制波可提高内脏平滑肌张力；④调制中频电作用于颈交感神经节可以改善大脑的血液循环，作用于脊髓下颈段、上胸段可以改善上肢、心脏的血供，作用于腰段可以改善下肢的血供。

3. 治疗方法 目前调制中频的电疗仪器设备上都有相应的治疗处方，操作简单，治疗电流多样化，患者不易产生耐受。选择治疗所需的程序处方，一般治疗时间每次 10 ~ 15 分钟，每日或隔日 1 次，6 ~ 10 次为一个疗程。

4. 适应证 颈椎病、肩周炎、腰椎间盘突出症、骨性关节炎、肱骨外上髁炎、肌纤维组织炎、腱鞘炎、软组织损伤、瘢痕、粘连、血肿机化、注射后硬结、痉挛性瘫痪、坐骨神经痛、面神经炎、周围神经损伤、前列腺炎、溃疡病、尿路结石、慢性盆腔炎、术后肠麻痹、尿潴留等。

5. 禁忌证 急性化脓性炎症、植入心脏起搏器患者的胸部、治疗部位有金属内固定物、孕妇腹部和腰骶部。

（三）高频电疗法

采用频率在 100kHz 以上的电流治疗疾病的方法，称为高频电疗法，包括共鸣火花疗法、中波疗法、短波疗法、超短波疗法、分米波疗法、厘米波疗法、毫米波疗法等。

【短波和超短波疗法】

1. 定义 利用短波或超短波治疗疾病的电疗法称作短波疗法或超短波疗法。短波的波长范围为 100～10m，频率范围为 3～30MHz。短波疗法常用的短波波长为 22m（频率 13.56MHz）及 11m（频率 27.12MHz）；超短波疗法使用的波长范围为 10～1m，频率范围为 30～300MHz，常用超短波的波长为 7.37m（频率 40.68MHz）和 6m（频率 50MHz）。短波与超短波作用于人体产生感应电流，通过人体时，电能损耗转化成热能，产生明显的温热效应，短波作用可达深部肌层，电阻越小的组织，产热越明显，故在富含水分和体液的部位，产生的热量较多。超短波作用不仅可达深部肌层，还可以达到骨组织。但采用不同的治疗方法时，不同层次组织产热的情况也有所不同，应用电容电极的脂肪层产热较多，应用电缆电极的浅层肌肉产热较多。除温热效应外，还存在非热效应。

2. 治疗作用 ①改善局部血液循环；②镇痛；③消散炎症；④加速组织再生修复；⑤缓解痉挛；⑥调节神经功能；⑦调节内分泌和内脏器官的功能；⑧抑制、杀灭肿瘤细胞。

3. 治疗方法

（1）短波：目前采用电缆电极、盘形电极和电容电极，主要是利用其温热效应来治疗疾病。电缆电极操作如下：用一长约 3m 的电缆盘绕成各种形状，线圈不能超过 4 圈，每圈距离 3cm，用分缆夹固定，电缆与皮肤约为 2～3cm。

（2）超短波：目前多采用电容电极，将两个电容电极对置或并置于治疗部位，以高频电容场作用于人体，对置法的作用部位较深，并置法时作用部位较浅。小功率超短波多用于眼、耳、喉、手指部位病变的治疗。

（3）治疗剂量：按照治疗时患者的温热感程度和氖管的亮度分为四级：①无热量：无温热感、氖管不发光；②微热量：刚感觉到温感，氖管微亮；③温热量：氖管明亮，有明显而舒适的温热感；④热量：刚能耐受的强烈热感，氖管更明亮。

（4）治疗急性伤病时采用无热量，5～10 分钟，每日 1～2 次，5～10 次一个疗程；治疗亚急性伤病时采用微热量，10～15 分钟，每日 1 次，10～15 次一个疗程；治疗慢性伤病、急性肾衰竭时采用温热量，10～20 分钟，每日 1 次，15～20 次一个疗程。

4. 适应证 软组织、五官、内脏、骨关节的炎症及感染、挫伤、神经炎、神经痛、胃十二指肠溃疡、慢性结肠炎、肾炎、骨折愈合迟缓、颈椎病、肩关节周围炎、腰椎间盘突出症、静脉血栓、急性肾衰竭等。超短波与抗结核药物联合应用可以治疗胸膜、骨关节等部位的结核病。恶性肿瘤超短波高热疗法可以与放疗、化疗联合治疗应用于皮肤癌、乳腺癌、淋巴结转移癌、恶性淋巴瘤、甲状腺癌、宫颈癌、膀胱癌、直肠癌、骨肿瘤、食管癌、胃癌、肺癌等。

5. 禁忌证 恶性肿瘤（短波、超短波治疗与放疗、化疗联合应用时除外）、活动性出血、局部金属异物、植有心脏起搏器、颅内压增高、心肺肾功能不全、青光眼、妊娠。超短波疗法慎用于结缔组织增生性疾病（瘢痕增生、软组织粘连、内脏粘连等）。

【微波疗法】

1. 定义 微波疗法是应用波长为 1m～1mm（300～300 000MHz）的特高频电磁波作

用于人体以治疗疾病的方法。根据波长不同可将微波分为分米波（10～100cm），厘米波（1～10cm）以及毫米波（1～10mm）三个波段。微波疗法最常用的波长为12.5cm，频率为2 450MHz。微波的波段接近于光波，所以微波既具有无线电电磁波的物理特性，又具有光波的物理特性。

2. 治疗作用　①消炎止痛作用。通过促进血液循环，加速消除炎性物质；②治疗肿瘤作用。肿瘤细胞在42.5～43.5℃的温度下就会萎缩甚至死亡。微波治疗肿瘤的方式有两种，一种是微波从体外照射到肿瘤，作用部位表浅，另一种是把微波送到病变部位直接照射肿瘤，这个可以通过仪器导入，作用部位较深；③治疗外伤出血，微波照射伤口不但止血神速，而且可以防止伤口感染，加快伤口愈合。

3. 治疗方法　微波多为连续波，输出功率单一、固定不可调。治疗时辐射器可直接接触治疗部位，也可有间隙，每部位治疗时间10～20分钟，每日1次，6～10次为一个疗程。

（1）治疗方式：①有距离辐射。一般规定距离为7～10cm左右，要求垂直辐射，以便微波的能量能充分进入人体组织；②接触辐射。由于特殊的设计，耳、聚集和体腔辐射器均可做接触辐射；③隔沙辐射。在辐射器与皮肤之间用沙子代替空隙的辐射方法。治疗手足等不平整部位时，可将手足包埋于沙中，圆辐射器放于沙面上对着手或足辐射，沙层厚7～12cm。

（2）治疗剂量：急性期剂量宜小，慢性期剂量宜大。按机器输出功率小剂量约为20～50W，中剂量约为50～90W，大剂量约为90～120W。按患者的主观感觉分4级：Ⅰ级无热量，恰在患者感觉阈以下；Ⅱ级微热量，恰有温感；Ⅲ级温热量，有舒适的温热感；Ⅳ级热量，有明显的热感，但尚可忍受。在应用耳、聚集、体腔等小型辐射器不能采用上述剂量，最大功率不应超过10W。对于8cm直径的圆柱形辐射器，最大功率不应超过25W。

（3）治疗时间和疗程：一般每次照射5～15分钟，每日或隔日一次，急性病3～6次为一个疗程，慢性病10～20次为一个疗程。

4. 适应证　软组织炎症和损伤、腱鞘炎、滑囊炎、关节炎、关节和肌肉损伤、鼻炎、鼻窦炎、中耳炎、喉炎、神经炎、神经根炎、十二指肠溃疡、冠心病、慢性阻塞性肺疾病、胆囊炎、肝炎、膀胱炎、肾炎、肾盂肾炎、前列腺炎、附件炎、阴道炎、盆腔炎、外阴炎、宫颈息肉、颈椎病、面神经炎、骨折、扭挫伤、肌纤维织炎、伤口愈合迟缓、烧伤、淋巴结炎、胸膜炎、肺炎、哮喘性支气管炎、支气管肺炎、颞颌关节紊乱、放疗后白细胞减少等。

5. 禁忌证　局部金属异物、妊娠、植有心脏起搏器者、活动性肺结核（胸部治疗）、出血及出血倾向、局部严重水肿、严重的心脏病（心区照射）、恶性肿瘤（小功率治疗）。

二、光疗法

光是一种辐射能。光疗法就是利用光线的辐射能预防和治疗疾病的方法。光是电磁波谱中的一种，分为可见光与不可见光。不可见光有红外线和紫外线，红外线主要产生热效应，紫外线主要产生光化学效应，包括光分解、光合成、光聚合、光加成、同质异构等。光线对不同物质的穿透能力不同，光被物体吸收的愈多，其穿透能力愈小。

（一）红外线

医疗用红外线分为短波红外线（760nm～1.5μm）和长波红外线（1.5μm～15μm），其主要生物学作用为热效应，而无光化学作用。红外线的穿透能力较弱，短波红外线的穿透深度为 1～10mm，可达真皮及皮下组织。长波红外线穿透深度为 0.05～1mm，仅达皮肤表皮的浅层。

1. 治疗作用 ①改善局部血液循环；②促进肿胀消退，促进伤口愈合；③降低肌张力与缓解肌痉挛；④镇痛消炎作用。

2. 治疗方法 ①红外线灯、石英红外线灯均适用于局部照射，照射时暴露皮肤，灯距一般为 30～60cm，每次 20～30 分钟；②光浴箱适用于躯干、双下肢或全身治疗。照射时脱去衣服，躺在床上，将光浴箱罩于身上照射，照射时间视病情而定，一般 15～30 分钟，每日 1 次，10 次为一个疗程。

3. 适应证 亚急性和慢性软组织损伤、关节炎、伤口愈合不良、浅表神经炎、神经痛、静脉炎、胃肠痉挛、烧伤初期（渗出期）、滑囊炎、纤维织炎、慢性淋巴结炎、神经炎、胃肠炎等。

4. 禁忌证 急性创伤后 24 小时之内、肿瘤部位、新鲜瘢痕处、心血管功能不全者、有感觉缺失、高热、出血倾向、昏迷者。

（二）可见光

人眼能见的光线叫可见光，可见光的波长为 760～400nm，由红橙黄绿青蓝紫七种单色光组成。可见光疗法包括红光、蓝光、蓝紫光及多光谱疗法，可见光的波长短于红外线而长于紫外线，具有热效应，蓝紫光接近紫外线，具有一定的光化学作用。可见光对组织穿透深度大于 1cm，可达真皮及皮下组织。

1. 治疗作用 ①温热作用。可见光能被组织吸收产生热效应，其热效应比红外线深；②光化学效应。蓝紫光具有光化学作用，可用于治疗胆红素脑病。胆红素对波长 400～500nm 的光线有强烈吸收作用，胆红素吸收蓝紫光后转化成一种水溶性的低分子化合物，然后随尿排出体外。

2. 治疗方法和技术 治疗胆红素脑病时，将婴儿裸露平卧于治疗床上，遮盖双眼，光源中心正对婴儿胸部，照射中应常给婴儿翻身，并注意保护婴儿眼睛，体温亦维持在 36.5～37.5℃之间。光照总时长 24 小时后，若患儿的黄疸不见消退或血中胆红素没有下降时，应考虑改换其他方法治疗。其他疾病治疗方法同红外线。

3. 适应证及禁忌证 除了可以治疗新生儿黄疸外，其他适应证和禁忌证同红外线。

（三）紫外线疗法

紫外线可分为：长波紫外线（波长 400～320nm），中波紫外线（波长 320～280nm），短波紫外线（波长 280～180nm）。紫外线光量子能量高，有明显的光化学效应，包括光分解效应、光合作用、光聚合作用、光敏作用和荧光效应。皮肤对紫外线能量的吸收与紫外线波长有关，波长越短，穿透越浅，皮肤吸收越多；反之，波长较长，穿透较深，皮肤吸收相对减少。人体皮肤对不同波长紫外线的主要吸收部位不同，200nm 的紫外线 97% 在皮肤角质层被吸收，400nm 的紫外线 56% 在真皮层被吸收。因此，紫外线组织穿透能力明显小于红外线。光被物质吸收后可转变成热能及化学能，可以直接引起化学反应。用一定剂量的紫外线照射皮肤，照射区域出现均匀的、边界清晰的红斑称为紫外线红斑，紫外线同时具有激活黑色素细胞的作用，出现色素沉着，利用这个特性可以用来治疗白癜风。

1. 治疗作用 ①促进血液循环；②调节免疫功能；③促进伤口愈合；④促进皮肤合成维生素 D，改善肠道的钙、磷吸收，促进骨组织钙化，从而改善骨骼发育；⑤杀菌作用；⑥脱敏作用。

2. 治疗方法 最常用的人工紫外线光源是高压汞灯，用于一般紫外线治疗。低压汞灯用于杀菌、消炎。荧光灯用于全身照射或光敏疗法治疗白癜风。初次全身照射者，必需测定生物剂量，局部照射者可用平均生物剂量。

3. 适应证 外科炎症如丹毒、化脓性伤口和窦道等；内科炎症如气管炎、支气管炎、关节炎等；妇科炎症如附件炎、宫颈炎、阴道炎等；五官科炎症如口腔溃疡、角膜溃疡、咽炎、扁桃体炎、外耳道炎、牙龈炎等；皮肤科疾病如荨麻疹、慢性湿疹、银屑病、白癜风、斑秃、玫瑰糠疹、带状疱疹等。

4. 禁忌证 心力衰竭、心肌炎、肾炎、尿毒症、活动性结核病、光敏性疾患、红斑狼疮、中毒伴发热的传染病、重度动脉硬化、出血倾向、肿瘤的局部、着色性干皮病等。

（四）激光疗法

激光是受激辐射光放大产生的光，激光本质和普通光一样，但是也具有以下特点：亮度高、方向性好、单色性好、相干性好。激光具有热作用、压强作用、光化学作用、电磁场作用、生物刺激作用。这五种作用中，压力作用、电磁作用主要是由大、中功率激光产生；光化学作用、生物刺激作用主要是低功率激光产生；各种功率的激光均可以产生热作用。

1. 常用的医用激光器 ①氦氖激光器。特点是结构简单，操作方便，价廉，寿命长，使用万小时以上。用于消炎、镇痛或作激光光针和理疗；②二氧化碳激光器。特点是输出功率大，用作激光刀进行烧灼、切割和气化；③氩离子激光器。特点是功率大，又在可见光范围。用于光凝固治疗，如眼底病、十二指肠溃疡、胃溃疡的光凝固治疗；④掺钕钇铝石榴石激光器。特点是输出功率大，对组织作用深而均匀，对红色组织有亲和力，又可用光导纤维传输。常与内镜结合进入腔内治疗肿瘤、息肉、出血等；⑤其他准分子激光器、铜蒸气激光器、红宝石固体激光器、半导体激光器等在临床上也经常使用。

2. 治疗作用 ①扩张血管，改善血液循环；②解除平滑肌和骨骼肌的痉挛；③镇痛作用；④调节免疫，促进炎症消退；⑤促进组织再生。可使成纤维细胞增多，胶原纤维和毛细血管的再生能力加强，刺激上皮细胞的合成代谢过程，促进伤口和溃疡的修复愈合，刺激毛发生长，刺激骨痂部位血管新生，加速骨折愈合过程，促进神经再生。

3. 适应证 高强度激光可以使受照射组织凝固、止血、气化、融合，从而广泛应用于外科、皮肤科疾病。低强度激光中 CO_2 激光扩束治疗主要依靠热效应，故对慢性炎症，如风湿性关节炎、支气管哮喘、盆腔炎、湿疹等效果明显。He-Ne 激光对治疗急性炎症、调节神经有效，可治疗神经炎、神经痛、神经衰弱、高血压、低血压、慢性前列腺炎等。

4. 禁忌证 急性心肌梗死、中风前症状、急性炎症伴有脓毒症状者、癌前期病变、日光疗法禁忌证、局限性角化过度、开放性结核病等。

三、超声疗法

人类耳朵能听到的声波频率为 16～20 000Hz。我们把频率高于 20 000Hz 的声波称为超声波，用超声波作用于人体治疗疾病的方法，称为超声波疗法。超声波的物理特性主要由超声波的速度、频率和声压来体现。超声波的传播类似于光波，亦有反射、折射等现象。超声波方向性强、能量集中、穿透力强，主要有机械效应、热效应、理化效应。

（一）治疗作用

超声波作用于人体组织产生机械作用、热作用和理化作用，导致人体局部组织血流加速，血液循环改善，细胞膜通透性加强，离子重新分布，新陈代谢旺盛，组织中氢离子浓度减低，pH 值增加，酶活性增强，组织再生修复能力加强，肌肉放松，肌张力下降，使疼痛减轻或缓解。

1. **对皮肤的作用**　超声波可以提高皮肤血管的通透性，可增强皮肤汗腺分泌，增强真皮再生能力，故而有祛斑、除皱等美容作用。大剂量超声波可引起皮肤伤害性炎症反应。头面部皮肤对超声波较为敏感，腹部皮肤次之，肢体皮肤对其敏感性差。

2. **对运动系统的作用**　①骨骼对超声波吸收好，小剂量治疗即可促进骨痂生成，有利于骨折愈合，大剂量则相反，容易引起局部温度过高，损伤骨膜。大剂量超声波用于未骨化的骨骼会引起骨发育不全，所以幼儿骨骺处禁用；②骨骼肌对超声波较敏感，常规治疗量即可使肌纤维松弛、张力降低，大剂量则可改变肌肉形态并引起肌肉损伤；③结缔组织对超声波的敏感性较差，小剂量超声波刺激可使其增生，较大剂量可使瘢痕软化、延展性增强。

3. **对神经系统的作用**　小剂量的超声波作用于大脑可刺激细胞能量代谢，脑血管扩张，血流加快，加速侧支循环的建立，加速脑细胞功能的恢复。可用于脑出血、脑栓塞等疾病的治疗。小剂量超声波还可以使神经兴奋性增高，传导速度加快，减轻周围神经的炎症反应，促进神经的损伤愈合，提高痛阈，减轻疼痛，可以用于周围神经疾病，如神经炎、神经痛等。大剂量超声波可引起神经系统不可逆的损害。

4. **对眼的作用**　大剂量超声波可导致球结膜充血、角膜水肿、玻璃体混浊、眼底变性。因此在眼部使用超声波应格外慎重。小剂量超声波可以使眼球血管扩张（包括视网膜），改善眼部血液循环，促进组织修复并改善视神经营养，恢复眼功能。对玻璃体浑浊、眼内出血、视网膜炎、外伤性白内障等有较好疗效。

5. **对血液的作用**　人体在超声波作用下血沉加快、血红蛋白增加、pH 值升高。

6. **对心血管系统的作用**　小剂量超声波可使血管扩张、血液循环加速，对冠心病患者能增强心肌收缩力、扩张痉挛的冠状动脉，可缓解心梗和冠心病患者的症状。

7. **对消化系统的作用**　小剂量超声波可促进胃肠蠕动，增加胃酸分泌，解除胃肠痉挛，治疗胃及十二指肠溃疡。小剂量超声波促进肝细胞再生和胆汁排出，改善肝功能。大剂量则可造成胃肠出血、水肿甚至坏死、穿孔，对肝脏也有损害作用。

8. **对生殖系统的作用**　适量的超声波可以使精子数目增多、活动性增强，受孕率提高，促使卵巢滤泡形成。大剂量超声波可使精子进行性萎缩、卵泡变性。

（二）治疗方法

1. **超声波的输出方式**　分为连续超声波和脉冲超声波。连续超声波对人体有明显的机械作用和热作用；脉冲超声波没有明显的热作用，可用于新鲜骨折、骨折延迟愈合以及退行性骨关节炎。常用参数为：超声频率 $1.0 \sim 1.5MHz$，超声强度 $0.03W/cm^2$，可采取直接接触法或间接接触法，治疗时间为每次 $15 \sim 20$ 分钟，每日 1 次。

2. 超声波治疗的常规方式 包括直接接触法、水下辐射法、辅助器治疗法。

（1）直接接触法：声头与体表直接接触，因治疗方法不同又分为：①移动法。声头在治疗部位做均匀螺旋式推进或直线往返移动，速度 $2 \sim 4cm/s$，常用剂量 $0.8 \sim 2W/cm^2$；②固定法。将声头固定于治疗部位，剂量为移动法的 $1/3$ 或 $1/2$，最大剂量不超过 $1.8W/cm^2$。

（2）水下辐射法：多用于手、足等表面不规则的体表部位。治疗部位和声头同时浸入水中，声头对准治疗部位，保持 $2 \sim 3cm$ 的距离。

（3）辅助器治疗法：用漏斗、接管等辅助设备对特殊部位进行治疗的方法，主要用于颈部、关节、体腔等部位。

3. 频率的选择 如果所需治疗部位表浅，选择 $3MHz$ 频率的超声波治疗，如果所需治疗部位较深，选择 $800kHz$ 的超声波。

4. 剂量 适宜的剂量是治疗的关键。决定超声波治疗剂量的参数有超声波的波形、治疗方式、声强、治疗部位、治疗时间、治疗频次。①超声波一次治疗一般不超过 15 分钟，多为 $5 \sim 10$ 分钟，脉冲超声波比连续超声波的治疗时间可略长，固定法超声波治疗比移动法治疗要短；②通常每日 1 次，也可隔日一次，急性病 $5 \sim 10$ 次为一个疗程，慢性病 $15 \sim 20$ 次为一个疗程。每疗程之间间隔两周；③声强。声强是超声剂量的直接表示单位，连续超声波与脉冲超声波即使输出的声强相同，输出的超声波总功率也有明显差别，具体如表 3-1。

表 3-1　超声波常规疗法的不同剂量（W/cm^2）

剂量选择	连续超声波		脉冲超声波	
	固定法	移动法	固定法	移动法
小剂量	$0.1 \sim 0.2$	$0.5 \sim 0.8$	$0.3 \sim 0.5$	$1.0 \sim 1.4$
中剂量	$0.3 \sim 0.4$	$0.9 \sim 1.2$	$0.6 \sim 0.8$	$1.5 \sim 2.0$
大剂量	$0.5 \sim 0.8$	$1.3 \sim 2.0$	$0.9 \sim 1.0$	$2.1 \sim 2.5$

5. 适应证 ①神经科疾病：脑梗死、脊髓损伤、各种神经痛等；②骨、外科疾病：软组织扭挫伤、骨关节病、瘢痕、前列腺炎等；③内科疾病：慢性支气管炎、支气管哮喘、慢性胃炎、胃及十二指肠溃疡、高血压；④妇科疾病：盆腔炎、痛经、外阴瘙痒；⑤皮肤科疾病：荨麻疹、硬皮病、神经性皮炎、牛皮癣、扁平疣、斑秃等；⑥五官科疾病：视网膜炎、青光眼、鼻窦炎、耳聋、梅尼埃病、颞颌关节紊乱等。

6. 禁忌证 恶性或良性肿瘤、急性全身性感染、活动性结核、高热、出血倾向、孕妇腹部、儿童骨髓部、感觉神经异常的局部。

四、磁疗法

利用人造磁场施加于人体经络、穴位和病变部位治疗某些疾病的疗法叫作磁疗法。磁疗的主要作用是调节体内生物磁场、调节生物电流。

（一）治疗作用

1. 磁场对心血管功能的影响 磁场对正常心脏无明显作用，对病理性心脏有改善其功能作用，可以改善心肌的血液循环。磁场可使血管扩张，血流加快，改善血液循环，也可使淤滞性扩张的血管收缩，因此磁场对血管具有双向调节作用。

2. 磁场对血液的影响 总体来讲磁场对白细胞无显著性影响，对红细胞、血红蛋白的影响不确定，对血小板有一过性的增加作用。磁场可以降低血脂，降低血液黏度。

3. 止痛作用 磁疗的止痛作用明显而迅速，对创伤性疼痛、神经性疼痛、炎症疼痛、肿瘤所致的疼痛都有较好的镇痛效果。磁场可以降低感觉神经末梢对外界刺激的反应，因而达到止痛效果；同时可以使血液循环增加，使炎症渗出物的吸收与消散加快，降低致痛物质的浓度；磁场可以改善平滑肌痉挛，促使吗啡类物质分泌，从而起到镇痛的作用。

4. 对胃肠功能的影响 对正常的胃肠，磁场可以增强胃肠的生物电活动，增加胃肠蠕动，促进胃肠吸收。对病理性胃肠起到双向调节作用，对于胃肠蠕动缓慢者，促进胃肠蠕动；对于胃肠蠕动过快者，抑制胃肠蠕动，对痉挛的平滑肌起到松弛作用。磁场的止泻作用明显，其机制可能与酶的作用有关，可使小肠的吸收功能加强；在磁场作用下，胆碱酯酶活性增强，使肠道分泌减少，蠕动减慢，有利于水分和其他营养物质在肠黏膜的吸收；磁场还有抗渗出的作用，有利于止泻；磁场的抗炎作用对于炎性腹泻有很好的治疗作用。

5. 磁场对免疫功能的影响 多数试验表明磁场能提高 E 花环形成率，提高补体水平，使免疫球蛋白增高、白细胞数目增多、吞噬能力增强等。提示磁场具有提高机体细胞免疫与体液免疫功能的生物学效应。

6. 磁场对肿瘤的影响 磁场有抑制肿瘤细胞生长、杀伤肿瘤细胞、防止肿瘤细胞转移的作用。这个作用可能是由于磁场使肿瘤细胞内带电粒子或基因发生变化，干扰了 DNA 合成等细胞功能。其次磁场可使肿瘤内血管形成血栓，引起肿瘤血供中断，使肿瘤缩小或消失。另外磁场可以通过减少炎性渗出，调节内分泌功能，使一些良性肿物缩小或消失。

7. 消炎消肿作用 磁场对大肠杆菌、金黄色葡萄球菌、溶血性链球菌等细菌有杀灭作用，对铜绿假单胞菌无抑制和杀灭作用。磁场对于急性炎症、亚急性炎症和慢性炎症均有很好的治疗作用。磁场作用于机体使血管扩张，血液循环加速，组织通透性改善，有利于炎性渗出物的吸收和消散，有利于炎症局部改善营养，增加氧供，提高局部组织的抗炎能力和修复能力。磁疗对于炎性肿胀、非炎性肿胀和血性肿胀均有很好的消肿作用。它可以促进渗出液的吸收，改变渗透压和血管通透性，加速蛋白的转移，降低组织间的胶体渗透压，从而达到消肿的作用。

8. 镇静降压作用 磁场可加强大脑皮质的抑制功能，调整中枢神经系统和自主神经系统，从而改善睡眠，延长睡眠时间，减低肌张力，缓解肌肉痉挛。磁疗还可以抑制交感神经，从而缓解血管紧张，扩张外周血管，进而降低外周循环阻力，从而达到降压的目的。

9. 促进创面愈合和软化瘢痕作用　磁场能促进创面愈合，其机制是在磁场作用下，血管扩张，血流加快，血液循环改善，为创面提供更多的血液，有利于加速创面的愈合。磁场具有防止瘢痕形成和软化瘢痕的作用，在磁场作用下血液循环改善，渗出物吸收和消散加速，为减少瘢痕形成创造了条件；磁场可以促进细胞吞噬作用，阻止了瘢痕的形成。

10. 促进骨折愈合作用　磁场促进骨折愈合的机制是改善骨折部位的血液循环，改善局部营养和氧供，有利于骨组织细胞的新生，有利于骨折愈合；磁场产生的微电流对软骨细胞和骨细胞有直接促进生长的作用，加速骨折愈合。

（二）治疗方法

磁疗可以分为静磁场疗法和动磁场疗法。静磁疗法是利用恒定磁场治疗疾病的方法，动磁疗法是利用运动变化的磁场治疗疾病的方法。

1. 磁片法　磁片是最常用的磁疗用品，一般磁片的直径在 5～20mm 之间，常用磁片的直径为 10mm。磁块也是常用的磁疗用品，一般磁块的直径为 80mm、厚 20mm。①直接贴敷法：将磁片直接固定在治疗部位或穴位上，可分为单磁片法、双磁片法和多磁片法。根据病情连续贴敷 3～5 天，也可连续贴敷 3～4 周，或 2～3 月；②间接贴敷法：间接贴敷法常用磁疗表带、磁疗项链、磁疗背心、磁疗腰带、磁帽、磁裤、磁袜等。间接贴敷法每日贴敷时间应大于 12 小时，2～3 个月为一个疗程。

2. 磁针法　将皮针或耳针刺入穴位或痛点，针的尾部留在皮肤表面，其上再放一磁片，然后用胶布固定。这样可以使磁场通过针尖集中作用于深层组织。磁针法适用于活动少的部位，每次选取 2～3 个穴位或痛点，每个治疗部位 2～5 分钟，每日 2～3 次。

3. 耳磁法　耳磁法是用胶布将小磁片或磁珠固定在耳穴上治疗疾病的方法。磁珠是直径很小的圆形磁粒，直径为 3～8mm，多用稀土合金制成。根据不同的疾病选取不同的耳穴。每次选取 2～4 个穴位，每 5～7 天更换穴位。

4. 电磁治疗机　根据产生的磁场的特性分为低频交变磁场磁疗机、脉冲电磁治疗机和脉动电磁治疗机。①低频交变磁场磁疗机：常用的磁场强度为 0.02～0.3T。根据患者具体情况选择磁场强度，每次治疗 20～30 分钟，每日 1 次，15～20 次为一个疗程；②脉冲磁场磁疗机：脉冲磁场磁疗机的磁场强度可为 0～1T。根据患者病情选择治疗参数，每次治疗 30 分钟，每日治疗 1 次，10～15 次为一个疗程；③脉动磁电治疗机：磁场强度与电流强度相关。

5. 旋磁机　电动机转动时带动永磁体转动，使恒定磁场变为旋转磁场。磁片表面的磁场强度为 0.1～0.3T，转动磁场强度为 0.06～0.2T。每次治疗 15～20 分钟，每日 1～2 次，15～20 次为一个疗程。

6. 磁疗剂量、疗程　一般情况，磁场强度越高，治疗效果越明显，但磁疗的副作用也越明显。小剂量或弱磁场的磁场强度为 0.02～0.1T，神经衰弱、高血压等宜用小剂量，头颈胸宜用小剂量，年老、年幼、体弱者宜用小剂量；中剂量或中磁场的磁场强度为 0.1～0.2T，背、腰腹和四肢宜用中剂量；大剂量或强磁场的磁场强度为 0.2T 以上，急性疼痛或癌性疼痛宜用大剂量，年轻力壮者宜用大剂量，臀、股等肌肉丰厚处可用大剂量。磁疗时间一般每次 20～30 分钟，每日或隔日一次。磁片贴敷可连续进行，根据病情定期复查，一般贴一周后休息 1～2 天再贴。

（三）适应证

高血压、风湿性关节炎、类风湿关节炎、骨关节炎、冠心病、胃肠炎、慢性气管炎、坐骨神经痛、三叉神经痛、神经性头痛、神经衰弱、扭挫伤、腱鞘囊肿、肩周炎、静脉炎、血栓性脉管炎、静脉曲张、肋软骨炎、颈椎病、肾结石、输尿管结石、肱骨外上髁炎、神经性耳鸣、鼻炎、睑腺炎、角膜炎、慢性皮肤溃疡、带状疱疹、痛经、瘢痕等。

（四）禁忌证

危重患者，如急性心肌梗死、急腹症、大出血等；白细胞计数 $4×10^9/L$ 以下；体质极度衰弱、高热；磁疗副作用明显，不能耐受治疗者；孕妇下腹部；体内植有心脏起搏器者；皮肤溃疡、出血倾向。

第六节　水疗法

利用水的温度、压力和所含成分，以不同方式作用于人体，达到康复和治疗疾病的目的，这种方法称为水疗法。水具有较大的热容量且导热性强，对机体可产生寒、热不同温度刺激。水具有压力和浮力，并可通过人工加压的方式使其产生冲击力，有较好的机械作用。水还可以溶解多种物质，发挥物质的化学作用。水疗法按其使用方法可分为浸浴、淋浴、喷射浴、漩水浴、气泡浴等；按其温度可分为高温水浴、温水浴、平温水浴和冷水浴；按其所含药物可分碳酸浴、松脂浴、盐水浴和淀粉浴等。

一、治疗作用

1. **温度作用**　温水浴或热水浴能使皮肤充血，促进血液循环，使血管扩张，促进新陈代谢，使肌肉韧带的紧张度降低、痉挛缓解、疼痛减轻，有利于肢体活动，改善功能。冷水可降低疼痛感、消炎、消水肿等。

2. **机械作用**　水的静压可增强呼吸运动和气体代谢，可压迫体表静脉和淋巴管，促进血液和淋巴液回流。2～3个标准大气压的定向水流冲击人体，具有很大的机械刺激性，可引起明显的血管扩张和神经系统兴奋。全身或局部浸入水中时，水的浮力可减轻重量，在陆地上运动困难的肢体在水中借助水的浮力作用可以较容易活动，又因水有阻力，在水中只能做缓慢的活动，对功能障碍的肢体进行运动训练。水中运动时阻力需与浮力一起考量，利用合适的训练技巧、视病患需求给予合适的浮力或阻力。

3. **化学作用**　水中加入某种药物、矿物或气体，使其具有明显的化学刺激作用，使机体产生相应的反应。即使是淡水浴也有微量矿物质的化学刺激作用。

二、治疗方法

可以分为浸浴、水中运动、水中康复。

（一）浸浴

让患者身体浸入水中进行治疗的方法。根据治疗部位可分为全身浸浴法、半身浸浴法、局部浸浴法。

1. **全身浸浴法**　将患者全身浸入水中进行治疗的方法，需药物浴者，再加入一定剂量的药物。在浴盆中放入适量水，测定水温，患者更换浴衣入浴，水面高度不宜超过第四肋。如采用卧式，使头颈及前胸部露出水面，以减少水压迫心脏。温度可分热水浴（39～42℃以上）、温水浴（37～38℃）、不感温水浴（34～36℃）、低温水浴（26～33℃）和冷水浴（20～26℃）。治疗中应密切观察患者反应，如有头晕、心慌气短、面色苍白、全身无力等症状时，治疗师应该立即将患者扶出。治疗结束后，患者应该休息20～30分钟再离开。

2. **半身浸浴法** 是让患者坐于浴盆中，伴以冲洗和摩擦，在治疗中逐渐降低水温的一种柔和的治疗方法。先向浴盆中倒入一定温度的水，将患者身体浸入水中后在浴盆中坐起，水面淹没脐部，治疗师用小桶舀取浴盆中的水，以均匀的水流冲洗患者背部及胸部。边冲洗边摩擦患者的背部、肩部、腹部，直至出现良好反应为止。治疗过程中如出现寒战，应立即停止治疗。

3. **局部浸浴法** 将人体某一部分用冷热水交替浸浴刺激，引起局部或全身产生一系列生理性改变，从而达到治疗目的的一种方法。依据治疗部位可分为手盆浴、足盆浴、坐浴。

4. **电水浴疗法** 是以盛于容器中的水作为导体，把电流引入浸于容器内人体的一种特殊电疗法。根据治疗部位可分为全身和局部电水浴疗法。

（二）水中运动

水中运动是运用水的温度、浮力及水静压作用来进行各种体育锻炼的治疗方法，有水疗和医疗体育的双重治疗作用，适用于肢体运动功能障碍、关节挛缩、肌张力增高的患者。借助于水的浮力，患者在水中可以进行主动运动，如体操、游泳、单杠、双杠、水球等，也可以在治疗师的指导和帮助下进行肢体和关节被动运动或进行水中按摩等。水中运动包括水中辅助运动、水中支托运动及水中抗阻运动3种。

1. **固定体位** 在水的浮力下，保持肢体固定体位，必要时可用带子固定肢体。

2. **利用器械辅助训练** 比如利用橡皮手掌或脚掌增加水的阻力，利用双杠训练站立、平衡和行走，利用水球训练臂的推力，也可以利用水中自行车、跑步机等器械进行有氧运动。

3. **水中步行训练** 让患者进入水中，站立在步行双杠内，水面齐颈部，双手抓住双杠，浮力可减轻患者下肢对身体的承重。让患者在水中扶双杠移动下肢，活动量以患者感觉不累为原则，并注意保护。水中出现不适时，应尽快停止训练。

4. **水中平衡训练** 患者站在步行双杠内，水深以患者能站稳为准，治疗师从不同方向向患者推水作浪或用水流冲击，使患者平衡受干扰，让患者对抗水浪及水流的冲击，保持身体平衡。训练过程中注意保护患者，不要发生意外。

（三）水中康复

1. **气泡浴** 是利用浴水中的气泡作用于人体，对人体产生细微按摩作用及冷热温度差的治疗方法。浴池内放入2/3容量的浴水，水温36～38℃，开动气泡发生器，使浴水中充满足够量气泡。让患者脱去衣服，进入水中，水面不超过剑突部，治疗时间10～20分钟，适用于失眠、慢性疲劳、血液循环障碍、自主神经功能紊乱。不同气泡浴治疗时间不同。二氧化碳浴10～15分钟，氧气浴10～20分钟，硫化氢浴5～12分钟。隔日一次，10～15次为一个疗程。

2. **涡流浴**　现代的涡流浴槽多用不锈钢或全塑料制成，利用马达产生涡流，其温度、水流强弱都可以自动调节。根据患者治疗部位，选择合适的涡流浴装置，并进行检查，注入 2/3 容量浴水，水温 37～42℃之间，打开涡流开关、通气开关，暴露治疗部位，将肢体浸入水中进行治疗。治疗过程中保持恒温，水流强度要适中，始终保持患者全身感觉舒适，治疗时间为 15～20 分钟。

3. **哈伯特槽浴**　清洁浴槽，注入 2/3 容量的浴水，水温 38～39℃。把患者通过移送装置进入水中，开动肩、腰、大小腿部喷嘴，形成涡流，增强水流冲击。治疗师在槽外指导和帮助训练，治疗时间 10～30 分钟。治疗中要随时观察患者情况，如出现不适，立即停止治疗。治疗结束后，通过移送装置将患者徐徐移出。

4. **步行浴**　由浴槽及油压升降机两部分组成，可进行步行训练。通过升降装置或者轮椅直接进入步行浴槽，封闭浴槽，注入一定高度的水，水温 38～39℃，患者可以进行起立训练、站立平衡训练及步行训练。治疗师在浴槽外给予指导，治疗中水可注入空气，使步行浴同时起到气泡浴作用，治疗时间 15～20 分钟。

第七节　作业治疗

作业治疗是通过有目的、经过选择的与日常生活活动、职业劳动、认知有关的作业活动，提高躯体和心理功能障碍者日常生活活动的自理能力，为患者设计及制作与日常生活活动相关的各种辅助设备，提供患者职业前技能训练，维持现有功能，最大限度发挥残存功能的治疗方法。作业疗法的最终目的是要让患者达到尽可能的高水平生活、学习、工作、社会活动，提高其生存质量。

作业治疗和物理治疗同属于康复治疗学，遵循相同的解剖学、生物力学和神经生理学原理，但治疗目标、范围、手段、重点、介入时机和患者参与度都有所区别。康复治疗过程中作业治疗和物理治疗所承担的任务比重，随着病程的进展而变化。疾病早期，患者活动能力严重不足，以物理治疗为主，治疗的重点主要是改善患者基本功能，如肌力、关节活动范围、耐力、平衡与协调等功能。当患者日常生活能力提高时，有了相对复杂的能力实现，如进食、穿衣、行走等，即可开始作业治疗。作业治疗是把患者个人和他的家庭环境及社会连结起来，从患者的个人功能的潜力和需要出发，经过作业的训练和治疗，逐步适应家庭和社会环境，实现生活自理，并尽可能获得生活和工作能力。

一、作业治疗的特点

（一）作业治疗是经过选择的、有目的的活动

作业活动一定要有目的。患者不仅有个人日常生活的需要，而且还有家庭生活、社会生活等方面的需要。治疗师要以患者的需要为中心进行作业的选择。

（二）作业治疗是一种创造性、科学性的作业活动

作业方法的选择是以康复评定作为依据，在活动分析和功能评定的基础上制订的，不是盲目的、机械的。活动不是简单的动作重复，而是有针对性地创造出适合患者的功能障碍恢复的作业活动。

（三）作业治疗需要患者的主动参与

作业治疗效果与患者主动参与的程度成正比。如果不能调动患者的主动性，患者不能理解或者不能配合，作业治疗效果就差。患者既要参加活动过程，也要参加决定的过程，活动由患者自己进行，治疗师和家属在作业治疗中只是起着引导和监督的作用。

（四）作业治疗需要趣味性和实用性相结合

作业治疗应当共同治疗患者躯体和精神疾患，活动要考虑患者的兴趣，能被患者接受。其目的是可以预防功能减退及维持或改善生活质量，缓解症状，改善躯体和心理功能。活动可以帮助患者获得或发展生活技能，活动内容与患者日常生活或工作学习有关，最大限度地恢复正常的家庭和社会生活。功能的改善和劳作的成果，激励患者训练的信心与热情，不但能提高患者的兴趣，也能提高治疗的效果。

（五）作业治疗是整体性和重点相结合

作业活动常需协调地、综合地发挥躯体、心理和情绪、认知等因素的作用，但也要根据患者训练和治疗的重点目标，运用作业分析的知识，选择以躯体运动为主的、或以情绪调节为主的、或以认知训练为主的作业，其他作为辅助的作业内容，制订定期评估、适时修订的综合作业计划。

（六）不同年龄段人群作业治疗特点

1. 儿童作业治疗特点　寓教于乐，寓治于乐，治疗、游戏和教育相结合，随着年龄的变化而发生变化。针对儿童疾患的作业治疗，是以活动为手段，充分挖掘和调动儿童主观能动性。治疗中应充分重视家属参与的重要性，需要家长全程参与。康复辅助器具的设计应注重儿童生长发育的特点，并定期加以改进。

2. 老年人作业治疗特点　老年人基础疾病较多，全面掌握治疗对象的全身情况及患者的需求，制订明确康复治疗的目标。早期介入，强度适中，方案个体化，方式多样化，应考虑多种因素对老年作业实施的影响，并获得老年人的信任和配合，鼓励患者积极主动参与治疗和活动，尽量达到生活自理。在训练场所和设备上应充分考虑老年人的特点，以防发生不必要的意外。不要治疗过度，不要求功能完全恢复，只需要根据个体水平去争取最佳效果。

3. 残疾人作业治疗特点　对残疾人的作业治疗，重视利用各种辅助器械、工具，以补偿功能的不足，主要进行一些促进其利用器械完成生活和劳动所必需的作业。

（七）作业治疗的目标是回归社会

作业治疗着眼于帮助患者恢复或取得正常的、有意义的生活方式和生活能力，或取得一定的工作能力，包括生活自理能力、对外界环境的适应能力、工作娱乐和社会活动的能力。因此，作业治疗的目标是使患者掌握日常生活技能，能适应各种居家（住房、居住环境）条件下的生活，以及适应在新的环境和条件下工作。

二、治疗原则

在制订作业治疗方案时，需要根据患者的功能障碍确立作业治疗目标，同时还要结合患者身体基本状态、本人的愿望和所处环境等诸多因素，选择其能力范围内可以完成的治疗方法。治疗中应遵循以下原则：

（一）按照治疗目标选择作业治疗的内容和方法

1. 恢复日常生活功能和工作能力　选择合适的作业治疗，帮助患者恢复已经丧失或部分丧失的功能，期望达到生活、工作、学习、交流等能力的完全自理或基本自理，因此强调患侧肢体的恢复训练，设计各种作业活动提高患肢功能，指导患者独立完成各项作业内容。

2. 恢复辅助功能　如果患者功能障碍不能完全恢复，作业治疗中应有针对性地利用患者残存的功能、或借助辅助用具、或适当进行环境改造提高患者的自理能力，达到日常生活能力部分自理，选择相应的工种实现就业。

3. 按正常的顺序获得功能目标　对于一些残疾儿童，在还没有掌握某些功能时就已残疾，康复训练可以帮助这些患儿学习和获得这些功能。此时应当注意根据儿童运动发育的规律和生活技能获得的正常程序，选择作业治疗内容。儿童生活技能的康复训练应按进食、大小便控制、转移、卸装、着装、沐浴的顺序进行。

4. 利用康复工程，实现代偿功能目标　对于那些严重残疾最终无法恢复功能的患者，作业治疗方法可以选择代偿或补偿训练使患者最大程度地实现生活自理。比如借助轮椅训练、安装假肢、支具等获得移动、行走等功能。

（二）根据患者的愿望和兴趣选择作业活动

治疗中不仅需要考虑治疗目的及患者的能力，患者的愿望和要求更是治疗师选择治疗方法的主要考虑因素之一，要充分调动患者主观能动性和参与意识，注重心理治疗在作业治疗中的作用，取得患者在治疗中的最大配合，激发机体内在潜能，这对患者的功能改善非常有益。

（三）选择患者能完成 80% 以上的作业活动

每个患者损伤程度不同，存在着个体差异，在制订作业治疗方案时，应根据患者的具体情况，选择患者能够完成 80% 以上的作业活动，随着患者作业能力的提高逐渐增加作业难度和强度。此外，要注意区别患者不能完成作业是因为患者主观上不够努力，还是对其能力要求过高。

（四）注意对全身功能的影响

作业治疗既要考虑治疗的局部效果，也要重视治疗的整体作用。如果作业活动要通过局部作业活动达到改善全身状态的治疗效果，可以把这种治疗看成是一种整体作业活动。患者在治疗中除了提高局部作业能力外，还提高了身体耐力和高级脑功能等全身综合能力。因此，在注意作业治疗的局部作用时，还要注重作业治疗的全身作用。

（五）作业治疗的选择需与患者所处的环境条件相结合

根据患者的残疾和环境评定，采取相应的作业治疗，训练患者适应所处的生活环境，同时进行适当的环境改建，方便患者的生活自立。对于截瘫患者，要提高他的转移能力和使用轮椅能力，同时对住宅和相应设施也要进行必要改建，方便其使用轮椅和转移等。

三、治疗作用

（一）改善躯体感觉和运动功能

作业活动能调节患者神经系统功能，改善机体代谢，增强体力和耐力，增强患者肌力和关节活动度，改善运动的协调性、准确性、平稳性及速度，增强平衡能力，促进感觉的恢复。通过认知、感知训练，提高病、伤残者的注意力、记忆力、思维能力及感觉、知觉能力，增强定时及定向力、表达力、理解力、判断力、计算力等，提高社会交往能力。

（二）改善心理状态

作业活动可分散转移注意力，提高生活兴趣，使患者精神松弛。作业的成品可增强自主感、自我价值感、生活信心和喜悦，在训练过程中得到愉快和满足。通过各种作业活动，可以调节患者情绪和积极性，增强克服困难的信心。同时，集体活动可克服孤独感，恢复社会交往，培养重返社会的意识。

（三）提高生活自理能力

通过日常生活活动训练和使用自助器具，提高患者穿衣、进食、翻身、起坐、转移、行走、如厕等生活自理能力和家务处理能力。

四、作业活动分析

作业活动分析是对一项活动的基本组成成分以及患者能够完成该活动所应具备的功能水平的认识过程。将活动分解成步骤、动作直至运动类型以确定其基本成分，提取治疗的要素。在选择一项活动时，患者的能力要与该项活动所要求的水平相符合，要有希望通过训练能够达到活动要求水平。

（一）作业活动的技能成分

每种活动都含有人类生理上或心理上所具备的技能或者素质，主要包括以下五个方面：

1. **运动技能和素质** 包括肌力、肌张力、耐力、协调性、灵敏性、粗大运动、精细运动、关节的活动度、稳定性和柔韧性等。

2. **感觉技能和素质** 包括视、听、嗅、味觉、痛温觉、触觉、本体感觉等。

3. **认知技能和素质** 包括主动参与能力、学习能力、解决问题的能力、交流能力、逻辑思维能力、融会贯通能力、组织能力、判断力、空间定向力、安排和利用时间的能力等。

4. **心理技能和素质** 包括独立性或依赖性、顺应能力、积极性、务实性、自制力、自尊心、情感表达等。

5. **社交技能和素质** 包括集体精神和合群性、社交和公关能力、合作共事精神、价值观念、生活地位等。

（二）分析内容

通过逐步分析一种活动中所需的基本技能成分，观察和了解每个作业活动的基本动作组成和顺序。通过分析每个患者的需求、兴趣和生活习惯，作业活动中所需经费、环境条件、材料设备、人员投入，评价患者完成作业活动的能力。作业分析能揭示患者复杂的功能问题，检查患者的学习技巧、概念形成、神经肌肉的控制和协调能力、感觉、关节的稳定性、解决问题的能力、创造力以及选择性接受信息的能力。

（三）分析方法
1. 简单分析法
（1）明确活动的方式：分析活动的基本动作和过程，是否借助器具，活动需要的位置、运动的类型和反应，认知功能状态。

（2）选择活动类型：分析哪种活动适合患者需要，能解决问题和引起患者兴趣。

（3）分析选择活动的理由：选择的活动应与训练目的、治疗目标紧密相连，不仅要满足患者躯体实际功能需要，还要满足患者心理、认知、工作和社交需要。

（4）确定活动的场地：选择一个患者可以进行活动的场地进行分析和治疗。

（5）确定参与对象：除患者和治疗师外，可以选择相应的助手或家人参加治疗。

（6）确定时间：进行活动的时间应符合患者的需要和遵循患者的生活习惯。

2. 详细分析法　除了考虑环境、年龄、性别、职业、文化教育背景、趣味性、适应性、安全性、时间和经费外，还要按前面提到的活动技能从运动、感觉、认知、心理、社交多方面进行综合分析。

五、作业能力评定

作业能力评定包括治疗前评定、治疗期间定期复查和治疗后评定。通过作业能力评定，了解功能障碍的严重程度对作业能力的影响，了解其原因、病程及其预后，为制订治疗计划提供客观依据。动态观察功能障碍的发展变化和预后，解决患者的特殊需求，及时观察治疗效果和调整治疗方案，不能主观臆断。作业能力评定可分为作业技能评定和作业能力评定。完整的作业评定应包括以下内容：

（一）作业技能评定

1. 感觉　包括温觉、痛觉、触觉、本体感觉、前庭感觉、视觉、听觉、味觉、嗅觉等。

2. 运动　运动能力是作业能力的基础，无论是物理治疗还是作业治疗都需要进行该项能力的测试。主要包括关节活动范围、肌力、耐力、肌张力、协调控制能力、神经反射、平衡、综合运动功能、步行能力、手 - 指协调能力评定等。

3. 高级脑功能评定　主要包括认知功能中的醒觉水平、定向力、注意力、记忆力、识别能力、言语功能、关联与归类、抽象思维、排列顺序、学习能力、解决问题能力、时间安排能力的评定。

4. 心理社会活动技能评定　心理活动技能包括患者的情绪、情感、个性、价值观、人生观、自我观念、信仰及信念、追求、兴趣和爱好、自我控制和把握力、心理承受力、自我表现力等。社会活动技能包括交际和活动能力、为人处世、社会品行、仪表和行为、社会交往能力、相互协调能力、人际关系等。

（二）作业能力评定

1. 日常活动能力评定　包括基本日常活动，如仪表卫生、口腔卫生、洗澡、如厕、穿衣、进食、表达、转移、性生活等；其他还包括工具性日常活动，如打扫卫生、整理衣物、做饭、购物、理财、房屋维护、外出交通、照顾他人等。

2. 其他　作业能力评定还包括娱乐和兴趣性作业能力评定（职业的、业余的、社交的兴趣及作业能力），生存质量评定，职业能力和就业前能力评定，环境评定等。

六、作业治疗技术

作业治疗技术有多种。

（一）按作业的性质与对象分类

可以分为功能性作业疗法、心理性作业疗法、精神疾患作业疗法、儿童作业疗法、老年病作业疗法。

（二）按作业的目的分类

可以分为用于减轻疼痛的作业、用于增强肌力的作业、用于增强耐力的作业、用于增强协调能力的作业、用于改善关节活动范围的作业、用于改善精神状态的作业、用于转移注意力的作业、用于改善整体功能的作业。

（三）按所需的技能进行分类

包括针对运动功能、感知功能、认知功能、心理社会功能障碍进行的作业训练。

1. **运动功能的作业训练**　是技能训练的基础。①加大关节活动范围的作业训练：上肢功能作业训练、手指精细活动作业训练、下肢作业训练；②增强肌力的作业训练：增强上肢肌力的作业训练、增强手部肌力的作业训练、增强下肢肌力的作业训练；③改善协调的作业训练；④改善平衡的作业训练；⑤增强体力耐力的作业训练。

2. **感知功能的作业训练**　是指对周围及中枢神经系统损害患者进行触觉、实体觉、运动觉、感觉运动觉的训练，以及治疗失认症和失用症的作业训练。①触觉的作业训练：以视觉代触觉识别物品，避免手指接触过热、过冷、尖锐、沉重的物体；②运动觉的作业训练：先后在直视与闭目时以木杆、笔或铅笔橡皮头刺激手指，判断刺激的位置；③感觉运动觉的作业训练：先后在直视与闭眼时以木杆、笔或橡皮头在手指上滑动与按压以判断感觉，以音叉反复刺激手指，用以判断振动觉；④两点辨别觉的作业训练。

3. **认知功能的作业训练**　认知功能的作业训练包括定时定向力、注意力、记忆力、表达力、理解力、判断力、计算力、自知力的作业训练。

4. **改善心理状态的作业训练**　心理性作业训练是通过作业改善心理状态的一种作业疗法。①转移注意力的作业训练：书法、绘画、编织、插花等；②镇静情绪的作业训练：刺绣、织毛衣等；③增强兴奋的作业训练：观看或参加竞技比赛、游戏等；④宣泄情绪的作业训练：钉钉子、铲雪、挖土等；⑤增强自信的作业训练：编织、绘画等能完成作品的活动；⑥增强社会交往的作业训练：歌咏比赛、文娱晚会、游戏等。

（四）按实际要求分类

可以分为维持日常生活所必需的作业活动、能创造价值的作业活动、消遣性作业活动、教育性作业活动、矫形器和假肢的训练。目前主要归类成以下几种技术。

1. **生活技能训练**　日常生活动作主要分为基本生活动作、移动动作和生活关联动作3大部分。①基本生活动作主要包括卧床、饮食、更衣、如厕、洗浴、语言交流等；移动动作主要包括床上移动、坐位移动、步行、装支具步行、轮椅操纵等；生活关联动作主要包括家务、育婴、购物等；②主要训练内容包括：床上训练、转移训练、进食动作训练（吞咽动作训练、摄食动作训练）、洗漱动作训练、更衣动作训练、家务劳动训练和指导。

2. **职业技巧训练及就业咨询**　包括就业咨询及职前训练。组织患者在专人指导下参加适当的工作和生产劳动，帮助患者调整精神和心理状态及进行社会能力的训练。职业技能的种类较多，包括基本劳动和工作的技巧，如木工作业、黏土作业、缝纫作业、纺织作业、办公室作业等。

3. **休闲活动训练**　休闲活动可以调节患者生活，改善精神心理状态，有利于加强社会交往。此类训练包括书画疗法、园艺疗法、音乐疗法、游戏疗法、体育活动疗法。

4. **感知和认知训练** 对周围及中枢神经系统损害的患者进行触觉、实体觉、运动觉、感觉运动觉训练，以及注意力、记忆力、理解力、复杂操作能力、解题能力等训练。

5. **康复辅助器材的选购咨询和指导** 对有运动功能障碍的患者提供订制或购买辅助器的咨询，帮助其进行穿戴和使用矫形支具和假肢的训练活动，使之熟练掌握和运用这些支具和假肢来完成各种日常生活活动。

七、作业治疗设备

（一）作业功能评定器具

1. **手指精细活动能力测试器具** 如插板、插针等，国际市场供应的标准化测试器具等。

2. **感知觉测试器具** 如两点辨别觉测量器、实体觉测验器具、感觉综合测验器材等。

3. **认知功能测量器具** 包括测量记忆力图片、实物、问卷，测量注意力用的数字表，测量解决问题能力用的积木、拼图材料、故事图画卡片等。

4. **职业能力测试器具** 如综合职业技能要素测试器材，包括一整套工具和器材，可测试12项劳动技能要素，包括协调性、反应性、手的精细活动能力、眼-手-足反应能力、独立解决问题能力等；又如职业能力倾向测验仪器，可以用于检测枪手的精细活动能力、瞄准力、组装能力、语言能力、计算能力、反应速度等。

（二）作业治疗用具

1. **日常生活活动用具** 如食具、厨具、家用电器、梳子、毛巾、厕具、浴室、厨房设备等。

2. **日常生活辅助用具** 特制的毛巾、梳子、牙刷、调羹、粗柄笔、长柄持物器、穿袜器、鞋拔、穿衣棒、纽扣钩等。

3. **手的精细活动及上肢活动训练用具** 如插孔板、套圈用架子、结扣解扣训练器、手指抓握训练器、手指屈伸牵拉训练器、砂磨板等。

4. **工艺治疗用具** 黏土及陶器制作用具、竹编或藤编工艺用具、绘画及图案用笔和颜料。

5. **职业技能训练用具** 打字机、缝纫机、电子元件组装器械、简易织机、针织和刺绣用器材、木工基本用具、纸盒加工器材等。

6. **矫形器** 手腕及手指训练用支具。

7. **其他** 感知觉训练及认知训练用具。

八、作业治疗处方

治疗计划制订的过程是发现问题、解决问题的过程，可以促进患者或残疾者恢复最佳功能状态。首先是评估、分析、发现问题，提出解决问题的方法，制订治疗目标，设计和实施治疗计划；其次是评估治疗计划的结果，修正治疗计划；最后，当治疗计划完成后对治疗进行总结。

作业治疗要求治疗师根据患者的性别、年龄、职业、诊断、身心功能评定结果、专长、兴趣及生活条件，明确作业疗法的目标，在康复医师指导下开出作业治疗处方，处方内容应包括：作业活动项目、作业活动强度、治疗时间和频次、注意事项。

（一）作业项目的选择

选择作业项目应遵循作业治疗的原则，根据病情合理选择治疗项目，项目的选择要有针对性，根据作业治疗目标而设定。

（二）作业活动量的选择

1. **治疗强度选择**　选择何种活动强度决定患者能否完成治疗任务。不仅要考虑治疗局部的活动强度，还要考虑对全身所能承受的负荷强度。作业活动的强度与作业时体力劳动与脑力劳动的强度、体位和姿势、作业的材料与用具等多种因素有关。在治疗中根据患者的适应性与治疗反应随时予以调整。

2. **治疗时间和频度**　作业强度、时间、频率是构成作业治疗量的基本要素。作业治疗中实际时间长短反映了患者的耐力情况，频率反映了患者的恢复能力。

九、适应证

作业疗法的适应证十分广泛，凡是需要改善手的运动功能、身体感知觉功能、认知功能，改善情绪，调整心理状态，适应住宅、职业、社会生活条件的患者，都可以进行作业治疗。

（1）神经系统疾病：脑卒中、颅脑损伤、帕金森病、脊髓损伤、脊髓炎、神经系统退行性疾病、周围神经损伤、多发性硬化、运动神经元病变、认知功能减退等。

（2）骨关节疾病：骨折、断肢断指再植术后、截肢后、烧伤、人工关节置换术后、骨性关节炎、强直性脊柱炎、类风湿关节炎、手部损伤、脊髓损伤等。

（3）内科疾病：冠心病、心肌梗死、心肺功能不全、高血压、慢性阻塞性肺病、糖尿病等。

（4）儿科疾病：脑瘫、脊髓灰质炎、精神发育迟滞、先天性畸形等。

（5）精神疾病：神经症和精神分裂症的康复期、焦虑症、抑郁症、情绪障碍、人格障碍等。

十、禁忌证

意识不清、严重认知障碍不能合作者，危重症、心肺肝肾功能严重不全等需绝对休息者。

第八节　言语语言治疗

言语和语言都是人类所特有的思想、文化的交流工具，两者存在密切关系，在日常生活中混用。但是在康复领域，它们之间是有严格区分的。

一、语言障碍和言语障碍的区别

（一）语言和言语的区别

1. 言语是人们运用语法规则，将语言材料通过口头形式表达出来的过程。言语活动是人类普遍的交际形式，也是最重要的交流方式，它具有更明显的个体特征和个性风格。

2. 语言是整个社会群体所共同使用的一种符号系统，如汉语、英语、法语或俄语，更强调全民性和共同性。语言包括对符号的运用（表达）和接受（理解）的能力，对文字语言符号的运用（书写）和接受（阅读）能力，以及姿势语言和哑语。

3. 言语是有声语言，也就是口语，而语言就是人类社会中约定俗成的符号系统，人们通过应用这些符号达到交流的目的。因此，语言不依赖于个体，可以一直持续下去，言语需要个体的参与，它会随着个体的消亡而消亡。语言的运用符号不仅包括口头符号（口语）和书面符号（文字），即听、说、读、写这 4 种基本交流方式，还包括姿势语言、手势表情等多种交流形式，而言语则仅指口语表达。

（二）言语障碍和语言障碍

1. **言语障碍**　口语表达声音响亮、发音清晰，需要有正常的构音器官结构和言语产生有关的神经肌肉的正常活动。言语障碍包括：说话时采用显著的胸式呼吸方式，说话的音调过高、过低或缺乏变化，说话声音太小或太大，说话声音鼻音太重或含糊不清等问题。言语障碍临床表现为呼吸、发声、共鸣、构音和语音功能的异常。代表性的言语障碍为构音障碍，临床上最多见的构音障碍是脑卒中、脑外伤、帕金森病等疾病所致的运动性构音障碍。另外构音器官异常所致的构音障碍为器质性构音障碍，以腭裂为代表。

2. **语言障碍**　是指口语和非口语的过程中词语应用出现障碍。现在对语言障得的理解逐渐集中于因生理或心理、智力等问题所造成的语言交际障碍。语言障碍主要有两类：失语症和语言发育迟缓。代表性的语言障碍是脑卒中和脑外伤所致的失语症和大脑功能发育不全所致的语言发育迟缓。

二、构音障碍常用治疗方法

构音障碍是由于神经病变导致与言语功能相关的肌肉麻痹或运动不协调所致的言语障碍，从大脑到肌肉本身的整个神经反射通路病变都可能引起这种异常的表现。

构音器官评定所发现的异常部位便是构音训练的重点部位。构音评定所发现的哪些音可以发，哪些音不能发，哪些音不清晰等就决定了构音训练的内容。根据构音器官和构音评定的结果，按照呼吸→喉→腭和腭咽区→舌体→舌尖→唇→下颌运动的顺序，一个问题一个问题地解决。

言语的发生是受神经和肌肉影响的，所以，姿势、肌张力、肌力和运动协调的异常都会影响到言语的质量。言语治疗应从改变这些状态开始，这些异常状态的纠正会促进言语的改善。对于重度构音障碍的患者，要选择能充分发挥患者的残余功能和最简单易行的交流手段，最终使患者能使用现代的交流辅助系统来补偿重度运动障碍所造成的言语交流障碍。

（一）呼吸障碍的矫治

呼吸障碍包括呼吸方式异常、呼吸支持不足、呼吸与发声不协调，主要通过呼吸放松训练、缓慢平稳呼气法训练、唱音法训练等来分别治疗。

1. **呼吸放松训练**　指将节律的呼吸与放松运动相结合，通过手臂和肩部的运动带动肋间肌群和肩部肌群运动，使这些肌群甚至全身得到放松，从而促进呼吸系统整体功能的提高。此训练主要用于呼吸方式异常，主要是通过呼吸配合双臂交替上举、单臂划圈、双

臂划圈、双肩耸立、晃动等运动方式进行训练。

2. 数数法 用于治疗呼吸方式异常，也适用于呼吸与发声不协调。动作要领是有节奏地移动步伐，同时控制呼吸并数数。

3. 缓慢平稳呼气法 主要用于治疗呼吸支持不足，也适用于呼吸与发声不协调。动作要领是深吸气，呼气时气流必须平缓均匀，并注意发声时长的控制。也可将呼气与发音训练相结合，先进行无意义音的缓慢平稳呼气训练，然后进行单音节词的缓慢平稳呼气训练。

4. 唱音法 主要适用于呼吸与发声不协调，也适用于呼吸支持不足。动作要领是深吸气后持续地发音，注意发声时长控制和起音控制，发长音时保持声音平稳，发短音时干脆利落。主要包括长音训练、短音训练和长短音结合训练。

5. 生理腹式呼吸训练 用于治疗呼吸方式异常。通过不同的体位，让患者体验呼吸中"呼"和"吸"的过程，帮助患者建立正确、自然、舒适的生理腹式呼吸方式，为言语呼吸奠定基础。生理呼吸训练共分四节七个步骤：第一节为仰卧位训练，包括四个步骤（闭目静心、腹部感觉、胸腹同感、口腹同感）；第二节为侧卧位训练；第三节为坐位训练；第四节为站位训练。

6. 快速用力呼气法 主要适用于呼吸支持不足。操作时，首先可通过吹羽毛、吹蜡烛等活动，让患者感受深吸气后快速呼出的感觉，然后采用耳语式的发音方法诱导出送气音，再用正常嗓音发送气音，进行快速用力呼气训练；接着增加难度教导患者深吸一口气，然后快速呼气的同时用力发以送气音 p、t、k 等开头的单双音节词语。

7. 甩臂后推法 适用于呼吸与发声不协调和软起音。患者在甩臂后推的同时突然发音来提高声门闭合能力，减少软起音，帮助其建立正确的起音方式。其训练步骤依次为：用力甩臂后推的同时发音，边做动作边发单元音（逐渐过渡到单音节、双音节和短语）。

8. 气息式发音法 适用于呼吸与发声不协调。通过采用气息式的发音，帮助放松声带和咽缩肌，从而建立正常的起音方式，其主要适用于硬起音，尤其是由硬起音导致的高音调。治疗师示范用不同的起音方式发音，教导患者区分，体会不同起音方式的喉部感觉。硬起音时，喉部紧张僵硬；软起音时，喉部放松舒适。

（二）言语发声障碍常用治疗方法

发声障碍主要包括音调异常、响度异常、嗓音音质异常。不管是哪种发声异常者都要进行的一项训练是放松训练，包括发声放松训练（颈部和声带放松训练）、哈欠-叹息法和不同的张嘴法。

1. 颈部放松训练 通过颈部肌群紧张和松弛的交替运动，使患者的颈部肌群（即喉外肌群）得到放松。具体步骤如下：头部随重力快速向前落下，缓慢抬起，重复五次。依次如法做向后、左、右、旋转等动作。

2. 声带放松训练 通过打"嘟"的形式，让患者体会发声过程中声带的放松，并放松整个发声器官甚至颈部肌群。操作时要求首先保持上身稳定，自然闭合双唇，具体步骤如下：深吸气，呼气时声带振动并带动双唇振动向正前方发"嘟——"的音，并且要连贯持续。依次如法进行持续发"嘟——"音。与此同时分别做头部向左或向右快速旋转、头部向左上方或右上方做弧状快速上升动作，头部向左下方或右下方做弧状快速下降动作。

3. 哈欠 - 叹息法训练 通过夸张的哈欠和叹息动作，使声道充分打开，咽部肌肉放松，在打哈欠快结束时叹气，然后在叹息时发音并体会放松的感觉，逐渐过渡到做单音节训练、词的训练、短语或句子的训练。

4. 乐调匹配法 主要用于治疗音调异常障碍。根据患者现有的音调水平，选择乐器的不同音阶，对其进行音调的模仿匹配训练，以逐步建立正常的音调，提高其音调控制能力。动作要领是根据患者的音调水平选择合适的阶段性目标音阶，逐步接近正常音调。主要步骤包括哼唱乐调、哼唱后发单元音、哼唱后数数、哼唱后说词语、歌唱式发单元音、歌唱式说词语等。

5. 用力搬椅法 让患者坐在椅子上，在用力上拉椅子的同时发音，来增加其言语的响度。

（三）言语节奏训练

包括重音、节奏、呼吸、朗诵练习。轻至中度的患者可能表现为绝大多数音可以发，但由于痉挛或运动不协调而使发音不正确或失韵律。这时可以利用节拍器控制速度，由慢开始逐渐变快，患者随节拍器的节拍发音可明显增加理解度。

1. 重音与节奏训练 呼吸控制训练使重音与轻音显示出差异，从而产生言语的节奏特征；诗歌朗读训练，诗歌有很强的节奏，可帮助患者控制节奏。

2. 语调训练 多数患者表现为音调低或单一音调，训练时要指出患者的音调问题，训练者发音由低到高、乐器的音节变化也可用来帮助患者克服单一的音调。

（四）音调障碍训练

手指按压法是治疗师以手指按压于患者喉部某处，改变喉软骨的位置，以提高或降低患者音调的一种治疗方法，主要适用于音调障碍的患者。不同的音调障碍有不同的治疗方法。

1. 音调过高 首先，治疗师以右手食指放于患者甲状软骨切迹上，拇指和中指分别固定于两侧的甲状软骨板，食指用力将甲状软骨向后向下推，同时让患者发 ā 或 bā；然后治疗师移开手指，让患者自己把拇指和食指轻轻地按压在甲状软骨上进行发声，体会并记住低音调发声时喉的位置；逐步过渡到发其他音，并在平常说话中以此音调说话。

2. 音调过低 除了治疗师将甲状软骨向上推而不是往下推，其他同前法训练。

3. 音调变化过大 首先让患者将食指和中指的指腹放在甲状软骨上，发一个中等音调的音，依次降低一个音级，直到最低，通过指腹感觉并体会喉的下降运动；然后再依次上升一个音级，直到最高，通过指腹感觉并体会喉的上升运动；再要求患者用食指和中指将甲状软骨固定在适当的位置，这时的发声音调是患者的自然音调，并限制喉的移动幅度，通过大量朗读或交流来强化这种发声方式，直至不需要手指的辅助力量也可以做到发声时喉的纵向移动幅度很小。

（五）共鸣障碍训练

主要存在口腔、鼻腔共鸣异常和共鸣音质异常的问题。口腔共鸣异常包括前位聚焦、后位聚焦、喉位聚焦，可以通过口腔共鸣放松训练（后位音法、前位音法、伸舌法）进行治疗。鼻腔共鸣异常包括鼻音功能亢进和鼻音功能低下，可以通过口腔共鸣法、鼻腔共鸣法训练进行治疗。共鸣音质异常可以通过鼻音 / 边音刺激、U 声道法、头腔共鸣法和胸腔共鸣法进行治疗。

（六）口部运动治疗

口部运动治疗主要是指针对下颌运动障碍、唇运动障碍和舌运动障碍的治疗，主要是针对下颌、唇以及舌的运动范围、运动速度、运动控制、精细运动分化等运动障碍进行治疗，促进控制它们运动的肌张力正常化，增强感知觉，改善肌张力和肌力，抑制异常的口部运动模式，促进正常的口部运动模式产生。

1. **下颌运动治疗** 下颌运动治疗分为3步骤：首先增强下颌感知觉，然后采用促进治疗技术提高下颌肌肌力，再阻断下颌的异常运动模式，建立正常的运动模式。

2. **唇的运动治疗** 唇运动治疗分为3步骤：首先增强唇部感知觉，然后提高唇肌肌力，再促进唇各种运动模式产生。

3. **舌运动治疗** 舌运动治疗分为3步骤：首先增强舌感知觉，然后提高舌肌肌力，再阻断舌的异常运动模式，建立正常的运动模式。

（七）构音运动治疗

构音运动治疗是通过重读治疗法将口部运动与语音结合，将口部运动模式转化为声母和韵母所需要的构音运动模式，进一步提高下颌、唇和舌的精细分化运动能力的综合运动训练，是连接口部运动与构音语音训练的桥梁。训练内容包含下颌韵母运动训练、唇韵母运动训练、舌韵母运动训练、唇声母运动训练、舌声母运动训练。

三、失语症常用治疗方法

失语症治疗的目的是通过各种方法帮助改善患者的语言和交流能力，使其听、说、读、写能力最大限度地接近或达到正常水平。因此围绕听、说、读、写四个方面开展针对性的治疗。

（一）听理解的治疗

1. **听觉察知能力的训练** 包括无意察知训练和有意察知训练。①无意察知主要通过新颖、节奏感强的声音激发患者对声音产生兴趣；②有意察知的核心目标是让患者能够对不同频率、不同强度的声音做出有意识的反应。

2. **听觉分辨能力训练** 目的是区分声音异同，分为综合分辨能力训练和精细分辨能力训练。①综合分辨能力的训练是指对多维度差异语音分辨的训练。该阶段选择的内容无论在时长、强度还是频率方面差异都较大，患者只要能抓住其中一个维度的差异即可区分两者的不同；②精细分辨训练是指能够分辨环境声、动物声、人体声、活动声、物体声、言语声、叠字、短句、童谣、儿童歌曲等。

3. **听觉辨识能力训练** 目的是让患者把握声音的多种特性，从而将声音识别出来。包括词语识别和音位识别。词语识别能力训练将帮助患者尽可能清晰地聆听日常生活中的词语，包括三音节词、双音节词和单音节词。音位识别能力训练将帮助患者清晰地识别含音位对比的词语，包括韵母音位对比识别、声母音位对比识别。

4. **听觉理解能力训练** 目的是为了考察和提高患者音和义结合的能力，使患者能真正懂得声音的意义，包括词语理解能力训练、句子和短文理解能力训练。

（二）口语表达治疗

1. **命名训练** 命名是交流的基础。在进行命名治疗时，注意选择和患者密切相关的内容，如家人的名字、身边的家具等。有许多特殊的提示可用于命名治疗，它们可以帮助激发出目标反应。比如音节提示、口型提示、提示词语的第一个字、提示物体功能的描述、示范动作、以相关的声音作为刺激、采用近义词、反义词诱导等，帮助患者掌握命名。

2. 长句训练　可在已掌握的命名基础上，逐步扩展成在沟通交流中有功能和作用的短语与句子。

3. 动作图卡和故事训练　治疗师可以采用动作图卡和故事帮助和引导患者讲故事以及进行对话。读报纸标题或文章小段落，注意纠正错误语音，改善流畅度。

4. 对话训练　进行日常生活简短对话，训练"听""说"能力，给予语言刺激，引起患者反应。在会话过程中注意纠正语音、词汇及语法上的错误。

（三）阅读技能治疗

阅读技能治疗目标的确定取决于患者发病前的阅读水平和对阅读的需求现状。在临床上进行阅读技能治疗时，可按照阅读并理解书面文字、短语和句子、短文和其他更为复杂的材料的顺序进行。

（四）书写技能治疗

在临床上进行功能性书写技能治疗时，根据患者现有书写技能水平的不同，治疗师可以采用以下治疗方法进行书写技能的治疗。①指出治疗师所说的文字；②指出治疗师所说的词语和短语；③说出书面文字的发音；④说出书面词语的发音；⑤描摹书面文字；⑥抄写词语和短语；⑦正确说出文字的笔画、偏旁、部首等；⑧书写自己及家人的名字；⑨自发性书写短语和句子；⑩自发性、拓展性书写，如写留言、便条、地址，填写表格，写书信等。

四、言语语言的治疗模式

（一）治疗形式

1. 一对一训练　由一名医师或治疗师训练一名患者，进行有针对性的语言治疗，一对一训练是语言治疗的基本方式。

2. 患者自习　患者经过一对一训练，能够充分理解言语训练的方法和要求后，治疗师可将部分需要反复练习的内容布置给患者，让患者自主练习。

3. 集体治疗　是一对一治疗的有益补充，通常是将病情基本相同者组成一个小组（5～10人），可以激发患者言语交际的欲望。由言语治疗师主持，根据患者具体情况，选择命名、长句、讲故事和对话交流等方式，由每个患者轮流回答，一个患者答不出时，可由其他患者代答或补充。这种形式有较大的心理和社交上的康复价值。

4. 家庭训练　治疗师将言语训练的要求和方法教给家属，并设计制订各阶段家庭训练方案。在家属能够正确掌握后，由家属对患者进行言语训练。言语治疗师定期评估，调整方案。这种治疗方式适用于患者出院后的治疗。

（二）治疗时间和训练器材

最好安排在上午进行言语治疗，每次30分钟左右，每日1次，持续数月、一年或更久。训练器材包括录音机、录音带、镜子、秒表、压舌板、喉镜、文字训练卡、图卡、各种评估表、常用物品等。

五、适应证和禁忌证

理论上，凡是有言语障碍的患者都可以接受言语矫治，但是言语矫治需要患者的配合。因此，对伴有严重意识障碍、情感障碍、行为障碍、智力障碍或有精神疾病的患者，以及拒绝接受治疗的患者不适合言语矫治。另外，经过一段时间系统的言语矫治后，如果患者的言语水平停滞不前，也应该终止治疗。

第九节　康复工程

康复工程是利用现代工程技术的原理，对残疾人进行评定和测量，然后按照代偿或适应的原则，设计和生产出能减轻其功能障碍和提高独立生活能力的产品的现代工程学技术。其产品主要包括假肢、矫形器、助行器。对于综合临床康复来说，最重要的是矫形器的应用。

一、假肢

假肢是用于弥补截肢者肢体的缺损和代偿其失去的肢体功能而制造、装配的人工肢体。它的制作、装配和使用是一个系统工程，需要康复医师、假肢制作技师、物理治疗师、作业治疗师、心理治疗师和患者共同参与。医师负责残肢的评定、康复方案、假肢处方、假肢适配性检查。物理治疗师、作业治疗师和心理治疗师负责残肢的评定、塑形、肌力训练、假肢使用训练和心理治疗等。截肢者本人是假肢的最终使用者，其良好的配合、积极的训练是实现假肢功能的关键。

假肢处方由康复医师对截肢者的整体状况以及残肢情况行评定后开出。假肢穿戴后的评定是由康复医师、治疗师、假肢技师组成的康复治疗组共同完成。假肢的最终定型一般分为两个阶段：初检和终检。初检是对假肢初步安装、试样和调整后的检查，此时的假肢是半成品，便于修改。终检在假肢全部完成装配后，是假肢装配、使用训练工作的最后评定。

假肢包括上肢假肢和下肢假肢，其中下肢假肢应用较为广泛。康复训练的目的是使截肢者能使用假肢代偿下肢的站立和行走功能，实现良好的步态。主要包括假肢穿脱训练，起坐和站立训练，平衡训练，步行训练。

二、矫形器

矫形器装配于人体外部，通过力的作用，预防、矫正畸形，补偿功能和辅助治疗骨关节及神经肌肉疾病，在促进骨关节病损、神经肌肉病损等疾病的功能康复中发挥了重要的作用。矫形器按治疗部位可分为上肢矫形器、下肢矫形器、脊柱矫形器；按矫形器的治疗目的可分为保护用矫形器、固定用矫形器、免负荷用矫形器、步行用矫形器。

（一）作用

1. **固定和矫正**　通过固定病变部位来矫正肢体已出现的畸形，预防畸形的发生和发展。

2. **稳定和支持作用** 通过限制肢体或躯干关节的异常活动，维持脊柱、骨和关节的稳定性，减轻疼痛或恢复其承重功能。

3. **保护和减轻轴向承重作用** 指减轻肢体和躯干的长轴方向的承重，通过对病变肢体的固定和保护，保持肢体和关节的正常对线。对某些承重的关节，可以减轻或免除肢体或躯干的长轴承重，从而促进康复。如坐骨承重矫形器，用于治疗股骨头无菌性坏死。

4. **代偿和助动作用** 通过矫形器的外力源装置代偿已瘫痪肌肉的功能，对肌力较弱者予以助力，维持其正常运动。

5. **抑制站立、步行中的反射性痉挛** 通过矫形器可以控制关节运动，从而减少肌肉反射性痉挛。如硬踝足塑料矫形器，用于脑瘫患者，可以防止其步行时出现马蹄内翻足，改善步行功能。

（二）流程

在使用矫形器前，需要经过临床检查、制订矫形器处方、制作矫形器（由专业厂家完成）、穿戴矫形器前后的训练、调整和维修等过程。

1. **临床检查** 包括患者的一般情况以及关节活动度、肌力、目前使用矫形器的情况等。

2. **矫形器处方** 康复医师根据临床检查开出矫形器处方。处方要求将矫形器目的、功能要求、品种、材料、所用的零部件种类及要求、固定人体范围、固定于何种体位、作用力的分布、矫形器使用时间等写清楚。

3. **训练** ①前置训练。康复医师根据患者检查评定情况，制订康复治疗方案，主要进行增强肌力、关节活动范围和肌肉协调能力的训练，为穿戴矫形器创造条件；②试穿。正式使用前，要先进行试穿，并进行相应的调整；③适应性训练。初检合格的矫形器交付治疗师，治疗师对患者进行适应性使用训练，教会患者如何穿脱矫形器、如何穿上矫形器进行一些功能活动；④终检。专业人员检查矫形器的装配是否符合生物力学原理，是否达到预期的目的和效果，了解患者使用矫形器后的感觉和反应。终检合格后方可交付患者正式使用；⑤随访。每3个月或半年随访1次，必要时对假肢进行修改和调整。

（三）上肢矫形器

1. **肩矫形器** 肩外展固定型矫形器一般应将肩关节保持外展同时肘关节屈90°的位置上，用以减轻肩关节周围肌肉韧带负荷，保护肩关节。主要用于腋神经麻痹、臂丛神经损伤、肩袖断裂、肩关节处骨折、肩关节脱位整复术后等。

2. **肘关节矫形器** 分为固定型和活动型。①固定型肘矫形器：将肘关节固定在一定的体位，用于保护肘关节，限制肘关节的活动，矫正关节畸形。适用于肘关节骨折及术后、肘部烧伤后的固定等；②活动型肘矫形器：用双侧金属支条和肘关节铰链制成，必要时增加弹簧。适用于肘关节挛缩、关节不稳、肌力低下及肘关节术后等。

3. **腕手矫形器** 分为固定型和活动型，用于治疗腕关节损伤、手腕骨骨折、烧伤后关节挛缩、神经损伤后肌肉无力等。①腕手固定型矫形器，固定和维持腕手关节于一定的功能位；②腕手活动型矫形器，利用外力帮助因神经麻痹引起的肌无力、肌萎缩的手指活动，提高屈伸能力，预防或矫正关节挛缩；或限制关节活动范围以保护肌肉和关节。

4. **手部矫形器** 用于手部的损伤、炎症和畸形等。如烧伤后为防止虎口挛缩使用对掌矫形器；手指肌腱损伤后使用手指固定矫形器。

（四）下肢矫形器

主要作用是保护和稳定下肢骨骼与关节、限制关节运动，减轻或完全免除下肢的承重负荷，改善下肢的运动功能和步态，促进康复，预防和矫正畸形，减轻疼痛等。

1. **踝足矫形器** 根据制作材料可分为塑料踝足矫形器和金属踝足矫形器等。一般用于马蹄足、踝关节内翻和外翻、足下垂和胫骨骨折不连接等疾病。塑料踝足矫形器临床应用最多，该类踝足矫形器使用轻便，通常可放入鞋内使用。

2. **膝矫形器** 将膝关节固定在一定的角度，限制膝关节的运动。适用于膝韧带和半月板损伤、膝关节反屈、侧副韧带松弛、关节不稳、肌肉无力、膝关节术后的制动等。

3. **膝踝足矫形器** 是在踝足矫形器的基础上，增加了膝关节铰链、大腿支条和半月箍，以限制和固定膝关节。适用于膝关节变形、下肢肌肉无力、下肢骨折、关节及韧带损伤、截瘫和脑瘫、脊髓灰质炎后遗症、膝内外翻等，也有用于截瘫双下肢的膝踝足矫形器。

4. **髋矫形器** 用于固定骨盆和部分大腿，以限制骨盆和髋关节的运动，矫正畸形。如髋内收、外展矫形器，用于控制髋关节的内收和旋转活动。可以用于改善剪刀步态。

5. **截瘫行走器** 可分为往复式截瘫行走器和互动式截瘫步行器，适用于脊髓损伤后截瘫患者，以帮助患者站立和行走。

（五）脊柱矫形器

主要作用是限制脊柱的运动，辅助稳定病变关节，减少椎体承重，减轻局部疼痛，促进康复，矫正和防止畸形发展。临床上广泛用于颈腰部扭伤、颈腰椎椎间盘突出症、脊椎骨折、脊柱手术前后和脊柱关节炎等疾病。

1. **颈椎矫形器** 俗称颈托，适用于 $C_{1~5}$ 范围内的轻度压缩性骨折和颈椎术后、颈椎病、颈部疼痛及其他需要固定的颈部疾病。

2. **胸腰骶椎矫形器** 分为硬性和软性胸腰骶椎矫形。①硬性胸腰骶椎矫形器多由高温热塑板材制成。特点是轻便，与身体贴伏好，易清洗。这类矫形器可以限制或矫正脊柱的屈伸、侧屈和旋转运动。适用于胸腰椎术后、腰椎间盘突出症及术后、脊椎失稳及脊椎滑脱等；②软性腰骶椎矫形器，又称为腰围。用布料或软皮制成腰束，内加铝合金条增加强度，系在腰骶椎，给骨和软组织增加压力，提高腹内压，限制腰椎活动，减轻椎体及肌肉承重，稳定病变关节，消除疼痛。适用于腰腿痛、腰肌劳损、腰椎间盘突出症等。

3. **脊椎侧弯矫形器** 包括用于颈和上胸段脊柱侧弯的密尔沃基矫形器，用于下胸段和腰段脊柱侧弯的波士顿式、色努式矫形器。适用于脊椎侧弯的矫正，尤其是对青少年特发性侧弯有较好的疗效。

三、助行器

辅助人体支撑体重、保持平衡和行走的工具称为助行器。根据其结构和功能，可分为3类：无动力式助行器、功能性电刺激助行器和动力式助行器。无动力式助行器结构简单、价格低廉、使用方便，是最常用的助行器，包括各种杖和步行器。

（一）杖

1. **分类** 根据杖的结构和使用方法，可分为手杖、前臂杖、前臂支撑拐和腋杖。①双下肢完全瘫痪（胸10以下截瘫，必须穿膝踝足矫形器），可使用两支腋杖步行；②单侧下肢完全瘫痪，使用一侧腋杖步行；③下肢不完全瘫痪，根据下肢残存肌力情况，选用腋杖、前臂杖；④上肢肌力减弱，如肱三头肌肌力减弱时，肘的支持力降低，可选用肱三头肌支持型腋杖；⑤肘关节的稳定性较差时，选用前臂支持型腋杖或前臂杖；⑥腕关节伸肌肌力差、腕稳定性较差时，选有腕关节固定带的前臂杖或腋杖。

2. 拐杖高度的选择　对拐杖使用者来说，掌握正确的持杖高度，可以保持正确的站立和行走姿势，从而合理运用拐杖的支撑力。如果长期持杖过低会形成驼背，而持杖过高会使上下台阶或楼梯时感到困难。①确定手杖高度的方法：身体直立，以肘关节屈曲 30°，腕关节背屈约 30° 的状态握住手杖，使手杖支脚垫位于脚尖前方和外侧方直角距离各 15cm 处的位置；或者身体直立，手杖高度与股骨大转子处于等高的位置；②确定腋拐高度的方法：取站立位，将拐垂直置于小脚趾外侧约 15～20cm，肘关节屈曲 20°～30° 时，腕关节所处位置即是把手位置；或者两侧腋拐支脚垫分别置于脚尖前方和外侧方直角距离各 15cm 处，肘关节屈曲约 30°，把手部位与股骨大转子高度相同。

（二）步行器

1. 步行器的选择　步行器适用于下肢有些支撑能力和迈步能力，但肌力很弱、平衡和协调能力较差者。步行器可以分为固定型、交互型、前方有轮型、腋窝支持型步行器。①双下肢肌力差、不能充分支撑体重时，应选用腋窝支持型步行器；②上肢肌力较差、提起步行器有困难者，可选有前方有轮型步行器；③上肢肌力正常，平衡能力差的截瘫患者可选用交互型步行器；④固定型步行器常用于减轻一侧下肢的负荷，比如单下肢骨折，步行器和健腿交替负重。

2. 步行器的使用　在使用步行器时，要防止身体过分的前移或后仰，使身体重心偏离支撑面。使用步行器首先要根据患者身高和其自身状况进行高度调节。身体直立，以肘关节屈曲 30° 的状态手持步行器，使步行器的高度与股骨大转子保持水平位置。

第四章 神经系统疾病康复

第一节 脑卒中

"脑卒中"又称"中风"、"脑血管意外"，是由于脑部血管突然破裂或因血管阻塞而引起脑组织损伤的一组疾病，脑卒中具有发病率高、死亡率高和致残率高的特点。脑出血、脑血栓形成、脑栓塞和蛛网膜下腔出血等疾病可引起不同类型的脑卒中，具体分为缺血性脑卒中和出血性脑卒中。缺血性脑卒中的发病率高于出血性脑卒中，占脑卒中总数的60%~70%，而出血性脑卒中的死亡率较高。脑卒中发病具有明显的季节性，寒冷季节发病率高，尤其是出血性脑卒中的季节性更为明显，发病高峰是冬季。脑卒中已成为我国第一位死亡原因，也是中国成年人残疾的首要原因。虽然不同类型的脑卒中患者的临床特点、药物治疗等有所不同，但针对其各种障碍所进行的康复治疗措施大致相同，故这些急性脑血管病的康复通常称为脑卒中康复。

目前脑卒中的诊断与治疗水平有了明显的提高，但是由于存在着重视抢救，忽视功能恢复，重治疗、轻康复的倾向，许多患者错过了早期功能锻炼，后遗症的发生率很高。据统计其致残率为86.5%，其中15%的患者日常生活不能自理，给家庭和社会带来沉重的负担。因此，发病后应当尽早进行康复训练，最大程度地促进功能恢复，减轻残疾。

中医将脑卒中称为"中风"，对其病因病机的认识已相对成熟，认为其基本病机为肝肾亏虚，精血虚少，肝阳上亢，气血逆乱，上犯脑窍，或风、火、痰、瘀等交织为病，阻滞脑络；病因为风、痰、瘀、火；病性为本虚标实。

一、诊断要点

（一）临床表现

最常见症状为一侧手臂或腿部突然感到无力，甚至突然昏倒、不省人事；或者出现一侧脸部、手臂或腿麻木；或突然发生口眼㖞斜、半身不遂；神志不清、说话或理解困难；眩晕、失去平衡或协调能力；吞咽障碍、饮水呛咳，无原因的严重头痛、昏厥等。

（二）影像学

就医时多用头颅 CT 区别出血性脑卒中和缺血性脑卒中，头颅 MRI 可以清晰地明确病灶和病症性质，区别是新发还是陈旧性脑梗死。头颈部磁共振血管造影或高分辨率磁共振成像作为无创检查是病情稳定后常用的脑血管检查手段。颈动脉超声检查和经颅多普勒超声探测为无创检查，可作为诊断颈内动脉起始段和颅内动脉狭窄、闭塞的筛查手段，为预防缺血性脑血管病等疾病发病提供客观的血流动力学依据。

二、相关结构

（一）脑的被膜

脑膜分为 3 层，脑膜表面由外向内依次为硬脑膜、蛛网膜、软脑膜。软脑膜含有脉络丛，能产生脑脊液，脑脊液位于蛛网膜和软脑膜之间的腔隙——蛛网膜下腔。硬脑膜厚而坚韧，位于硬膜与蛛网膜之间的腔隙称为硬膜下腔，硬膜紧贴于颅腔壁，之间无腔隙存在。

（二）血管

1. 脑的动脉 来自颈内动脉和椎动脉。

颈内动脉：营养大脑半球的前 2/3 和间脑前半球，主要分支有大脑前动脉、大脑中动脉、脉络丛前动脉和后交通动脉。

椎动脉：营养脑干、小脑、间脑后半球和大脑半球的后 1/3，主要分支有脊髓动脉、小脑下后动脉。在脑桥延髓交界处，左、右椎动脉汇合成基底动脉，其发出大脑后动脉、小脑下前动脉和小脑上动脉等。

大脑动脉环：又称 Willis 环，位于脑底下方，由前交通动脉、两侧大脑前动脉起始段、两侧颈内动脉末段、两侧后交通动脉和两侧大脑后动脉起始段组成。在蝶鞍上方围绕视交叉、灰结节周围形成环状。

2. 脑的静脉 一般分为浅、深两组，不与动脉伴行，最后经大脑大静脉注入直窦。

（三）脑室

脑质内部的室管系统。包括侧脑室、第 3 脑室、第 4 脑室。第 3 脑室和第 4 脑室由中脑导水管相连。脑室内含脉络丛，产生脑脊液充溢脑室，并注入蛛网膜下腔滋养神经组织。

（四）脑实质

脑实质主要由四个部分组成：端脑、小脑、间脑和脑干。

1. 端脑 又称大脑，由两侧大脑半球组成。连接大脑两半球的神经纤维束称为胼胝体。端脑是脑的最高级中枢，大脑半球表面的灰质层，称大脑皮质，深部的白质又称髓质，位于白质内的灰质团块为基底核。左侧大脑半球与语言、意识、数学分析等密切相关，语言中枢主要在左侧大脑半球；右侧大脑半球则主要感知非语言信息，比如音乐、图形和时空概念。

（1）脑叶：大脑半球内有 3 条恒定的沟，将每侧大脑半球分为 5 叶，分别为额、顶、枕、颞叶及岛叶。

额叶：额叶负责控制判断力、问题解决能力和抽象思维；除此之外，额叶还负责控制协调运动和生理反应等与身体相关的运动。

顶叶：顶叶的功能与躯体感觉、味觉、语言等有关。顶叶主要负责语言、阅读和想象的理解力，它还负责感官理解力。

颞叶：颞叶与听觉、语言和记忆功能有关。颞叶帮助形成视觉和听觉记忆，还控制言语能力与听力。

枕叶：枕叶主要负责处理视觉信息，也负责传递我们所看到信息到顶叶及颞叶来加以分析及比对。

岛叶：位于大脑半球外侧沟底，借其周围的环状沟与额、颞、顶叶分界。其功能可能与内脏自主神经等有关。

（2）大脑皮质：大脑皮质是脑的最重要部分，是高级神经活动的物质基础。

第Ⅰ躯体运动区：位于中央前回和中央旁小叶前部（4区和6区），该区域对骨骼肌运动的管理有一定的局部定位关系。其特点为：上下颠倒，但头部是正的；左右交叉，一侧运动区支配对侧肢体的运动。但一些与联合运动有关的肌肉则受两侧运动区的支配。第Ⅱ躯体运动区位于中央前回岛盖皮质，与对侧上、下肢运动有关。

第Ⅰ躯体感觉区：位于中央后回和中央旁小叶后部（3、1、2区），接受对侧半身痛、温、触、压以及位置觉和运动觉，躯体感觉的投射规律和第Ⅰ躯体运动区相似。第Ⅱ躯体感觉中枢位于中央后回岛盖皮质，与双侧躯体感觉（以对侧为主）有关。

视觉区：在距状沟上、下方的枕叶皮质，即上方的楔叶和下方的舌回（17区），接受来自外侧膝状体的纤维。一侧视觉区接受双眼同侧半视网膜来的冲动，损伤一侧视觉区可引起双眼对侧视野偏盲称同向性偏盲。

听觉区：在颞横回（41、42区），接受来自内侧膝状体的纤维。两侧的听觉中枢都接受来自两耳的冲动，因此一侧听觉中枢受损，不致引起全聋。

平衡觉区：在中央后回下端头面部感觉区的附近。

嗅觉区：在海马旁回沟的内侧部及其附近。

味觉区：在中央后回下部（43区），舌和咽的一般感觉区附近。

内脏运动中枢：一般认为在边缘叶，在此叶的皮质区可找到呼吸、血压、瞳孔、胃肠和膀胱等各种内脏活动的代表区。边缘叶是内脏运动神经功能调节的高级中枢。

语言中枢：包括说话中枢（额下回后部44、45区）、听觉中枢（颞上回后部12区）、阅读中枢（顶下小叶的角回39区）和书写中枢（额中回的后部8区）等。

2. 间脑 位于中脑和端脑之间，间脑以丘脑为中心分为丘脑、下丘脑、后丘脑、上丘脑、底丘脑五部分。

（1）丘脑：不仅是除嗅觉外一切感觉的转换站，也是一个复杂的分析整合中枢；丘脑在维持和调节意识状态、警觉和注意力方面也起重要作用，而且和情绪、联想有关。某些丘脑核团还可作为运动整合中枢，接受小脑和纹状体的投射纤维。

丘脑病变引起的症状：严重的体表及深感觉障碍，不可忍受的疼痛，协调功能障碍及血管运动障碍；不自主运动及轻度共济失调；自主神经系统活动障碍；心理障碍等。

（2）下丘脑：是大脑皮质下调节内脏活动的高级中枢，它把内脏活动与其他生理活动联系起来，调节着体温、摄食、水平衡、血糖和内分泌腺活动等重要的生理功能。

（3）上丘脑：包括缰三角、缰连合、丘脑髓纹、松果体和后连合。松果体为内分泌器官，分泌多种具有抗促性腺激素作用的肽类激素，有抑制儿童性成熟的作用；并能分泌松果体激素，具有降低血糖的功能。上丘脑与嗅觉、视觉也有密切关系。

3. 小脑 小脑由白质和灰色的神经核所组成，小脑主要的功能是协调骨骼肌的运动，维持和调节肌肉的紧张，保持身体的平衡。小脑也负责"学习运动"及"协调运动"。可分为：前庭小脑、脊髓小脑、小脑后叶。

（1）前庭小脑：位于绒球小结叶，调整肌张力，维持身体平衡。发生病变时会引起平衡失调。

（2）脊髓小脑：位于小脑前叶，控制肌肉的张力和协调。发生病变时会引起共济失调。

（3）小脑后叶：位于小脑后叶，影响运动的起始、计划和协调，包括确定运动的力量、方向和范围。

4. 脑干　脑干包括中脑、脑桥和延髓。脑干是神经系统最重要、最复杂的区域之一，有许多重要神经中枢，如心血管运动中枢、呼吸中枢、吞咽中枢，以及视、听和平衡等反射中枢，所以脑干被称作"生命中枢"。

脑干也由灰质和白质构成。脑干的灰质包含由功能相同的神经细胞集合成的神经核。神经核分两种：一种是与第 3～12 对脑神经相连的脑神经核；另一种是主要与传导束有关的神经核，如躯体运动核、躯体感觉核、内脏运动核、内脏感觉核、脑干网状结构等。

（1）延髓：主要功能为控制呼吸、心跳、消化等。支配呼吸、排泄、吞咽、肠胃蠕动等活动。

（2）脑桥：其白质神经纤维可将神经冲动自小脑一侧半球传至另一侧半球，脑桥与小脑共同作用，控制肌肉运动和身体姿势。脑桥还负责产生睡眠所需的必要意识，对人的睡眠有调节和控制作用。

（3）中脑：中脑是视觉与听觉的反射中枢，凡是瞳孔、眼球、肌肉等活动，均受中脑的控制。

（4）网状系统：网状系统居于脑干的中央，是由许多错综复杂的神经元集合而成的网状结构。网状系统的主要功能是控制觉醒、注意、睡眠等不同层次的意识状态。

三、常见症状

（一）瘫痪

脑卒中引起的瘫痪是脑卒中康复最重要的内容。脑卒中引起的瘫痪既有上运动神经元瘫痪，也有下运动神经元瘫痪，但是绝大多数属于上运动神经元瘫痪。由于脑卒中大多属于单侧脑损伤，所以大多属于偏瘫。急性脑卒中由于锥体束突然中断出现脊髓休克期，肌肉牵张反射受抑制呈现软瘫，腱反射减低或消失，持续数天或数周后牵张反射恢复，转为肌张力增高，腱反射亢进。休克期长短取决于病损程度及是否合并感染等并发症。

脑卒中引起的肢体肌张力增高是有其特征的：上肢屈肌和下肢伸肌的肌张力更高，表现起始阻力大，以后阻力迅速下降，呈折刀样痉挛。不同区域的脑损伤引起不同类型瘫痪：①皮质运动区损伤表现为局限性病损，导致对侧单瘫，亦可为对侧上肢瘫合并中枢性面瘫；②皮质下白质损伤引起对侧单瘫或对侧不均等性偏瘫；③内囊区域损伤引起偏瘫：内囊膝部及后肢前 2/3 受累引起对侧均等性偏瘫（中枢性面瘫、舌瘫和肢体瘫），后肢后 1/3 受累引起对侧偏身感觉障碍，视辐射受累引起对侧同向性偏盲；④脑干损伤引起交叉性瘫痪综合征，即病灶同侧脑神经瘫痪，对侧肢体瘫及病变水平以下脑神经上运动神经元瘫。

（二）感觉障碍

常见的感觉障碍有：①感觉过敏。对外界刺激的感受能力异常增高；②感觉减退和感觉缺失。对外界刺激的感受能力下降或消失；③感觉倒错。对外界刺激物的性质产生错误的感觉；④内感性不适。对来自躯体内部的刺激产生异样的不适感。

人类大脑皮质中央沟后部区域感觉中枢，其损伤与感觉障碍的发生有关。背侧丘脑不仅是除嗅觉外一切感觉的转换站，也是一个复杂的分析整合中枢，内囊走行着感觉神经纤维束传达到皮质，脑干走行着脊髓丘脑束等感觉神经纤维束传达到丘脑，这4处脑组织的损伤会引起不同类型的感觉障碍。①脑干型：延髓外侧病变损害脊髓丘脑侧束和三叉神经脊束、脊束核，产生同侧面部及对侧偏身痛、温觉障碍，是为交叉性感觉障碍。一侧脑桥和中脑的病变引起对侧偏身和面部的感觉障碍；②丘脑型：丘脑病变引起对侧偏身感觉减退或消失。往往深感觉、复合感觉和轻触觉损害较痛、温觉障碍明显。有时可有比较严重的偏身自发性剧痛，临床上称丘脑性痛或中枢性痛。也可出现感觉过度和感觉倒错；③内囊型：内囊病变时对侧偏身（包括面部）感觉减退或消失，多为完全性，不伴有丘脑痛，其障碍程度四肢重于躯干，肢体远端重于近端。常伴有偏瘫和偏盲；④皮质型：中央后回及旁中央小叶附近的损伤会引起相应的感觉障碍。由于皮质感觉区范围广，病变只损害其中一部分，常表现为对侧的一个上肢或一个下肢的感觉减退或缺失，称单肢感觉减退或缺失。特点是对侧精细性复合感觉的障碍，皮质感觉中枢的刺激性病灶可引起感觉性癫痫发作。

（三）吞咽障碍

脑卒中的真性球麻痹和假性球麻痹都可引起吞咽障碍。真性球麻痹是指延髓运动神经核或脑神经损伤，属于下运动神经元损伤。吞咽障碍症状重于构音障碍，咽反射消失或减弱，舌肌萎缩或有肌束震颤，代偿能力差，康复效果差。假性球麻痹是指双侧皮质延髓束损伤，属于上运动神经元损伤，而支配吞咽肌肉的下运动神经元未受损，构音障碍重于吞咽障碍，咽反射存在（迟缓、不协调），代偿能力强，康复效果较好。

吞咽障碍是脑卒中死亡的独立危险因素，主要引起的不良后果有：①误吸：由于气管和食管的毗邻关系，饮食物、口咽分泌物都可通过咽部进入呼吸道，尤其是有的患者由于舌肌活动能力差，咀嚼功能下降，将大块固体食物咽到气管中，造成呼吸道堵塞，抢救不及时会造成生命危险；②吸入性肺炎：固体或流质、口咽分泌物急性或慢性误吸，长期卧床患者胃内容物反流都会导致吸入性肺炎，这是脑卒中卧床患者肺部感染的重要危险因素；③营养不良和脱水：由于吞咽障碍，部分患者常产生进食恐惧，主动减少进食和饮水，导致营养不良和脱水。传统针灸治疗吞咽困难效果良好，大部分假性球麻痹均能基本痊愈，真性球麻痹也会有所改善。

（四）言语障碍

脑卒中的语言障碍包括失语和构音障碍。

1. **构音障碍** 是指发音困难、异常、不清晰，但用语正确，是由于发音器官肌肉瘫痪、共济失调或肌张力增高所致。脑卒中引起的上运动神经元、下运动神经元、锥体外系、小脑病变都可以导致构音障碍，其中以上运动神经元损伤多见，绝大多数的端脑、间脑、中脑、脑桥的损伤都归为此类。一侧锥体束或者两侧锥体束损害引起构音不清，通过治疗可以得到恢复或者部分恢复；属于下运动神经元损伤的语言障碍在脑卒中里很少见，只有刚好损伤了延髓部位的支配吞咽的相关运动神经元（舌咽、迷走、舌下神经核）才会出现，恢复的困难很大；脑卒中引起的锥体外系病变和小脑病变所致的发音不清，相对少见，预后大多良好。

2. 失语 是获得性语言障碍，指与语言功能有关的脑组织的器质性损害造成患者对进行交流的符号系统的理解和表达能力受损，尤其是语音、语义、字形等语言符号的理解和表达障碍。脑卒中是最常见的病因。失语的康复评估和康复训练是脑卒中康复的重要内容，需要投入大量的时间和精力，不仅仅是治疗师，还需要患者家属和陪护在日常生活中不断地强化和训练。

（五）肩关节功能障碍

脑卒中发生后，只要是涉及上肢，肩关节一定是一个需要全程密切关注的部位。从最初肩关节肌张力降低、肌肉无力，到后期疼痛痉挛、肩关节周围软组织粘连、关节挛缩等，都是康复过程比较棘手的问题。从病程进展的顺序看，涉及肩关节的问题主要有肩关节半脱位、肩关节异常运动模式、肩手综合征、冻结肩。

1. 肩关节半脱位 在偏瘫患者中很常见，出现于偏瘫早期。表现为肱骨头在关节盂下移，肩峰于肱骨头之间出现明显的凹陷，一旦出现就会非常影响上肢的预后。病因主要是由于以冈上肌及三角肌为主的肩关节周围肌肉的肌张力和肌力低下，肩关节囊及韧带的松弛引起，在重力或者不恰当的被动活动下出现肩关节半脱位。肩关节半脱位以预防为主，主要是注意上肢的摆放，在软瘫期尽量避免患侧肩关节没有依托地下垂。应及早针灸和电刺激肩关节周围肌肉，恢复肌力和肌张力。

2. 肩关节异常运动模式 脑损伤后，当上肢肌力有所恢复后，肩关节运动会出现异常模式。首先是异常的肩胛节律，肩部进行前屈、外展时，肩胛骨不能上提和上旋。其次肱骨不能充分外旋，肩前屈和外展时，肱骨大结节无法绕过肩峰。这样导致肱骨头在关节内无法顺利地滑动，从而使肌肉、关节、肌腱、韧带、关节面出现损伤，产生肩痛现象。主要表现在肩关节前屈或外展的时候产生明显疼痛，这种肩痛往往伴随着上肢康复训练的整个过程。需要及时纠正异常模式，注意提高肩胛骨活动度，对局部进行理疗、推拿、针刺，消除损伤和疼痛，否则容易进一步发展为肩手综合征和冻结肩。

3. 肩手综合征 主要表现为患者患手突然浮肿疼痛及肩关节疼痛，手功能受限。因疼痛较重，而且并发挛缩，严重影响上肢康复。引起肩手综合征的疾病除了脑卒中以外，还包括心肌梗死、颈椎病、上肢外伤、截瘫、肺部疾病、肩关节疾病等。肩手综合征发病机制较为复杂，一般认为是由于手部循环不畅和组织损伤引起。临床上主要表现为疼痛、感觉异常、血管功能障碍、水肿、出汗异常及营养障碍。可采用适度抬高患肢并配合被动活动，同时联合应用中频电刺激、激光、微波、超短波、中药熏洗等治疗措施。对于肩痛、手肿胀明显的患者，可采取局部应用类固醇激素注射治疗，冷热水交替刺激患手、手指缠绕线绳等物理方法都可配合应用。

4. 冻结肩 冻结肩往往是由于肩痛后，患者因为不愿意锻炼，长期保持固定姿势造成，也可以是由于肩关节半脱位，制动时间太长造成。由于进入硬瘫期，关节挛缩，活动更加受限，脑卒中的冻结肩治疗异常困难。

对于肩关节的问题，预防一定要提到首位。一旦出现了上述问题，会严重影响上肢的整体康复，避免错误的姿势、不恰当的锻炼方法或者不锻炼、错误的搬运转移方法，预防肩关节功能障碍关系到整个上肢的康复结果。

四、日常养护

（一）控制危险因素、预防复发

针对具有脑卒中危险因素的人群，积极治疗危险因素，同时定期监测其他危险因素的发生并采取针对性措施，减少脑卒中发生。预防是最好的措施，其中高血压是导致脑卒中的重要可控危险因素，因此，降压治疗对预防脑卒中发病和复发尤为重要。应加强对全民普及脑卒中危险因素及先兆症状的教育，才能真正防治脑卒中。研究发现清晨高血压是脑卒中事件最强的独立预测因子，缺血性脑卒中在清晨时段发生的风险是其他时段的 4 倍，清晨血压每升高 10mmHg，卒中风险增加 44%。除了高血压以外，很多个体往往同时存在多个危险因素，比如吸烟、不健康的饮食、肥胖、缺乏适量运动、过量饮酒和高同型半胱氨酸血症，以及患者自身存在一些基础疾病，如糖尿病和高脂血症，这些都会增加脑卒中的发病风险。针对已发生过一次或多次脑卒中的患者，除了给予早期诊断早期治疗，还需要对糖尿病、高血压和高血脂采取药物治疗，以减少心血管病危险并预防中风。对于多种危险因素的干预和基础疾病的治疗相结合，往往可以预防近 75% 的血管性反复发作事件。

（二）警惕脑卒中预兆，及时就医

研究发现脑卒中常见预兆依次为：①头晕，尤其是突发眩晕；②肢体麻木，突然感到一侧面部或手脚麻木，有的为舌麻、唇麻；③暂时性吐字不清或讲话不灵；④肢体无力或活动不灵；⑤与平时不同的头痛；⑥不明原因突然跌倒或晕倒；⑦短暂意识丧失或智力的突然变化，或处于嗜睡状态；⑧全身明显乏力，肢体软弱无力；⑨恶心呕吐或血压波动；⑩一侧或某一侧肢体不自主地抽动，双眼突感一时看不清眼前出现的事物。发现以上症状，及时去急诊科就诊，经过及时救治可以中止脑卒中的发作。

（三）适当运动、规律作息

要在康复治疗师的指导下有效运动，不要以异常模式反复练习，训练时告诉患者不要过度用力，训练量不宜过大，训练强度要由小到大，使患者有一个适应的过程。有心绞痛、严重心律失常及血压升高明显者，应暂停训练。训练场景多样化，让患者尽量放松，减少帮助，主动训练。出院后要定期复诊，按照指导进行运动。运动要适度，也不能因病而减少活动，提高自身的心肺功能，防止肌肉萎缩。平时作息规律，良好的作息状态有利于疾病的恢复和心情舒畅，如果作息紊乱，要及时就医干预。

（四）饮食恰当，防止便秘

禁烟，限制膳食中的盐含量，多食新鲜水果蔬菜，忌食辛辣、油腻、煎炸食物，注意营养及饮食均衡。保持大便通畅，防止因用力排便而血压升高。

（五）保持心情舒畅

脑卒中患者常有情绪问题，主要原因有两个方面。一个是因为功能障碍，不能回归社会，不能生活自理而急躁，并对家人产生愧疚感；另一个原因是因为脑损伤导致情感相关的高级中枢受损，出现异常的情绪模式，强哭强笑、急躁易怒、淡漠消极等等。前者需要家人和医护人员鼓励，后者需要家人和医护人员理解并积极治疗。

（六）预防褥疮

选择合适的气垫床及坐垫。保持皮肤及床单整洁、干燥。对身体不能活动的患者，每 2 小时变换体位。改善全身营养状况，注意蛋白质、维生素的补充。发现有皮肤泛红要及时用垫圈垫起，可以局部理疗和按摩促进血液循环，改善局部营养。

（七）规律服药，定期复查

除了常规针对基础疾病的用药，脑梗死患者还会常规应用抗凝药，抗凝药应用一定要注意会不会出现出血倾向，如果有皮下出血或者牙龈出血、便潜血，要停药复查。他汀类降脂药有肝肾功能损伤，要定期复查。对已有脑卒中合并高血压患者，在脑卒中急性期血压的控制应按照脑卒中的指南进行，对慢性或陈旧性脑卒中其血压治疗的目标一般应达到< 140/90mmHg；高血脂、糖尿病患者，其血压目标应达到< 130/80mmHg。对于脑卒中的降压治疗原则是平稳、持久、有效控制 24 小时血压，尤其是清晨血压。降压药应从小剂量开始，密切观察血压水平与不良反应，尽可能将血压控制在安全范围。治疗过程中切忌降压太快，以防脑供血不足。对急性缺血性脑卒中发病 24 小时内血压升高的患者应谨慎处理。

五、康复预防

（一）一级预防

主要是控制危险因素，如高血压、心脏病、糖尿病、血脂异常、高同型半胱氨酸血症、短暂性脑缺血发作、吸烟、酗酒、肥胖、无症状性颈动脉狭窄、口服避孕药物、肺炎衣原体感染、情绪应激、抗凝治疗等，其中控制高血压是预防卒中发生的最重要的环节。不可干预的危险因素包括：年龄、性别、种族、遗传因素、季节和气候变化等，需要对高危人群提高警惕。

（二）二级预防

脑卒中的二级预防主要发生在急性期。及早发现，早期诊断，明确发病类型，早期治疗，将疾病的损害控制在最低水平，防止残疾的发生。脑卒中的二级预防，需要许多学科的临床工作者共同参与，急性期如果不及时诊断和治疗可造成严重的并发症，甚至死亡。脑卒中可分为出血性脑卒中和缺血性脑卒中，根据发生部位有不同的治疗方式。非特异性的治疗包括降压治疗、血糖处理、脑水肿和颅内高压的管理等。溶栓治疗是目前公认的缺血性脑卒中最有效的救治方法，但有严格的时间窗要求（静脉溶栓限定在发病 4.5 小时内，动脉溶栓可以适当延长）。做好二级预防可使残疾的发生率降低 10% ~ 20%，康复治疗的早期介入有利于防止功能障碍的发生。

（三）三级预防

脑卒中的三级预防主要发生在脑卒中的恢复期，此期是综合临床康复的重点。在综合临床康复中，一切康复治疗的基础是精细评估，按照评估制订康复目标，开具康复处方，尽早、正确地选择和开展针灸推拿等传统治疗、物理治疗、作业治疗、功能训练治疗等康复治疗。实施康复计划，采取措施防止发生严重残疾，帮助残疾患者回归家庭和社会。

（四）四级预防

功能障碍稳定后，避免脑卒中的再次发生是四级预防的重点。脑卒中的预防上可靠的中西药合理并用是关键。脑卒中是多病因引起的慢性病，除饮食锻炼及科学护理外，只有坚持用药，才能够在改善症状的同时对血栓形成及动脉硬化起到防治作用，有效预防脑卒中复发。

六、康复目标

脑卒中和脊髓损伤不太一样，康复的终极目标并不能在疾病的早期完全预见，由于预后与许多因素有关，在临床实际运用中，应综合、全面地结合患者的实际情况和需求来判断。脑卒中患者最终残疾的程度，与脑病变的部位、梗死的范围有密切关系，而患病后开始康复的时机和采用的方法是否得当、患者本身要求康复的欲望和参与康复训练的态度如何，是能否获得最佳康复效果的决定性因素。

由于脑的代偿能力要远远大于脊髓，所以很多意识清楚、有积极配合意愿的患者，其预后要好于一般水平，甚至超出医生的经验预估。所以我们制订远期目标就是让脑卒中患者尽可能地提高生活质量，具体来说就是采用一切有效措施，预防和改善脑卒中后可能发生的残疾和并发症，提高患者的日常生活能力和适应社会生活的能力。近期目标制订要非常具体，在疾病的早期，往往必须每周根据患者情况做修订。到了发病后 3 个月，患者逐渐进入稳定期，可以一个月制订一个目标和计划。制订目标后需要举行康复评定会议，医生和治疗师都需要参加，评定是否达到目标，如果达到则制订新的目标及计划；如果没有达到，要分析其原因，变更目标，修正训练内容。

七、康复评定

（一）整体评估

通过四诊，评估患者所属证型，属于中经络还是中脏腑。通过影像学、生命体征、查体和临床症状评估患者病情属于哪个阶段，预估可能的康复结局。通过改良 Barthel 指数、脑卒中专用生活质量评定量表评估患者的生活质量能力。

（二）局部评估

1. 肌力评定 采用 6 级肌力记录法。

2. 肌张力评定 ①改良 Ashworth 评定量表是通过评定在全关节活动范围内，从肢体最大屈曲位到最大伸直位活动过程中感受到阻力的范围，被动活动受到阻力的范围分为 5 级；②改良 Ashworth 评定量表未能区分痉挛和挛缩，Tardieu 量表可弥补这一缺陷，在关节活动度内被动活动肢体，在不同速度下，测量肌肉反应及其角度。

3. 平衡功能评定 主要有两种：①三级平衡检测法；②Berg 平衡量表。总分 56 分。低于 20 分需依靠轮椅生活，低于 40 分则有跌倒风险，高于 40 分平衡功能较好。

4. 运动功能评定 主要包括：①简化 Fugl-Meyer 运动功能评分量表；②Brunnstrom 分期评定。

5. 感觉功能评定 常用的包括：①感觉指数评分。感觉指数评分主要评估身体两侧 10 个固定测定点的痛觉和触觉，评分总分 100 分；②Fugl-Meyer 感觉功能评定部分。包括患侧上下肢体 4 个部位的轻触觉和 8 个部位的本体感觉评定，本体感觉主要强调关节点部位的功能。

6. 言语功能 包括失语症和构音障碍，评定方法包括：①波士顿诊断性失语症检查；②西方失语症成套测验；③汉语失语成套测验。

7. 认知功能 常用的包括：①蒙特利尔认知评估量表。该量表共包含视空间与执行功能、命名、记忆、注意力等 8 个维度的评估，该量表评分 0 ～ 30 分，分值越高，认知能力越高；② MMSE 量表。MMSE 量表共包含注意力和计算力、定向力等 11 个维度的评估，评分 0 ~ 30 分，得分越高提示认知功能恢复越好；③洛文斯顿认知成套测试：包括定向力、空间知觉、视知觉、动作运用、思维操作、视运动组织、注意力及专注力 7 项的评估，总分 119 分，得分越高说明认知功能越好。

8. 吞咽功能　①洼田饮水试验：患者取坐位，用水杯盛 30ml 温水，令患者像平常一样喝下，观察所需时间及呛咳情况；②藤岛一郎吞咽疗效评价：1 分：不适合任何吞咽训练，仍不能经口进食；2 分：仅适合基础吞咽训练，仍不能经口进食；3 分：可进行摄食训练，但仍不能经口进食；4 分：在安慰中可能少量进食，但需静脉营养；5 分：1 ~ 2 种食物经口进食，需部分静脉营养；6 分：3 种食物可经口进食，需部分静脉营养；7 分：3 种食物可经口进食，不需静脉营养；8 分：除特别难咽的食物外，均可经口进食；9 分：可经口进食，但需临床观察指导；10 分：正常摄食吞咽。疗效判定标准：大于等于 9 分：基本痊愈；提高 6 ~ 8 分：明显好转；提高 3 ~ 5 分：好转；1 ~ 2 分：无效。

八、康复处方

严重脑卒中可造成永久性神经损伤，WHO 提出早期康复开始的时间为患者生命体征稳定、神经学症状不再发展后。康复评定贯穿于脑卒中治疗的全过程，包括急性期、恢复早期（亚急性期）、恢复中后期和后遗症期。不同时期选择不同的康复治疗方法。

（一）急性期的康复治疗

急性期康复治疗的时间一般在患者生命体征稳定、神经学症状不再发展后 48 小时开始。此时不必要求患者完全清醒或有较好的交流能力，必要时仍需监护生命体征。以预防并发症、功能障碍和为下个阶段康复做准备。

1. 中药治疗

（1）口服中药：辨证论治，主要是以滋阴潜阳、镇肝息风、化痰开窍为主。

处方：怀牛膝、生赭石（先煎）各30g，生龙骨（先煎）、生牡蛎（先煎）、生龟板（先煎）、生杭芍、玄参、天冬各15g，川楝子、生麦芽、茵陈各6g，甘草4.5g，地龙6g。水煎服，日一剂，分早晚两次温服。

昏迷的可以用成药安宫牛黄丸、苏合香丸等。

（2）中药熏蒸：舒筋活络、缓急止痛。

处方：桂枝20g，桃仁15g，红花10g，当归15g，川芎15g，续断15g，牛膝15g，白芍15g，赤芍15g，秦艽10g。

操作：将中药液放置于专门的熏蒸仪器中，将痉挛的肢体放入其中，开动机器，熏蒸20 ~ 30 分钟。

2. 针灸治疗

不同阶段选取不同的穴位，当需要提高上肢肌力时，取上肢阳明经；需要完成坐位平衡时，取腰背部膀胱经及腹部任脉和足阳明经；需要完成站立及行走时，重点以足阳明、足太阴和足太阳经为主。肌张力下降时，提倡用电针，肌张力过高时，提倡用温针灸，痉挛时患肢不留针。

（1）毫针

主穴：肝经、膀胱经、阳明经、太阴经穴位；头针的运动区、感觉区等。

加减：①偏瘫取阳明经，上肢瘫痪，取曲池、臂臑、手三里、合谷，加选用肩关节周围穴位，提高肩关节囊力量；下肢瘫痪，取承扶、髀关、梁丘、足三里、阳陵泉、阴陵泉、绝骨、丘墟、三阴交、太溪、昆仑、太冲；②昏迷选取四神聪、涌泉，注意生命体征；③吞咽障碍选取廉泉、翳风；④二便障碍取天枢、关元、中极、水道、肾俞、大肠俞、八髎。

操作：电针，连续波，留针 30 分钟。每日 1 次。

（2）穴位注射

取穴：足三里、曲池。

操作：药物用甲钴胺注射液或当归注射液，每穴 2ml。

3. 物理治疗

经皮电刺激：贴患肢，电流适量，每次 20 分钟，每日 1 次，15～20 次为一个疗程。

4. 运动疗法

（1）患肢关节被动活动：在患者昏迷、完全偏瘫、无关节自主运动时，应采取维持关节活动度的被动运动。活动顺序由大关节到小关节，活动幅度由小到全范围。目的是防止肌肉萎缩、关节挛缩及变形等。两侧均要进行训练，早期开始，先做健侧，后做患侧。一般每日 2～3 次，5 分钟以上。动作轻柔适度，避免产生疼痛。活动某一关节时，近端关节必须予以固定，速度要缓慢有节奏。一般在无疼痛状态下完成各关节正常活动范围，尤其是要防止肩部软组织损伤。

（2）正确的卧姿：偏瘫早期的康复治疗中，正确体位能预防和减轻偏瘫典型的屈肌或伸肌痉挛模式的出现和发展。

患侧卧：头部稍前屈，躯干稍向后倾，后背用枕头支撑。将患肩拉出前伸，避免受压，肘关节伸直，前臂外旋，指关节伸展，患侧髋关节伸展，膝关节微屈，健手可以自伸，健腿屈曲向前置于体前支撑枕上。该体位可以增加患侧感觉输入，并使患侧被拉长，从而减少痉挛，降低痉挛发作频率。

健侧卧：是患者最舒适的体位，患肩前伸，肘、腕、指各关节伸展，放在胸前的枕上，上肢向头顶方上举约 100°，患腿屈曲向前放在身体前面的另一支撑枕上，髋关节自然屈曲，足不要内翻。

仰卧位：患臂应放在身旁的枕上，肩关节前伸，保持伸肘、腕背伸、手指伸展，患侧臀部和大腿下放置支撑枕，使骨盆前伸，防止患腿外旋，膝下可置一小枕，使膝关节微屈，足底避免接触任何支撑物，以免足底感受器受刺激，通过阳性支撑反射加重足下垂。需要提醒的是，仰卧位异常反射活动较强，容易引起骶尾部、足跟外侧或外踝部发生压疮，因此，脑卒中患者应以侧卧位为主。

（3）翻身方式：定时翻身（每 2 小时一次）是预防压疮的重要措施。一旦患者神志清醒、生命体征稳定，体力有所恢复，应首先开展，以减少伸肌痉挛的发生。

向健侧翻身：仰卧位，双手十指交叉，患手拇指置于上位，双下肢髋、膝关节屈曲；将交叉的双手举起，再向健侧摆动，借助惯性翻向健侧；必要时治疗师一手扶住患侧臂部，另一手扶握患足，帮助患者转动骨盆或肩胛。

向患侧翻身：仰卧位，举起交叉的双手，先向健侧偏，再向患侧摆动，借助惯性，翻向患侧。因为可以充分利用患侧上、下肢，所以几乎不需要辅助。

5. 作业治疗

（1）喂食训练：喂食时应注意有无呛咳、吞咽困难，进食后清洁口腔。如果呛咳明显可以考虑先用鼻饲。

（2）预防并发症的发生：对于昏迷的患者尤其要注意定期翻身，用胸背拍打和震颤的技术促使肺内分泌物易于排出，正确的体位摆放可以预防关节挛缩。

（3）管理二便：监控护理好留置导尿管，执行改善大、小便的常规，并注意会阴清洁。

6. 康复工程

（1）用气垫床预防压疮，每4小时翻身1次，或采用塑料硬床垫，每2小时翻身1次，注意观察皮肤有无压疮征。注意保护足跟、肘关节和骶尾部等骨突处。

（2）用防垂足夹板防止跟腱挛缩，用枕头防止下肢外旋。

（二）恢复期的康复治疗

可应用 Brunnstrom 的分期原则，不同分期采用不同方法治疗。软瘫期康复目标：利用各种方法恢复或提高肌张力、诱发肢体的主动运动。痉挛期康复目标：控制肌痉挛和异常的运动模式，促进分离运动的出现。改善期康复目标：促进选择性运动和速度运动更好地恢复，继续控制肌痉挛。在遵循上述分期治疗原则的基础上，综合临床康复制订的方案会更加具体，它是按照康复阶段目标来制订康复计划，给予康复处方的。针对每一种功能障碍，给予阶段性的康复计划和康复处方，并不断修正。各种训练需要治疗师帮助与指导完成，一般每日1~2次，每次45分钟，每周练习5天。家庭练习每日1次，治疗师应恰当保护，辅助力量应由大到小，鼓励患者独立完成。

1. 运动功能障碍（偏瘫） 主要包括两个方面的序贯治疗：卧床 - 坐位 - 立位 - 步行，肩关节活动 - 肘关节活动 - 腕关节活动 - 手指活动 - 手的精细运动，对应康复处方如下。

（1）中药治疗

治则：补气养血，活血通络。

处方：生黄芪 30~120g，当归尾 6g，赤芍 5g，地龙、川芎、红花、桃仁各 3g。

水煎服，日一剂，分早晚两次温服。黄芪可以从 30g 开始，按照患者的反应，逐步加量，最大不超过 120g。

（2）针灸治疗

①毫针

取穴：肝经、膀胱经、阳明经、太阴经相关穴位；头针运动区、感觉区等。加减同急性期。

操作：电针，连续波，留针 30 分钟。每日 1 次。

②穴位注射

取穴：足三里、曲池。

操作：药物用甲钴胺注射液或当归注射液，每穴 2ml。

（3）物理治疗：①经皮电刺激：电极贴患肢。如目标是坐位平衡可贴腰背肌；如目标是立位平衡可以贴臀肌、腘绳肌、股四头肌；如目标是行走贴股四头肌、胫前肌等。电流适量，每次 20 分钟，每日 1 次，15~20 次为一个疗程。适用于软瘫期，痉挛期不建议使用电刺激。②生物反馈治疗：同经皮电刺激一样，按照制定的康复目标选择治疗的重点肌群。每次 30 分钟，每日 1 次。适用于任何时期。

（4）运动疗法：一定要循序渐进，只有当一个阶段目标实现后，再进行下一个目标。可以选择性地使用神经生理学疗法。

床上训练：目的是使患者独立完成各种床上的早期训练后，达到独立地完成从仰卧位到床边坐位的转换。主要内容包括上肢自助被动运动、桥式运动等。

坐起及坐位平衡训练：应尽早进行坐起训练，从仰卧位到床边坐，从患者能无支撑坐在椅子上达到一级坐位平衡，到让患肢能做躯干各方向不同摆幅的摆动活动，达到"自动态"的二级平衡，最后实现能抵抗他人外力的"他动态"的三级平衡。

从坐到站起训练：包括坐位健侧下肢肌力训练，坐位患侧下肢屈 / 伸膝运动，坐站控制训练及分解练习。

站立及站立平衡训练：①站立训练：站立位前后左右移动重心，双手交叉前平举过头，前平举后躯干左右旋转；②站立平衡训练：方法基本同坐位平衡；③偏瘫下肢负重训练：两脚与肩同宽站立，将重心逐渐移到患肢，逐渐过渡到可以患肢单腿站立。

步行训练：包括步行前准备运动，扶持步行，改善步态的训练，上下楼训练，复杂步行训练。可以分解为双腿前后站立，重心移动以小范围屈 / 伸患膝，髋伸展位屈膝，屈髋屈膝准备迈步，患侧下肢内收 / 外展和下降骨盆训练，扶持下单腿分别站立，低迈步训练以控制骨盆上提下进行迈步，足跟着地训练，双杠内步行训练（三点），扶拐步行训练（三点、二点），上下楼梯训练。

上肢及手功能训练：肩关节和肩带的活动，肘关节活动，腕关节屈伸及桡、尺侧偏移，掌指、指间关节各方向的活动以及对掌、对指、抓握、击掌等，还有手的灵活性、协调性和精细动作训练。包括患侧上肢支撑训练、患侧上肢支撑下做小范围屈伸肘关节、患手向前推物或双手交叉拾物、手背推移物体、双手支撑墙面做肘关节屈曲 / 伸展运动、手指夹拾小物体等。

（5）作业治疗：和运动疗法结合训练，目标保持一致。主要包括功能障碍的评价与训练、日常生活能力的评价训练、自助具的选择制作、环境改造的设计和指导、开具轮椅处方等等。它和运动疗法的理论原则是一致的。

日常生活活动训练：包括主动移动、洗漱、穿脱衣服、进食、协助个人卫生、上厕所、协助洗澡等基本日常生活活动的训练以及做家务、使用交通工具、认知与交流等应用性日常生活活动训练。可选用一些适用的装置以帮助训练，如便于进食的特殊器皿器具及便于穿脱的衣服。

运动控制训练：具体方法包括上肢负重训练、推滚筒训练、砂磨板训练、移动木柱训练、翻扑克牌训练等，主要用于上肢肌张力过高的患者。

文化娱乐训练：进行一些有趣有意义的活动，如编织、刺绣、书写练习、画图、下棋、绘画、陶瓷、橡皮泥塑，来训练两手协同操作；打字、垒积木、拧螺丝、拾小物品、弹琴等，训练手的精细动作能力。

（6）康复工程：①康复辅助器材的选购咨询和指导：对有运动功能障碍的患者提供订制或购买辅助器的咨询，指导患者使用这些器具。常用的辅助支具包括轮椅、手杖、腕手支具、踝足矫形器等；②为手功能障碍的患者提供矫形器或夹板，使手保持在功能位下进行简单活动。为需要轮椅代步的患者选择适当的轮椅类型及必要的附件，进行使用轮椅的训练。

2. 感觉功能障碍 脑卒中后感觉障碍包括深浅感觉障碍和复合感觉功能障碍，是脑卒中病灶影响感觉传导通路所致，严重影响患者运动功能及生活质量。因病灶部位不同，临床上感觉障碍常分为皮质型、内囊型、丘脑型、脑干型。脑卒中后感觉障碍目前尚无标准化治疗方案，现有康复疗法包括增强感觉刺激、感觉再训练、运动与感觉相结合训练、针灸及中药治疗等。很多偏瘫患者在运动障碍同时伴有感觉障碍，出现感觉丧失、迟钝、过敏等，会严重影响运动功能。因此若将感觉训练和运动训练分开进行，收效甚微，必须建立感觉 - 运动训练一体化的概念。在偏瘫恢复初期，往往把训练和恢复的重点放在运动功能方面，这是一个误区，治疗者应该对运动障碍和感觉障碍给予同等重视并同时加以训练。

（1）中药治疗：可以在补中益气汤中加活血通络或者是化痰通络的药物。比如桂枝、桑枝、全蝎、蜈蚣或是胆南星、白芥子。

（2）针灸治疗：头针足运感区、平衡区、感觉区。浅感觉障碍可以用梅花针局部叩刺，也可以用腕踝针和揿针。

（3）点穴疗法：取百会、极泉、曲池、尺泽、内关、合谷、委中、阳陵泉、三阴交、太冲、昆仑，按照先头部再上、下肢的顺序进行点穴，软瘫期力度宜轻，痉挛期力度宜重。点穴治疗每穴 1 分钟，每日 1 次，每周 5 日，共 8 周。

（4）神经肌肉电刺激：选择电极，贴在感觉减退的区域，脉冲频率 50Hz，电流强度根据患者主观感觉，以最大耐受为度，不超过 50mA，每次 20 分钟，每日 1 次。

（5）作业疗法：上肢运动感觉功能的训练经常使用木钉盘，将木钉盘上的木钉稍加改造，在木钉外侧用各种材料缠绕，如砂纸、棉布、毛织物、橡胶皮、铁皮等，当患者抓握木钉时，各种材料对患者肢体末梢的感觉刺激，可以提高其中枢神经的感知能力，使运动功能和感觉功能同时得到训练。

浅感觉障碍的作业训练：浅感觉障碍包括痛觉、温觉、触觉障碍，主要通过反复对皮肤使用疼痛、冷热水交替刺激、触觉等刺激让患者对感觉重新感知。

深感觉障碍的作业训练：深感觉障碍包括位置觉、运动觉障碍等。协调的运动需要感觉系统、运动系统、视听觉系统等的结合，对脑卒中后深感觉障碍患者给予常规治疗加本体感觉神经肌肉促进训练，有利于深感觉的恢复。

复合感觉训练：复合感觉训练主要以实体觉训练为主，让患者触摸观察物体，可用健手和患手一同进行触摸，然后闭目进行训练，之后要求患者在不透明的暗箱中触摸出同样的物体，需反复锻炼。

3. 言语障碍 言语障碍是脑卒中患者常见的并发症之一，包括对语言信号辨识、感知、组织运用、理解及表达等方面出现障碍，临床表现为语言功能减退。

（1）中药治疗：可以在补中益气汤中加化痰开窍的药物。比如胆南星、瓜蒌、半夏、麦冬、桔梗、石菖蒲。

（2）针灸治疗：取百会，四神聪，言语（一、二、三）区，廉泉及左、右夹廉泉，翳风，舌下神经刺激点，玉液，金津（点刺放血）等。可用电针，疏密波或连续波，每日 1 次，每周 5 次，3 个月为一个疗程。

（3）语言治疗：从大类上可以分为认知障碍训练、构音器官运动功能训练、发音训练、综合训练。具体包括认知障碍训练，医患对视，模仿，改善口、舌、下颌运动能力及灵活性，口部肌肉运动及发音，音节、单词、句子水平次第训练。从被动发声到模仿口型发声再到自主发声，逐步进行训练。语言训练每次 30 分钟，每周 5 次，3 个月为一个疗程。

构音器官运动功能训练：①呼吸训练。坐位，治疗师双手放患者胸廓下部，呼气末轻轻挤压使呼气逐渐延长；②舌唇运动训练。训练唇张开、闭合、前突、缩回，舌前伸、后缩、上举、向两侧运动，如嚼东西、噘嘴及抿嘴等，速度由慢到快；③下颌运动训练。治疗师左手放于患者颌下，右手放在头部，协助患者做下颌上举、下拉运动及双唇闭合运动。

构音训练：①发音训练。先发元音，后发辅音，随后辅音、元音结合，逐渐过渡到字及单词、句子的训练；②辨音训练。通过口述或放录音的形式让患者分辨对错，帮助其准确发音；③减慢言语速度。利用节拍器控制速度，由慢变快，增加患者言语清晰度和理解度。

综合训练：①理解能力训练：通过拿取一定数量的实物、卡片、图片，包括生活用品、文化用品等，护理人员口头指令，患者念出相应的名称，反复训练；②语言训练：通过播放患者喜爱的广播、电视及音乐等，让患者跟随其慢慢练习简单的单音字，逐渐过渡到词语、短句及段落等，诱导其正确发音；并通过提问患者感兴趣的事物，指导其正确的语言训练方式，使其在日常生活中随时练习，提高语言能力；③书写能力训练：让患者书写其家属姓名，或书写其感兴趣的事物，可边说边写，加强其口语能力。

（4）经颅磁刺激：首次治疗时测量患者静息运动通值及运动阈值，剃除局部头发，标记刺激位置，摘除金属物品，将磁头对准标准刺激点，贴住头皮，每日治疗 20 分钟，每周治疗 5 日，休息 2 日，20 次 1 个疗程，可以持续治疗 3 个疗程。

4. 认知障碍　认知的基础是大脑皮质的正常功能，任何引起大脑皮质功能和结构异常的因素均可导致认知障碍。脑卒中患者就往往合并认知障碍，可以表现在注意力、记忆力、理解力、计算力及知觉等各方面，并且导致康复训练不能持久及有效进行、单次接受的训练信息有限、学习效率下降等，最终影响运动功能及日常生活活动能力的恢复。

根据病情程度可分为轻、中、重度血管性认知障碍。轻度：表现为注意力和执行功能障碍，而记忆力相对保留，可出现抑郁、情绪不稳及情感淡漠等；中度：表现为语言、记忆力、视空间、人格、计算力、判断、概括功能至少一项以上受损，尚未达到痴呆的标准，可有或无局灶性神经系统症状和体征；重度：伴有局灶性神经系统症状和体征，多表现为痴呆。

（1）中药治疗：可以在补中益气汤中加活血通窍或者是化痰通窍的药物，还可以加上补肾填精的药物。比如制何首乌、补骨脂、肉苁蓉、益智仁、石菖蒲、郁金、丹参、川芎、枸杞子、法半夏、水蛭。

（2）针灸治疗：①头针：取顶颞前斜线、顶颞后斜线、额中线 - 颞后线。操作：平刺，至帽状腱膜下，每 5 分钟用平补平泻法捻转 1 次，每次 30 秒，留针 30 分钟，每日 1 次，每周连续 5 次。②电针：取百会、四神聪、太溪、大钟、悬钟、足三里、肝俞、三阴交、丰隆、中脘。操作：连续波，留针 30 分钟。每日 1 次，10 次为一个疗程。③耳穴：取心、脑、肾、皮质下、耳中、脑、神门、交感。操作：用镊子夹取王不留行籽贴，贴压于相应的耳穴并适度按揉。每 5 天 1 次。④温针灸：取心俞、肝俞、肾俞、内关、关元及神门。操作：针刺穴位得气后，将艾条点燃后套入针尾，行温针治疗，每次45分钟，每周2次，4周为1个疗程。

（3）作业疗法

注意力的行为训练：使用电脑游戏、专门编制的软件、迷宫、益智游戏、视觉跟踪及猜测游戏等培养专注意识。

记忆力的再训练：临床上最常用的治疗措施是补偿性策略，如通过背诵古诗文、乘法口诀、重述故事等形式，提高患者记忆能力；应用图片刺激法、首词记忆法、组块、联想、时空顺序、编故事等刺激方法，来提高患者记忆效果。

计算力训练：采用做小学简单计算题、查数、模拟市场超市购物付款等形式，提高患者的计算能力。

视觉、空间知觉障碍的康复治疗：可利用七巧板、涂色游戏、拼图游戏及多次辨认物品形状、大小、数量等方式，以矫正视觉失认病患的不足；患者忽略障碍未恢复前，在忽略侧一方增加患者对患侧的关心和注意。

思维推理训练：采用数学排列组合、为家人分食物、物品分类、假设问题处理、自行安排日常行程等方式，训练患者的逻辑思维和推理能力。

作业疗法的每个单项训练每次训练时长 20 ~ 30min，早晚各训练 1 次，训练内容可以每日适当轮换更新，要注意患者的接受程度，让其保持对训练的专注度和新鲜感，出现烦躁不安、不愿意配合时适当减少训练时长。

（4）物理治疗：①计算机辅助认知训练：一般包括定向力训练、注意力训练、结构能力训练、计算力训练、记忆力训练、推理能力训练、语言训练。每次 30 分钟，每日 1 次，每周连续 6 次，共 8 周；②背景音乐辅助治疗：播放患者喜爱和觉得放松的音乐，包括戏曲、民歌、通俗歌曲、轻音乐、古典音乐等，在单独、安静的环境下进行，音量 30dB 左右。

5. 吞咽障碍

常规吞咽康复训练，包括吞咽器官运动训练、多感官功能刺激、摄食训练、吞咽电刺激等，针灸的治疗效果显著。

（1）针刺

①头针：取足运感区、运动区。操作：平刺，至帽状腱膜下，每 5 分钟平补平泻捻转 1 次，每次 30 秒，留针 30 分钟，每日 1 次，每周连续 5 次；②毫针：取金津、玉液、廉泉、风池、内关、通里、上廉泉、夹廉泉、水泉、阳陵泉、翳风、风府、天柱、风池、完骨。操作：金津、玉液点刺，其余可以选择连续波，留针 30 分钟。每日 1 次，10 次为 1 个疗程。

（2）推拿

操作：①采用𢳂法及揉法，先按摩上斜方肌、胸锁乳突肌，然后斜角肌；②沿着上斜方肌、胸锁乳突肌及斜角肌肌肉走行方向拉伸，并维持 15 秒，可以减少辅助呼吸肌的紧张度；③点穴：点按风池、翳风、廉泉、天突、缺盆，放松颈阔肌；④按揉枕下肌群。

（3）运动疗法

口唇部训练：每日早晨起床之后和午睡之后指导患者正确发"wu""yi"等声音，每次发音 5 秒，1 个音重复 10 次左右，每日 2 次。同时用冰块对唇部、面部进行摩擦，每次 10 分钟，每日 3 次。唇部训练可改善局部肌肉收缩运动，促使吞咽功能快速恢复，使唇运动力量、协调能力、控制能力增强。

舌咽部训练：指导患者尽可能将舌头伸出嘴外、缩回；舌头伸出并舌尖向上用力，治疗师用压舌板下压患者舌头进行对抗；舌尖由抵下齿转至上齿。以上动作每次均持续 8 秒左右，然后重复练习 10 次。用冷水浸湿的棉棒刺激软腭咽部诱发吞咽反射，同时左右移位刺激患者咽后壁、舌根、硬腭、软腭等，每日 20 次。

进食训练：选择能预防咽部残留物进入气道的体位，一般取坐位或者靠背坐位，头部稍微向前屈，防止误咽，使用容易吞咽的食物对患者进行进食训练，先以糊状食物为主，逐渐过渡到咀嚼难度较小的半流食，再过渡到普通食物。训练应在患者咳嗽过后进行。

呼吸调整：做腹式呼吸训练，缩唇呼吸训练。

吞咽训练：一口食物多次吞咽，反复吞咽可以除去咽部残留物；固体食物和液体食物交替吞咽，有利于除去咽部残留物；还可以用手指沿甲状软骨到下颌进行上下摩擦皮肤，通过刺激恢复吞咽肌群的感觉，诱发吞咽反射。

有效咳嗽：指导患者深吸一口气，然后对腹部进行轻压，用力咳嗽，进而提升患者咽喉部功能。每日 1 次。

（4）物理治疗：①吞咽言语诊治仪：在颏舌肌、甲状软骨切迹上下位置分别放置通道 1 和通道 2 两个电极，指导患者按照电极所发出的刺激频率同步做吞咽训练。每日 1 次，每周 6 次，疗程为 4 周；②经颅磁刺激仪：刺激点为健侧大脑半球，记录下颌舌骨肌的肌电活动，每次治疗 20 分钟，每日 1 次，每周 5 次，共治疗 4 周；③冰水咽部神经肌肉刺激：用冰盐水对两侧鼻翼、舌中央、舌旁、舌根部及两侧软腭进行刺激，每次 5 分钟，每日 6 次。

（三）后遗症期康复治疗

脑损伤的恢复过程没有终点，只是恢复进度随着时间的推移减慢而已。运动功能的恢复可持续到伤后 1 年或 2 年，甚至有研究证实可持续到形成固定损害之后 5 年以上。脑卒中后遗症期的康复进度虽然减慢，但仍有康复潜能，具有康复训练的价值。对脑卒中后遗症期患者进行康复，可有效地提高其日常生活活动能力，提高生活质量，使患者最大限度地回归家庭和社会。

1. **继续进行维持性康复训练** 包括：床上活动，翻身起坐训练，平衡训练，坐 - 站训练，步行训练，日常生活活动训练，职业训练等，以防功能退化。

2. **适时使用必要的辅助器具** 如使用手杖、步行器、轮椅等辅具，以补偿患肢的功能，扩大患者的活动范围。

3. **应充分发挥健侧的代偿作用** 对患侧功能不可恢复或恢复很差者，应该努力开发健侧，使患者能够生活自理。

4. **对家庭环境做必要和可能的改造** 如房间不设门槛，床周围有一定的空间，以便轮椅活动。床的高度以患者坐位时两脚能平放在地面为宜。厕所便池应是坐便式，便池旁边墙上安装扶手。家中安装电梯，铺设无障碍通道等。

5. **应重视职业、社会、心理康复** 患者回归社会和家庭后，和发病前相比会产生很大的心理落差，及时疏导和调节非常重要。如果身体条件许可，尽可能安排其从事力所能及的职业。

九、典型病例

罗某，女，66 岁，主因右侧肢体活动不能 3 个月入院，诊断为脑出血后遗症，去颅骨减压术后。查体：右侧肢体偏瘫，FMA 运动评分 12 分，Brunnstrom 分期右上肢 2 期，右下肢 2 期，右下肢肌力近端 3 级，远端 0 级，右上肢近端 2 级，远端 0 级，双下肢深浅感觉存在。初步诊断：脑血管恢复期，高血压 3 级，2 型糖尿病。

（一）康复评估

肩关节疼痛（半脱位待排除），言语障碍，肌力 2 ~ 3 级，肌张力增高，可独立坐位，不可独立站立。

（二）十天康复目标

1. 缓解肩关节疼痛：明确疼痛原因，对症处理。

2. 提高言语功能：能够数数 1 ~ 10，发单音节字 10 个。

3. 提高核心肌群力量：能够独立坐 30 分钟以上，能够在固定患者小腿及膝关节时独立从坐位到立位。

4. 提高肌力：下肢肌力达到 3 级以上。

5. 降低异常增高的肌张力：缓解肌肉痉挛。

6. 提高运动能力：能够独立站立 5 分钟。

（三）康复处方

1. **中药治疗** 患者舌红苔黄，脉弦滑，以镇肝熄风汤加减治疗。中药熏蒸上肢，减轻痉挛疼痛。

2. **针灸治疗** 取穴：肩关节周围痛点、关元、中脘、肾俞、大肠俞、患侧阳明经、廉泉、足运感区。操作：电针，2Hz，连续波，30 分钟。

3. **推拿治疗** 松解痉挛肌肉为主，降低肌张力，活动牵伸各关节。

4. **言语治疗** 利用文字训练卡、图卡等工具，每日进行 2 小时以上的训练。

5. **运动疗法** 包括坐位平衡训练，床上主动运动训练，患肢持重训练，坐、站转换训练及床 - 椅转移训练，踝背屈运动训练，屈膝运动训练，膝关节稳定控制训练，站立平衡训练。

6. **作业疗法** 包括床上自理活动训练，健手患手配合进食训练。

十、点评

脑卒中康复治疗计划是建立在康复评定的基础上，由康复治疗小组共同制订，并在治疗方案实施过程中逐步加以修正和完善。康复治疗注意循序渐进，要有脑卒中患者的主动参与及其家属的配合，并与日常生活和健康教育相结合。

脑卒中综合临床康复需要要注意以下几点：

（一）坚持早期康复原则

患者病情稳定后 24 ~ 48 小时开始进行早期康复。无论是出血性脑卒中还是缺血性脑卒中，只有早期介入康复治疗，才能有利于患者的及早康复，有效地提高患者生存质量，降低并发症的出现概率。

（二）综合康复原则

患者进入恢复期后，只有尽早进行综合临床康复，才能得到最大限度的恢复。脑卒中康复是一个十分复杂的过程，各种因素相互影响，缺乏全面的考虑就不能取得良好的效果。从中医的整体观、西医的系统康复评定和神经康复理论出发，针对评估的结果集中各种康复技术进行康复。

（三）预防康复原则

很多残疾和并发症是可以预见的，提前预防比治疗更加重要。如预防痉挛比发生痉挛后再治疗痉挛简单得多和有效得多，预防肩关节半脱位比治疗肩关节半脱位有效得多。约有 40% 脑卒中患者可能复发，控制危险因素，能够预防和减少复发。除了常规控制手段外，通过中医四诊确定患者的证型和体质，通过中药、针灸以及传统功法锻炼等手段使患者减少复发。

（四）康复治疗分阶段原则

按照神经发育学的原理，将康复的过程分解成不同的阶段，一般来说，超越阶段的康复治疗被认为是错误的，因为易于引发误用综合征。每个阶段需要完成若干个目标，而制订目标后，一定要围绕目标集中中西医所有手段来进行康复。比如需要实现坐位平衡的时候，不仅用运动疗法和电刺激来实现坐位平衡，而且应当用针灸刺激腰背部的膀胱经和腹部的胃经，从而提高核心肌群力量，共同帮助患者达到坐位平衡，而不是超越阶段去着重康复偏瘫肢体的肌力。

（五）控制运动模式和提高肌力并重

偏瘫康复的目的是恢复瘫痪肢体的主动随意运动，提高肌力是主动运动的前提条件，中医针灸在这方面有其独到的疗效。但是如果在康复的过程中只强调提高肌力，忽视了正确的运动模式，最后不能形成有效的运动，会导致误用综合征；另一方面，如果过分强调运动模式，对肌力提高缺乏积极有效的手段，只会延误康复进程，错过偏瘫康复的时间窗口，导致留下明显的后遗症，都是不可取的。因此，在正确的运动模式指导下，有目的性地用电针等手段刺激相关肌肉才是最正确的方法。

（六）精细评估、阶段目标、确切方案原则

一定要精细评估，明确患者现阶段的治疗重点和目标，围绕目标制订切实有效的方案，这应该贯穿整个康复的全过程。明确康复目标给训练和患者带来方向，而实现康复目标给患者带来信心。按照评估制订目标才能使治疗不至于偏离方向。

（七）长期康复原则

虽然神经恢复有其时间窗口，但是脑卒中的康复往往是一个长期的过程，这个过程不仅为了能够进一步提高患者生活质量，还要阻止失用性功能下降，更重要的是活动能力水平和参与能力水平的功能康复，这样才能真正提高患者的生存质量。

第二节 颅脑损伤

颅脑损伤是由于暴力作用于头部引起的颅骨、脑膜、脑血管和脑组织的机械变形，暂时性或永久性神经功能障碍。颅脑损伤导致高致残率和死亡率，是 40 岁以下人群最主要

的致残和死亡原因。常见症状有意识障碍、头痛、恶心、呕吐及鼻孔、耳道、眼结膜下出血。

发生颅脑损伤的病因中，交通事故伤是最主要原因，其次是坠落伤、火器伤，暴力伤在某些战乱地区也是常见的颅脑损伤原因。对于老年患者来说，意外跌倒是最常见的颅脑损伤原因。造成颅脑损伤的暴力作用方式有直接的，也有间接的。直接作用是指暴力直接打击于头部，例如棍棒击打头部等。间接作用指外力先接触于身体的其他部位，经传导使力到达头部，例如人从高处落下，力量可由足经脊柱传递至颅底。

中医认为，颅脑损伤多为气滞血瘀证，患者由于脑外伤而气机受阻、气血外溢，气滞则不能运血，致使气滞血瘀、血瘀脑府，血瘀不通则痛。中医认为"脑为髓海"，头颅受到外伤，可造成脑络损伤、闭阻脑窍，致脑髓失养、清窍蒙蔽而昏迷不醒，神无所依，神无所养，"神明"失其作用而昏迷不醒。治疗应以行气活血化瘀为主，以促进患者血液流通，疏通经络，调畅气血。

一、诊断要点

（一）详尽的病史

明确外伤史，需要了解发生的经过、暴力作用方位等情况；是否有原发昏迷、有无中间清醒期、昏迷时间长短、呼吸是否规律、是否有抽搐。

（二）体格检查

除了基本生命体征，主要是判断意识水平，肢体功能障碍。

（三）检查

1. **影像学**　头颅 X 线片能明确是否有颅骨骨折、骨折的部位及类型。头颅 CT 是急诊最常用的颅脑损伤诊断工具，可以非常清晰地显示颅内血肿、脑挫裂伤以及骨折，可以通过 Marshall CT 评分来评定颅脑损伤的严重程度。磁共振成像在损伤急性期不作常规诊断手段，但磁共振对于脑白质、弥漫性轴索损伤的早期诊断具有明显优势。在病情稳定时期，磁共振对于脑损伤的严重程度和预后判断比 CT 更具有价值。

2. **脑诱发电位**　多适用于颅脑损伤的康复期，临床上比较有实用价值的诱发电位有视觉诱发电位、听觉诱发电位、体感诱发电位。

3. **脑电图**　在颅脑损伤性癫痫的诊断和治疗中很重要，特别是连续动态脑电图对于癫痫的检测和治疗是十分重要的工具。

二、常见症状

（一）意识障碍和认知障碍

意识障碍包括即发和迟发两类，即发的意识障碍是原发脑损伤所引起的，迟发的意识障碍则多由颅内血肿、脑水肿或颅内压增高的继发性脑损伤引起。当患者从即发的昏迷过渡至迟发的昏迷时，可以有段清醒期，称为中间清醒期。这个时期可长可短，也可两次昏迷完全连续起来，昏迷加深，必须考虑是否有颅内血肿。意识水平是脑损伤严重程度的重要指标之一，在急性期昏迷经治疗稳定后，患者可能逐渐恢复意识，但严重的颅脑损伤后，部分患者进入微意识状态，甚至进入植物状态。对于未昏迷的患者，有可能出现不同的认知功能改变，包括注意力、记忆力、计算力、理解力、执行功能、社会感知、情感等。

（二）头痛

全头痛伴恶心呕吐，可能是颅内压增高所引起；头痛局限，可能因局部脑膜血管被牵伸或压迫；蛛网膜下腔出血时，头痛较剧烈，可伴随有脑膜刺激征；头空痛，直立时明显，平卧时消失，可能是低颅压表现，应当注意是否有脑积液漏。

（三）恶心呕吐

颅脑损伤早期，神经中枢受刺激会出现恶心呕吐，但更多见于急性颅内压增高时。颅后窝或耳迷路受震动时呕吐可较频繁，尤其是儿童，因其表达不清晰，呕吐可以是其颅脑损伤的唯一客观症状。

（四）抽搐

大多由于大脑皮质受刺激或由于脑缺氧或脑水肿所致。如局限抽搐反复发作者，提示有局限性硬脑膜下血肿可能。恢复期出现抽搐伴意识短暂丧失，应当考虑继发性癫痫。

（五）大小便障碍

损伤早期，患者常有大小便失控情况，这是神经中枢对下位神经元失去控制的表现，但当意识清醒以后再出现大小便障碍者并不多见。在较重的脑损伤中有时可出现尿潴留现象。

（六）体温升高

大多数病例早期均有体温的升高，轻、中型病例一般体温不超过38℃，重型病例则体温常达39℃。下丘脑受损时体温可高达41℃以上，称为中枢性高热，是一种严重的症状。

（七）精神心理症状

包括创伤后应激障碍，常见于颅脑损伤后恢复意识的患者，甚至是没有出现意识障碍的脑外伤患者。患者可以出现长期的头痛、睡眠障碍、记忆力显著下降、焦虑、易激惹、性格脾气改变、言语减少、不容易交流沟通甚至暴力倾向等。心理科医生早期的介入，心理咨询和适当的药物治疗有良好的改善效果。

（八）肢体的瘫痪

瘫痪可呈单瘫、偏瘫、两侧瘫等类型。颅脑损伤出现的瘫痪，由于损伤的部位不同，可出现各种类型。单瘫表示损伤多在对侧大脑半球的中央前区，偏瘫表示病变可能在基底神经节内囊区。两侧瘫表示病变在矢状窦两旁或多发性。在急性期因患者查体不能合作，往往不好确定瘫痪类型。

（九）失语症

包括运动性失语症和感觉性失语症。运动性失语症是由于言语发生障碍，患者不能表达自己的意图，是优势大脑半球额下回后部的损伤所造成。感觉性失语症有失听症，能流利地说话，但不能理解他人的语言而答非所问；有失读症，不能阅读书报；有失写症，不能写字绘图等。感觉性失语症病变在优势大脑半球的顶叶缘上回及颞上回的后部。

（十）记忆障碍

记忆障碍包括当时、近期和远期的记忆障碍3种。近期的记忆障碍提示颞叶海马和间脑区的病变，远期记忆障碍则多与大脑皮质损伤有关。记忆障碍按临床表现可以归类为：记忆减弱、遗忘、错构、虚构和潜隐记忆。颅脑外伤引起的记忆障碍主要是遗忘，遗忘症分为逆行性遗忘和顺行性遗忘。逆行性遗忘是指对伤前数小时或数天内的事情不能回忆，而更远以前的事却记得很清楚。顺行性遗忘是对受伤事件后发生的事很快遗忘。颅脑损伤中发生的遗忘症主要指的是顺行性遗忘。

（十一）脑神经损伤

国外资料统计以嗅神经损伤者最多，其次为面神经，视神经又次之，眼球运动神经居第四位。国内统计以眼球运动神经受损最多，其次为面神经及听神经，视神经为第三位，嗅神经为第四位，三叉神经为第五位，其他脑神经的损害极少见。

三、日常护理

（一）生命体征的观察

密切监测血压、脉搏、呼吸、尿量和神志变化，注意有无颅脑损伤的变化，如果出现迟发性神经系统损伤，患者家属要及时和医生沟通，值班护士和医生要及时向上级医生汇报。

（二）预防感染

头皮裂伤、头皮撕脱伤的患者要预防创面感染。观察头皮裂伤创口有无渗血渗液，去骨瓣手术后要注意对局部的保护。长期卧床患者要观察有无全身感染症状及局部感染表现。定时为患者进行口腔护理，避免继发感染，尤其要加强鼻饲患者口腔卫生，操作应严格按照无菌要求进行。意识不清的患者可行药物雾化吸入以化痰，行翻身拍背帮助其咳痰。对气管切开或者机械通气的患者应加强呼吸道护理，湿化气道，防止痰栓结痂。

（三）注意继发性癫痫

颅脑损伤容易引起继发性癫痫，尤其是第一次发作，要注意观察症状，预防癫痫的继发性损伤，明确诊断后及时给予抗癫痫药物。

（四）克服交流障碍

闭合性脑损伤后常见的言语障碍为言语错乱，其特点为：①没有明显的词汇和句法错误；②空间、时间、人物等定向功能障碍非常明显；③与检查者合作不佳；④意识不到自己回答不正确。交流障碍的克服需要护理人员有耐心，用各种方式去理解患者的表达内容，稳定患者情绪。根据患者不同程度认知障碍进行认知功能训练。进行日常生活自理训练时，重点提高患者的自我感知及认知能力。

（五）稳定患者情绪

鼓励并帮助患者，给予精神和心理上的支持，使患者正确对待疾病，克服沮丧、烦躁、抑郁等不良情绪。必要时专业的心理咨询医师要及时介入，进行心理疏导。同时医护人员要告知患者各种注意事项，告知手术、用药及常规操作的目的，让患者不至于茫然不知所措。

（六）预防并发症

由于部分患者会长期卧床，除了坠积性肺炎，也容易并发褥疮、深静脉血栓、肺栓塞、尿潴留等，因此帮其做好翻身拍背等被动活动很重要。患者可能会出现大小便障碍，注意加强大小便的护理。患者留置导尿管期间应定时碘伏消毒会阴区和尿管近段，定期更换导尿管，防止逆行性感染。患者清醒后定时夹闭导尿管，锻炼膀胱肌。

四、康复预防

颅脑损伤残疾预防包括四级预防。

（一）一级预防

预防意外事故的发生是重要的预防手段。工作场所一定要有严格的安全防护措施，司机应定期检修车辆，儿童过马路时不要嬉戏打闹。不去危险的场所、不做危险的运动是预防颅脑损伤最有效的方法。对于老年人来说，对环境的改造、坚持进行平衡训练、适当使用护具是预防跌倒发生的有效手段。

（二）二级预防

在颅脑损伤发生后，及早发现、诊断，明确损伤类型和损伤程度，早期治疗，将损害控制在最低水平。对疾病的发展要有预见性，尤其要注意防范迟发性脑损伤，急性期如果不及时诊断和治疗可造成严重的并发症，甚至脑疝而死亡。康复治疗的早期介入，可以有效预防并发症的出现，一旦生命体征平稳，尽可能早期康复，及时促进意识清醒，为恢复期康复创造有利条件。

（三）三级预防

颅脑损伤造成各种功能障碍，尤其是认知障碍，只有应用全面康复措施，才能最大限度地恢复所有的功能，使患者尽可能在较短时间内重返社会。颅脑损伤造成的功能障碍常合并压疮、感染、疼痛、吞咽障碍、情绪障碍、深静脉血栓等，康复治疗中要积极预防上述并发症，提高患者的生存质量。

（四）四级预防

颅脑损伤和其他神经系统损伤最不一样的地方，就是患者出现认知障碍，康复的周期很长，甚至康复的手段也有限，尤其是患者持续植物状态。对这部分患者的最终结局要有充分的预判，提前干预、及时干预是预防神经功能障碍和死亡的关键。认知障碍会引起其他伤害，需要制订规范的护理计划并严格执行，家庭生活也应当有护理记录，是预防次生伤害的关键手段，

五、康复目标

颅脑损伤的最终康复目标，是通过综合康复手段争取达到生活自理，能够回归社会和家庭。我们把颅脑损伤的阶段性康复目标分为急性期康复目标、恢复期康复目标和后遗症期康复目标。

（一）急性期康复目标

稳定病情，提高患者意识水平，促进认知障碍恢复，预防并发症，促进功能恢复。利用躯干肌的主动运动，通过联合反射、共同运动、姿势反射等手段，诱发软弱无力的瘫痪肌群收缩，防止各种并发症和二次损伤的产生。

（二）恢复期康复目标

促进分离动作的进一步完善，提高患侧肢体的协调控制能力；提高记忆、注意、思维、知觉、学习等能力；最大限度地恢复感觉、运动、认知、语言等功能，提高生活自理能力。

（三）后遗症期康复目标

继续强化日常生活活动能力的训练，提高其生活质量，促进患者功能恢复；充分发挥

残存功能，调整心理状态，继续强化认知、心理等功能训练；学习使用辅助器具，进行矫形支具与轮椅的训练，指导家庭生活和复职前的训练。

六、康复评定

（一）整体评估

通过四诊，评估患者所属证型。通过查体和临床症状评估患者脑损伤程度，如果是昏迷患者，国际上普遍采用格拉斯哥昏迷量表来判断，对于没有昏迷的患者可以通过日常生活能力量表、功能独立性评估量表实施评估。另外我们也可以在早期对患者的预后进行预估（表4-1）。

1. 早期预估

表 4-1　影响颅脑损伤预后的临床因素

影响因素	预后较好	预后较差
昏迷时间	< 6 小时	> 30 天
创伤后遗忘	< 24 小时	> 30 天
格拉斯哥昏迷评分	≥ 8 分	≤ 5 分
损伤范围	局灶性	弥漫性
颅内压	正常	增高
颅内血肿	无	有
脑室大小	正常	扩大
脑水肿	无	有
颅内感染	无	有
伤后癫痫	无	有
冲撞所致凹陷性骨折	无	有
脑电图	正常	异常
诱发电位	正常	异常
抗癫痫药物的使用	无需使用	需长期使用
影响精神的药物使用	无需使用	需长期使用

2. 结局评估

在发病半年后对颅脑损伤患者恢复及其结局进行评定：采用格拉斯哥结局量表（表4-2），根据患者能否恢复工作学习、生活能否自理、残疾之严重程度分为5个等级。

表 4-2　格拉斯哥结局量表

分级		特征
I	死亡	死亡
II	持续性植物状态	无意识、无言语、无反应,有心跳呼吸,在睡眠觉醒周期的觉醒阶段偶有睁眼,偶有呵欠、吸吮等无意识的动作,从行为判断大脑皮质无功能。特点:无意识,但能存活
III	严重残疾	有意识,但由于精神、躯体残疾或由于精神残疾而躯体尚不能自理生活。记忆、注意、思维、言语均有严重残疾,24 小时均需他人照顾。特点:有意识,但不能独立
IV	中度残疾	仍有记忆、思维、言语障碍和性格障碍,以及轻偏瘫、共济失调等,可勉强地利用交通工具,在日常生活、家庭中尚能独立,可在庇护性工厂中参加一些工作。特点:残疾,但能独立
V	恢复良好	尽管仍遗留有轻微的神经症状和体征,但已恢复原来的生活和工作。特点:恢复良好,但仍有缺陷

（二）局部评估

康复期可以根据 Rancho Los Amigos 认知功能量表、昏迷恢复量表、简易智能精神状态检查量表进行脑损伤后脑功能状态的评定。另外还可以根据具体情况进行肌力评估、肌张力评估、吞咽功能评估、语言障碍评估、心理状态及睡眠评估、营养评估。具体可以参见脑卒中。

七、康复处方

急性颅脑损伤的治疗原则是尽可能控制或减少继发性脑损害,预防并发症,尤其是老年患者,尽可能地提高机体免疫力,降低感染的发生。手术治疗是颅脑损伤最重要的治疗措施之一。手术目的是清除颅内血肿和异物,必要时去骨瓣减压。患者病情稳定脱离生命危险后,尽早考虑康复治疗。康复可以分为急性期康复、恢复期康复、后遗症期康复,康复内容包括肢体的康复、认知功能和心理康复、认知行为治疗、行为心理治疗。颅脑损伤后的康复不仅能使患者功能得到最大程度地恢复,缩短住院时间,减少医疗费用,促进患者积极参与社会生活,提高其生活质量,而且还能降低颅脑损伤后的死亡率。

（一）中药治疗

早期以促醒为主,以活血化瘀,化痰开窍为主。

黄芪 20g，赤芍 10g，川芎 10g，桃仁 10g，红花 5g，半夏 10g，胆南星 10g，冰片 0.2g，石菖蒲 10g，地龙 10g，枳实 10g，甘草 5g。每日一剂,每剂药煎取 200ml,分早晚 2 次鼻饲。

恢复期以补气通络、补肾活血为主,用补阳还五汤加肉桂、牛膝、枸杞子、熟地黄。

后遗症期以补气活血、益肾填精为主,用补阳还五汤加左归丸加减。

（二）针灸治疗

根据功能障碍的不同,可以选择不同的治疗方法和穴位,具体可以参考脑卒中,在这里主要讨论昏迷和认知障碍的治疗。

1. 毫针

取穴：百会、水沟、合谷、太冲、内关、三阴交、风府透哑门、太溪、涌泉。

操作：常规皮肤消毒，水沟穴向鼻中隔方向斜刺入15mm，强刺激手法，致双目盈泪或眼球湿润为度。其余穴位常规针刺，接电针，疏密波，频率1～50Hz，刺激量由弱逐渐增强，以局部可见肌肉随脉冲频率抽动为度，治疗30分钟。每日治疗1次，连续治疗14天。

2. 耳针

取穴：神门穴、皮质下穴、心耳穴、脾耳穴、肾耳穴。

操作：用0.5～1.0寸毫针，直刺入耳穴中，快速捻转1分钟，留针20分钟，隔日治疗1次，治疗7次为一个疗程。

3. 醒脑开窍针法

取穴：三阴交、人中、内关、外关、合谷、肩髃、曲池、足三里、阳陵泉、风市、太冲、血海及梁丘。

操作：选择两侧内关穴进行直刺，深度0.5～1.0寸，采用捻转提插方法连续施针1分钟；然后继续刺入人中，并向鼻中隔方向斜刺0.3～0.5寸，以眼球湿润或患者流泪为宜；上述操作完毕后选择三阴交，沿着胫骨内侧缘、以45°方向斜刺，利用提插补法施针，以患肢连续抽动3次为宜，上述穴位得气后均留针20分钟，其余穴位常规进针，可以连电针，连续治疗1周。

（三）推拿

主要针对昏迷和认知障碍患者，待患者生命体征平稳后，每日进行推拿治疗1次。①爪压头部：避开手术部位，用五指按压头部，从颅颈交界处一直按压至百会，按照从前额、颞部、枕部的顺序依次进行，共5次；然后点按太阳、颧髎、风池、风府，每穴按压1分钟，最后以擦脸结束；②患者侧卧位，从上到下推膀胱经、督脉各10次。按揉膀胱经第一、二侧线10分钟；③活动四肢关节，反复3次；④足底按摩，20分钟；⑤拿捏四肢5分钟。

（四）物理治疗

主要针对昏迷和认知障碍患者，其他功能障碍的物理治疗，具体见脑卒中和脊髓损伤。

1. 高压氧疗

压力控制在0.2MPa，每次治疗115分钟，其中加压25分钟，吸氧2次，每次30分钟，两次吸氧间隔5分钟，减压25分钟。每日1次，10次为一个疗程，每疗程间隔1～2日，共治疗3个疗程。

2. 亚低温治疗

以降温后复温为主，降温治疗采用半导体冰毯机和颅脑降温治疗仪，设置体温上限为35℃，下限为32℃。同时，缓慢静脉滴注冬眠合剂Ⅰ号方（氯丙嗪50mg+异丙嗪50mg+哌替啶100mg+0.9%氯化钠注射液250ml）协助降温，使肛温在治疗4～12小时内降至35℃以下，并维持在33～34℃，维持治疗14日。亚低温复温方法：亚低温维持治疗14日后，先设置冰毯机及颅脑降温仪在35℃，再于48小时内停用冬眠合剂，采用缓慢升温法，以每间隔4～6小时复温1℃的速度进行。当患者肛温达到36℃后自然复温，复温过程中，若患者发生躁动可适当使用肌松剂及镇静剂。

3. 经皮电刺激

电极贴患肢，电流强度适中，每次20分钟，每日1次，15～20次为1个疗程。

（五）语言和音乐疗法

用亲人或熟人的对话刺激昏迷患者，用患者喜欢的音乐进行刺激，对促醒有一定帮助。

（六）运动疗法

这里主要讨论对昏迷和认知障碍的康复，常用的运动疗法对认知障碍均有一定帮助。

1. 神经反射刺激 入院24小时后就可开始神经反射刺激。可以选用医用叩诊锤、棉签、骨针等进行对应操作，主要选择深反射：下颌反射、肱二头肌腱反射、肱三头肌腱反射、桡骨膜反射、腹肌反射、膝腱反射；浅反射：角膜反射、腹壁反射；病理反射：吸吮反射、口轮匝肌反射、掌颌反射、强握反射。每日3次，每次约15分钟，10日为一个疗程。

2. 感觉运动训练 以下的刺激可在每次训练中选择1~2种，一次15~30分钟。刺激时应密切注意观察患者的反应，如心率、血压、呼吸的变化，以及是否出现眼球运动、面部表情等。

（1）听觉刺激：可以与患者进行交谈，或者进行专题讨论，或者播放收音机、电视机的声音，但要注意环境安静，不要混杂噪音或多种声音。

（2）视觉刺激：可以给患者看家属或朋友的照片，应注意要在全视野范围内进行系统的刺激。

（3）嗅觉刺激：把香水、咖啡等患者平时喜欢的气味剂放在患者鼻子前，让患者随呼吸吸入，每次10~15秒。

（4）味觉刺激：用棉球蘸调味汁涂在患者的口唇或舌上。

（5）触觉刺激：可以通过给患者翻身、洗澡、穿衣服等对身体的各个部位进行触觉刺激，也可以用按摩对患者的身体进行刺激。

（6）前庭刺激：通过对患者进行颈部运动，在垫上做旋转或轮椅上做摇摆式推进运动进行前庭刺激。

（七）作业治疗

急性期对患者进行躯体感觉方面的刺激，提高其觉醒能力，使其能认出环境中的人和物。恢复期提高定向力，减少言语错乱，进行记忆、注意、思维的训练，锻炼其组织（分类、排列顺序、补缺填空）和学习能力。后遗症期增强患者在各种环境中的独立和适应能力，提高各种作业的技巧，并主动融入日常生活中去。

1. 知觉障碍作业训练 知觉障碍包括失认症、失用症、躯体构图障碍、视觉辨别功能障碍等，可以通过个体训练、小组训练和治疗性社团活动来进行治疗。

（1）单侧忽略的作业治疗：主要包括视觉扫描练习、感觉刺激、站立平衡练习、病灶同侧单眼遮蔽等作业方法。练习时应尽量使用患肢或双手进行活动。一般从进食训练开始，逐步增加更衣、转移、驾驶轮椅等练习，从而逐步提高患者生活能力。

（2）视觉失认的作业治疗：患者对所见到的物体颜色图画不能辨别其名称和作用，但经触摸或者听到声音，闻到气味就能说出来。视觉失认的作业治疗主要是识别训练，通过识别物品、照片、颜色等进行训练，练习的方式主要是使用视觉外的其他正常感觉输入对患者进行提示，多次重复来达到训练目的。

（3）触觉失认的作业治疗：强调利用视觉或健手帮助患肢进行感知，重视对物体的形状、材料、温度等特质的体验。主要包括感觉刺激和辨识训练，用粗糙的物品沿患者的手指向指尖移动进行触觉刺激，用手掌握有棱角物体进行压力刺激，使摩擦刺激和压力刺激交替进行，进而让患者闭目用手感觉和分辨不同的材料。

（4）失用的作业治疗：失用症是在运动、感觉、反射正常的情况下，患者不能按命令完成学会的动作。训练前先给予肢体本体感觉、触觉、运动觉刺激，对肢体先进行被动活动，训练中给予患者暗示、提醒，症状改善后逐渐减少提示，并加入复杂动作。

（5）注意力和集中力的训练：建立恒定的每日常规活动，让患者不断地重复和练习，耐心细声地向患者提问和下命令。训练内容包括猜测游戏，删除作业，时间感训练，视、听、嗅、味，本体感刺激，也可以用电脑辅助训练。

2. 时间感训练 让患者按照要求启动秒表，计时10秒钟停止，反复数次。成功后逐渐延长计时时间，当延长至1分钟，停表时误差小于1~2秒时，改为不让患者看表，心中默数到10秒停止，直至正确。

3. 记忆的训练 让患者分清重点，先记住重要的事，不去记忆一些无关的琐事。包括视觉记忆训练、图像记忆训练、记忆方法训练，也可以采用电脑辅助训练。每次训练时间要短，记忆正确时要及时频繁地给予奖励。

（1）视觉记忆训练：给患者看几张其熟悉的日常生活用品的图片5秒钟，然后收回，让患者说出看到物品的名称，反复进行，并逐渐增加图片的内容和数量。

（2）图像记忆训练：让患者先看一遍垂线、圆形、正方形、菱形、字母，然后分别将它们画出来。

（3）记忆方法训练：包括编故事法、分类法、联想法等等。比如分类法可以用读报训练，让患者说出读过报纸的栏目名称，成功后再训练其说出感兴趣的内容。

4. 思维训练 思维是大脑的高级功能，包括推理、分析、比较、综合、抽象等过程，对思维障碍可采用以下训练方法：

（1）阅读理解：取一张报纸，让患者说出头版头条的信息、报纸的名称、大标题、日期，指出报纸的各个专栏。然后让其查找特殊指定内容，比如广告等。

（2）排列数字：取出一副扑克，让患者按照从1到10的顺序排列，询问数字之间的关系，如奇数、偶数及倍数关系等。

（3）物品分类：列一张20种物品名称的清单，并告诉他这些物品分属于4大类，让患者将物品归类。

八、典型病例

孙某，男，34岁，主因意识丧失1小时入院。由于车祸外伤意识丧失，CT显示硬膜外血肿，脑水肿，急诊行去骨瓣减压血肿消除术，术后2天，生命体征平稳，但意识没有恢复，请我科会诊。康复评估：颅脑损伤，格拉斯哥昏迷评分5分，给予醒脑开窍针法，耳穴治疗，音乐疗法。2天后意识好转，处于间断嗜睡状态，右侧肢体偏瘫。继续给予醒脑开窍针法，加用电针治疗，针刺右侧阳明经，良肢位摆放，被动活动关节，胃管鼻饲肠内营养液。中药给予安宫牛黄丸碾碎后鼻饲，1日1丸，共3次。5天后格拉斯哥昏迷评分10分。1个月后查体：认知障碍，言语障碍，肌张力增高，右下肢肌力近端4级，远端 3⁻级，右上肢近端 3⁺级，远端 2 级。

（一）康复评估

气滞血瘀，颅脑损伤。Rancho Los Amigos 认知功能量表Ⅵ级，言语障碍，吞咽障碍，混合性失语，肌力 2 ~ 3 级，可独立坐位，不可独立站立。

（二）月度康复目标

1. **提高认知功能** 从遵从简单指令，到能够遵从复杂指令，进一步提高记忆能力。

2. **提高言语功能** 完成简单的句子。

3. **提高运动能力** 能够独立坐位 30 分钟以上，能够在固定患者小腿及膝关节时独立从坐位到立位。下肢肌力近端达到 4⁺，远端达到 3 级。右上肢近端 4 级，远端 3⁻级。抑制异常增高的肌张力。

4. 可以进食半流食。

（三）康复处方

1. **中药治疗** 补阳还五汤加减。中药熏蒸，减轻痉挛疼痛。

2. **针灸治疗** 用醒脑开窍法针刺，隔日 1 次；取患肢阳明经、百会、肾俞、大肠俞、廉泉、足运感区。电针，2Hz，连续波，30 分钟，每日 1 次。

3. **推拿治疗** 松解痉挛肌肉为主，降低肌张力，活动牵伸各关节。

4. **言语治疗** 利用卡片、计算机等工具，每日 2 小时以上的语言治疗训练。

5. **物理治疗** 高压氧治疗，经皮电刺激。

6. **运动疗法** ①坐位平衡训练；②床上主动运动训练；③患肢持重训练；④坐、站转换训练及床、椅转移训练；⑤站立平衡训练。

7. **作业疗法** ①床上自理活动训练；②健手患手配合进食训练；③知觉障碍训练；④注意力和记忆力的训练；⑤日常生活能力训练。

九、点评

颅脑损伤涉及很多方面，一般都采取综合康复治疗，争取提高患者的生存质量，达到重返社会的目的。在颅脑损伤后的康复中，认知障碍的康复尤其重要。认知障碍不能有效恢复，患者就不可能积极配合医生和家属的训练计划，其他功能障碍的恢复就很困难。

（一）急性期重点是对昏迷的康复，也就是促醒

1. 针刺能激活脑干网状系统功能，促进血液循环，改善病灶周围脑组织缺血缺氧状态，使氧分压相对增高，促使其恢复正常的生理功能。针刺还可影响神经递质的水平，刺激上行网状激活系统，促进意识水平的改善，针刺是促醒的有效手段。

2. 高压氧治疗为目前临床治疗重型颅脑损伤的一种常用措施，其可快速提升患者血氧分压，增加脑组织供氧，对组织细胞代谢具有促进作用，且可加快建立脑组织的侧支循环，有利于减轻脑水肿程度，且可提升控制颅内压的效果。

3. 亚低温治疗可有效减轻继发性脑损伤的病理损害程度，缓解颅脑损伤后缺氧缺血状态，有助于降低神经细胞能量代谢，减少脑细胞氧耗，减轻脑组织酸中毒程度，有效阻断脑缺氧 - 脑水肿 - 颅内压升高的恶性循环，且可减少氧自由基和炎症因子释放，以减轻脑水肿。

（二）从昏迷状态恢复后，对认知障碍的恢复训练是重点

1. 由易到难，切勿好高骛远，刚开始训练时应注意环境安静，避免干扰，以后逐渐转移到接近正常生活或正常生活的环境中训练，鼓励患者和家属共同参与。

2. 在这个过程中除了专门对意识、注意力和记忆力等的训练，对感觉和运动的训练也对认知恢复有帮助，心理和行为的治疗也是非常必要的。目前很多都可以用计算机辅助训练，但是康复治疗师的作用是不可替代的，而家属的积极参与往往起到重要作用。

3. 对认知障碍的治疗要充分应用各种手段。中药的辨证论治很重要，针灸的醒脑开窍也很关键，常规的运动和作业训练也能够产生疗效。

第三节　脊髓损伤

脊髓损伤是一大类神经系统疾病的总称，包括了造成脊髓结构和功能损害的多种疾病和各种伤病，引起脊髓损伤水平以下运动、感觉和自主神经功能障碍的临床综合征。脊髓损伤常致严重残疾，并且延续终生，是致残率最高的疾病。常见病因有交通事故、工业事故、运动损伤、意外暴力损伤、高处跌落等。流行病学调查显示，脊髓损伤的年龄集中在 20～40 岁，脊髓损伤患者生存期很长，其平均寿命比健全人仅减少 4～5 年，康复治疗需求迫切。

脊髓损伤在中医里多归入痿证，多采用补益肝肾、通经活络的治法，根据不同疾病辨证结果，治疗上有所差别。

虽然不同类型的脊髓损伤患者的临床特点、药物治疗等有所不同，但针对其各种障碍所进行的康复治疗措施大致相同，故把这类疾病的康复通称为脊髓损伤康复。

一、相关结构

（一）骨

脊柱由 26 块椎骨构成，颈椎 7 块、胸椎 12 块、腰椎 5 块、1 块骶骨（由 5 块骶椎合成）、1 块尾骨（由 4 块尾椎合成）。全部椎骨的椎孔共同串成一条管，称为椎管。椎管内容纳脊髓及脊髓被膜等结构。

（二）脊髓

脊髓位于椎管内，上端平枕骨大孔处与延髓相连，下端成人平第 1 腰椎体下缘（新生儿平第 3 腰椎），脊髓下端延续为一细丝，称终丝，终丝向下经骶管终于第 2 尾椎的背面。脊髓共分 31 个节段，包括颈髓 8 节、胸髓 12 节、腰髓 5 节、骶髓 5 节和 1 个尾节。成人脊柱的长度与脊髓的节段并不完全对应。在成人，一般的推算方法为：上颈髓节（C_1～C_4）大致与同序数椎骨相对应，下颈髓节（C_5～C_8）和上胸髓节（T_1～T_4）与同序数椎骨的上 1 节椎体平对，中胸部的脊髓节（T_5～T_8）约与同序数椎骨上 2 节椎体平对，下胸部的脊髓节（T_9～T_{12}）大致与同序数椎骨上 3 节椎体平对，全部腰髓节大致平对第 10～12 胸椎，全部骶髓节、尾节大致平对第 1 腰椎。

脊髓由灰质和白质两大部分组成。中央有一细小的中央管，围绕中央管周围是"H"形的灰质，灰质的外周是白质。脊髓每侧的灰质，前部扩大为前角，后部狭细为后角。白质借脊髓的纵沟分为 3 个索，前正中裂与前外侧沟之间为前索；前、后外侧沟之间为外侧

索；后外侧沟与后正中沟之间为后索。在灰质前连合的前方有纤维横越，称白质前连合。在后角基部外侧与白质之间，灰、白质混合交织，称网状结构。

与脊髓相连的脊神经前、后根汇合形成脊神经。因为脊髓比脊柱短，腰、骶、尾部的脊神经前后根要在椎管的硬膜囊内下行一段距离，才能到达各自相应的椎间孔离开椎管，这些在脊髓末端平面以下下行的脊神经根称马尾。

二、诊断要点

（一）病因诊断

很多因素及疾病均可引起脊髓损伤，大致可分为创伤性因素和非创伤性因素，创伤性因素包括骨折、刀伤、枪伤等。非创伤性因素包括：①血管病变：动脉炎、脊髓血栓性静脉炎、脊髓血管出血及梗死等；②炎症：格林-巴利综合征、横断性脊髓炎、脊髓前角灰质炎等；③神经变性畸形：运动神经元病、脊髓空洞等；④占位性病变：各种肿瘤，如脑（脊）膜瘤、神经胶质瘤、神经纤维瘤、多发性骨髓瘤、转移瘤等；⑤严重腰椎间盘突出症、脊椎滑脱、椎管狭窄等。

（二）脊髓损伤评估

对于脊髓损伤的治疗和预判，除了要明确脊髓损伤的病因，还需要对已经存在的脊髓损伤进行判断，判断的内容主要包括损伤程度、损伤部位和平面，而这些除了通过影像学检查判断外，主要通过详细的查体获得，才能对将来的预后做一个初步的评估。损伤程度一般可以分为完全性损伤和不完全性损伤。

1. 不完全性损伤 在神经平面以下包括最低位的骶段（$S_4 \sim S_5$）保留部分感觉或运动。骶部感觉包括肛门黏膜皮肤交界处和肛门深部的感觉；骶部运动保留时，肛门指检肛门外括约肌有自主收缩。骶部神经传导束幸免损伤，是不完全损伤的重要特征，称为骶部保留。不完全性损伤还包括一些特殊类型：中央索综合征、前索综合征、后索综合征、脊髓半截征、圆锥综合征、马尾综合征等。

2. 完全性损伤 最低骶段（$S_4 \sim S_5$）的感觉和运动功能完全消失。在完全损伤中还有两种特殊类型。

（1）部分保留带：是指在完全性损伤的神经平面以下一些皮节和肌节保留部分神经支配，有部分感觉和运动功能的节段范围称为部分保留带。

（2）神经根逃逸：是指实际完全性脊髓损伤患者的平面以上有神经根损伤，在恢复过程中，神经根的功能逐步恢复，从而造成完全性脊髓损伤患者神经损伤平面下降，这种现象被称为"神经根逃逸"。

3. 脊髓功能损害分级 国际脊髓损伤学会将脊髓功能损害分为 5 级。

1 级：完全性损害 骶段无感觉或运动功能。

2 级：不完全性损害 神经平面以下包括骶段（$S_{4 \sim 5}$）有感觉功能，但无运动功能。

3 级：不完全性损害 神经平面以下有运动功能，大部分关键肌肌力 < 3 级。

4 级：不完全性损害 神经平面以下有运动功能，大部分关键肌肌力 ≥ 3 级。

5 级：正常 感觉和运动功能正常。但肌肉张力增高。

4. 损伤部位和平面 采用美国脊柱损伤协会（ASIA）于 2019 年修订的最新版《脊髓损伤神经学分类国际标准》中感觉和运动检查的项目与评分方法，对感觉和运动功能进行检查，确定感觉和运动平面以及脊髓损伤水平（表 4-3，表 4-4）。并对患者的日常生活能力作出检查。

表 4-3　感觉平面检查关键皮肤

平面	部位	平面	部位
C_2	枕骨粗隆外侧至少 1cm	T_8	锁骨中线第八肋间（T_7 与 T_9 中点）
C_3	锁骨上窝且在锁骨中线上	T_9	锁骨中线第九肋间（T_8 与 T_{10} 中点）
C_4	肩锁关节的顶部	T_{10}	锁骨中线第十肋间（脐水平）
C_5	肘前窝的外侧（桡侧）	T_{11}	锁骨中线第十一肋间（T_{10} 与 T_{12} 中点）
C_6	拇指近节背侧皮肤	T_{12}	锁骨中线腹股沟韧带中点
C_7	中指近节背侧皮肤	L_1	T_{12} 与 L_2 中点处
C_8	小指近节背侧皮肤	L_2	大腿前中部，腹股沟韧带中点和股骨内上髁连线中点处
T_1	肘前窝的内侧面（尺侧）	L_3	股骨内上髁
T_2	腋窝的顶部	L_4	内踝
T_3	锁骨中线第三肋间	L_5	足背第三跖趾关节
T_4	锁骨中线第四肋间（乳腺嵴）	S_1	足跟外侧
T_5	锁骨中线第五肋间（T_4 与 T_6 的中点）	S_2	腘窝中点
T_6	锁骨中线第六肋间（剑突水平）	S_3	坐骨结节
T_7	锁骨中线第七肋间（T_6 与 T_8 的中点）	S_{4-5}	肛周 1cm 范围内，皮肤粘膜交界处外侧

表 4-4　运动平面检查关键肌肉

平面	关键肌	平面	关键肌
C_5	屈肘肌（肱二头肌，肱肌）	L_2	屈髋肌（髂腰肌）
C_6	伸腕肌（桡侧伸腕长肌和短肌）	L_3	伸膝肌（股四头肌）
C_7	伸肘肌（肱三头肌）	L_4	踝背伸肌（胫前肌）
C_8	中指屈指肌（指深屈肌）	L_5	伸趾肌（趾长伸肌）
T_1	小指外展肌	S_1	踝跖屈肌（腓肠肌、比目鱼肌）

三、常见症状

（一）瘫痪

脊髓休克期间表现为受伤平面以下出现弛缓性瘫痪，运动、反射及括约肌功能丧失，出现损伤平面以下感觉丧失及大小便不能控制。2～4 周后逐渐变成痉挛性瘫痪，表现为肌张力增高，腱反射亢进，并出现病理性锥体束征。胸段脊髓损伤表现为截瘫；颈段脊髓损伤则表现为四肢瘫；上颈段损伤的四肢瘫均为痉挛性瘫痪；下颈段损伤的四肢瘫表现为双上肢弛缓性瘫痪，双下肢为痉挛性瘫痪；胸段损伤和腰膨大的表现为双下肢痉挛性瘫痪；骶段以下损伤的表现为双下肢弛缓性瘫痪。

（二）感觉障碍

瘫痪肢体通常伴有相应的感觉障碍，甚至丧失。①脊髓半切征。损伤平面以下同侧肢体的运动及深感觉消失，对侧肢体痛觉和温觉消失；②脊髓中央管综合征。多数发生于颈椎过伸性损伤。颈椎管因颈椎过伸而发生急剧变化，脊髓受黄韧带、椎间盘或骨刺的前后挤压，使脊髓管周围的传导束受到损伤，表现为损伤平面以下的四肢瘫，上肢重于下肢，无感觉分离，预后差；③脊髓前综合征。颈脊髓前方受压严重，有时可引起脊髓前中央动脉闭塞，出现四肢瘫痪，下肢瘫痪重于上肢瘫痪，但下肢和会阴部仍保持位置觉和深感觉，有时甚至还保留有浅感觉；④脊髓圆锥损伤。正常人脊髓终止于第1腰椎体的下缘，因此第1腰椎骨折可发生脊髓圆锥损伤，表现为会阴部皮肤鞍状感觉缺失，括约肌功能丧失致大小便不能控制和性功能障碍，双下肢的感觉和运动仍正常；⑤马尾神经损伤。马尾神经起自第2腰椎的骶脊髓，一般终止于第1骶椎下缘。马尾神经损伤很少为完全性的，表现为损伤平面以下弛缓性瘫痪，出现感觉及运动功能障碍及括约肌功能丧失，肌张力降低，腱反射消失，无病理征。

（三）二便障碍

小便失禁十分常见，也常有排尿困难。大便通常表现为便秘，也可失禁。这和脑卒中引起的二便障碍不一样，脑卒中在神志清楚的情况下，大部分患者大小便可以有效控制。脊髓完全性损伤患者，二便障碍很难恢复，不完全性损伤的患者，通过有效的训练和治疗，有可能实现自我控制。泌尿系感染是脊髓损伤患者的常见并发症之一，其特点为起病急，以高热、寒战、头痛、白细胞升高，出现脓尿、血尿，而尿频、尿急不明显。间歇性导尿能有效预防尿路感染。残余尿量大于100ml需要进行间歇性导尿，早期由医务人员进行，后期由患者自己操作，每日间歇性导尿的次数根据残余尿量的多少而定。

（四）疼痛

脊髓损伤后疼痛的发生率高达64%～82%。不少患者出现损伤部位以下的疼痛。这种疼痛可以是中枢性的，也可以是躯体性的。部分疼痛和心理相关，还有部分疼痛来源于不适当的运动。相当一部分疼痛可以通过运动、理疗和心理治疗得到缓解。而作为中枢性神经痛，损伤节段的神经病理性疼痛一般在伤后数天至数周发生，而损伤节段以下的疼痛则较晚发生，常在数月至数年后出现，多为刀割样、烧灼样、刺痛、放射痛，疼痛常位于鞍区和下肢。疼痛与脊髓和脊髓上神经环路结构的重塑性有关。顽固性重度疼痛发生率为21%～39%，治疗非常困难，严重影响患者的生活质量。药物治疗成为主流，可联合使用卡马西平和阿米替林。神经电刺激、可植入的缓释药泵、中药、针灸、认知心理干预调整、以及细胞移植等等，在临床治疗中都有各自的优势和缺陷。某些持续性疼痛患者可以考虑背根切除术。

（五）肌肉痉挛

腰以上的脊髓损伤常常出现肌肉痉挛，影响肢体活动，有时还可以引起疼痛。损伤平面在腰以上的，对于下肢也就是损伤平面以下的肢体都属于上运动神经损伤，病变往往表现为脊髓中枢兴奋性失去抑制，导致肌肉张力过高，活动过度活跃或痉挛。大部分肌肉痉挛在损伤后 3 ~ 6 周出现，在半年到 1 年时到达高峰。运动疗法、推拿、水疗、神经阻滞可以有效地抑制肌肉痉挛。

四、日常养护

（一）预防下肢深静脉血栓形成

每日进行下肢被动活动，开始活动时需要用弹力绷带或穿弹力袜。尽量避免患肢静脉输液。空气压力波治疗仪通过连续充气及放气对全下肢从远端到近端施加脉冲压力，加速下肢静脉血液回流。

（二）预防褥疮

选择合适的气垫床及坐垫，保持皮肤及床的整洁、干燥。对身体不能活动的患者，每 2 小时变换一次体位。坐轮椅需要 20 分钟左右调换姿势，对臀部施行按摩，促进血液循环，防止坐骨结节受压时间过长。改善全身营养状况，注意蛋白质、维生素的补充。体重过重也是造成压疮的原因之一，过度肥胖者要适当减肥，控制体重。

（三）情志护理

脊髓损伤患者生存期长，对于自己的残疾往往有较强的心理活动，应注意避免不良情志刺激，保持开朗平和，可采取安慰疏导、暗示、转移等方法加强情志护理。患者出现疼痛、感觉过敏、运动障碍、二便障碍时难以保持情绪稳定，治疗师要掌握患者心理变化，鼓励他们乐观、开朗、保持心情舒畅，劝慰患者要善于克服情绪影响，避免恼怒、抑郁、思虑等不良精神刺激。

（四）饮食调控

脊髓损伤后，往往会出现二便障碍，所以患者在饮食上要多注意。宜清淡、易消化，忌食辛辣、油腻、煎炸食品，忌烟酒，多食新鲜蔬菜、水果，注意营养及饮食均衡。不要因为大小便障碍而控制饮食量。

（五）起居有节

保持环境舒适，空气新鲜，光照充足，温湿度适宜。防止感冒，锻炼时劳逸结合，避免过度疲劳。注意个人卫生，尤其是二便障碍的，要每日擦洗，及时更换衣物。鼓励患者尽量独立完成日常动作，学习各种技能，能够尽早实现生活自理或者在他人协助下生活自理。

五、康复预防

脊髓损伤残疾预防包括四级预防。

（一）一级预防

在院前急救一直到手术前的整个过程中，应避免搬运中造成脊髓二度损伤。

（二）二级预防

在脊髓损伤发生后，抢救患者生命时，应尽早治疗原发病，以结束脊髓持续损伤为目的，无论是药物治疗还是手术治疗，时效性是关键。同时预防各种脊髓损伤并发症，尽可能早期康复，为恢复期康复创造有利条件。

（三）三级预防

在脊髓损伤造成脊髓功能障碍后，应用全面康复措施最大限度地利用所有的残存功能，使患者尽可能在较短时间内重返社会，即全面康复。脊髓损伤常合并压疮、感染、疼痛、痉挛和挛缩、泌尿系结石、深静脉血栓等。康复治疗中也要积极预防上述并发症，提高患者的生存质量。

（四）四级预防

脊髓损伤所引起的功能障碍经过一段时间治疗后基本稳定，这个时间大约是发病后半年到 1 年，进入后遗症期。这个时候我们要注意四级预防。脊髓损伤如果是内科疾病引起的，应加强监控危险因素，需要长期药物治疗的，要积极配合，防止复发。如果是外伤引起的注意避免外伤，不从事危险的运动和体力劳动，加强看护防止摔倒，避免不正确的肢体牵拉导致关节损伤、肌肉拉伤、骨折等。

六、康复目标

近期康复目标的设定和当下的康复评估直接关系，远期康复目标和脊髓损伤平面和程度直接相关。只有 1% 完全损伤患者可以在损伤平面之下恢复功能肌力，而皮肤感觉保留的不完全性损伤的患者，皮肤感觉保留区的肌力有 50% 的可能性恢复。因此，近期目标的制订，往往是针对脊髓损伤恢复阶段来制订阶段性目标，同时兼顾并发症的出现和为实现远期目标做预先准备；而远期目标的制订则完全取决于脊髓的损伤程度和平面（表 4-5）。

表 4-5　脊髓损伤平面和远期康复目标的关系

脊髓损伤水平	远期康复目标	需用支具及轮椅种类
C_5	桌上动作自理,其他依靠帮助	电动轮椅,平地可用手动轮椅
C_6	日常生活活动可能自理,床上翻身,起坐	手动电动轮椅,可用多种自助具
C_7	日常生活活动自理,起坐、移乘、轮椅活动	手动轮椅,残疾人专用汽车
$C_8 \sim T_4$	日常生活活动自理,起坐、移乘、轮椅活动,应用骨盆长支具站立	手动轮椅,残疾人专用汽车,骨盆长支具,双拐
$T_5 \sim T_8$	日常生活活动自理,起坐、移乘、轮椅活动,骨盆支具治疗性步行	手动轮椅,残疾人专用汽车,骨盆长支具,双拐
$T_9 \sim T_{12}$	日常生活活动自理,起坐、移乘、轮椅活动,长下肢支具治疗性步行	轮椅、长下肢支具,双拐
L_1	日常生活活动自理,起坐、移乘、轮椅活动,长下肢支具功能性步行	轮椅、长下肢支具,双拐
L_2	日常生活活动自理,起坐、移乘、轮椅活动,下肢支具功能性步行	轮椅、下肢支具,双拐
L_3	日常生活活动自理,起坐、移乘、轮椅活动,肘拐,短下肢支具功能性步行	短下肢支具,洛夫斯特德拐
L_4	日常生活活动自理,起坐、移乘、可驾驶汽车,可不需轮椅	短下肢支具,洛夫斯特德拐
$L_5 \sim S_1$	无拐,足托功能性步行及驾驶汽车	足托或短下肢支具

七、康复评估

（一）整体评估

四诊评定明确患者所属证型，明确脊髓损伤平面和损伤程度，预估远期康复目标。

（二）局部评估

评估运动功能、感觉功能、大小便功能、性功能，评定心理，评估关节活动度，疼痛指数，日常生活能力，明确病变程度和阶段。

八、康复处方

脊髓损伤后开始康复治疗的时间越早越好。一般骨折固定术后或者脊柱外伤后 7 ~ 10天，非外伤性脊髓损伤（脊髓炎等）病情稳定（一般在 10 天左右），就可以进入康复科进行治疗。而床边的早期康复在生命体征稳定后就可以在临床科室进行。早期治疗可以有效地避免合并症，例如压疮、肺炎、泌尿系统感染等，也可以有效地改善患者的心态。

（一）中药治疗

1. 口服中药以补肾强筋、补气养血、通经活络为主。

处方：杜仲 9g，当归 9g，赤茯苓 9g，牛膝 6g，肉苁蓉 15g，桑寄生 9g，葛根 9g，熟地黄 15g，甘草 6g，枸杞子 15 枚，黄芪 20g，桂枝 9g。

水煎服，日 1 剂，分两次服。

2. 中药熏蒸以活血通经、舒筋解痉为主。

处方：桂枝 20g，桃仁 15g，红花 10g，当归 15g，川芎 15g，续断 15g，牛膝 15g，白芍 15g，赤芍 15g，秦艽 10g。

操作：将中药液放置于专门的熏蒸仪器中，将痉挛的肢体放入其中，开动机器，熏蒸 20 ~ 30 分钟。

（二）针灸治疗

不同康复阶段选取不同的穴位，当需要提高上肢肌力时，取上肢阳明经；需要完成坐位平衡时，取腰背部膀胱经及腹部任脉和足阳明经；需要完成站立及行走时，重点取足阳明、足太阴和足太阳经。肌张力下降时，提倡使用电针；肌张力过高时，提倡使用温针灸；痉挛时患肢不留针。

1. 毫针

取穴：损伤节段的夹脊，肝俞，肾俞，环跳，承扶，髀关，梁丘，足三里，阳陵泉，阴陵泉，绝骨，三阴交，太溪，昆仑，太冲；上肢可加曲池、臂臑、手三里、合谷；二便障碍取天枢、关元、中极、水道、肾俞、大肠俞、八髎。

操作：连电针，连续波，留针 30 分钟。每日 1 次，10 次为 1 个疗程。或用温针灸，留针后，插 2.5cm 的艾条在针柄上，点燃后施灸。

2. 穴位注射

取穴：相应损伤节段夹脊穴。

操作：药物用甲钴胺注射液或神经生长因子，每穴 1 ~ 2ml。

（三）推拿治疗

对痉挛有预防和治疗作用，以下肢痉挛为例。

操作：①患者仰卧，医者对下肢肌肉进行拿捏推揉，从而放松肌肉，牵拉膝关节，活动踝关节和足趾关节；②患者俯卧，医者对腘绳肌、腓肠肌及跟腱进行拿捏推揉，从而放松肌肉；③对髋关节进行后伸牵拉。

（四）物理治疗

1. 水疗疗法　可以对局部痉挛肢体施行局部浸浴法，对截瘫患者用水中步行训练和水中平衡训练，对四肢瘫患者可以用哈伯特槽浴，水疗每日 1 次，10 次为一个疗程。

2. 肌电生物反馈治疗　用肌电生物反馈技术并结合多种电刺激模式进行肌肉训练治疗，以达到改善肌肉功能，帮助患者重建并恢复肌肉正常运动功能。将电极贴在患肢，每次 12～25 分钟，每日 1 次，10～15 次为 1 个疗程。

3. 经皮电刺激　电极贴患肢，电流强度适中，每次 20 分钟，每日 1 次，15～20 次为 1 个疗程。

（五）运动疗法

不同阶段采用不同的治疗方案。运动疗法的训练包括肌力训练、平衡和协调训练、站立和步行训练、轮椅训练、体位和转移训练、减重训练。脊髓损伤的运动疗法和脑卒中有类似的地方，也有不同的地方。

1. 急性期（伤后 2～4 周）　需要进行关节活动度训练、肌力训练、呼吸功能训练（见第三章第四节运动疗法六呼吸训练）、膀胱功能训练、床上体位变换、正确的体位摆放。关节活动度训练、正确的体位摆放参照脑卒中。

（1）肌力训练：①肌力 1 级时采用功能性电刺激的方式进行训练；肌力 2 级时可以采用滑板运动或主动-辅助运动；肌力 3 级的肌肉是训练的重点，可以采用渐进抗阻训练方法。肌力训练的目标是使肌力达到 3 级以上，以恢复实用肌肉功能。训练过程注意中立位训练，对评估结果较差的肌力优先给予刺激和训练，以实现良好的运动模式；②为了维持坐位还需要进行腰背肌的训练。在步行训练之前应该先进行腹肌、髂腰肌、腰背肌、股四头肌、内收肌等的训练；③为了应用轮椅、拐或助行器，在卧位、坐位时均要重视训练肩带肌力，包括上肢支撑力训练、肱三头肌和肱二头肌训练和握力训练。

（2）膀胱功能训练：①脊髓损伤后早期常有尿潴留，一般采用留置导尿的方式，要注意定期夹闭和开放导尿管，还要注意夹放导尿管的时机。一般很多护理人员就按 2 小时定期排放尿液，其实膀胱储尿在 300～400ml 时有利于膀胱自主收缩功能的恢复。要根据记录的液体出入量，来判断导尿时机；②注意预防尿路感染。留置导尿多半会引起尿路感染，每日补充液体量必须达到 2 500～3 000ml，以避免膀胱尿液中细菌的繁殖增长。发生泌尿系统感染可以没有症状，需要定期查尿常规，抗菌药物反复应用后对泌尿系统感染往往无效，最好的办法是拔除导尿管。一旦出现全身性菌血症可以采用敏感的抗生素治疗；③教育患者和护理家属学习间断导尿。留置导尿要尽早结束，改为间断导尿或者清洁导尿的方式，医护人员一定要在患者住院期间教会患者和家属间断导尿，教其掌握好导尿时机。

（3）直肠功能训练：脊髓损伤后的直肠问题主要是便秘。①首先要强调保证足量粗纤维的饮食（例如素菜等）和规律的排便习惯（一般以原先的习惯为准）；②如果不能按时排便，首先可以选用开塞露等肛门直肠润滑剂和缓泻剂；③手指肛门牵张法也很有效，方法是将中指戴指套，涂抹润滑剂后插入肛门，缓慢用手指将肛门向一侧牵拉，或者进行环形牵拉，刺激结肠蠕动，缓解肛门括约肌的痉挛，从而促进排便。

2. 稳定期训练（伤后 4～12 周） 主要进行肌力增强训练（如垫上支撑、站立平衡训练、转移训练、轮椅训练、日常生活能力训练），关节活动度训练，呼吸功能训练及体位排痰，膀胱功能训练，体位变换训练。

（1）坐位训练：①床上坐位可分为长坐位（膝关节伸直）和短坐位（膝关节屈曲）。实现长坐位才能进行床上转移训练和穿裤、袜、鞋的训练，其前提是必须腘绳肌牵张度良好，髋关节活动度超过 90°；②坐位训练最终目的是保持独立坐位平衡，还应进行平衡训练。具体参考脑卒中平衡训练。

（2）转移训练：包括独立转移训练和帮助转移训练。①帮助转移训练指患者在他人的帮助下转移体位。帮助转移应当注意不要牵拉肌张力下降的关节，以免造成损伤；②独立转移训练指患者独立完成转移动作，包括从卧位到坐位转移、床上或垫上横向和纵向转移、床至轮椅和轮椅至床的转移、轮椅到凳或凳到轮椅的转移以及轮椅到地和地到轮椅的转移等。在转移时可以借助一些辅助具。如果上肢肌力正常，应当教会患者独立转移。

（3）直立适应性训练：直立适应性训练主要是克服低血压以及静脉回流受限等不适症状，逐步从卧位转向半卧位或坐位，倾斜的高度每日逐渐增加，以无头晕等低血压症状为度，循序渐进。下肢可使用弹力绷带，同时可使用空气压力波治疗仪，以减少静脉血液淤滞。从平卧位到直立位需 1～3 周的适应时间，适应时间长短与损伤平面相关，刚开始坐位和直立位往往需要协助完成，直立床训练是常用的方法。

（4）步行训练：主要针对胸腰段脊髓损伤或是颈髓不完全性损伤者。完全性脊髓损伤患者步行的基本条件是上肢有足够的支撑力和控制力，如果要具有实用步行能力，则损伤神经平面一般在腰或腰以下水平。对于脊髓不完全性损伤者，则要根据残留肌力的情况确定步行的预后。①先要进行步态分析，以及肌力、肌张力评估，确定髂腰肌、臀肌、股四头肌、腘绳肌等肌肉的功能状况；②步行训练的基础是坐位和站位平衡训练。只有当站立平衡实现后，我们才能进行步行训练。其次是需要进行重心转移训练和髋、膝、踝关节控制能力训练；③矫形器的选用。关节控制肌群的肌力经过训练，仍然不能达到 3 级以上水平者，必须使用适当的矫形器以代偿肌肉的功能；④当达到站位Ⅱ～Ⅲ级平衡时，患者可以开始平行杠内训练站立及行走，包括三点步、四点步、二点步，并逐步过渡到凭借助行器或双杖行走。耐力增强之后可以训练跨越障碍，上下台阶等。

（5）轮椅训练：①患者选择合适的姿势。前倾坐姿的稳定性和平衡性更好，而后倾姿势较省力和灵活。要注意防止骨盆倾斜和脊柱侧弯；②轮椅操纵：上肢力量及耐力是良好轮椅操纵的前提。在技术上包括前后轮操纵，左右转进退操纵，前轮翘起移动及旋转操纵，上一级楼梯训练以及下楼梯训练。注意每坐 20 分钟，必须用上肢撑起躯干，或侧倾躯干，使臀部离开椅面减轻压力，以免坐骨结节发生压疮。

（6）关节活动度训练：①软瘫期时。生命体征稳定之后就应立即开始全身各关节的被动运动，关节活动轻柔、缓慢、有节奏，不建议过度活动；②硬瘫期时。从近端到远端，每个关节被动活动 5～10 次。脊柱不稳定时，注意髋关节屈曲不超过 90°，肩关节外展不超过 90°。每一关节在各轴向运动若干次，以避免关节挛缩。活动范围尽量达到最大生理范围，但不可超过；③在下胸段或腰椎骨折后，进行屈髋屈膝运动时要注意控制在无痛范围之内，不可造成椎体活动；④腰椎平面以上损伤的患者需要特别强调髋关节屈曲及腘绳肌牵张运动，因为只有髋关节直腿屈曲超过 90° 时才有可能独立坐在床上，也是各种转移训练和床上活动的基础。

3. 后期训练

（1）四肢瘫（T_1 以上损伤）：①主要进行肌力加强训练、耐力加强训练、轮椅活动、轮椅操纵训练、上肢支具、自助具应用训练；②其次进行肌肉与关节牵张，包括腘绳肌牵张、内收肌牵张和跟腱牵张。腘绳肌牵张是为了使患者直腿抬高大于 90°，以实现独立坐；内收肌牵张是为了避免患者因内收肌痉挛而造成会阴部清洁困难；跟腱牵张是为了保证跟腱不发生挛缩。牵张训练是康复治疗过程中进入痉挛期必须从始至终进行的项目。牵张训练可以帮助降低肌肉张力，从而对痉挛有一定的治疗作用。

（2）截瘫（T_2 以下损伤）：主要进行肌力加强训练、耐力加强训练、轮椅活动、轮椅操纵训练、治疗性站立、步行训练（$T_2 \sim T_{12}$）、功能性步行训练（$L_1 \sim L_4$）。

（六）作业治疗

包括日常生活活动能力训练、娱乐和工作训练等。

（七）神经干注射

用于后遗神经痛。于神经干注射 50%～100% 的乙醇或 2%～5% 苯酚 2～5ml，以解痉止痛。由于这种疗法会造成神经永久性损伤，所以都是在其他治疗方法没有效果的时候采用。激素注射也有一定效果。

（八）矫形器应用

包括踝足矫形器、膝踝足矫形器、交互式步行矫形器、上肢矫形器等。高位脊髓损伤患者为了防止肩关节半脱位，可以使用肩矫形器。肩胛骨和肩带肌的被动运动与训练对于恢复上肢功能意义重大，不可忽视。同时可以使用踝足矫形器防止足下垂和跟腱挛缩。

九、典型病例

吴某，女，35 岁，8 月前外伤致腰椎骨折脊髓损伤。伤后立即送急诊救治，行 CT 检查示：腰椎骨折、多发性肋骨骨折、距骨骨折、尾骨骨折。行肋骨复位术 10 余天后高热不退，遂转入上级医院诊治；生命体征稳定后，行腰椎骨折钢钉固定术等手术，病情稳定后转回当地医院康复治疗；出院后为求进一步康复治疗入住本院，门诊以"腰椎骨折后康复、脊髓损伤"收住我科。现患者胸骨柄以上感觉基本正常，以下至脐，感觉减退有异样感，脐下无感觉，双下肢麻木、疼痛感剧烈，二便失禁，双上肢肌力肌张力正常，双下肢肌力 0 级，肌张力减低。病程中未见发热、恶寒、呕吐、恶心不适，纳可，夜寐差。日常生活能力评定 30 分，肛门反射消失，坐不需支持，但不能站立。

（一）康复评估

整体评估：气血虚弱，心肾不交。L_1 粉碎性骨折术后，脊髓损伤（完全性损伤，部分保留），损伤平面：T_{12}（对应腰髓 4、5 平面）、脊髓圆锥。

局部评估：双下肢肌力 0 级，肌张力低，二便障碍，睡眠障碍，下肢感觉过敏，独立坐位，不能站立。

（二）康复治疗目标

1. 近期目标 独立稳定坐位，床上转移床边，学会坐位增加腹压排尿排便，学会自行间歇导尿，改善疼痛过敏，改善睡眠，提高日常生活活动能力。

2. 中期目标 支具支持下稳定站立，提高双拐使用能力，恢复基本正常肌张力，提高日常生活活动能力。

3. 出院目标 支具支持下短距离行走，肌张力轻度异常，排尿功能部分恢复，排便功能部分恢复，痉挛和疼痛过敏基本消除，日常生活活动能力部分自理。

4. 远期目标 调整用药方案，改善体质，使患者有相对独立生活能力。

（三）康复处方

1. 中药处方 目前重点是补充气血、增加体力、改善二便、调节睡眠。以补气养血、交通心肾为主。

处方：黄芪桂枝五物汤加天王补心丹加减。

2. 运动疗法处方 目前重点是提高坐位耐久力，提高腰腹肌力。

（1）进行截瘫功能的评定，持续促进床上运动、坐位平衡能力和耐久力训练。训练从床上转移至床边能力。

（2）提高肌张力，抑制异常模式。

（3）保护关节，尤其是髋关节，维持关节活动度。

（4）锻炼核心肌群，提高腰背、腹肌、臀肌力量，锻炼上肢力量，为支撑转移及日后站立做准备。

（5）锻炼肛门括约肌和膀胱括约肌功能。

3. 针灸处方 目前重点是以改善腰背肌、腹肌、臀肌肌力和二便功能为主，改善下肢肌力和调节睡眠为辅。

主穴：腰背部膀胱经、夹脊、臀部膀胱经、胆经、腹部中极、关元、水道、天枢。

配穴：下肢阳明经，头部四神聪。

方法：电针、艾灸、耳穴、穴位注射。

4. 推拿处方 推揉背部膀胱经，保持关节活动度。

5. 理疗处方 经皮电刺激腰部、腹部和双下肢。

6. 作业疗法处方 改善二便自主功能，改善坐位耐久力。

（1）间歇导尿训练：通过增加腹压协助坐位排尿训练。

（2）保持关节活动度：进行关节活动范围的评定；进行关节活动范围维持训练；进行功能性作业疗法训练。

（3）肌力和肌耐力训练：以改善坐位平衡和耐久力为目的，利用站立台进行功能性作业疗法训练。

（4）日常生活活动能力自理障碍：进行卧位、坐位、床上转移床下的基本日常生活活动能力训练；定时床边坐位排便、排尿训练；进行轮椅活动、轮椅操纵训练。

7. 药物处方 改善疼痛和睡眠。

（1）加巴喷丁、阿米替林、普瑞巴林、卡马西平，先单一用药，逐渐加量，后可联合用药。

（2）艾司唑仑，必要时应用。

（四）注意事项

治疗过程中注意避免受伤，要保护膝关节、踝关节和髋关节，循序渐进；膀胱不要过度充盈，定时排便排尿，如果不能通过辅助手段自行排便排尿，要及时导尿和灌肠；严格监测肌张力，阻止下肢痉挛发生；及时抑制疼痛，适当应用止痛药物，防治药物滥用。

十、点评

一般来说，脊髓损伤康复以 6 个月内为治疗窗口，其后的 2 年左右患者也有进一步恢复的机会。

（一）早期应尽早手术

该患者由于肋骨损伤、胸腔积液、感染，错失了最佳手术时间，预后不良。脊髓受伤后关键在于早期解除对脊髓的压迫，伤后 6 小时是手术的黄金时期，尽早急诊手术的，预后良好。像这位患者超过 10 天才手术，恢复的概率极小。对于该患者其优势是年轻，可以提高其体力和耐力，增加运动时间，劣势是脊髓压迫时间过长，8 个月过去了，仍然处于软瘫期。

（二）尽可能地恢复其残存功能

该患者下肢逐步出现皮肤触觉，瘫痪部位有感觉，运动功能恢复的机会较大。感觉正常的部位，运动能力恢复的可能性超过 50%。我们工作的重点就是尽可能地恢复其残存功能，抑制不良并发症产生，最终让其能够实现部分回归社会。二便功能是我们首选需要恢复的，用电针刺激盆丛神经、骶神经、以及周围肌肉，可以选中极、关元、水道、八髎、夹脊穴。增加腹肌力量可以协助提高腹压，增加肠蠕动，也可以通过改变体位提高坐位排二便成功率。在恢复自主排二便功能之前，要注意膀胱功能和肠道功能的保护，间歇导尿和每日定时排便是维持膀胱功能和肠蠕动功能的重要手段。

（三）核心肌群是需要重点关注的

本案例中，患者很可能下肢肌力得不到恢复，腰、腹、臀肌成为我们促进的重点，后期支具的介入和应用训练是工作重点。

（四）并发症

痛觉过敏是最令医生头疼的事情，脊髓损伤后出现痛觉过敏发生概率较高，病因不明，大多需要药物对抗，所以用药需要循序渐进，不要过度滥用，以免成瘾。

（五）治疗手段

华佗夹脊穴对脊髓的影响是十分显著的，电针及穴位注射神经营养药物在夹脊穴上效果明显。当然，上肢正常肌力也需要加强，为了未来实现双拐行走做准备。

每个患者都要为 1% 的希望而做出 100% 的努力，即使病史很长，但是只要没有经过康复训练，就一定有巨大的潜力可以挖掘，这就是康复治疗的价值。

第四节　多发性硬化

多发性硬化是以中枢神经系统炎性脱髓鞘病变为主要特点的自身免疫疾病。患有多发性硬化的患者，免疫系统会攻击脑室周围白质、视神经、脊髓、脑干和小脑的髓鞘。因此多发性硬化也被称为脱髓鞘疾病。主要临床特点为：中枢神经系统各部位白质中散在分布着多个病灶，整个病程中呈现缓解复发的现象，同时具有症状和体征的空间多发性和病程的时间多发性。多发性硬化好发于年轻人，起病年龄多在 20～40 岁，10 岁以下和 50 岁以上患者少见，男女患病之比约为 1：2。多发性硬化的常见症状为视觉障碍，手臂、腿或脸部麻木或刺痛，疲劳特点，肌肉无力和痉挛，运动的平衡与协调问题，直肠及膀胱问题，认知能力受损等。

目前，多发性硬化的病因和发病机制至今尚未完全明确，近几年的研究提出了自身免疫、病毒感染、遗传倾向、环境因素及个体易感因素综合作用的多因素病因学说。本病最初发病或以后的复发常伴随急性感染病史，感染的病毒可能与中枢神经系统髓鞘蛋白或少突胶质细胞存在共同抗原，从而导致脱髓鞘病变。应用免疫抑制药或免疫调节药物对多发性硬化治疗有明显的缓解作用，提示多发性硬化很可能是一种与自身免疫有关的疾病。另外，研究发现，多发性硬化有明显的家族倾向，多发性硬化患者约 10% 有家族史，患者亲兄弟姐妹中多发性硬化发病概率较普通人群增高 5～15 倍。多发性硬化的地理分布特点表明，气温、饮食、日照等环境因素也对多发性硬化发病起作用，其中饮食和气温尤为重要，特别是北半球高纬度地带的国家呈高发趋势。

本病发病率较高。其诱发因素包括感染、过度劳累、外伤、情绪激动、以及激素治疗中停药等，均可促发本病或促使本病复发或加重。

历代中医文献中没有"多发性硬化"的病名，因此多数医家根据其临床表现，将其归属于"痿证"、"痹证"、"风痱"、"眩晕"、"青盲"、"视瞻昏渺"、"中风"、"痉病"、"虚劳"等证范畴。中医多把多发性硬化归于"痿证"范畴，认为其病因有情志不遂、房事过度、居处湿地、劳倦过度、外感湿热等。发病与肾精、经脉和毒邪有密切关系，肾精亏损、髓海不足、督脉空虚是发病之本，经脉瘀堵为疾病之标，外感毒邪为诱发本病之因，治疗上应该调整五脏功能。本文认为补益肾中精气之不足、兼顾化痰活血是治疗根本。

一、诊断要点

（一）起病形式

以亚急性起病多见，急性和隐匿起病仅见于少数病例。

（二）临床表现

患者大脑、脑干、小脑、脊髓可同时或相继受累，故其临床症状和体征多种多样。多发性硬化的体征常多于症状。绝大多数患者在临床上表现为空间和时间多发性。空间多发性是指病变部位的多发，时间多发性是指缓解 - 复发的病程反复。少数病例在整个病程中呈现单病灶征象。

（三）检查

1. 脑脊液检查 可为多发性硬化临床诊断提供重要证据。脑脊液单核细胞数轻度增高或正常，IgG 增高，CSF-IgG 寡克隆区带阳性率可达 95% 以上。但应同时检测脑脊液和血清，只有 CSF-IgG 寡克隆区带阳性而血清缺如才支持多发性硬化诊断。

2. 诱发电位 包括视觉诱发电位、脑干听觉诱发电位和体感诱发电位，50%～90% 的多发性硬化患者可有一项或多项异常。

3. 磁共振检查 分辨率高，可以检测无症状脱髓鞘斑块以及脑干、视神经、脊髓的病变，其灵敏度优于 CT 扫描。MRI 检查可见大小不一类圆形的 T_1 低信号、T_2 高信号，病程长的多数患者可伴脑室扩张、脑沟增宽等脑白质萎缩现象。

二、常见症状

（一）肢体无力

可为偏瘫、截瘫或四肢瘫，其中以不对称瘫痪最常见。腱反射早期正常，以后可发展为亢进，腹壁反射消失，巴彬斯基征等病理反射阳性。

（二）感觉异常

浅感觉障碍表现为肢体、躯干或面部针刺或麻木感，异常的肢体发冷、蚁走感、瘙痒感以及尖锐、烧灼样疼痛及定位不明确的感觉异常，具有显著特征性；也可有深感觉障碍。

（三）眼部症状

多为急性起病的单眼视力下降，有时双眼同时受累。眼底检查早期可见视神经乳头水肿或正常，以后出现视神经萎缩。约 30% 的病例有眼肌麻痹及复视。

（四）共济失调

30% ~ 40% 的患者有不同程度的共济运动障碍，小脑损伤后大多伴有共济失调。

（五）发作性症状

是指持续时间短暂、可被特殊因素诱发的感觉或运动异常。发作性的神经功能障碍每次持续数秒至数分钟不等，强直痉挛、感觉异常、构音障碍、共济失调、癫痫和疼痛不适是较常见的多发性硬化发作性症状。最常见的是痛性痉挛发作。

（六）其他症状

精神症状。多表现为抑郁、易怒和脾气暴躁，部分患者出现欣快、兴奋、淡漠、嗜睡等，大小便功能障碍，性功能障碍等。

三、分类

（一）复发 - 缓解型

临床最常见，约占 85%，疾病早期出现多次复发和缓解，可急性发病或病情恶化，之后可以恢复，两次复发期间病情稳定。复发可持续数天、数周甚至好几个月，所有形式的多发性硬化，复发的严重程度和频率都无法预测，平均两年复发一次。

（二）继发进展型

复发 - 缓解型患者经过一段时间可转为此型，大约 80% 的复发 - 缓解型多发性硬化病例通常在初始诊断后 10 至 20 年转为此型，病情进行性加重不再缓解。复发和缓解并不明显，患有 SP 多发性硬化的患者就意味着进入持续恶化期。

（三）原发进展型

约占 10%，起病年龄偏大（40 ~ 60 岁），发病后轻偏瘫或轻截瘫在相当长时间内缓慢进展，发病后神经功能障碍逐渐进展，出现小脑或脑干症状，与继发进展型多发性硬化相比，是疾病的进展形式，特征是症状逐渐恶化，不出现周期性的复发、缓解或恢复。个体差异很大，进展速度不可预测。

（四）进展复发型

临床罕见，在原发进展型病程基础上同时伴急性复发。

四、日常养护

多发性硬化患者急性发作后至少可部分恢复，但复发的频率和严重程度难于预测。最终可能导致某种程度功能障碍，因此预防复发以及对现有功能障碍的恢复干预是家庭养护的关键。

（一）保持良好心态

多发性硬化病程长，病情反复，每次的康复时间很长，给家庭和患者带来巨大的精神压力和经济压力，导致患者焦虑抑郁，不仅影响患者的治疗和康复，也是导致多发性硬化复发的诱因之一。因此良好心理调节干预可以减少不良情绪的发生，保证患者积极配合治疗，尽可能减少功能障碍发生，减少复发。

（二）坚持适度锻炼

锻炼不仅仅是指康复训练，在疾病的缓解期，患者可以选择自己喜欢的运动方式并每日坚持，比如慢跑、游泳、打太极拳等不太剧烈的活动，成为自己的生活习惯。锻炼一方面可以增强患者的耐力，不容易疲劳，因为疲劳也是复发的诱因；另一方面也有助于缓解情绪，愉悦心情。锻炼还可以促进钙质吸收，减少因为激素应用导致骨质疏松的风险。

（三）保证营养充足，均衡的饮食

少吃脂肪、油、糖、盐，多吃瘦肉、鱼类、豆制品、水果、蔬菜和含钙丰富的食物。优质蛋白和纤维素对于多发性硬化患者尤为重要。蛋白质是增肌的基础，纤维素可以保持大便通畅。而肌肉萎缩无力是多发性硬化患者最常见的症状之一，膀胱和直肠障碍是患者最痛苦的症状之一。

（四）听从医嘱，做好服用激素后自我观察

激素是治疗多发性硬化最常见且重要的药物，服用时必须按照医嘱逐渐减量至停药，不能随意增加或减少，擅自停药或减量容易复发。激素有很多副作用，需要患者自己密切观察血糖、血压的变化，以及消化道溃疡甚至出血。

（五）预防尿路感染和便秘

多发性硬化患者的大小便障碍明显，应保证充足的水分摄入，每日至少喝水1 500～2 000ml，睡前2小时不宜喝水。尿失禁者可及时更换尿垫，每日清洗会阴2次；尿潴留者可采用间歇导尿（间隔4～6小时）；如尿液浑浊应多喝水，出现尿频、尿急、尿痛后应及时就医。平时多吃高纤维食物，每日经常顺时针方向按摩腹部以促进肠道运动。

（六）预防感冒和感染

多发性硬化很多情况下是在感冒或者感染的情况下复发的，因此预防感冒和感染是患者日常生活中的重要保护措施，提高抵抗力和免疫力，避免风寒和疲劳，避免环境的突然变化，保持相对稳定规律的生活是很有必要的。

（七）避免褥疮、吸入性肺炎、骨折等并发症

多发性硬化多伴有运动障碍，尤其是急性期以及晚期的患者要避免长时间卧床引起褥疮。有部分多发性硬化患者会出现吞咽或咀嚼困难，尤其是晚期患者，可以表现为延髓麻痹、饮水呛咳、进食困难，要避免吸入性肺炎及营养不良。鼻饲患者每个月去医院换一次硅胶胃管，普通胃管需要每周更换一次。

五、康复预防

多发性硬化残疾预防包括四级预防。

（一）一级预防

多发性硬化患者约 10% 有家族史，患者亲兄弟姐妹中多发性硬化发病概率较普通人群增高 5～15 倍。对于这部分易感群体，应当提前调整体质，密切观察，一旦出现神经损伤的症状或者体征，及时就医。

（二）二级预防

在多发性硬化发生后，及早发现，早期诊断，明确发病类型，早期治疗，将疾病的损害控制在最低水平。多发性硬化的急性期以类固醇皮质激素、免疫球蛋白治疗为主，急性期如果不及时诊断和治疗可造成严重的并发症，甚至死亡。如果患者不能耐受其中某种治疗，或治疗失败，需检测患者的疾病活动性，患者应在神经功能出现不可逆损伤之前开始改变或增加治疗。康复治疗的早期介入可以预防各种并发症，尽可能早期康复，为恢复期康复创造有利条件。

（三）三级预防

在多发性硬化造成中枢神经系统损伤引起功能障碍后，应用全面康复措施最大限度地恢复所有的功能，使患者尽可能地在较短时间内重返社会。多发性硬化造成的中枢神经损伤常合并压疮、感染、疼痛、痉挛、吞咽障碍、尿便障碍、深静脉血栓等。康复治疗中也要积极预防上述并发症，提高患者的生存质量。

（四）四级预防

多发性硬化和其他神经系统损伤最不同的地方是会多次复发，所以对于已经诊断为多发性硬化的患者，预防复发是其关键。由于多发性硬化的神经损伤有自发缓解的趋势，首次发病后所遗留的功能障碍往往比较轻，缓解期应该加强防控危险因素，长期用中药调整体质，适当应用 β- 干扰素、那他珠单抗、免疫抑制剂如氨甲蝶呤等。避免外伤、感染、疲劳等诱发因素，防止复发。

六、康复目标

多发性硬化特点是时间和空间的多发性，所以对远期的目标判断很困难，但是对近期的康复目标是可以较为明确的。因为多发性硬化都有自发缓解的倾向，而且发病后及时有效的治疗也可以抑制损伤的进一步扩大。因此在疾病发作的初期并不能很好地评价本次的康复目标，一般进入恢复期后，应当两周做一次系统的评估，及时调整康复目标。

多发性硬化的终极康复目标是减少复发，如何减少复发可以从疾病的诱发因素、患者体质出发进行预防和调节。目前西医没有明确的阻止复发的有效手段，中医从患者体质的角度出发，按照多发性硬化的病因病机对患者体质进行辨证论治调节。

七、康复评估

（一）整体评估

通过四诊，评估患者所属证型，这在多发性硬化治疗中尤为重要。通过影像学、生命体征、查体和临床症状评估患者目前状况，通过日常生活能力量表、操作性日常生活能力量表和多发性硬化生活影响量表（多发性硬化 IS-29）等，预估本次发作可能的康复结局。

（二）局部评估

主要是多发性硬化残疾简易记录评估，更进一步细致的评估方法参考脑卒中康复的局部评估。

1. 多发性硬化残疾简易记录　1985 年由多发性硬化国际联盟协会制订，残疾部分是根据 Kurtzke 扩展的残疾状态量表制订，可对多发性硬化的功能障碍和个人能力障碍进行详细的评定。

2. 对多发性硬化的社会能力障碍的评定　环境状态量表，社会经济学量表。

3. 对多发性硬化认知障碍的评定　①全面认知功能筛查量表：多发性硬化认知损害筛查测验等；②记忆功能评定：韦氏记忆量表。

八、康复处方

多发性硬化是一种终身疾病。目前多发性硬化的大多数治疗方法都集中在控制症状、改善功能障碍和鼓励身心健康方面。康复治疗应在疾病的早期、病情有所缓解时就开始。治疗内容要有计划，持续有规律的康复可以帮助患者恢复肌肉的张力，增加肌肉耐力和骨骼的强度，帮助患者调节情绪，安稳睡眠，预防和治疗抑郁症。治疗方式和强度要根据疾病累及的部位和严重程度而定。开始时强度宜小，逐步加大运动量。

（一）中药治疗

1. 恢复期以补肾强筋、补气养血、通经活络为主。

处方：杜仲 9g，当归 9g，赤茯苓 9g，牛膝 6g，肉苁蓉 15g，桑寄生 9g，葛根 9g，熟地黄 15g，甘草 6g，枸杞子 15g，黄芪 20g，桂枝 9g。

水煎服，日一剂，分两次服。

2. 稳定期以预防发作为主。一方面要注意提高抵抗力，预防感染，一方面要调节体质。以五子衍宗丸加玉屏风散为主方，按照辨证的结果辅佐以活血、清热、利湿，保持五脏阴阳平衡，气血通畅、肾精充足。主方可以制成丸、散、胶囊，长期服用。

（二）针灸治疗

根据损伤部位的不同，针灸治疗的方法可以参考脑卒中和脊髓损伤的具体治疗方法。这里主要讨论患者处于缓解期时如何用针灸的方法来预防发作。

1. 艾灸

取穴：足三里、丰隆、关元、命门、脾俞、肾俞。

操作：每次选择 3、4 个穴位、每周 2 次，悬灸或艾灸盒灸，以透热为度。

2. 耳穴

取穴：肝、肾、脾、胃、皮质下、脑点、神门、内分泌。

操作：以王不留行籽用胶布贴敷穴位，3～5 日一换。

3. 穴位贴敷

取穴：肺俞、脾俞、肾俞、神阙、关元。

操作：选 4 个穴位，交替贴敷，每日一换。

（三）推拿

急性期和恢复期的治疗，根据不同症状参考脊髓损伤和脑卒中的推拿方法。处于缓解期时可进行如下操作：①爪压头部：以五指沿膀胱经督脉、胆经按压头部，各 5 次；②患者俯卧位，从上到下推膀胱经、督脉各 10 次。按揉膀胱经第一二侧线 10 分钟；③擦腰骶部，以透热为度；④掌揉臀部 5 分钟，点揉承山、承筋、绝骨、太溪、太白各 1 分钟；⑤振腹 30 分钟。

（四）传统功法

选择八段锦，每日 1 次，长练不辍。

（五）其他

物理治疗、运动疗法、作业治疗、康复工程等都可应用于急性期和恢复期，参考脑卒中和脊髓损伤的康复治疗。

九、典型病例

于某，男，29 岁，间断出现头晕、下肢无力 3 年，加重 1 个月。既往出现类似病史 3 次，基本恢复；本次出现行走不稳、中枢性面瘫、双下肢无力、小便障碍，经糖皮质激素等西医相关处理后有所好转。颅脑磁共振示双侧侧脑室后角旁白质异常信号，半卵圆中心及胼胝体、T3～6 有脱髓鞘改变。舌红苔少，脉弦滑。多发性硬化残疾简易记录：锥体束 3 级，小脑功能 2 级，脑干系统 3 级，感觉系统 3 级，直肠和膀胱系统 2 级，视觉系统 0 级，大脑系统 1 级。扩展残疾状态量表 6.5 分。

（一）康复评估

肝肾阴虚，气滞痰阻。多发性硬化。

（二）康复处方

1. 恢复期处方 给予中药、针灸、运动疗法等治疗肢体功能障碍，中药以补阳还五汤加六味地黄丸为主，针灸对症治疗，电针、头针为主，肌力训练采用抗阻运动和有氧耐力训练，关节功能训练重点是采取主动和被动运动方法维持正常的关节活动范围和纠正畸形姿势。浅感觉减退通过梅花针和刺络放血进行治疗。经过 2 个月的治疗，下肢肌力 5⁻级，其他恢复正常。

2. 后期处方 继续肌力训练，加强有氧运动，注意不要疲劳，给予六味地黄丸加玉屏风颗粒长期口服，间断给予五子衍宗丸、三七粉口服。艾灸丰隆、脾俞。建议八段锦锻炼。随访 10 年未复发。

十、点评

（一）多发性硬化康复治疗原则

1. 全面系统评估后制订合理的康复治疗计划，急性期和恢复期延缓病情进展，维持和改善各种功能，最大限度地提高生活质量。缓解期主要是预防复发。

2. 如果多次发作后已经有明显的残障发生，主要是对症支持，以功能需要为中心进行训练，完成日常生活和工作联系密切的活动和作业，减轻神经功能障碍带来的痛苦。鼓励患者参与力所能及的功能性活动，最大限度地提高患者的生活质量。若患者因为多次复发而产生心理疾患，应该进行专业的心理评估，加强心理疏导，使患者保持精神愉快，树立信心，积极配合医生的治疗。

（二）预防复发

1. 避免危险因素　多发性硬化功能障碍的恢复和脑卒中及脊髓损伤所造成的功能障碍恢复的措施和计划大致相同，最大的区别是在预防复发上。预防诱发多发性硬化的措施有避免身体疲劳，改善生活环境，注意生活规律，防止外伤和手术，防止感冒，注意保暖。还要注意用中医的整体观念进行辨证论治。

2. 中医辨证论治　任何一种疾病的反复发作都是有其内在的原因，基因只是一方面，基因的表达也需要人体内环境的支持。通过辨证论治，调整患者的整体状态，调节阴阳平衡、气血脏腑、虚实寒热，坚持规律健康的生活和心态，可以有效减少多发性硬化的复发。在辨证论治上强调扶正祛邪，调整机体阴阳平衡，从根本上解决其发生发展的内在因素。由于本病的复杂性，发病涉及许多脏腑，病程长短不一，要把握疾病的轻重缓急、辨别脏腑失衡的关键，尤其是肝、脾、肾三脏。根据"虚则补之，损者益之"之旨，给予对证治疗。

3. 长期干预　长期干预需要有信心和毅力，坚持健康的生活习惯也同样需要恒心。缓解期的各种治疗方法要求简单，易于坚持。

第五节　脑神经相关疾病

脑神经是与脑相连左右成对的神经，共12对，依次为Ⅰ嗅神经、Ⅱ视神经、Ⅲ动眼神经、Ⅳ滑车神经、Ⅴ三叉神经、Ⅵ展神经、Ⅶ面神经、Ⅷ前庭蜗神经、Ⅸ舌咽神经、Ⅹ迷走神经、Ⅺ副神经和Ⅻ舌下神经，主要分布于头面部，其中迷走神经在胸腹腔的内脏器官也有分布。

按所含主要纤维的成分和功能的不同，可把脑神经分为3类：一类是感觉神经，包括嗅、视和前庭蜗神经；另一类是运动神经，包括动眼、滑车、展、副和舌下神经；第三类是混合神经，包括三叉、面、舌咽和迷走神经。第Ⅲ、Ⅶ、Ⅸ、Ⅹ对脑神经含有副交感纤维。第Ⅰ和第Ⅱ对脑神经在颅内部分属于二级和三级神经元纤维，其他10对脑神经均与在脑干内的神经核团联系。运动核团在脑干的中间，而感觉核团在脑干的外侧。

12对脑神经连接着脑的不同部位，并由颅底的孔裂出入颅腔（表4-6），当任何一个颅神经受到损伤时，就会表现出该神经支配区域的感觉或运动功能障碍，并表现出相应的临床症状。

脑神经与脊神经都属于周围神经，但是还是有一些差别。①除第一对脊神经外，每一对脊神经都是混合性的，而脑神经有感觉性、运动性和混合性3种；②头部分化出视觉、嗅觉、味觉等特殊的感觉器，随之也出现了与之相联系的脑神经；③脑神经中的内脏运动纤维，属于副交感成分，且仅Ⅲ、Ⅶ、Ⅸ、Ⅹ四对脑神经中含有。而脊神经所含有的内脏运动纤维，主要是交感成分，且每对脊神经中都有，仅在第2~4骶神经中含有副交感成分；④脑神经中的躯体感觉和内脏感觉纤维的胞体绝大多数是假单极神经元，在脑外聚集成神经节，有Ⅴ三叉神经节、Ⅶ膝神经节、Ⅸ舌咽神经和Ⅹ迷走神经的上神经节、下神经节，其性质与脊神经节相同。Ⅷ前庭神经节和蜗神经节是由双极神经元胞体聚集而成，是平衡、听感觉传入相关的神经节。

表 4-6　脑神经的性质和分布

脑神经	进出颅腔的部位	连接脑部位	重要神经节点或者神经元核团	神经纤维属性	分布及功能
嗅神经(Ⅰ)	筛孔	端脑	嗅球	特殊内脏感觉	鼻腔嗅黏膜。司嗅觉
视神经(Ⅱ)	视神经孔	间脑	视交叉	特殊躯体感觉	眼球视网膜。司视觉
动眼神经(Ⅲ)	眶上裂	中脑	脚间窝	躯体运动	上、下、内直肌,下斜肌,上睑提肌。司眼睑和眼球运动
				一般内脏运动	瞳孔括约肌,睫状肌。司对光反射和调节反射
滑车神经(Ⅳ)	眶上裂	中脑	前髓帆	躯体运动	上斜肌。司眼球运动
三叉神经(Ⅴ)	眶上裂 圆孔 卵圆孔	脑桥	脑桥臂	一般躯体感觉	头面部皮肤,口鼻腔黏膜,牙、牙龈,眼球,硬脑膜,口腔底及舌前 2/3 黏膜(下颌神经的舌神经)。司皮肤黏膜感觉
				特殊内脏运动	咀嚼肌、鼓膜张肌。司咀嚼、鼓膜运动
展神经(Ⅵ)	眶上裂	延髓脑桥沟	中部	躯体运动	外直肌。司眼球运动
面神经(Ⅶ)	内耳门 - 茎乳孔	延髓脑桥沟	外侧部	一般躯体感觉	骨膜、内耳、外耳、耳部、面部和颈前部。司皮肤感觉和表情肌的本体觉
				特殊内脏感觉 特殊内脏运动	舌前 2/3。司味觉泪腺、舌下腺、下颌下腺及鼻、腭腺。司腺体分泌除咀嚼肌和上睑提肌外的面肌和颈阔肌、镫骨肌。司面部表情,镫骨运动
				一般内脏运动	
前庭蜗神经(Ⅷ)	内耳门	延髓脑桥沟	外侧端	特殊躯体感觉	半规管的壶腹、椭圆囊和球囊。司平衡
				特殊躯体感觉	螺旋器。司听力
				一般躯体感觉	耳后皮肤。司皮肤感觉
舌咽神经(Ⅸ)	颈静脉孔	延髓	橄榄后沟上部	特殊内脏感觉	舌后 1/3 味蕾(鼓索)。司味觉
				一般内脏感觉	咽、扁桃体、舌后 1/3、咽鼓管、鼓室等处黏膜;颈动脉窦、颈动脉小球、颈动脉窦支。参与呼吸、血压、脉搏的调节

脑神经	进出颅腔的部位	连接脑部位	重要神经节点或者神经元核团	神经纤维属性	分布及功能
				一般内脏运动 特殊内脏运动	腮腺。支配腮腺分泌 茎突咽肌。与迷走神经共同完成吞咽
迷走神经（Ⅹ）	颈静脉孔	延髓	橄榄后沟中部	一般躯体感觉	耳廓、外耳道的皮肤和硬脑膜。司一般感觉
				一般内脏感觉 一般内脏运动	颈胸腹部的脏器、咽喉黏膜。司脏器、黏膜感觉颈胸腹部脏器。控制平滑肌、心肌、腺体。控制平滑肌、心肌运动,腺体分泌咽喉肌。司吞咽
				特殊内脏运动	
副神经（Ⅺ）	颈静脉孔	延髓	橄榄后沟下部	特殊内脏运动	部分咽喉肌,胸锁乳突肌、斜方肌。司肌肉运动、吞咽
舌下神经（Ⅻ）	舌下神经管	延髓	前外侧沟	躯体运动	舌内肌和部分舌外肌。司舌的运动

一、脑神经损伤

脑神经损伤症状和脑神经的功能密切相关,可以由于疾病的不同,单独出现某一脑神经功能障碍或者多条脑神经功能障碍合并出现。脑神经损伤常见的病因可分为脑干损伤、脑神经本身疾病或颅底邻近部位病变。脑干的损伤造成的脑神经损伤可以是核性的损伤,也可能是神经纤维性的损伤。

在 12 对脑神经中,有部分神经损伤发病率很高,比如面神经,这些神经损伤和相关疾病我们在后面会展开论述;有部分神经损伤发病率低,比如嗅神经、迷走神经、副神经、舌下神经,以下就这 4 类神经损伤进行简单介绍。

（一）嗅神经损伤

嗅神经为特殊内脏感觉纤维,由上鼻甲上部和鼻中隔上部黏膜内的嗅细胞中枢突聚集成 20 多条嗅丝（即嗅神经）,穿筛孔入颅,进入嗅球,传导嗅觉。颅前窝骨折延及筛板时,可撕脱嗅丝和脑膜,造成嗅觉障碍,脑脊液也可流入鼻腔。嗅神经常与其他脑神经疾病合并存在或继发于其他疾病,主要症状为嗅觉障碍。常见的发病原因为颅内血肿,前颅窝、鞍区与鞍旁肿瘤,外伤,颅内压增高症与脑积水,老年性嗅神经萎缩,各种中毒及感染等。嗅神经损伤的主要表现为嗅觉减退、缺失、嗅幻觉与嗅觉过敏等。嗅神经损伤的康复除了治疗原发病以外,可以通过针灸刺激上鼻甲上部和鼻中隔上部黏膜来治疗。

（二）迷走神经损伤

迷走神经是行程最长和分布范围最广的脑神经,它与舌咽神经和副神经经颈静脉孔一并出颅后,在颈动脉与颈内静脉之间下行。迷走神经属混合神经,单纯的迷走神经损伤少见,常与舌咽神经同时发生损伤。①颅底骨折可同时出现舌咽神经、舌下神经和副神经损伤症状。可出现同侧软腭麻痹，咽反射消失，呛咳及声音嘶哑等。双侧损伤时，患者进食、吞咽、发音均有严重障碍，严重时甚至不能发音；②颈部火器伤。可以损伤迷走神经干或其分支；③手术。颈静脉孔区肿瘤的手术可损伤迷走神经，甲状腺手术可损伤喉上神经、喉返神经等；④颅底肿瘤。颈静脉孔区肿瘤、延髓区肿瘤等可损伤迷走神经。

（三）副神经损伤

副神经为纯运动神经，两支神经纤维分别起自延髓和上颈髓。其延髓支支配咽肌和迷走神经的喉返支，支配软腭和喉的固有肌群；脊髓支支配胸锁乳突肌、斜方肌。一侧副神经脊髓支的单独损伤或其脊髓核损害时，同侧胸锁乳突肌及斜方肌瘫痪，并有萎缩。因对侧胸锁乳突肌占优势，故平静时下颌转向患侧，而在用力时向对侧转头无力，患侧肩下垂，不能耸肩，肩胛骨位置偏斜，副神经所支配的肌肉萎缩。①外周型损伤。多数是因颈部手术造成副神经颅外段损伤；颅底骨折、颅底枪弹伤、肿瘤浸润或压迫、颅底蛛网膜炎、颈静脉炎、多发脑神经炎等均可造成副神经的外周型损害；②核性损伤。核性急性损伤常见于延髓出血、梗死及炎症。慢性损伤常见于延髓和脊髓空洞症、脑干肿瘤、高位颈髓内肿瘤等。

（四）舌下神经损伤

舌下神经损伤往往发生在后组颅神经病变以及与延髓相关的病变中，有时会出现单一神经损伤。口腔或下颌骨区的火器伤、骨折和手术误伤，可以发生舌下神经的单独损伤。神经周围的挫伤、出血，局麻浸润引起的神经瘫痪，一般容易恢复或只遗留轻微残疾。神经的严重挫伤或断裂则表现为患侧舌肌瘫痪，伸舌时舌尖向患侧偏斜，甚至萎缩。舌下神经损伤的康复除了治疗原发病以外，可以通过刺激舌肌来治疗，具体治疗方法可以参考脑卒中和吞咽障碍的康复方法。

二、脑神经相关疾病

（一）视神经损伤

视神经是第 2 对脑神经，属感觉神经。视神经始于视网膜的节细胞，神经纤维穿出巩膜筛板成为视神经，于眶内向后内行走至眶尖穿过视神经孔入颅中窝，经视交叉、视束止于外侧膝状体。在视神经的中轴，有中央动静脉。视神经的功能主要是传导视觉冲动。视网膜所得到的视觉信息，经视神经传送到大脑。视神经全长约 42 ~ 47mm。可分为球内段、眶内段、管内段和颅内段 4 部分。

视神经的外面有神经鞘膜包裹，是由 3 层脑的被膜（硬脑膜、蛛网膜、软脑膜）延续形成。硬脑膜下与蛛网膜下间隙前端是盲端，止于眼球后面，其中充有脑脊液。临床上颅内压增高时常可引起视神经乳头水肿，而眶深部感染也能累及视神经周围的间隙而扩散到颅内。

视神经损伤主要来源于视神经炎、视神经萎缩、缺血性视神经乳头病变、视神经乳头水肿等疾病。病因比较复杂，治疗困难。虽然属于眼底视神经的病变，但是与整个机体的关系较为密切。

《黄帝内经》："五脏六腑之精气，皆上注于目而为精。"眼之所以能视，是脏腑精气灌输的结果，眼睛不但要依靠脏腑精气的灌注，而且依赖于经络与机体整体发生联系。在人体十二经脉和奇经八脉中，就有 13 条经过眼区或以眼区为起止点。所以脏腑经络的失调，是眼底及视神经病变的主要原因。这类疾病西医也没有特效的方法。而中医的内外治疗方法，有广泛的适应性，特别是以辨证论治为主要特点的治疗方法，有很大的优越性。

【临床表现】

1. 视力障碍　是最常见最主要的临床表现，初期常有眶后部疼痛与胀感、视物模糊，继之症状加重，表现为视力明显降低或丧失。

2. 视野缺损

（1）双颞侧偏盲。如为肿瘤压迫，导致两侧传导至鼻侧视网膜的视觉纤维受累时，不能接受双侧光刺激而出现双颞侧偏盲。肿瘤逐渐长大时，因一侧受压重而失去视觉功能则一侧全盲，另一侧为颞侧偏盲，最后两侧均全盲。

（2）同向偏盲。视束或外侧膝状体以后的通路损伤，可产生一侧鼻侧与另一侧颞侧视野缺损，称为同向偏盲。视束引起的偏盲和中枢引起的偏盲不同，前者伴有对光反射消失，后者对光反射存在；前者偏盲完整，而后者多不完整，呈象限性偏盲；前者患者主观感觉症状较后者显著，后者多无自觉症状；后者患者视野中心视力保存，呈黄斑回避现象。

【相关疾病】

1. 颅脑损伤　当颅底骨折经过蝶骨骨突或骨折片损伤颈内动脉时，可产生颈内动脉海绵窦瘘，表现为头部或眶部连续性杂音、搏动性眼球突出、眼球运动受限和视力进行性减退等。

2. 视神经脊髓炎　视神经脊髓炎是视神经与脊髓同时或相继受累的急性或亚急性脱髓鞘病变。发病前 2 周至数天可有上呼吸道感染史。其临床特征为急性或亚急性起病的单眼或双眼失明，在出现视力损伤症状的前后数日或数周伴发横贯性或上升性脊髓炎，临床表现为眼痛、视力下降或失明、视野缺损；可单眼、双眼间隔或同时发病；脊髓损害以横贯性较为多见。头颅 MRI 正常或病变不符合多发性硬化影像学诊断标准，脊髓 MRI 病灶超过 3 个脊椎节段，血清 NMO-IgG 阳性。

3. 多发性硬化　多在 20～40 岁之间发病，临床表现形式多种多样，视神经、脊髓、小脑、脑干、大脑半球受损体征都可出现，以视力减退为首发，表现为单眼（有时双眼）视力减退。眼底检查可见视神经乳头炎症改变。小脑征、锥体束征和后索功能损害较为常见。深反射亢进、浅反射消失以及跖反射阳性。多发性硬化的特点是缓解与复发交替发生多次，脊髓病灶少于 2 个节段、非对称性偏心分布，累及脊髓后部，没有或很少肿胀。诱发电位、CT 或 MRI 可发现一些尚无临床表现的脱髓鞘病灶，脑脊液免疫球蛋白增高，蛋白质定量正常上限或稍高。

4. 视神经炎　是视神经任何部位发炎的总称，泛指视神经的炎性脱髓鞘、感染、非特异性炎症等疾病。视神经炎分为球内和球后两种，前者指视神经乳头炎，后者系球后视神经炎。视神经炎大多为单侧性，视神经乳头炎多见于儿童，球后视神经炎多见于青壮年，多为单侧。视神经炎主要表现为急速视力减退或失明，眼球疼痛，视野中出现中心暗点，生理盲点扩大，瞳孔扩大，直接光反应消失，间接光反应存在。眼底检查，视神经乳头炎者视神经乳头充血、轻度水肿，视神经乳头表面或其周围有小的出血点，但渗出物很少。视网膜静脉增粗，动脉一般无改变。球后视神经炎者眼底无异常改变。

5. 视神经萎缩　分为原发性与继发性两种。主要症状为视力减退，视神经乳头颜色变苍白与瞳孔对光反射消失。原发性视神经萎缩，是由于筛板以后的眶内、管内、颅内段视神经、以及视交叉、视束和外侧膝状体的损害而引起的视神经萎缩，因此又称为下行性视神经萎缩，可能是炎症、损伤、中毒、血管疾病等原因而阻断视觉传导所致。继发性视神经萎缩为视神经乳头水肿、视神经乳头炎或球后视神经炎造成。

6. **急性缺血性视神经病**　是指供应视神经营养的血管梗死所致的视力丧失，起病突然，视力减退常立即达到高峰。视力减退的程度决定于梗死的分布。眼底检查可有视神经乳头水肿和视神经乳头周围线状出血。常继发于红细胞增多症、偏头痛、胃肠道大出血后、脑动脉炎及糖尿病，更多的是高血压和动脉硬化。根据原发疾病及急剧视力减退，临床诊断较易。

7. **慢性酒精中毒**　视力减退呈亚急性，同时伴有酒精中毒症状，如言语不清、行走不稳及共济运动障碍，严重时可出现酒精中毒性精神障碍。

8. **脑垂体瘤**　早期垂体瘤常无视力视野障碍。只有当肿瘤压迫视交叉时，则出现视野缺损，外上象限首先受影响，渐至双颞侧偏盲。如果未及时治疗，视野缺损可逐渐扩大，并且视力也有减退，以致全盲。垂体瘤除改变视力视野外，最常见是导致内分泌紊乱。垂体瘤患者 X 光片多有蝶鞍扩大、鞍底破坏，头颅 CT、MRI 可见肿瘤生长。检查各种激素水平增高。

9. **颅咽管瘤**　好发于儿童，成年人较少见，好发于鞍上。其主要临床特点有下丘脑 - 垂体功能紊乱、颅内压增高、视力及视野障碍、尿崩症以及神经和精神症状。CT 检查可明确诊断。主要表现为儿童期生长发育迟缓、颅内压增高。两侧视力减退程度多不相同，视野改变亦不一致，约半数表现为双颞侧偏盲。

10. **鞍结节脑膜瘤**　临床表现以视力减退与头痛症状比较常见。视力障碍呈慢性进展。最先出现一侧视力下降或两侧不对称性的视力下降，同时出现一侧或双颞侧视野缺损，之后发展为双颞侧偏盲，最后可致失明。眼底有原发性视神经萎缩的征象，晚期引起颅内压增高。CT 扫描可诊断。

11. **视束及视放射的损害**

可引起两眼对侧视野的同向偏盲，多见于内囊区的梗死及出血，出现对侧同向偏盲、偏身感觉障碍。上述疾病多能根据临床表现及头颅 CT 检查明确诊断。

【康复处方】

1. 中药治疗

以活血化瘀、化痰通络为主，补益肝肾为辅。

处方：全当归 9 克，川芎 12g，赤白芍（各）12g，桃仁 12g，红花 12g，石斛 12g，葛根 10g，桂枝 10g，白芷 6g，白蒺藜 10g，枸杞子 15g，地龙 6g。

水煎服，日 1 剂，分两次服。

2. 针灸治疗

（1）毫针

取穴：睛明、承泣、球后、四白、太阳、外关、光明、太溪、翳明。

操作：连续波，留针 30 分钟。每日 1 次，10 次为 1 个疗程。眶内各穴位针刺时要注意安全，贴着眶周进针，可至 1～1.5 寸，如果进针后出现疼痛，应立即停止进针，不要盲目换方向，不要提插行针。如果有使用抗凝药物或者凝血障碍者要慎用眶内穴位。起针后，眶内穴位要立即按压，且按压 3 分钟以上。

（2）艾灸

取穴：局部、肝俞、肾俞、脾俞。

操作：局部用核桃灸，将核桃壳放于眼部，通过特殊的艾灸装置来灸疗眼部。核桃灸可以防止艾条烟熏眼睛，也可以防止烫伤，温热为度。背俞穴可用悬灸。

（3）穴位注射

取穴：光明、翳明、肝俞。

操作：药物用甲钴胺注射液、复方丹参注射液或 5% 当归注射液，每穴 1ml，每次选 4 个穴位，每周注射 3 次。

（4）刺络拔罐

取穴：阿是穴。

操作：在肝俞、膈俞、颈椎附近寻找反应点，反应点有可能是条索、结节或者压痛点，用三棱针或铍针迅速刺入，深 1～2 分左右，即出针。每次刺络 2～3 个痛点。用闪火法或真空拔罐器拔罐 10 分钟，以拔出 1～3ml 血液为度。去罐后，用消毒棉球按压针孔。

3. 推拿治疗

取穴：阿是穴、风池、天柱、肩井、曲池、合谷、后溪、中渚等。

操作：①患者坐位，用㨰法作用于双侧肩部，往返 3 次；拿法作用于双侧颈肩部，往返 3 次；②按揉颅颈交界处，点揉风池、风府、天柱、翳明、乳突；③患者仰卧位，开天门、分推阴阳，点揉攒竹、鱼腰、丝竹空、睛明、承泣、球后、太阳，四白。刮眼眶；④搓热手掌，热熨双眼。

【典型病例】

安某，男，5 岁，主诉颅脑损伤后失明 4 个月。患者因车祸颅脑外伤，行颅内血肿清除术后，遗留视神经损伤，口服药物及输液治疗，无效就诊。查体：患者双眼没有光感，视神经萎缩。

康复评定：瘀血阻滞，肝肾不足。视神经萎缩。

康复处方：给予电针治疗，取睛明、承泣、球后、四白、太阳、外关、光明、太溪、翳明。其中睛明、球后为一组电针，连续波，留针 30 分钟。每日 1 次，10 次为一个疗程。穴位注射甲钴胺或鼠神经生长因子，取穴翳明、光明交替进行，隔日 1 次。其他穴位毫针针刺，平补平泻。留针 30 分钟。每日 1 次，10 次为 1 个疗程。1 个疗程后有光感，两个疗程后可见眼前 5cm 处手指。由于是外地患者，后带方案回家继续治疗。

后期处方：可以口服通窍活血汤加枸杞子、石斛配合治疗。

【点评】

脑神经的损伤是一种症状或者是功能障碍，所以接下来我们主要讨论针对神经损伤的康复治疗，对于导致神经损伤的原发病我们不在这里探讨。而脑神经损伤在西医里除了用神经营养药物和针对原发病的治疗，康复治疗的手段较为缺乏，所以我们主要讨论中医康复手段治疗神经损伤。

在各种脑神经损伤中，视神经损伤的治疗比较困难，除了针对病因治疗以外，视神经功能的恢复需要长时间的不懈努力。治疗上主要是以针灸和穴位注射为主，按摩和中药治疗为辅。视神经针刺的关键是眶内穴位睛明、承泣、球后，针刺一定要扎到眼球后面，接近视神经，这 3 个穴位针刺有一定难度和风险。也可以用眼针治疗。需要注意的是眶内穴位，起针后一定要按压足够的时间，否则容易出血，一般要求按压 3 分钟以上。

中药主要是辨证论治，一般来说以补益肝肾、通络活血为主，治疗周期可以长一些。

（二）动眼神经损伤

动眼神经损伤是各种病变使动眼神经受累，出现以上睑下垂、眼球向外下斜视、眼球转动受限、复视及瞳孔散大为主要表现的综合征。动眼神经为运动神经，主要支配上睑提肌、上直肌、内直肌、下斜肌、下直肌和瞳孔括约肌的运动功能。主要病因包括颅脑疾病、缺血梗死性疾病、炎症。

中医认为，动眼神经损伤引起的眼肌麻痹属于"痿证"。其病机为气滞血瘀，经络受阻。眼部肌肉的脉络受阻，气血不通，肌失濡养，经脉挛急；或脾气虚弱，肌肉松弛；或风邪外袭、寒热痹阻、经脉失和，从而出现眼睑下垂、眼球活动受限、复视、瞳孔散大等症状。痿证多伴有气虚血弱、肝肾不足的现象，治疗当活血祛瘀，补气养血，补益肝肾。

【相关疾病】

1. 颅脑疾病　如颅内动脉瘤、脑出血、动眼神经鞘瘤、结核性脑膜炎、颅底肿瘤等。肿瘤压迫动眼神经造成损伤，也有部分动眼神经本身的病变。有 15% 的动眼神经麻痹是肿瘤造成的，约 20% 的动眼神经麻痹是由动脉瘤膨胀或出血造成的。可以通过头颅核磁、脑血管磁共振成像来进行诊断。

2. 缺血梗死性疾病　如糖尿病、高血压等导致动脉硬化，致使供应动眼神经的小血管缺血，引起动眼神经麻痹。血管性病变患者年龄通常大于 45 岁，20% 动眼神经麻痹是由于糖尿病造成的。主要依靠确诊原发病和临床症状来诊断。

3. 炎症　如莱姆病、非特异性动眼神经炎、颞动脉炎、脑膜炎、脑炎、鼻窦炎等。炎症累及动眼神经，造成动眼神经损伤。由病原体引起的炎症确诊主要依靠病原体分离及特异性抗体检测。比如莱姆病的确诊，可以从血液、脑脊液及病变皮肤等标本中检出螺旋体，并且可以采用免疫荧光等方法在患者血中测出特异性抗体。而非特异性炎症诊断主要依靠临床症状、影像学和血清炎症因子的检测。

4. 重症肌无力　重症肌无力是一种主要累及神经肌肉接头突触后膜上乙酰胆碱受体的自身免疫性疾病。临床主要表现为部分或全身骨骼肌无力和易疲劳。重症肌无力常可累及动眼神经，出现动眼神经麻痹。新斯的明试验有助于确诊。

5. 其他　如头颅外伤、手术、海绵窦综合征、先天性神经发育不良等。

【临床表现】

1. 双眼复视，眼性眩晕等，动脉瘤患者常伴有严重头痛。先天性动眼神经麻痹可致斜视性弱视。

2. 完全性麻痹者，上睑下垂，眼球向外下斜偏，复视，瞳孔散大，对光反射消失，眼球轻度突出。由于上睑下垂，眼球几乎完全被遮盖，有时因为额肌代偿性收缩略可睁眼，健眼上睑偶有代偿性过度上提，头转向动眼神经麻痹的对侧；患眼不能向上、向下、向内运动，但仍能稍向外下运动；可有视近物模糊。

3. 不完全麻痹者较完全性麻痹者多见，多为单发肌肉麻痹，不易诊断。此类型中内直肌受侵较常见，一般受损较轻；也有眼内肌未受累，瞳孔括约肌反应正常，仅有眼睑下垂；或动眼神经的下支麻痹（支配下直肌、内直肌和下斜肌），患侧眼向外上斜视，瞳孔可轻度散大，眼睑无下垂；或动眼神经的上支受累（支配上直肌、上睑提肌），表现为下斜视，向外上转动受限，及上睑下垂；核上性麻痹时，单眼活动无障碍，所以无斜视、复视，只是双眼在协同动作时不能向上、向下或向一侧转动，称凝视麻痹。

【康复处方】

1. 中药治疗同视神经损伤。

2. 针灸治疗

（1）毫针

取穴：上睑下垂取阳白、攒竹、鱼腰；内直肌麻痹取睛明；上直肌麻痹取上明；下直肌麻痹取承泣。加太阳、外关、光明、太溪、翳明。

操作：

阳白：向鱼腰穴方向平刺至上眼睑上1/3处；鱼腰：横刺透攒竹；攒竹：针刺时针尖向睛明方向刺入0.5寸左右；上明：经外奇穴，在眉弓正中，眶上缘下，先用手拇指将眼球稍压向下，缓慢直刺进针约1.2寸；睛明：将眼球向外推移，缓慢刺入0.5~1寸；承泣：向上轻推眼球，缓慢直刺约1.2寸。连续波，留针30分钟。每日1次，10次为1个疗程。眶内针刺各穴位要注意安全，贴着眶周进针，如果遇上疼痛不要盲目换方向，不要提插行针。如果有服用抗凝药物或者凝血障碍者要慎用眶内穴位。

（2）艾灸

取穴：局部、肝俞、肾俞、脾俞。

操作：局部用核桃灸，以温热为度。背俞穴用悬灸。

（3）穴位注射

取穴：太阳、光明、翳明、肝俞。

操作：药物用甲钴胺注射液、复方樟柳碱注射液、复方丹参注射液或5%当归注射液，每穴1ml，每次选4个穴位，每周注射3次。太阳穴进针与皮肤成10°，在进针后顺着患者皮肤平行进针约2cm，回抽无血则将液体推注，能够发现颞浅动脉旁形成一个皮丘，待注射完成后，将针缓慢拔出，再采用干棉球压迫3分钟。

（4）刺络拔罐

取穴：耳尖、太阳。

操作：用三棱针或铍针迅速刺入穴位，深1~2分左右，即出针。耳尖用湿润酒精棉球反复擦拭挤压出血，挤出30滴左右；太阳穴用闪火法或真空拔罐器拔罐10分钟，以拔出1~3ml血液为度。去罐后，用消毒棉球按压针孔。

3. 推拿治疗

取穴：攒竹、鱼腰、阳白、睛明、丝竹空、瞳子髎、太阳、四白。

操作：①患者仰卧位，医者位于患者头部，用双手拇指开天门，分推阴阳，各3次；②分别按揉上述各穴，再反复按摩眼眶周围；③点揉风池、百会、翳明两穴；④按摩耳廓，3遍。

4. 高压氧治疗 于患者伤后7~45日应用医用高压氧舱治疗，压力为0.2~0.5MPa，每日1次。

【典型病例】

王某，男性，82岁。主诉：头痛伴左侧眼睑下垂2周余，请求会诊。2周前突然左眼出现复视，继而不能睁眼，伴有剧烈头痛及轻微头晕。就诊于神经内科，诊断为非特异性动眼神经炎，经常规治疗2周余，头痛好转，其他症状未改善。查体：左上睑下垂，遮盖眼球，左侧瞳孔偏大等圆，对光反射迟钝。左眼球呈外斜视，向内、向上、向下活动受限，复视。脑膜刺激征阴性，病理反射未引出。头颅MRI未发现异常。

康复评定：瘀血阻滞，肝肾不足。动眼神经麻痹。

康复处方：给予电针治疗，取睛明、承泣、攒竹、阳白、太阳、外关、光明、太溪、翳明、合谷。睛明、承泣为一组电针，攒竹、阳白为一组电针，连续波，留针30分钟。每日1次，10次为1个疗程。穴位注射甲钴胺或鼠神经生长因子，隔日一次，太阳、光明交替进行。1次治疗后患者可以睁眼露白，两个疗程后痊愈。

【点评】

动眼神经起自于中脑上丘平面的动眼神经核，其纤维向腹侧发射，通过红核，再经大脑脚间窝穿出，向前经蝶鞍两侧海绵窦之侧壁，通过眶上裂至眶内，分布于睫状肌、瞳孔括约肌、下斜肌、内直肌、上直肌、下直肌以及上睑提肌。各种原因引起的动眼神经核或动眼神经损伤，均可导致其支配肌的麻痹。目前西医对于动眼神经损伤以营养神经、扩血管药物及高压氧治疗为主。

1. 针刺治疗病程短者往往见效快，疗效满意，也有部分患者需坚持较长时间治疗方能见效。由炎症所致者针刺治疗疗效显著，见效较快。颅内病变，如外伤、出血所引起者疗效差。对于脑肿瘤、颅内炎症、颅脑外伤、脑血管意外所引起的动眼神经麻痹，在解除原发病症后，应用上法治疗，亦能收到满意的效果。选用的毫针必须要细、光滑、针尖无异常。

2. 眼区穴位针刺时，要求进针缓慢，如遇阻力不要勉强进针；针刺时可稍作捻转，不能提插；电针疗效优于单纯针刺；上睑提肌也可以针刺，注意不要穿透而损伤角膜，同样可以用电针治疗。

3. 眼区穴位起针时左手先备好消毒干棉球，右手出针后将棉球迅速压于针孔，向眼眶内轻压3分钟以防出血。应事先向患者说明有可能眼眶内出血，一般在15天左右可以自行吸收。

4. 高压氧治疗能够增加患者血氧张力与血氧含量，血氧弥散能力增强，从而提高脑脊液和脑组织的氧含量，可有效消除氧自由基，还可以加速侧支循环的建立以及毛细血管再生，从而为受损神经组织提供充足氧气与营养物质，降低周围组织及受损神经的水肿，加速神经的修复。

（三）滑车、展神经损伤

滑车神经主要支配上斜肌。滑车神经麻痹是由于各种原因刺激、压迫、损伤滑车神经，而出现的上斜肌麻痹的一组证候。展神经支配外直肌，展神经麻痹在单发性脑神经麻痹中较常见，展神经麻痹是由于各种病因直接或间接影响展神经，而出现展神经所支配的肌肉麻痹证候。由于两病康复方法类似，所以合并讲述。

滑车神经、展神经麻痹临床症状属于中医学"视歧"、"风牵偏视"等范畴，中医认为五脏六腑的精气通过经络上输于目以维持眼的正常功能。若邪中经络，经气不利，可致目珠偏斜、视一为二等。治疗以行气活血、扶正祛邪、补益肝肾为主。

【诊断要点】

1. 滑车神经麻痹

临床表现：患者眼睛向下、向外注视时出现复视，尤其在高处向下注视时复视明显，因而下楼时由于复视而出现下楼困难。滑车神经完全麻痹时眼球歪斜多不明显，患侧眼球较健侧稍低。患者总是保持下颌向下、面部转向健侧、头向健侧倾斜的姿势。部分患者健侧眼的上睑较患眼睑低，可能是健侧的上睑提肌过度弛缓引起。

查体：患者向上注视及向健侧注视时，麻痹侧眼球明显向上偏斜。头倾斜试验：当头向一侧倾斜时，正常情况下两眼生理性地向对侧转位，在上斜肌麻痹时则向下转位。患者常向健侧歪头以避免复视。上斜肌麻痹时，复视试验出现虚像，例如右上斜肌麻痹时，虚像位于实像之下的右侧，当两眼向下和向右注视时，实像与虚像垂直距离最大。

2. 展神经损伤

临床表现：眼向颞侧注视时出现复视。眼球处于内收位，向内斜视，向颞侧活动受限。使麻痹的眼球固定时，健侧眼则明显内收，表现为面部转向麻痹侧，有时头轻度前倾。

3. 影像学检查　头颅核磁或增强核磁。

【康复处方】

1. 中药治疗、推拿治疗同动眼神经损伤。

2. 针灸治疗

（1）毫针

取穴：阳白、鱼腰、上斜肌穴、太阳、风池、外关、光明、鱼尾、球后。

操作：主穴均取患侧。取 30 号 1.5 寸毫针，局部常规消毒。阳白：向鱼腰穴方向平刺 1～1.2 寸；鱼腰：横刺透丝竹空；上斜肌穴：上眶缘内 1/3，眼眶与眼球之间，直刺 1～1.2 寸；太阳：向前下方斜刺 0.5～0.8 寸；鱼尾：（眼外眦外方约 0.1 寸处）沿眶外缘向颞肌直刺 1 寸。连续波，留针 30 分钟。每日 1 次，10 次为 1 个疗程。眶内各穴位针刺时要注意安全，贴着眶周进针，如果出现疼痛不要盲目换方向，不要提插行针。如果有服用抗凝药物或者凝血障碍者要慎用眶内穴位。

（2）艾灸

取穴：局部、肝俞、肾俞、脾俞。

操作：局部用核桃灸，以温热为度。背俞穴用悬灸。

（3）穴位注射

取穴：太阳、光明、翳明、肝俞。

操作：药物用甲钴胺注射液、复方丹参注射液或 5% 当归注射液，每穴 1ml，每次选 4 个穴位，每周注射 3 次。

（4）刺络拔罐

取穴：耳尖、太阳。

操作：同动眼神经。

【典型病例】

韩某，男，25 岁，复视 3 周。头颅及眼部 CT 无异常发现，脑电图检查正常，眼科诊断为非特异性右眼外直肌麻痹。住院后用抗病毒药物、营养神经药物及维生素 B_1、维生素 B_{12} 治疗 20 天，症状无明显改善。出院后要求针灸治疗，遂来我科就诊。查：患者视物水平成双影，尤其向颞侧注视明显，眼球处于内收位，向颞侧活动不及外眦。

康复评定：瘀血阻滞，肝肾不足。右展神经麻痹。

康复处方：针刺取穴右侧太阳、球后、鱼尾、攒竹、风池、阳白、光明等穴，太阳、鱼尾为一组电针，连续波，留针 30 分钟。每日 1 次，10 次为 1 个疗程。穴位注射甲钴胺注射液，隔日 1 次，取穴太阳、光明交替进行。其他穴位平补平泻，每日 1 次。2 个疗程后痊愈。

【点评】

单纯性滑车神经麻痹，临床上较少见。滑车神经麻痹的临床表现较轻，也不易诊断。滑车神经麻痹临床症状以斜下方复视为主要特征，虽没有明显的眼球运动障碍，但由于患者长期呈歪颈代偿性头位，视物重影模糊，同时伴有头晕，影响患者生活质量。运用针刺治疗滑车神经麻痹效果很好。若由于颅内炎症或肿瘤等引起者，应首先解除其原发病因后再行针刺治疗，亦能取得满意的效果。展神经麻痹和滑车神经治疗原理类似，针刺方法和穴位略有差异，其余治疗方法类似动眼神经麻痹。治疗的重点是排除原发病，选好穴位，精确操作。

（四）三叉神经痛和三叉神经损伤

三叉神经为混合神经，是第五对脑神经，也是面部最粗大的神经，含有一般躯体感觉和特殊内脏运动两种纤维，支配脸部、口腔、鼻腔的感觉和咀嚼肌的运动，并将头部的感觉信息传送至大脑。三叉神经分为 3 支，眼支支配眼裂以上，上颌支支配眼裂和口裂之间，下颌支支配口裂以下的感觉和咀嚼肌运动。

三叉神经痛属于中医学"面痛""面风痛""面颊痛"等范围。中医认为，本病多与外感风邪、情志不调、外伤等因素有关。风寒之邪侵袭面部阳明、太阳经脉，寒性收引，凝止筋脉，气血痹阻；或因风热毒邪侵淫面部，经脉气血壅滞，运行不畅；外伤或情志不调，或久病入络，使气滞血瘀。面部经络气血痹阻，经脉不通，产生面痛。眼部痛主要属足太阳经病证，上颌、下颌部痛主要属于手、足阳明和手太阳经病证。

【相关结构】

三叉神经节的周围突分别组成三叉神经的 3 大分支：眼神经、上颌神经、下颌神经。

1. **眼神经** 眼神经纤维成分为一般躯体感觉纤维，从三叉神经节发出后，穿眶上裂入眶，发出额神经、泪腺神经及鼻睫神经等分支，分布于眼裂以上头面部皮肤、结膜、眼球、部分鼻旁窦黏膜等部位。①额神经较粗大，位于上睑提肌的上方，分 2~3 支，其中眶上神经较大，经眶上切迹，分支分布于额顶部皮肤；②泪腺神经细小，沿眶外侧壁、外直肌上缘前行至泪腺，分布于泪腺和上睑的皮肤；③鼻睫神经在上直肌的深面，越过视神经上方达眶内侧壁，分布于眼球、蝶窦、筛窦、下睑、泪囊、鼻腔黏膜和鼻背皮肤。

2. **上颌神经** 上颌神经为一般躯体感觉纤维，经海绵窦外侧壁，穿圆孔出颅，发出眶下神经、上牙槽神经、颧神经及翼腭神经等，分布于上颌牙、牙龈，鼻腔黏膜等。①眶下神经经眶下裂入眶，出眶下孔分布于下睑、鼻的外侧部、上唇和颊部皮肤。临床上行上颌部手术时，常在眶下孔处进行麻醉。眶下神经在眶下管中发出上牙槽前支，至上颌前部的牙齿和牙龈。眶下神经受损害时，则其支配区感觉发生障碍；②上牙槽神经分为 3 组：上牙槽后支自上颌神经的翼腭窝段发出，分布于上颌窦、上颌磨牙、牙龈及颊黏膜；上牙槽中支，自眶下沟段发出，分布于上颌前磨牙及牙龈；上牙槽前支自眶下管段发出，分布于上颌切牙、尖牙及牙龈；③颧神经较细小，在翼腭窝处分出，与眶下神经一同经眶下裂入眶，分布于颧部皮肤。

3. 下颌神经 下颌神经是混合性神经，其由特殊内脏运动纤维和一般躯体感觉纤维组成，其穿卵圆孔出颅，发出耳颞神经、颊神经、舌神经、下牙槽神经及咀嚼肌神经。三叉神经运动核发出来的特殊内脏运动纤维成分组成三叉神经运动根，从脑桥臂和基底部交界处出脑，加入下颌神经内支配咀嚼肌等肌肉的运动。感觉纤维管理颞部、口裂以下的皮肤、舌前 2/3 黏膜及下颌牙和牙龈的一般感觉。

【临床表现】

1. 三叉神经损伤 三叉神经麻痹可由脑干、颅底或颅外病变引起，如脑干肿瘤、鼻咽癌、三叉神经节的带状疱疹等，单独出现较少。三叉神经损伤主要表现为咀嚼肌瘫痪，张口时下颌向患侧偏斜；三叉神经分布区的感觉障碍及同侧角膜反射的减弱与消失。神经纤维不同位置损伤引起的症状各不相同。

（1）三叉神经半月节以上损伤：可出现患侧头面部皮肤及舌、口、鼻腔黏膜的一般感觉丧失；角膜反射消失；患侧咀嚼肌瘫痪，张口时下颌偏向患侧。

（2）三叉神经半月节以下受损：可出现各单支损伤表现，眼神经受损时，出现患侧睑裂以上皮肤感觉障碍，角膜反射消失；上颌神经损伤时可致患侧下睑及上唇皮肤、上颌牙齿、牙龈及硬腭黏膜的感觉障碍；下颌神经受损时可致患侧下颌牙齿、牙龈及舌前 2/3 和下颌皮肤的一般感觉障碍，并有患侧咀嚼肌的运动障碍。

2. 三叉神经痛 是以三叉神经分布区出现放射性、烧灼样抽掣疼痛为主症的疾病，多发于 40 岁以上的女性，发病急骤，出现闪电样、烧灼样、难以忍受的剧烈疼痛。常因说话、吞咽、刷牙、洗脸、冷刺激、情绪变化等诱发，持续数秒到数分钟，发作次数不定，间歇期无症状。

本病发病的原因和机制尚不明确，有过敏反应学说及压迫学说。①过敏反应学说：研究者在患者的三叉神经分支上发现了组胺的释放加重了神经的水肿，使三叉神经在圆孔、卵圆孔处受到卡压，加重了神经的损伤；②微血管压迫学说是目前临床上最认可的一类学说。三叉神经周围的微血管压迫使神经轴突发生脱髓鞘的改变而引起疼痛。在三叉神经痛患者中找到很多血管压迫的现象，而且通过微血管减压术可以缓解疼痛。不过仍然有部分患者没有发现微血管压迫。

三叉神经痛诊断依赖于以下 4 点：疼痛区域符合三叉神经支配区；疼痛性质为突发突止的电击样或刀割样疼痛，每次疼痛的发作时间约数秒钟，且存在着完全缓解期；口服卡马西平有效；颅底 MRI 排除桥小脑角三角区的病变。

【康复处方】

三叉神经痛的治疗方案包括药物治疗和手术治疗。手术治疗包括微血管减压、经皮球囊扩张、经皮神经节毁损、三叉神经周围支切断、立体定向放射与微血管减压等。微血管减压具有疗效较好、术后远期复发率低及神经损伤轻微等优点，但是其骨瓣开颅的创伤相对较大，术后并发症较多（如无菌性炎症引起的头痛、脑脊液漏、听力下降等），造成临床选择率低。

1. 中药治疗

活血化瘀，清热疏肝。

处方：柴胡 10g，全当归 9 克，川芎 12g，赤白芍（各）12g，桃仁 12g，红花 12g，石斛 12g，葛根 10g，白芷 6g，白蒺藜 10g，郁金 15g，地龙 6g。

水煎服，日一剂，分两次服。

2. 针灸治疗

（1）毫针

取穴：以面颊局部和手、足阳明经腧穴为主。风池、下关、颧髎、四白、地仓、攒竹、阳白、合谷、内庭、太冲。

操作：痛点用连续波，其他穴位平补平泻，留针 30 分钟。每日 1 次，10 次为 1 个疗程。

加减：眼神经痛加丝竹空、阳白；上颌神经痛加颧髎、迎香；下颌神经痛加承浆、颊车、翳风；风寒加列缺疏散风寒；风热加曲池、外关疏风清热；气血瘀滞加内关、三阴交活血化瘀。

（2）温针灸

取穴：下关、风池、四白、迎香、夹承浆、太冲、三阴交、阳白、颊车、合谷。

操作：患者取仰卧位，选取主穴下关穴，选用 28 号 3 寸毫针，垂直进针后针体倾斜 45° 分别向上、向下深刺，刺入深度为 2.5～2.8 寸，最后以垂直进针方式留针 30 分钟。将长约 2cm 左右的艾炷点燃，插在针柄上，行温针灸。10 日为 1 个疗程。

（3）穴位注射

取穴：第一支取风池、太阳、阳白、眉中；第二支取风池、下关、颧髎、四白；第三支取风池、下关、颊车、夹承浆、合谷。

操作：药物用甲钴胺注射液、复方丹参注射液或 5% 当归注射液，每穴 1ml，每次选 4 个穴位，每周注射 3 次。

（4）刺络拔罐

取穴：阿是穴。

操作：在肝俞、膈俞、颧髎附近，寻找反应点，一般在压痛最明显的点上用三棱针或铍针迅速刺入，深 1～2 分左右，即出针。每次刺络 2～3 个痛点。用闪火法或真空拔罐器拔罐 10 分钟，以拔出 1～3ml 血为度。去罐后，用消毒棉球按压针孔。

（5）埋线

取穴：阿是穴、下关、颧髎、颈椎夹脊穴。

操作：仰卧位，皮肤严格消毒，用带有 2cm 可吸收线埋线针快速刺入穴位，将线体留在穴位后退针止血。

【典型病例】

王某，女，66 岁，左侧面部阵发性疼痛 20 余年，加重 1 个月。每于情绪波动时病情复发，发病时整个面颊、下颌不能触摸，刷牙、洗脸时疼痛加剧。确诊为三叉神经痛。曾针灸、中药、西药等治疗，疼痛断续发作，痛苦异常。

康复评定：瘀血阻滞，肝胆火旺。三叉神经痛。

康复处方：给予电针治疗，取风池、下关、颧髎、四白、地仓、攒竹、阳白、合谷、内庭、太冲、外关、阳陵泉。针后取下关、颧髎、夹承浆、四白等穴，取注射用腺苷钴胺 1.5mg，溶解后穴位注射，每穴 0.5ml，每日 1 次。治疗 10 次后疼痛基本缓解，巩固治疗

10 次后疼痛完全消失。面部无不适感，于是停止治疗。

后期处方：可以加用菊花决明子茶疏肝清热。

【点评】

1. **明确原发继发** 三叉神经痛是常见疾病，对于中医来说多是实证，单发三叉神经损伤极少，对于中医来说多是虚证，一定要查明病因。曾遇见一例三叉神经损伤，肌电图明确诊断，但是没有发现其他病灶，2 年后发现是鼻咽癌所引起的三叉神经上支受损。

2. **核磁检查在三叉神经病变中意义重大** 三叉神经痛病因不明确，颅底 MRI 显示三叉神经与小脑上动脉或小脑下动脉关系密切，则考虑可能是血管神经压迫引起；若显示桥小脑角三角区或是三叉神经的颅内段有占位或者肿瘤，则考虑可能是继发性三叉神经痛，此时应积极治疗原发疾病；若 MRI 未见异常，则考虑为特发性三叉神经痛。3.0 T 的 MRI 联合三维稳态采集快速成像序列可显示三叉神经是否受到周围血管，如小脑上、下动脉的压迫；弥散张量成像则可以评估微血管压迫是否对髓鞘的完整性产生影响。

3. **三叉神经痛治疗手段的选择** 外科手术是复发率最低的，但是并发症也高。伽马刀、直线加速器和射波刀，这三者都是通过射线作用于桥小脑角三角区的三叉神经传入支，阻断疼痛信号的传导而达到治疗的目的，复发率较高。针刺治疗相对比较简单，虽然复发率高，但是成本低，创伤少，基本没有副作用。如果复发，治疗仍然有效。三叉神经痛针刺的要诀除了找到扳机点，局部电针治疗外，最主要的是按照经络辨证，行手法补泻，泻肝胆火或是心胃火。留针时间要长，告知患者情绪要保持舒畅。

（五）面神经损伤

面神经是第七对脑神经，由感觉、运动和副交感神经纤维组成，管理舌的味觉、面部表情肌运动及支配舌下腺、下颌下腺和泪腺的分泌。除了特发性面神经炎以外，颅脑创伤和医源性损伤是造成面神经损伤的主要因素。

面瘫分为中枢型和周围型。①中枢型：为面神经核团以上的神经组织（包括皮质、皮质脑干纤维、内囊、脑桥等）受损时引起，出现病灶对侧颜面下部肌肉麻痹。从上到下表现为鼻唇沟变浅，露齿时口角歪向病灶侧，不能吹口哨和鼓腮等。多见于脑血管病变、脑肿瘤和脑炎等；②周围型：为面神经核或面神经受损时引起，出现病灶同侧全部面肌瘫痪，从上到下表现为不能皱额、皱眉、闭目、角膜反射消失，鼻唇沟变浅，不能露齿、鼓腮、吹口哨，口角歪向病灶对侧。多由受寒、耳部或脑膜感染、神经纤维瘤引起。

所以面神经损伤不等同于面瘫，它只是周围性面瘫的一部分原因，中枢性面瘫不属于面神经损伤的范畴。

本病属中医学"面瘫"、"口眼㖞斜"、"吊线风"、"卒口僻"等范畴。中医认为此病是由于正气不足，络脉空虚，卫外不固，风寒邪气乘虚侵袭面部经络，气血阻闭以致经气流行失常，气血不和，使面部经筋失于濡养，肌肉弛缓不收所致；或病延日久，邪气郁滞日久，痰湿阻滞，络道不利，使病情更为严重。

【相关疾病】

1. **特发性面神经炎** 是指茎乳突孔内急性非化脓性炎症引起的周围性面瘫。表现以一侧面部表情肌突然瘫痪，同侧前额皱纹消失，眼裂扩大，鼻唇沟变浅，面部被牵向健侧为主要特征。本病任何年龄均可发病，多一侧发病，双侧同时发病者较少见。本病分为急性期和缓解期，一般 2～4 天到达高峰，持续 1～2 周开始恢复，3 个月不能完全恢复者，大多会留后遗症。

2. 多发性脑神经炎 可有周围性面神经麻痹，可单侧，也可双侧，绝大多数伴有其他脑神经损伤引起的体征，以及脑脊液蛋白细胞分离现象等。

3. 脑桥损害 脑桥面神经核及其纤维损害可出现周围性面瘫，但常伴有脑桥内部邻近结构，如展神经、三叉神经、锥体束、脊髓丘系等的损害，而出现同侧眼外直肌瘫痪、面部感觉障碍和对侧肢体瘫痪（交叉性瘫痪）。此类病损见于脑桥肿瘤、炎症和附近的血管病变等。

4. 小脑脑桥角损害 多同时损害三叉神经、前庭蜗神经、同侧小脑及延髓，故除周围性面瘫外，还可有同侧面部痛觉障碍、耳鸣、耳聋、眩晕、眼球震颤、肢体共济失调及对侧肢体瘫痪等症状，称"小脑脑桥角综合征"，多见于该部肿瘤、炎症等，也可以是医源性的损伤，比如三叉神经痛手术治疗后损伤、面肌痉挛术后损伤。

5. 面神经管邻近的结构病变 见于中耳炎、乳突炎、中耳乳突部手术及颅底骨折等，可有相应的病史及临床症状。

6. 茎乳孔以外的病变 见于腮腺炎、腮腺肿瘤、颌颈部及腮腺区手术等。除有周围性面瘫外，还伴有相应疾病的病史及临床表现。

7. 亨特综合征 耳部疱疹病毒侵犯膝状神经节、损伤神经纤维会导致面神经变性。症状和特发性周围性面瘫一样，但是多出一个耳道的疱疹症状；治疗基本类似，可以增加抗病毒治疗，预后比普通面瘫要差一些。

8. 其他 面神经纤维瘤、骨折、外伤、手术引起的面瘫，由于有明显的原因，所以很好鉴别，治疗和普通面瘫一样，预后主要和损伤的轻重程度有关。

【相关结构】

面神经可分为脑桥内段、颅内段、内耳道段、颞骨内面神经管段和颅外段，不同部位的损伤有相应的解剖和临床特征。面神经由两个神经根组成，一是较大的运动根，自脑桥小脑角区，脑桥延髓沟外侧部出脑；一是较小的混合根，称中间神经，自运动根的外侧出脑。两根进入内耳门合成一束，穿内耳道底进入与中耳鼓室相邻的面神经管，由茎乳孔出颅，向前穿过腮腺到达面部，在面神经管内有膨大的膝神经节。面神经穿经面神经管及最后穿出腮腺时都发出许多分支。

1. 脑桥内段 面神经根在脑桥中离开面神经核后，绕过展神经核至脑桥下缘穿出。

2. 颅内段 面神经离开脑桥后，跨过小脑脑桥角，会同蜗神经抵达内耳门。此段虽不长，但可被迫扩展到5cm而不发生面瘫。

3. 内耳道段 面神经由内耳门进入内耳道，偕同蜗神经到达内耳道底。

4. 面神经管段 面神经管内的分支：①鼓索：传导味觉冲动及支配下颌下腺和舌下腺的分泌；②岩大神经，也称岩浅大神经，含副交感分泌纤维，支配泪腺、腭及鼻黏膜的腺体分泌；③镫骨肌神经：支配鼓室内的镫骨肌。

5. 颞骨外段 面神经出茎乳孔后，发出3小支：耳后神经、二腹肌支、茎突舌骨肌支。面神经的主干在腮腺内分为上支与下支，逐渐又分为5支；各分支间的纤维相互吻合，最后分布于面部表情肌群。①颞支：支配额肌和眼轮匝肌；②颧支：3～4支，支配眼轮匝肌及颧肌；③颊支：3～4支，支配颊肌、口轮匝肌及其他口周围肌；④下颌缘支：分布于下唇诸肌；⑤颈支：支配颈阔肌。

【日常养护】

1. 急性期（面瘫发病7天内） 由于茎乳突孔内面神经处于炎症水肿状态，绝大多数患者会有患侧耳后甚至颜面部的肿胀疼痛，不要进行过多的面部刺激，可以用家用红外线、周林频谱仪之类的照射耳后部位。

2. 恢复期（面瘫发病8~60天） 是面神经修复最重要的时期，可以自己局部按摩，单向朝患侧运动，按摩时动作柔和适度。

（1）局部干热敷：不提倡用湿毛巾热敷，可以用暖水袋等热敷，敷完后不要立即外出，等局部温度正常后方可外出。

（2）其他：无论是什么时期，患者应避风寒，尤其是患侧；戴口罩，天凉有风需围围巾。闭目困难时戴眼镜，准备含泪液成分的滴眼液滋润眼睛，必要时睡觉用眼药膏将眼睛糊上；注意休息，尽量少看或者不看电视、电脑，避免眼睛过于劳累；保持充足睡眠。

【康复处方】

面神经损伤无论是什么原因引起，除外原发病的治疗，无论哪种病因引起的面神经受损，康复处方基本是类似的，所以一并讨论。一般来说面神经损伤分为水肿期（急性期）、恢复期和后遗症期，治疗有所区别。急性期以改善局部血液循环、消除面神经的炎症和水肿为主，恢复期及后遗症期以促进神经功能恢复为主。

1. 中药治疗 急性期祛风散寒为主，恢复期活血化瘀、化痰通络为主，补益气血为辅。

急性期处方：柴胡10g，生麻黄6g，白芷6g，羌活6g，桂枝9g，炙甘草3g。

恢复期处方：全当归9克，赤白芍（各）12g，红花12g，葛根10g，桂枝10g，白芷6g，党参10g，白蒺藜10g，枸杞子15g，蜈蚣2条，地龙6g。

水煎服，日一剂，分两次服。

2. 针灸治疗

（1）毫针

取穴：下关、阳白、颧髎、地仓、迎香、风池、乳突、合谷、承浆、口禾髎。

操作：急性期治疗，病程1~15天，以针刺加远红外线照射为主。以浅刺、轻刺、少刺、不提插、不捻转、不透穴、不通电为原则。恢复期用断续波或疏密波，留针30分钟。后遗症期还应当加用足三里、三阴交补益气血。

（2）艾灸

取穴：下关、翳风、乳突。

操作：悬灸，以局部温热为度。急性期选用上述穴位，恢复期可以加上局部。

（3）穴位注射

取穴：同毫针取穴。

操作：药物用甲钴胺注射液、维生素B_1、B_{12}注射液，每穴1ml，每次选1~3个穴位，每周注射3次。

（4）刺络拔罐

取穴：乳突、阿是穴。

操作：急性期可以乳突放血，恢复期可以找电反应不明显的位置，用三棱针或铍针迅速刺入，深1~2分左右，即出针。用闪火法或真空拔罐器拔罐5分钟，拔出1ml血左右。

去罐后，用消毒棉球按压针孔。

（5）穴位贴敷

取穴：面颊、阳白。

操作：用当归、肉桂等分碾末，黄酒或者白醋调成糊状，将药物贴敷于面颊或阳白穴，局部温热或发凉是正常情况，如果灼热或者瘙痒明显就将药物揭下。每日一换。如果贴敷时间长了，后期皮肤出现红疹，应当停用，等红疹消退后再考虑是否继续使用。

（6）刮痧

取穴：患侧面部为主。

操作：患者仰卧位，将按摩乳涂于患侧面颊处，顺着攒竹穴至阳白穴进行点按。再依次顺着水沟、迎香、颧髎、承浆、地仓、下关、鱼腰、阳白、发际处进行刮痧，每个穴位点压 2 次，每个部位反复多次，直至面部出现微红，隔日 1 次。此法多在恢复期使用。

3. 推拿治疗

取穴：印堂、神庭、头维、太阳、鱼腰、睛明、迎香、颧髎、瞳子髎等。

操作：①患者坐位，用一指禅推法从印堂、神庭、头维、太阳、鱼腰，再回到印堂。左右交替，呈"∞"字操作，反复 3 次；②用一指禅推法从睛明、迎香、颧髎、瞳子髎、太阳、下关、颊车、地仓、人中、迎香、承泣、瞳子髎，最后到太阳。反复 3 次；③开天门 20 次，分推阴阳 10 次，前额部应用搓法至皮肤轻微泛红。自睛明穴沿两侧颧骨抹向耳前听宫穴；从迎香穴沿两侧颧骨抹向耳前听宫穴各 3~5 次；④对颊车、地仓、迎香、四白、承泣、睛明自上而下点按，每穴 15 秒，再用搓法顺着鼻唇沟的地仓至迎香搓 10 次。用大鱼际揉法揉面部前额及颊部；⑤用五指从头顶拿到枕后，在风池处改用三指拿法，沿颈椎两侧向下至 C$_7$，重点拿风池、合谷，反复 3 遍。

4. 运动疗法

患者下面动作如果没有做到位的，治疗师可以给予助力，如果能到位但无力的可以给予适当阻力。①抬眉：上提患侧眉毛，每次训练上提 10 次；②闭眼：两眼同时轻闭眼，10 次；③耸鼻，10 次；④示齿：两侧口角同时向两侧运动；⑤努嘴：用力收缩口唇并向前努嘴，努嘴时要用力；⑥鼓腮：鼓腮 10 次，若鼓腮时漏气，则用手上下捏住患侧口轮匝肌再鼓腮。一旦患者出现表情肌联动后，中止运动疗法训练。

5. 物理治疗

（1）红外线治疗：用红外线治疗仪照射患侧耳后，每日治疗 1 次，每次 30 分钟。

（2）半导体激光照射法：取患侧耳后，用低功率半导体激光，功率 200mW，照射 10 分钟，每日 1 次。

（3）超短波治疗：多用于急性期，小剂量的超短波可加速血液循环，提高组织抗感染力，促进炎性渗出物吸收。超短波治疗仪，频率 50MHz，电极置于耳前和耳后乳突处，无热量，每次 20 分钟，每日 1 次。

（4）神经肌肉电刺激：采用断续调制方式输出，频率 60Hz，通断比 1∶1。选择患侧瘫痪面肌的 5 个运动点进行脉冲状刺激。5 个运动点依次为额肌、眼轮匝肌、颧肌、上唇方肌、口轮匝肌，刺激强度以引起明显的肌肉收缩为原则。多用于恢复期的治疗。

【典型病例】

陈某，男，23 岁，主诉：左侧口眼㖞斜 5 天。患者于 5 天前不慎受凉，晨起发现左侧口眼㖞斜，曾在中医科、耳鼻喉科、神经内科就诊，已给予强的松口服治疗。查：左额纹明显变浅，鼻唇沟不对称，口角右歪，鼓腮漏气。

康复评估：风寒入络。特发性周围性面瘫。

康复处方：给予针灸治疗，取下关、阳白、颧髎、地仓、迎香、风池、乳突、合谷、承浆、口禾髎。前两天用针刺加远红外线照射为主。以浅刺、轻刺、少刺、不提插、不捻转、不透穴、不通电为原则。观察患者耳后疼痛消失，症状略有缓解，判断进入恢复期，用电针治疗，采用断续波或疏密波，留针30分钟。每日治疗1次，10次为1个疗程。经过20次治疗后痊愈。

后期处方：避风寒。

【点评】

对于周围性面瘫一般临床上分为急性期、恢复期、后遗症期。

1. 针灸介入时机。针灸介入应该在急性期还是恢复期，这个问题医界争论比较激烈，笔者认为及时、尽早介入正确有效的针灸方法直接关系到患者恢复时间及是否会留下后遗症。急性期应当针灸治疗，但是不应当用电针治疗，局部浅刺，远端取穴。针刺可以减轻炎症，改善神经受损，缩短面神经受压、缺血时间而提高治疗效果。

2. 急性期用激素是常规治疗，目的是尽快减轻炎症，减轻面神经水肿，以此减轻面神经被面神经管的卡压。激素治疗一般不要超过7天，进入恢复期就可以停了。笔者一般以耳后疼痛是否消失为标准，如果没有消失，说明炎症尚未消退，仍然需要继续使用。如果激素使用超过7天，建议不要断然停药，逐步减量比较安全。如果有的患者由于各种原因不能服用激素，可以在耳后放血治疗，局部点刺后拔罐放血，这样有利于疼痛消失。有时候疼痛甚至放射到头部和颈肩部，也可以局部多针齐刺，有利于炎症消退而使疼痛消失。

3. 恢复期提倡电针治疗，可以有效地提高疗效。常常有其他医院或者是外地来的面瘫后遗症期患者来我处求医，其中有患者没有使用过电针，通过我们的电针治疗后能够很快获得治疗效果。采用何种电针波形，在学术界一直也有争议，笔者习惯是早期用连续波，目的是试探患者有没有度过急性期，如果出现不适感、耳后疼痛加重、面部有肿胀等变化，说明还没有度过急性期，应当中止电针治疗；如果患者使用电针后没有不适感或者症状好转，说明已经度过急性期，可以改成疏密波加大刺激量。后遗症期用断续波。

4. 后遗症期要选择性的治疗。当出现并发症时，医师一定要严密观察患者的病情变化，选择性的刺激，不要仍然像以前一样，采用固定的治疗方案。出现倒错现象，面颊区不能用电针，但是其他部位依然可以；出现面肌痉挛时，局部多针浅刺；出现联动时，在肌群交界处卧针横刺。并发症的早发现早治疗意义重大，不要等到并发症出现一两个月以后再开始对症治疗，那样疗效就不好了。

5. 治疗手段的选择。面瘫的治疗手段多样，但是针刺是基础，穴位注射是补充。放血、艾灸、火罐、贴敷也有一定的疗效。穴位以肌肉神经分布来选择，尤其是后遗症期穴位选择一定要注意，不要眉毛胡子一把抓，已经恢复的肌群建议不用治疗。

（六）前庭蜗神经损伤

第八对脑神经，为感觉神经，由蜗神经和前庭神经两部分组成。蜗神经的感觉神经元位于内耳蜗轴内的螺旋神经节，周围突分布于螺旋器的毛细胞，中枢突在内耳边聚成蜗神经，止于脑干的蜗神经前、后核，传入听觉冲动。前庭神经的感觉神经元胞体位于内耳道底的前庭神经节，周围突分布于内耳的球囊斑、椭圆囊斑和壶腹嵴的毛细胞，中枢突聚成前庭神经，止于脑干的前庭核群及小脑，传入平衡觉冲动。蜗神经和前庭神经都出内耳门，同行入颅腔。

前庭蜗神经的功能是把与听觉和平衡觉有关的神经冲动传入脑。前庭神经损伤时，出现眩晕、恶心、呕吐及自发性眼球震颤。蜗神经受损时则表现为伤侧耳聋、耳鸣。由于部分疾病会同时影响前庭神经和蜗神经，在这里我们一并进行讨论。

中医认为，肾开窍于耳。人的肾精充足，则听力正常，肾精不足，则听力下降。在临床上，治疗老年性耳聋应以补肾益精为主。耳，胆经所过，所以和肝胆密切相关。疏肝理气、平肝潜阳是常用的治疗耳聋原则。另外眩晕耳鸣、恶心等多为痰浊所致，所以健脾化痰也是重要治疗原则。

【相关疾病】

1. 前庭神经元炎 因前庭神经元受累所致的一种突发性眩晕疾病，病前两周左右多有上呼吸道病毒感染史，眩晕与自发性眼球震颤为其主要临床表现。重症者可伴有恶心、呕吐，但无耳鸣、耳聋；眩晕持续时间较短，常在几天内逐渐缓解，一般 2 周内多可完全恢复。少数患者可短期残留不同程度的头昏、头晕和不稳感，持续数日或数月，活动时症状加重。通常数天后进行性减轻，症状完全消失可能需要半年。除根据临床表现外，应做听力检查、冷热试验的眼震电图、头颅 MRI 等检查辅助诊断，排除其他疾病，如脑桥小脑角肿瘤、脑干出血或梗死。本病治疗和梅尼埃病一致，必要时可用激素治疗。

2. 梅尼埃病 该病主要原因是膜迷路积水，临床表现为反复发作的旋转性眩晕、波动性听力下降、耳鸣和耳闷胀感。本病多发生于 30 ~ 50 岁的中、青年人，儿童少见。多表现为突然发作的旋转性眩晕，闭目时症状可减轻，常伴恶心、呕吐、面色苍白、出冷汗、血压下降等自主神经反射症状。头部运动可使眩晕加重，眩晕持续时间多为数 10 分钟或数小时，最长者不超过 24 小时，间歇期长短不一，数日到数年不等。听力改变早期多为低频下降的感音神经性聋，逐渐出现高频听力下降。耳鸣初期可表现为持续性的低调吹风样，晚期可出现多种音调的嘈杂声，可伴有耳内胀满感。梅尼埃病的诊断主要依据病史、临床症状，排除其他病后作出临床诊断。治疗上多采用调节自主神经功能、改善内耳微循环、解除迷路积水为主的药物治疗及手术治疗。

3. 良性阵发性位置性眩晕 是因特定头部位置改变而诱发的阵发性短暂眩晕，为常见的前庭末梢器官病变。部分病例有外伤史，多数病例发病无明显诱因。临床表现为眩晕和某种头位或体位活动密切有关。眼震发生于头位变化后 3 ~ 10 秒之内，眩晕则常持续于 60 秒之内，可伴恶心及呕吐。眼震持续过程中，先是逐渐增强，其后逐渐减弱。病程可为数小时至数周，个别可达数月或数年，眩晕可周期性加重或缓解，间歇期可无任何不适，或仅有头重脚轻感。治疗上使用抗眩晕药，如桂利嗪或盐酸氟桂利嗪等有一定效果，可加用扩张血管类及地西泮类药物。可进行前庭习服疗法增加对眩晕的耐受能力；手法耳石复位，使沉积在后半规管的耳石复位，根据耳石异位的半规管的不同，复位手法不同。

4. 周围性眩晕 是指前庭感受器和前庭神经颅外段病变引起的眩晕，多伴有听力改变和前庭功能异常，无中枢神经系统损害的表现，占所有眩晕的 80% ~ 85%。临床表现为突发性旋转性眩晕、自发性眼球震颤、波动性耳鸣、听力下降、以及自主神经症状，而无意识障碍和其他神经系统症状。治疗包括病因治疗、对症治疗和前庭康复治疗等。

5. 突发性耳聋　指突然发生的、原因不明的感音神经性听力损失。很多致病因素都可能导致突发性耳聋，主要有病毒感染学说、循环障碍学说、自身免疫学说以及膜迷路破裂学说等。耳聋多为单侧耳聋，发病前多无先兆，少数患者则先有轻度感冒、疲劳或情绪激动史。本病起病急，听力一般在数分钟或数小时内下降至最低点，少数患者可在 3 天以内听力达到最低点。耳鸣可为始发症状，大多数患者可同时出现耳聋和耳鸣，也有患者耳鸣发生于耳聋之后。经治疗后，多数患者听力可以提高，但耳鸣可长期存在。一部分患者可伴有不同程度的眩晕，多为旋转性眩晕，伴恶心、呕吐。临床诊断主要根据临床症状、查体与听力学检查的结果，除外其他疾病即可做出。突发性耳聋治疗目前多采用综合治疗的方法，有效率在 70% 左右。开始治疗的时间与预后有一定的关系，因此应该在发病后 7 ~ 10 天内尽早治疗。主要治疗方法为药物治疗，包括糖皮质激素、溶栓和抗凝药物、神经营养类药物，以及高压氧治疗等。

【日常养护】

1. 生活起居　患者应在家安心静养，尤应避免接触噪声。保持家庭环境整洁，患者心情舒畅，才有利于疾病恢复。注意勿过度劳累，做到起居有时，饮食定量。勿过度劳累，注意劳逸结合。保障充足睡眠。

2. 饮食运动　加强锻炼，增强体质，避免感冒，预防病毒感染。保持均衡饮食，多吃新鲜蔬果。减少烟、酒、咖啡的摄入。

3. 调畅情志　保持心情舒畅，前庭功能障碍和突发耳聋都和心情有密切关系。焦虑和抑郁都容易诱发。

4. 避免危险因素　控制高血压、高血脂及糖尿病等全身慢性疾病。对于已经患耳聋并且治疗后患耳仍然不具有实用听力水平的患者，除上述建议外，还建议应该保护健侧耳：避免接触噪声，避免耳毒性药物，避免耳外伤和耳部的感染。

【康复处方】

用于控制眩晕及相关的伴随症状，以止晕为主，如盐酸苯海拉明、盐酸地芬尼多片。抗组胺药如倍他司汀，血管扩张药和钙离子拮抗剂如氟桂利嗪、尼莫地平等。有呕吐症状的，注意预防和纠正水、电解质紊乱及酸碱平衡失调。

1. 中药治疗

以活血化瘀，化痰通窍为主，补益肝肾为辅。

黄芪（生）120g，当归尾 6g，赤芍 5g，川芎 6g，红花 6g，桃仁 3g，柴胡 10g，葛根 10g，桂枝 10g，白蒺藜 10g，枸杞子 15g，地龙 6g。

水煎服，日一剂，分两次服。

2. 针灸治疗

（1）毫针

取穴：下关、翳风、耳门、听宫、率谷、颈夹脊、风池、乳突、外关、太溪、丰隆、阳陵泉、太冲。

操作：耳门、听宫、率谷、颈夹脊，加电针用连续波，留针 30 分钟。

（2）艾灸

取穴：耳门、乳突、丰隆。

操作：悬灸，局部以温热为度。

（3）穴位注射

取穴：翳风、悬钟。

操作：药物用甲钴胺注射液、维生素 B_1 注射液、维生素 B_{12} 注射液，每穴 1ml，每周注射 3 次。

（4）针刀

取穴：颈夹脊、乳突。

操作：铺洞巾，顺肌纤维方向进针至骨面，先行纵向剥离，再行横向剥离，患者有明显的酸胀感时出针，按压针孔 5 分钟，覆盖无菌纱布。

（5）耳针

取穴：肾、肝、胆、三焦、内耳、外耳、颞、皮质下。

操作：每次选 3~5 穴，毫针浅刺，留针 30 分钟；或用王不留行籽贴压。

3. 推拿治疗

取穴：翳风、耳门、听宫、率谷、风池、乳突、太溪、丰隆、阳陵泉、太冲。

操作：①患者坐位，先放松颈椎 7 条线：后正中线、竖脊肌线、颈椎上下关节突线、颈椎横突后结节线，用一指禅推法和拿法，反复 3 次；②用一指禅推法从耳门开始到率谷、乳突、风池、翳风、下关，回到耳门，反复 3 次；③按摩耳廓，将耳廓中各部位用拇指和食指反复按揉至耳部发红，最后牵拉耳垂；④对太溪、丰隆、阳陵泉、太冲自上而下点按半分钟。太溪穴用补法，其他穴用泻法；⑤用五指从头顶拿到枕后，在风池穴处改用三指拿法，沿颈椎两侧向下至 C_7，反复 3 遍；⑥鸣天鼓，双侧各 3 次。

4. 运动疗法

前庭功能受损的，患者药物治疗后，可以进行前庭康复训练。

（1）头眼训练：进行转头时注视练习、水平转头、头垂直运动、斜向垂直运动、头画圆练习，重复 15 至 20 遍，每日 2 到 3 次。

（2）视靶训练：平视、扫视练习。先水平方向，后垂直方向移动，最后斜行跟踪（左上→右下，或右上→左下）。练习时保持视觉清晰，不宜过快，只是眼动，头保持不动；重复练习，水平、垂直方向 15~20 次。

（3）视觉跟踪练习：先慢后快。逐渐加速，保持头静止，只用眼随着移动目标而动。重复练习，每个方向 15~20 次，每日 2~3 次。

（4）平衡功能练习：强化静态练习、动态平衡练习。

（5）行走练习。

5. 物理治疗

（1）红外线照射法：用红外线治疗仪照射患侧，每日治疗 1 次，每次 30 分钟。

（2）半导体激光照射法：取患侧乳突、耳门、听宫、翳风，用低功率半导体激光，功率 200~500mW，照射 10 分钟，每日 1 次。

（3）超短波治疗：多用于急性期，超短波治疗仪，频率 50MHz，电极置于耳前和耳后乳突处，无热量，每次 20 分钟，每日 1 次。

（4）高压氧治疗：应用医用氧舱治疗，压力为 0.2~0.5MPa，每日 1 次，一般在治疗效果不佳时尝试使用。

6. 耳后注射 突发性耳聋可耳后注射糖皮质激素（甲泼尼龙、地塞米松、倍他米松等），或者注射甲钴胺、维生素 B_1、维生素 B_{12}。

【典型病例】

徐某，女，33 岁，主诉：左耳突发性耳聋 5 天。患者近日加班频繁，每日睡眠不足，5 天前出现左耳耳鸣耳聋，略有头晕，曾在耳鼻喉科、神经内科就诊，已给予抗凝、激素、甲磺酸培他司汀、银杏叶提取物等治疗，效果不佳。听力检测：感音性耳聋，听力左耳低频、中频 40～50db，高频 60db。

康复评估：气滞血瘀，肝肾不足。突发性耳聋。

康复处方：给予针灸，翳风、耳门、听宫、率谷、风池、乳突、太溪、丰隆、阳陵泉、太冲，每日 1 次。耳穴取肾、肝、胆、三焦、内耳、外耳、颞、皮质下，3 日 1 次。针刀取乳突、颈夹脊，1 周 1 次。口服三七粉，每次 3g，每日 1 次。远红外线照射局部。经过 20 次针灸治疗以后痊愈。

后期处方：口服杞菊地黄丸。每日鸣天鼓、按摩颈椎，避风寒，保持充足睡眠。

【点评】

1. 针刺治疗 耳鸣、耳聋局部穴位需要深刺，针刺方向朝内耳方向，针刺感觉需要达到耳深部，其治疗效果较好。局部深刺时需要时刻感觉针下感觉，避免伤及鼓膜或内耳。无论是前庭神经或蜗神经，针刺局部穴位都不能够直接刺激到，所以远端穴位显得尤其重要。一定要辨证论治和循经取穴。中医治疗主要是活血化瘀和豁痰通络，当然肝肾不足也是其发病的基础。也可以加上中药辅助治疗。

2. 改善循环 前庭蜗神经的受损和局部血液循环不畅有很大关系，而局部的供血和颈部有很大关系，效果不明显的时候，一定要注意治疗颈椎。颈椎除了松解局部肌肉，还要注意小关节的紊乱要及时纠正，对于耳鸣、耳聋、眩晕的治疗都有帮助。

3. 及时治疗 前庭蜗神经损伤恢复和时效性有很大关系，一定要早期就积极治疗，能用的治疗手段都同时上，如果时间超过 1 个月没有恢复，远期疗效堪忧。

4. 预防复发 无论是前庭神经或是蜗神经损伤，复发的概率都不小。尤其是突发性耳聋，多次损伤甚至会导致双耳全聋，一定要注意睡眠、压力、噪声和颈椎情况。

（七）舌咽神经损伤和舌咽神经痛

舌咽神经是脑神经的第九对神经，主管咽喉部黏膜的感觉、一部分唾液腺的分泌和舌后 1/3 的味觉，与第十对迷走神经一起主管咽喉部肌肉的运动。其主要控制茎突咽肌、腮腺体、部分味蕾以及收集来自耳部后部的感觉等。

【相关结构】

舌咽神经的根丝，自延髓橄榄后沟前部出脑，与迷走神经和副神经同出颈静脉孔。在孔内神经干上有膨大的上神经节，出孔时又形成一稍大的下神经节。舌咽神经出颅后先在颈内动、静脉间下降，经舌骨舌肌内侧达舌根。其分支如下：

1. 鼓室神经 鼓室神经发自下神经节，进入鼓室，在鼓室内侧壁的黏膜内与交感神经纤维共同形成鼓室丛，发出许多小支，分布至鼓室、乳突小房和咽鼓管的黏膜。鼓室神经的终支为岩小神经，含副交感纤维，在耳神经节交换神经元后分布于腮腺，司腺体分泌。

2. 颈动脉窦支 颈动脉窦支在颈静脉孔下方发出，沿颈内动脉下降，分布于颈动脉窦和颈动脉小球，属于一般内脏感觉纤维。颈动脉窦是压力感受器，颈动脉小球是化学感受器，分别感受血压和血液中二氧化碳浓度的变化，反射性地调节血压和呼吸。

3. **舌支**　舌支为舌咽神经的终支，包含特殊内脏感觉纤维和一般内脏感觉纤维，胞体也位于下神经节，中枢突终于孤束核，经舌骨舌肌深面，分布于舌后 1/3 的黏膜和味蕾，司黏膜的一般感觉和味觉。

4. **茎突咽肌支**　由舌咽神经分出，属于特殊内脏运动纤维，起于疑核，支配茎突咽肌。

5. **扁桃体支**　至腭扁桃体和咽腭弓、舌腭弓的黏膜，司一般内脏感觉。

6. **咽支**　在咽侧壁上与迷走神经的咽支以及交感神经共同组成咽丛。舌咽神经的咽支司咽黏膜的一般内脏感觉。

【相关疾病】

1. 舌咽神经损伤

（1）症状：舌咽神经属后组脑神经，舌咽神经损伤多和后组脑神经同时受累，单独的舌咽神经损伤临床极为少见。一侧舌咽神经损伤后，同侧咽和舌后 1/3 感觉障碍，咽反射消失，舌后 1/3 味觉丧失；双侧舌咽神经损伤患者进食、吞咽、发音均有严重障碍，甚至不能发音和吞咽，出现唾液外流，称延髓麻痹。

（2）病因：火器伤、手术误伤、骨折、肿瘤压迫和浸润等。下颌骨水平受伤时，舌咽神经亦常与迷走神经及面神经同时受伤；颈动脉手术、颈椎前入路手术、甲状腺手术等常可误伤舌咽神经颅外段；颅底骨折时骨折线经枕骨髁累及颈静脉孔，挫伤或挤压舌咽神经，可造成舌咽神经的损伤。

（3）诊断治疗：可以通过颅底 X 线平片、MRI 检查、颅后窝及颅底 CT 薄层扫描，特别是颅底骨窗位及三维重建技术进行诊断。治疗上首先是去除病因，其次就是促进神经功能恢复。

2. 舌咽神经痛

（1）症状：舌咽神经痛是一种出现于舌咽神经分部区域的阵发性剧痛。男性患者多于女性患者，通常在 40 岁以后发病。疼痛性质与三叉神经痛很相似，疼痛发生在一侧舌根、咽喉、扁桃体、耳根部及下颌后部，有时以耳根部疼痛为主要表现。疼痛突然，持续数秒至数十秒，伴有唾液分泌增加，说话、吞咽、触摸患侧咽壁及下颌角均可诱发，通常开始于扁桃体部位或舌的基底部，可向同侧的耳朵放射。疼痛表现为闪电样、刀割样或烧灼样剧痛。

（2）病因：分为原发性和继发性两大类，极少有自愈可能。可继发于神经脱髓鞘改变、肿瘤、局部蛛网膜炎、动脉瘤等。疼痛局限于单侧，发作与发作之间可有较长的间歇期。有的患者可伴有咽喉痉挛、心律失常、低血压性昏厥等。早晨、上午频发，睡眠时也可有发作，此点可与三叉神经痛鉴别。发病时咽部、喉部有异物感和梗阻感，而导致频频咳嗽。触诊使疼痛发生的部位，也称"扳机点"，常见于扁桃体区、外耳道、舌根处。每当吞咽、咀嚼、打哈欠、咳嗽均可诱发疼痛。严重者可伴有心律不齐、心跳停止、昏厥、抽搐、癫痫发作、喉痉挛、腮腺分泌过多等现象。

（3）诊断治疗：可以通过颅底 X 线平片、MRI 检查、颅后窝及颅底 CT 薄层扫描进行诊断，治疗方案和三叉神经痛类似，必要时可以进行神经阻滞，但是本病复发率很高。舌咽神经痛的显微血管减压手术是目前常用的外科治疗方法。

【康复处方】

舌咽神经痛和舌咽神经损伤康复方法有其异同点，舌咽神经痛的康复目的是刺激神经，消除炎症和疼痛，舌咽神经损伤的康复目的是刺激神经，促进神经恢复。同样是刺激神经，所以取穴相似，只是前者属于实证用泻法，后者属于虚证用补法。

1. 中药治疗

（1）舌咽神经损伤：以活血化瘀、补益肝肾为主。

生黄芪120g，当归尾6g，赤芍5g，川芎6g，红花6g，桃仁3g，麦冬10g，桂枝10g，生地黄10g，枸杞子15g，地龙6g。

水煎服，日一剂，分两次服。如果严重吞咽困难，可以鼻饲。

（2）舌咽神经痛：以活血化瘀、通络止痛为主。

黄芪（生）120g，当归尾6g，赤芍5g，川芎6g，红花6g，桃仁3g，麦冬10g，桂枝10g，石斛10g，蝉蜕3g，地龙6g。

水煎服，日一剂，分两次服。

2. 针灸治疗

针灸治疗在取穴上舌咽神经痛和舌咽神经损伤基本是一样的，只是手法有所差别，前者用泻法，后者用补法。而治疗方法上两种疾病没有什么差别，都可以应用以下几种方法。

（1）毫针

取穴：翳风、廉泉、夹廉泉、颈夹脊、风池、舌根、太溪、太冲。

操作：电针，连续波，留针30分钟。

（2）艾灸

取穴：廉泉、风府。

操作：悬灸，以局部温热为度。

（3）穴位注射

取穴：翳风、悬钟。

操作同"前庭蜗神经损伤"。

（4）针刀

取穴：颈夹脊、乳突。

操作同"前庭蜗神经损伤"。

（5）耳针

取穴：肾、肝、舌、咽、皮质下。

操作：每次选3～5穴，毫针浅刺，留针30分钟；或用王不留行籽贴压。

3. 物理治疗 同三叉神经痛的物理治疗。

4. 耳后注射

（1）舌咽神经痛：在下颌角与乳突连线的中点，10%普鲁卡因5～10mg，于皮下1～1.5cm处垂直注射，可即时止痛。

（2）舌咽神经损伤：在下颌角与乳突连线的中点，注射甲钴胺1ml，或者维生素 B_1、维生素 B_{12} 注射液1～2ml。

【典型病例】

路某，女，44岁，主诉：左舌根疼痛1个月。患者无明显诱因出现一侧舌根、咽喉疼痛，吃饭或喝水时突然发作，剧烈时放射到同侧舌和耳深部，持续数秒，疼痛呈闪电样剧痛。曾在耳鼻喉科、神经内科就诊，已给予卡马西平等药物治疗。刚开始效果良好，后又反复发作。头颅磁共振无明显异常。

康复评估：气滞血瘀，风寒阻络。舌咽神经痛。

康复处方：给予针灸治疗，取翳风、廉泉、夹廉泉、颈夹脊、风池、舌根、太溪、太冲。廉泉用电针连续波，舌根用长针深刺，快速捻转不留针。其他穴位留针30分钟。每日1次，耳穴取肾、肝、胆、三焦、舌、下颌、神门、脑干、皮质下。用王不留行籽贴压，3日1次。针刀取乳突、颈夹脊，1周1次；半导体激光照射局部痛点。患者经过20次针灸治疗以后痊愈。

后期处方：保持舒畅心情，忌辛辣。按摩颈椎，避风寒，保持充足睡眠。

【点评】

1. 舌咽神经损伤治疗方法和面神经损伤类似，康复科接触到的舌咽神经损伤大多都是手术以后的，原发病已经得到控制，继发的神经损伤急需恢复，治疗越早越好。神经损伤的恢复以针刺、电针为主，水肿期可以用激素，加上局部注射甲钴胺和维生素B族。由于舌咽神经位置较深，不容易被针具等触及，所以效果要比面瘫差。舌咽神经损伤多伴有吞咽问题，口服中药有一定难度，如果有鼻饲管可以考虑中药辅助治疗，如果没有就暂时不要采用。

2. 舌咽神经痛治疗方法和三叉神经痛类似。舌咽神经痛主要是消除炎症和通络止痛，也是以针刺为主，可以局部用物理治疗，也可以用神经阻滞疗法。如果症状反复，应该远端取穴，调节肝肾。舌咽神经痛也可以用中药治疗。舌咽神经痛疗效比三叉神经痛要更好一些，而且不容易复发。

第六节　脊神经相关疾病

脊神经是由脊髓发出的成对神经。人体共有31对，其中颈神经8对，胸神经12对，腰神经5对，骶神经5对，尾神经1对。每一对脊神经由前根和后根在椎间孔处合成。脊神经是混合神经，典型的脊神经含有四种纤维成分：躯体运动、躯体感觉、内脏运动、内脏感觉纤维。脊神经出椎间孔后即刻分为前支、后支，每支内均含传入、传出纤维。后支一般细小，分布于脊柱附近较小区域内的皮肤和肌肉。前支粗大，分布到颈部以下其余各部位的皮肤和肌肉。其中除第2~11对胸神经前支沿肋间分布外，其余神经的前支都先交织成丛，分别形成颈丛、臂丛、腰丛和骶丛，而且均左右成对。再由此丛发出分支分布于所支配的区域。

一、相关结构

（一）颈神经

颈神经位于颈部，共有8对。第1~7对颈神经在相应序数的颈椎椎弓上方的椎间孔出椎管，第 8 对颈神经在第 7 颈椎与第 1 胸椎之间的椎间孔出椎管。颈神经的前支在颈部组成颈丛和臂丛。第 1～4 对颈神经的前支组成颈丛，第 5～8 对颈神经的前支组成臂丛。颈神经的后支较相应的前支粗大，为感觉性传入纤维，前支为运动纤维。颈神经的分布，按照脊髓节段，呈节段性分布。颈丛神经分布于胸锁乳突肌、膈肌、胸膜及枕部、耳廓、颈前区和肩部的皮肤；臂丛神经分布于上臂的肌肉和皮肤；颈神经后支分布于枕、项、背部的肌肉和皮肤。第 1、2 颈神经根离开脊髓后并不通过椎间孔，而直接沿椎体进入分布区。因此第 1、2 神经根容易遭受直接外伤，但不存在受椎间孔压迫的可能性。

（二）胸神经

胸神经共 12 对，出椎间孔后即分出后支和前支。后支较短，分布于躯干背侧，肌支支配胸半棘肌、多裂肌、回旋肌、胸棘肌、横突间肌、棘间肌、胸髂肋肌和胸最长肌；皮支管理肩、背、臀部（外侧）的皮肤感觉。胸神经的前支较长，除第 1 对的大部分参加臂丛、第 12 对的小部分参加腰丛之外，其余皆不成丛。第 1～11 对，各自位于相应的肋间隙内，称肋间神经；第 12 对位于第 12 肋下方，称肋下神经。肋间神经在肋间内、外肌之间，在肋间血管的下方，沿各肋沟前行，于胸腹壁侧面，发出外侧皮支，分布于胸腹侧壁的皮肤。其中上 6 对肋间神经至胸骨侧缘浅出，下 5 对肋间神经和肋下神经，斜向前下进入腹内斜肌和腹横肌之间，再穿过腹直肌鞘，浅出皮下。这些浅出的前皮支，分布于胸、腹前壁的皮肤；此外，肋间神经还发出细支，分布于胸、腹膜壁层。肋间神经和肋下神经的肌支，支配肋间内外肌、腹内外斜肌、腹横肌和腹直肌等。

（三）腰神经

腰神经共 5 对，发自脊髓的腰节。腰神经穿出椎间孔后，分为后支和前支。腰神经的后支，在横突间内侧肌的内侧向后行，分成内侧支和外侧支。各腰神经后支的内侧支，皆分布于多裂肌。L3～L5 还发出细支到骶部的皮肤。L1～L3 腰神经后支的外侧支，斜行向外，支配附近的竖脊肌；上 3 对腰神经的外侧支穿背阔肌腱膜，在竖脊肌的外侧缘，跨过髂嵴后部，至臀部皮下，称臀上皮神经。第 1 对腰神经的外侧支较小，分布于臀中肌表面的上部；第 2、3 对腰神经外侧支分布于臀中肌表面下部皮肤和臀大肌浅层皮肤；第 4 对腰神经外侧支细小，终止于竖脊肌下部；第 5 对腰神经外侧支，分布于竖脊肌，并同第 1 对骶神经相交通。腰神经的前支，由上而下逐渐粗大。部分第 12 对胸神经前支、第 1～3 对腰神经前支和大部分第 4 对腰神经前支，共同组成腰神经丛。第 4 对腰神经的小部分和第 5 对腰神经合成腰骶干，参加骶神经丛的组成。

（四）骶神经

骶神经共 5 对，在骶管内分为后支和前支。上 4 对骶神经的后支经骶后孔穿出，第 5 对骶神经的后支在骶尾后韧带之间从骶管裂孔穿出。上 3 对穿出处被多裂肌覆盖，也分为内侧支和外侧支。第 4、5 对骶神经的后支无分支。上 3 对骶神经后支的外侧支相互间、并与第 5 对骶神经后支的外侧支之间，在骶骨背面结合成神经袢。从此神经袢发支，到骶结节韧带后面，又形成第二列神经袢。从第二列神经袢分出二至三个皮支，穿臀大肌和深筋膜，至浅筋膜内，分布于从髂后上棘至尾骨尖端的臀部内侧皮肤，称为臀中皮神经。骶神经后支的内侧支终于多裂肌。上 4 对骶神经的前支经骶前孔进入骨盆，第 5 对在骶骨和尾骨之间进入骨盆。第 1-4 对骶神经的前支相互结合，形成骶丛。

（五）尾神经

尾神经有一对，在骶管内分为后支和前支。尾神经的后支在骶管内和前支分开后，经骶管裂孔，并穿过骶管下部的韧带分出，同第 5 骶神经的后支结合后发出皮支，分布于尾骨部表面的皮肤。

二、相关疾病

（一）臂丛神经损伤和臂丛神经痛

臂丛神经由颈 5~8 颈神经和第 1 胸神经根的前支组成，主要支配颈、肩、上肢的感觉和运动，C_5~T_1 各神经出椎间孔后先组成上、中、下三干，由三干发支围绕腋动脉形成内侧束外侧束和后束。臂丛分支组成上肢神经包括腋神经、桡神经、肌皮神经、正中神经、尺神经和臂内侧神经等。

具体来说，由 C_5 与 C_6 组成上干，C_7 独立形成中干，C_8、T_1 组成下干。上干与中干前股组成外侧束，下干前股组成内侧束，3 个干的后股组成后侧束。各束在喙突平面分成上肢的主要神经支，外侧束分为肌皮神经与正中神经外侧根，后束分为桡神经和腋神经，内侧束分为尺神经与正中神经内侧根。正中神经内外侧两个根分别行走在腋动脉内外侧，在腋动脉前方组成正中神经主干。

1. 臂丛神经痛

（1）病因：①无菌性炎症；②神经通路受挤压或外伤。

（2）临床表现：以臂丛神经分布区内的颈、肩、臂部肌肉疼痛为主，并伴有运动障碍（活动受限）。多为一侧性颈、肩、臂、上肢的疼痛。疼痛多为发作性刺痛、跳痛或灼痛，夜间尤甚。当臂部或肩关节活动或咳嗽时，可诱发疼痛加剧。

中医认为本病属于痹证范畴。多因为感受风寒湿邪之侵袭，致使颈肩、臂部肌肉、关节、筋脉之经络闭阻，气血运行不畅，不通则痛，发为痹证。

2. 臂丛神经损伤

（1）病因：颈肩部火器性贯通伤、刀刺伤、割伤、暴力牵拉伤、药物性损伤及手术误伤等等。原发性或转移至臂丛附近的肿瘤也可压迫损伤臂丛神经。

（2）临床表现：以肩胛带肌肉为主的疼痛、无力和肌萎缩，可能伴有其他动静脉损伤、锁骨骨折、肩关节脱位等。

中医认为本病属于中医的痿证，多因为外伤引起的经脉损伤，气血运行不畅，不能濡养而发为痿证。

【康复处方】

1. 中药治疗

（1）臂丛神经损伤：以活血化瘀、补益肝肾为主。

生黄芪 120g，当归尾 6g，赤芍 5g，川芎 6g，红花 6g，桃仁 3g，山萸肉 10g，桂枝 10g，熟地黄 15g，枸杞子 15g，桑枝 15g。

水煎服，日一剂，分两次服。

（2）臂丛神经痛：以活血化瘀、通络止痛为主。

生黄芪 120g，当归尾 6g，赤芍 5g，川芎 6g，红花 6g，桃仁 3g，羌活 10g，桂枝 10g，独活 10g，乌梢蛇 5g，地龙 6g。

水煎服，日一剂，分两次服。

2. 针灸治疗

臂丛神经痛和臂丛神经损伤针刺方法有其异同点，选穴上基本是类似的，但是臂丛神经痛的治疗是通过刺激神经，消除炎症和疼痛，一般手法较重，用泻法，起效较快；臂丛神经损伤的治疗是通过刺激神经，促进神经恢复，一般手法较轻，用补法，起效较慢，疗程相对较长。

（1）毫针

取穴：大椎、颈百劳（大椎上2寸，旁开1寸）、风池、肩井、肩中俞、肩外俞、极泉、太溪、外关、后溪。

操作：电针用连续波，留针30分钟。

（2）艾灸

取穴：大椎、肩贞。

操作：悬灸或用艾灸盒灸，以局部透热为度。

（3）穴位注射

取穴：极泉、曲池。

操作：药物用甲钴胺注射液、维生素 B_1、B_{12} 注射液，每穴 1ml，每周注射 3 次。

（4）针刀

取穴：颈夹脊、颈百劳。

操作：皮肤严格消毒，铺洞巾，顺肌纤维方向进针至骨面，先行纵向剥离，再行横向剥离，患者有明显的酸胀感时出针，按压针孔 5 分钟，覆盖无菌纱布。

（5）耳针

取穴：肾、肝、颈椎、神门、皮质下。

操作：每次选 3 ~ 5 穴，毫针浅刺，留针 30 分钟；或用王不留行籽贴压。

3. 物理治疗

（1）红外线照射法：用红外线治疗仪照射患处，每日治疗 1 次，每次 30 分钟。

（2）半导体激光照射法：取患侧极泉穴，用低功率半导体激光，功率 200 ~ 500mW，照射 10 分钟，每日 1 次。

（3）超短波治疗：多用于急性期，超短波治疗仪，频率 50MHz，电极置于胸壁与上肢交界处，前后对置，无热量，每次 20 分钟，每日 1 次。

（4）中频电疗法：电极对置法，选择相应处方（止痛或肩周炎处方），电流强度适中，每次 20 分钟，每日 1 次，15 ~ 20 次为 1 个疗程。

（5）中药离子导入：电极在肩前后对置，每次 15 分钟，每日 1 次，15 ~ 20 次为 1 个疗程。

4. 神经阻滞

对臂丛神经痛，可以用 10% 普鲁卡因 5 ~ 10mg 垂直注射于痛点下 1 ~ 1.5cm 处，即可止痛。臂丛神经损伤可使用甲钴胺、维生素 B_1、B_{12}。

5. 运动疗法

针对臂丛神经损伤。

（1）保持功能位，预防关节挛缩变形。上部损伤：三角巾悬吊患肢，肘关节屈曲 90°；下部损伤：夹板固定呈半握拳状，手中可握半圆形小棍或纱布卷。

（2）被动运动和按摩。在无痛范围内进行被动活动和按摩。

（3）臂丛神经损伤后，度过急性期，患侧肢体能够主动运动时，应积极进行主动训练和抗阻训练。上部损伤：依次选择肩关节和肩胛带肌肉的被动运动、主动-辅助运动和主动运动、渐进抗阻、短暂最大负荷训练、等长收缩训练；下部损伤：拇指、食指屈曲运动，拇指与小指对掌运动，分指运动。

【典型病例】

赵某，男，54岁，主诉：右上肢麻木无力10天。既往有颈椎病史。自诉10天前，出现右上肢麻木，无力，曾给予按摩等治疗，麻木基本消失，无力略有好转，回忆之前曾有提拉重物史。查体：右手握力减退，腕背伸肌力4⁻级，肱二头肌、肱三头肌肌力5⁻级。肌电图检查结果显示：右上肢神经源性损伤（颈7、8水平）。

康复评估：经脉受损，气血不足。臂丛神经损伤。

治疗处方：给予电针治疗，取右上肢尺神经和正中神经走行路线，电针连续波，强度以看到关节肌肉跳动而患者能够耐受为度；沿神经通路穴位注射甲钴胺；针后锻炼腕背伸功能和握力。患者治疗4次以后症状有明显改善，经过20次针灸治疗以后痊愈。

后期处方：避免受伤，持续锻炼上肢力量。

【点评】

1. **病史追溯很重要**　臂丛神经损伤和疼痛，需要详细问诊、仔细查体，完善检查，然后制订恰当的治疗方案。高速运动中的头或肩部被撞击，重物由高处落下而撞击头或肩部，以及胎儿难产分娩时，因出肩困难，暴力拉伸颈肩。这些因素常易引起臂丛神经上干损伤，严重时累及中干及整个臂丛神经。水平位或向上的肢体持续性牵拉伤，如患肢被皮带或运输带卷入，常常造成 C_8、T_1 神经根或下干损伤，暴力严重或持续时间长可累及中干及上干。

2. **肌电图是关键的检查**　本病例中，患者刚开始以为自己是疲劳过度，颈椎病复发。很明显，"无力"症状不是颈椎病的首发症状，所以追问病史很重要，有提拉重物史，很可能是臂丛神经损伤，建议肌电图检查后确诊。

3. **治疗要及时积极**　治疗主要是营养神经和促进神经恢复。这种周围神经损伤治疗是有时间窗口的，快速诊断、积极治疗很重要。一旦诊断明确，即刻给予局部注射神经营养药物甲钴胺，针灸疏通经络激发神经修复，同时应用康复训练提高运动能力。要注意避免受伤后2~3周内进行牵拉神经运动，必要时可采用三角巾悬吊患肢或夹板固定限制过度运动。

（二）肋间神经痛

肋间神经由胸髓向两侧发出经肋间到胸前壁的神经，支配相应胸椎区域的背部、胸壁肌肉运动及肋间皮肤的感觉。因各种原因而诱发的沿肋间神经走向的剧烈疼痛，称为肋间神经痛。疱疹病毒感染、肿瘤放化疗后、胸椎退变、胸椎结核、胸椎损伤、胸椎硬脊膜炎、肿瘤、强直性脊柱炎等疾病会引起继发根性的肋间神经痛；肋骨、纵隔或胸膜病变会继发干性的肋间神经痛。各个年龄段均可患病，年老患者症状持续较长。临床表现为单侧沿肋间走向的放射状疼痛，也可以双侧同时受累。受累神经节段不定，可累及一支，也可累及二三支。呼吸、咳嗽、转腰均可诱发，夜间明显加重。疼痛可为间歇性，疼痛程度可十分剧烈，难以忍受，复发、缓解因素不详。患者有皮肤过敏现象，带状疱疹患者可有皮损。在同侧脊柱旁可触及敏感点。部分患者可自愈。

中医认为，风寒湿邪或湿热之邪阻闭脉络，而发痹证。病久瘀血阻络，气血不能荣养筋脉，而致拘挛。一般说来病程短、来势急的，因肝郁气滞、血瘀痹阻或外感湿热、风寒之邪所致的胁痛属实，症见疼痛剧烈而拒按，脉实有力；病程长、来势缓的，因肝血不足、络脉失养所致的胁痛属虚，症见疼痛隐隐，久久不解而喜按，脉虚无力。在临床上，胁痛的患者，往往是虚实并见，既有湿热内蕴之实，又有肝血不足之虚，临床辨证尤应注意。

【诊断要点】

1. 临床症状 神经痛是患者的主要症状，肋间神经痛是从胸背部沿肋间斜向前下至胸腹前壁中线带状区疼痛。咳嗽、深呼吸或打喷嚏可使疼痛加重。

2. 查体 可有胸椎棘突、棘突间或椎旁压痛和叩痛，少数患者沿肋间有压痛，受累神经支配区可有感觉异常。其疼痛性质多为刺痛或灼痛，有沿肋间神经放射的特点。带状疱疹患者可见局部皮损。严重时可有触觉过敏。

3. 影像学 胸部 X 线正侧位、CT 等判断胸椎椎间盘退变性突出、胸椎结核、胸椎骨折或脱位、脊椎或脊髓肿瘤、强直性脊柱炎，或者肋骨骨折、纵隔、胸膜病变等。

【康复处方】

肋间神经痛最重要是明确病因，尤其是要考虑到结核、肿瘤、老年人骨质疏松性压缩性骨折、初期带状疱疹等容易忽略的重要疾患。其次需要明确病变的神经节段，治疗上多以局部治疗为主。

1. 中药治疗 以疏肝理气、活血化瘀为主。

柴胡 10g，当归尾 6g，赤芍 5g，川芎 6g，红花 6g，桃仁 3g，青皮 10g，川楝子 10g，延胡索 15g，枸杞子 15g。

水煎服，日 1 剂，分两次服。也可用药渣外敷。

2. 针灸治疗

（1）毫针

取穴：夹脊穴、阿是穴。

操作：围刺法，沿患处外周围刺，针尖冲患处，针身斜 15°，夹脊穴取肋间神经同一水平，均用电针连续波，留针 30 分钟，每日 1 次。

（2）火针

取穴：阿是穴。

操作：将毫针用酒精灯烧红，快速浅次入皮下，快速出针。隔日 1 次。

（3）穴位注射

取穴：夹脊穴、阿是穴。

操作：药物用甲钴胺或当归注射液，每穴 1ml，每次选 1 ~ 3 个穴位，每周注射 3 次。

（4）刺络放血

取穴：阿是穴。

操作：皮肤严格消毒，取阿是穴，用三棱针或注射针头，点刺患处后用火罐拔 5 分钟，出血 4 ~ 10ml。

（5）耳针

取穴：肾、肝、胸椎、神门、皮质下。

操作：每次选 3 ~ 5 穴，毫针浅刺，留针 30 分钟；或用王不留行籽贴压。

3. 物理治疗

（1）红外线照射法：用红外线治疗仪照射患处，每日治疗 1 次，每次 30 分钟。

（2）半导体激光照射法：取患侧局部，用低功率半导体激光，功率 200～500mW，照射 10 分钟，每日 1 次。

（3）中频电疗法：电极并置法，选择相应处方（止痛处方），电流强度适中，每次 20 分钟，每日 1 次，15～20 次为 1 个疗程。

4. 神经根阻滞
选取相关神经节段神经根，可以用 10% 普鲁卡因 5～10mg 加地塞米松 2mg 垂直注射于痛点下 1～1.5cm 处，即可止痛。局部痛点可以注射甲钴胺、维生素 B_1、B_{12}。

【典型病例】

赵某，男，56 岁，主因胸背部剧烈疼痛 3 个月就诊。患者因肝癌进行肝移植后，长期服用抗排异反应药物，于 3 个月前出现左侧胸背部大片皮疹，成丘形，水疱状，簇状不融合。3 天后，皮损区呈剧烈的烧灼样疼痛，难以忍受，夜间程度更甚，无法入睡。触觉过敏，无法穿衣，不能触摸。经中西医多种治疗，现皮疹已消退，但疼痛仍剧烈。体重减轻，食欲下降。查体：在胸背部仍可见自左胸 5 至胸 12 肋神经支配区，宽约 15cm，从后正中线沿肋间走向至前正中线，大片色素沉着皮损修复区。痛觉等浅感觉检查过敏。

康复评估：气滞血瘀，肝肾不足。带状疱疹后肋间神经痛。

康复处方：给予电针围刺治疗。取 T5-T12 节段水平左侧旁开的华佗夹脊穴，2 寸毫针深刺，并在皮损区用毫针围刺。接电针，连续波 2Hz，30 分钟后患者疼痛明显减轻，皮肤过敏症状较前大为好转。隔日一次针刺，局部点刺放血拔罐，1 个月后改成 3 日 1 次，2 个月后改成 1 周 1 次治疗。3 个月后治愈。

后期处方：补气养血，八珍颗粒口服 1 个月。

【点评】

1. 带状疱疹早期治疗　肋间神经痛在临床中并不少见，很多带状疱疹患者在第一时间都不能得到有效的治疗，迁延成非常顽固的肋间神经痛。该患者皮损相对较重，疼痛程度较重，病程迁延较长。在带状疱疹早期刚出现神经痛的时候，针灸如能介入治疗，整个病程不会超过 2 周。治疗选取疼痛相对应的神经节段进行针刺，进针深度要使针尖达神经根，并可诱发神经电兴奋，使用连续波电针刺激，可使神经痛明显缓解。起针后，可以局部放血治疗，选取疼痛点，用三棱针点刺或者梅花针扣刺出血后拔罐，放血治疗早期的疗效更好，只要消毒严格，在皮损的部位也可以放血，能够加速疱疹的修复，并且使疼痛迅速缓解。半导体激光在带状疱疹的早期疼痛治疗也经常选用。

2. 后遗症期治疗　后遗症期一定要注意辨证论治，用中药补气养血很关键。艾灸以及火针治疗，需要根据辨证进行选择，实热证患者不应采用。在常规的针刺和放血治疗的同时，可以加用穴位注射。治疗频次可以减少，1 周 1～2 次即可。

3. 病因　病因方面，一定要注意脊柱的影响，尤其是老年人，通常需要做脊柱相应节段的 X 线检查，判断是否有骨折、结核、肿瘤等。疼痛还需要和肋软骨疼痛、肋骨骨折等区别开来。

（三）桡神经损伤

桡神经由第 5～8 颈神经及第 1 胸神经根的前支发出，是臂丛神经的分支，主要支配上肢前臂的伸肌群及指间肌、拇指外展肌。当桡神经受损时，引起伸肘、伸腕、伸指障碍以及手背拇指和第一、二掌骨间隙区感觉障碍。常见受损病因有：①肱骨上、中段骨折或锐器挤压或腋下丁字杖支撑压迫；②桡神经绕过肱骨的一段最接近体表，酒醉、熟睡姿势不当等导致前臂受压时间过长可导致桡神经麻痹；③神经炎，多见于神经本身的无菌性炎症，常见于酒精中毒或铅中毒；④神经纤维瘤的压迫或手术损伤桡神经。

桡神经损伤当属中医"痿证"、"麻木"等范畴。《证治准绳》载："痿者，手足痿软而无力，百节缓纵而不收也。"其多因局部受压或创伤所致瘀血阻络、筋脉失养引起，早期给予活血化瘀，后期给予补气活血、补益肝肾。

【诊断要点】

1. 临床症状

（1）运动损伤：主要症状为腕下垂，手腕不能伸直。各指远端和指关节不能伸屈，拇指不能外展。损伤部位不同，表现各异。①高位损伤：桡神经在腋下发出肱三头肌分支以上受损，产生完全性桡神经麻痹症状，上肢各伸肌完全瘫痪，肘、腕和掌指关节均不能伸直，前臂伸直时不能旋后，手常处于旋前位；肱桡肌瘫痪使前臂在半旋前位不能屈曲肘关节；垂腕时腕关节不能固定使握力减低，伸指和伸拇肌瘫痪；②若损伤部位较高，影响肱桡肌时，表现为屈肘能力减弱；③若在上臂中段以上受损，肱三头肌受累，表现为前臂不能伸直；④在肱骨中 1/3 处发出肱三头肌分支以下受损时，肱三头肌功能完好；⑤若损伤肱骨下端或前臂上 1/3 时，肱桡肌、旋后肌、手腕肌功能保存；前臂中 1/3 以下损伤仅伸指瘫痪而无垂腕；⑥接近腕关节的损伤，由于各运动指令均已发出，可不产生桡神经麻痹症状。

（2）感觉障碍：桡神经感觉支分布于上臂、前臂、手和手指背面，但由于邻近神经的重叠，感觉障碍仅限于手背拇指和第一、二掌骨间隙极小区域。

2. 检查

（1）肌电图检测可以明确神经损伤。不仅可以鉴别是神经源性损害还是肌源性损害，同时可以区别周围神经损害是以髓鞘损害为主还是以轴索损害为主，或是混合性损害，并能协助判断损害的部位、范围、程度与预后。

（2）高频超声检测可对桡神经损伤形态进行相应描述，对受损桡神经的定位、定性均有一定价值，且对神经连续性的判断价值亦优于术前肌电图检测。

【康复处方】

1. 中药治疗

以补益肝肾、活血化瘀为主。

黄芪 120g，淫羊藿 10g，桂枝 10g，芍药 12g，当归尾、丹参各 6g，赤芍 5g，地龙、川芎、桃仁、红花、甘草各 3g。

水煎服，日一剂，分两次服。也可用药渣外敷。

2. 针灸治疗

（1）毫针

取穴：极泉、尺泽、阿是穴。

操作：选用醒脑开窍针刺法联合针刺阳明经穴位。极泉穴沿心经下移 1 寸，避开腋毛，直刺 1～1.5 寸，提插泻法，以上肢抽动 3 次为度，不留针；尺泽取穴屈肘成 120°，直刺1寸，提插泻法，针感从肘关节传到手指，以前臂、手指抽动3次为度，不留针；沿桡神经走行取穴，直刺，均用电针，连续波，以关节有明显的跳动为度，留针30分钟。每周5次。

（2）温针灸

取穴：阿是穴、肩前、臂臑、曲池、外关、阳溪、合谷。

操作：各穴垂直进针，进针得气后，于针身上加垫纸皮，针柄插入艾条段，且燃烧充分，温针灸留针30分钟，每日1次。

（3）穴位注射

取穴：桡神经损伤处、阿是穴。

操作：药物用甲钴胺、鼠神经生长因子，每穴1ml，每次选1~3个穴位，每日1次。

3. 物理治疗

（1）红外线照射法：用红外线治疗仪照射患处，每日治疗1次，每次30分钟。

（2）半导体激光照射法：取患侧局部，用低功率半导体激光，功率200~500mW，照射10分钟，每日1次。

（3）经皮电刺激：刺激点选择桡神经沟和桡骨膜，刺激频率设置为2Hz，刺激强度以能够引起神经支配肌肉出现显著收缩为度。每个刺激点持续5分钟，每日2次，15~20次为1个疗程。

4. 运动康复

（1）被动活动：主要针对神经损伤后没有运动功能的肩关节、腕关节、手指指尖关节。被动地活动肘关节，并辅之以腕关节和大拇指的背伸运动及外展运动。

（2）主动训练：做伸腕关节、肘关节，肩关节主动运动或抗阻力运动。

（3）按摩患侧肢体：训练后以揉、拿、捏、按、拍等手法进行按摩，轻重结合，同时与肘、腕和指关节的被动牵伸运动以及恢复部分肌力后的各个关节的屈伸、拇指外展等主动运动相配合。

【典型病例】

马某，男，57岁，主诉：左前臂力弱10天。患者10天前因饮酒过量，伏案后睡着，晨起出现左手臂麻木，五指伸屈不利，手腕下垂，活动受限。急诊就医，经头部CT扫描，颅内未见器质性病变。肌电图显示，左前臂神经源性受损。神经内科诊为左侧桡神经麻痹。

康复评估：风寒阻滞，气滞血瘀。左侧桡神经损伤。

康复处方：电针、穴位注射为主，辅以康复训练。极泉穴沿心经下移1寸，避开腋毛，直刺1~1.5寸，提插泻法，以上肢抽动3次为度，不留针。每周2次。沿桡神经取阿是穴，直刺，连电针，连续波，以腕关节有明显跳动为度，留针30分钟，每周5次。经10次治疗后，患者感觉左前臂较前有力，上臂能上举，肘关节伸屈有力，手腕稍能背屈，手五指稍能伸直，指间肌夹纸肌力较健侧稍弱。又经30次医治，患者左上臂外展内收活动自如，左前臂手腕下垂，明显好转，手指伸屈自如，拇指能外展内收。由于指间肌肌力较健侧稍弱，又继续治疗20次。先后治疗60余次，患者左上肢肌力及手腕、五指肌力均恢复正常。

后期处方：持续康复训练伸肌群、旋后肌、拇指外展肌等。叮嘱不要饮酒过量。

【点评】

1. **病因治疗** 本病患者，大多由于饮酒过量后姿势不当引起，前臂受压时间过长，导致局部软组织缺血缺氧，造成神经麻痹。如果是铅中毒引起，尽早脱离接触渠道，并同时驱铅治疗。血管炎所致者，针对原发病本身给予激素或免疫抑制剂治疗。酒精中毒者，应尽早戒酒。外伤患者，根据伤情采用神经减压、松解或缝合手术；若缺损多，则做神经移植术，如不能修复神经，可施行前臂屈肌属肌腱转移伸肌功能重建术，效果较好。

2. **针灸方法** 桡神经在上肢走行较远，解剖复杂，受伤机会较多。本病所选治疗穴位，多为手阳明大肠经之常用穴，是多气多血之穴位。针刺有行气血、通经络、除瘀滞、利肌骨之功。采用多种针法综合治疗，较单一针法治疗见效快、疗效高。电针是神经损伤引起的肌肉无力治疗的必选方案，针刺后用连续波刺激，最好是能够引起无力关节运动为佳，如果没有引起关节活动，也要引起肌肉的跳动，若不能引起关节或肌肉运动说明神经损伤过于严重，针刺效果不好。穴位注射和艾灸也应当联合应用。

尺神经损伤和桡神经损伤症状不同，但治疗上类似就不再赘述了。

（四）腓总神经麻痹

腓总神经是由腰 4～5 及骶 1～2 神经根背支的纤维组成，是坐骨神经的分支，主要支配腓骨长肌、腓骨短肌、趾长伸肌、趾短伸肌、蹑长伸肌、蹑短伸肌及胫长肌，其感觉纤维分布于小腿下 2/3 的前外侧面、蹑趾、第一趾节及足背。此神经于腘窝上方自坐骨神经分出，绕过腓骨头而至小腿前部，分出外侧皮神经，分布于小腿外侧面，然后形成腓浅神经和腓深神经。腓浅神经支配腓骨长肌和腓骨短肌，并分出足背内侧皮神经和足中间皮神经，分布于 2～5 趾背侧皮肤。腓深神经支配胫骨前肌、蹑长伸肌、蹑短伸肌和趾短伸肌，并分出皮支到 1、2 趾间背侧。腓总神经在环绕腓骨小头颈部，由后侧转向前侧，位置表浅，而且相对固定，所以此处容易损伤。此神经损伤后临床特点主要是足和足趾不能背屈，足下垂，行走时呈跨阈步态，足背皮肤感觉减退或缺失。

病因有：①常见于长时间的蹲位劳动，因膝关节较长时间的过度弯曲，腓总神经受牵拉或压迫所致；②骨折后，局部夹板固定，神经受挤压或石膏压伤；③下肢处于外旋位，腓总神经可被压伤；④其他原因的外伤、感染、中毒或糖尿病性神经炎等。

中医认为本病属于"痿证"，发病机理同桡神经损伤。

【诊断要点】

1. **临床症状**

（1）运动障碍：足下垂，足与足趾均不能背屈，足不能外翻，严重时形成马蹄内翻足，步行时可见跨阈步态。若腓浅神经受损，则足部不能做外翻运动，但无足下垂。若仅腓深神经受损，则有足下垂，但能做外翻活动，感觉消失只限于蹑趾和第二趾间。小腿前外侧面肌肉萎缩。

（2）感觉障碍：局部麻木、刺痛、感觉过敏、感觉减退，小腿外侧与足背蹑趾间第二趾之间可有感觉消失。叩击试验（Tinel 征）阳性。

2. **神经电生理检查、超声检查。**

【康复处方】

1. **中药治疗** 同桡神经损伤。

2. 针灸治疗

（1）毫针

取穴：环跳、风市、膝阳关、足三里、阳陵泉、丰隆、承筋、解溪、太冲、行间、阿是穴。

操作：每日或隔日 1 次，用连续波，频率 2 ~ 4 次 / 秒，刺激强度以患者能耐受为宜，看到踝关节有明显的跳动，留针 30 分钟。每周 5 次。

（2）温针灸

取穴：同上。

操作：各穴垂直进针，进针得气后，于针身上加垫纸皮，针柄插入艾条段，且燃烧充分，温针灸留针 30 分钟，每日温针 1 次。

（3）穴位注射

取穴：腓神经损伤处、阿是穴。

操作：药物用甲钴胺注射液、注射用鼠神经生长因子，每穴 1ml，每次选穴 1 ~ 3 个穴位，每日 1 次。

（4）腕踝针

取穴：下 4 区或 5 区。

操作：腕踝针的取穴方法如下：约在内、外踝高点上三横指（相当于悬钟、三阴交穴）一周处。从小腿内侧起向前转至外侧小腿，依次分区为下 1、下 2、下 3、下 4、下 5、下 6。下 4：胫骨前缘与腓骨前缘的中点；下 5：在外侧面，靠腓骨后缘。常规消毒皮肤后，选用 1 ~ 1.5 寸 30 号毫针，沿皮下浅刺于选定的下 4 区或 5 区，针尖朝病所，进针后不要求有任何针感，进针后让患者活动足部，当无任何不适时，给予胶布固定针柄、针体及进针处，防止针体移动。留针 2 ~ 12 小时后，自行起针，主要用于治疗感觉异常。

3. 物理治疗　可以给予干扰电疗法、超声波疗法、磁疗、激光照射、直流电药物离子导入疗法。

4. 运动康复

（1）当肌力为 1 ~ 2 级时，使用助力运动。治疗师帮助患者做；患者健侧肢体辅助患侧肢体运动；借助滑轮悬吊带、滑板、水的浮力等减轻重力运动。

（2）当肌力为 2 ~ 3 级时，采用范围较大的助力运动、主动运动，逐渐减少辅助力量，但应避免肌肉过度疲劳。

（3）当肌力增至 3^+ ~ 4 级时，进行抗阻运动，同时进行速度、耐力、协调性和平衡性的训练。可用哑铃、沙袋、弹簧、橡皮条，也可用组合器械来抗阻负重训练。

【典型病例】

患者，李某，男，72 岁，主诉：左下肢无力 2 个月。患者因全麻手术时一个体位时间过长，出现左下肢无力，足下垂，左小腿前外侧及足背外侧感觉减退，行走步态异常。脑 CT 检查示脑部未见异常，肌电图提示左腓总神经源性损伤。曾给予甲钴胺等治疗，效果欠佳。查体：左下肢肌张力不高，胫前肌欠丰满，远端肌力 3^- 级，左小腿外侧下 2/3 处及踇趾 1、2 趾间肌痛觉减退。

康复评估：肝肾不足，气滞血瘀。左腓总神经麻痹。

康复处方：电针、穴位注射为主，辅以康复训练，间断局部梅花针叩刺。腓总神经走行处取阿是穴，直刺，连电针，用连续波，看到踝关节有明显的跳动，留针 30 分钟，每周 5 次。局部穴位注射甲钴胺，同时加强肌力训练。经上述治疗 30 次后，患者感觉良好，原来感觉麻木的足踇趾与二趾麻木感消除。左下肢肌力恢复正常，能独自行走 3 ~ 5 里路，一切恢复正常而告愈。

后期处方：持续进行肌力训练。

【点评】

针刺治疗腓总神经麻痹，疗效显著。除了针刺治疗外，对于麻木、疼痛处，配合局部放血、拔火罐，有利于祛瘀生新；周围神经损伤的治疗目的都是一致的：首先是促进神经修复和再生，用神经营养药物，促进局部血液循环，解除压迫；其次是减慢肌肉萎缩，由于肌肉失神经支配，出现失用性萎缩，可以通过主动活动、被动活动、按摩等促进肌肉运动来保持肌容积；然后是恢复肌肉力量，通过运动疗法、电刺激、针灸治疗等帮助达成目的；最后还需要恢复感觉，消除疼痛，通过理疗、梅花针、刺络放血等治疗来促进感觉修复。

胫神经损伤的康复治疗同腓总神经麻痹。

第七节　吉兰 - 巴雷综合征

吉兰 - 巴雷综合征是常见的脊神经和周围神经的脱髓鞘疾病，是以周围神经和神经根的脱髓鞘病变及小血管炎性细胞浸润为病理特点的自身免疫性周围神经病。该病有不同的亚型，典型的吉兰 - 巴雷综合征称为急性炎症性脱髓鞘性多发性神经病，临床上表现为进行性上升性对称性麻痹、四肢软瘫，以及不同程度的感觉障碍。患者呈急性或亚急性临床经过，多数可完全恢复，少数严重者可引起致死性呼吸麻痹。另外还包括急性运动轴索性神经病、急性运动感觉轴索性神经病、Miller Fisher 综合征、急性泛自主神经病、急性感觉神经病等亚型。

约 70% 的吉兰 - 巴雷综合征患者发病前 8 周内有前驱感染史，通常见于病前 1 ~ 2 周，少数患者有手术史或疫苗接种史。空肠弯曲菌感染最常见，约占 30%，腹泻为前驱症状的吉兰 - 巴雷综合征患者空肠弯曲菌感染率高达 85%，部分患者发病前有巨细胞病毒、EB病毒或支原体等感染。巨细胞病毒感染与严重感觉型吉兰 - 巴雷综合征有关，大多数患者较年轻，发病症状严重，常出现呼吸肌麻痹，脑神经及感觉受累；肺炎支原体感染的 GBS 患者年龄较轻；甲型流感疫苗的副作用之一是有可能患吉兰 - 巴雷综合征。少数病例的病因不明，本病发病机制尚不清楚，可能与免疫损伤有关。

本病为自限性，单相病程，病情一般在 2 周左右达到高峰，继而持续数天至数周后开始恢复，少数患者在病情恢复过程中出现波动。多数患者神经功能在数周至数月内基本恢复，70% ~ 75% 的患者完全恢复，25% 遗留轻微神经功能缺损，5% 死亡，常死于呼吸衰竭。其中空肠弯曲菌感染者预后差，高龄、起病急骤或辅助通气者大多预后不良。

中医认为吉兰 - 巴雷综合征属于"痿证"范畴。其病因多由于感受暑湿、湿热；病机乃湿热侵淫经脉，筋脉弛缓，日久伤及肝肾脾三脏，致使精血亏损，肌肉筋骨失养；其治疗多用清热利湿、润燥舒筋、活血通络、益气健脾、滋补肝肾等方法。

一、诊断要点

（一）病史特点

四季均有发病，夏、秋季节多见，急性或亚急性起病，少数起病较缓慢。临床症状多在 2 周左右达到高峰，常有前驱感染病史以及疫苗接种史。可见于任何年龄，但以青壮年男性多见。

（二）临床表现

突然出现剧烈神经根疼痛，以颈肩腰和下肢为多，其他以急性进行性对称性肢体软瘫、主观感觉障碍、腱反射减弱或消失为主症。部分患者有自主神经功能障碍表现，半数患者有脑神经症状，以舌咽、迷走神经和一侧或两侧面神经的外周瘫痪多见。病情危重者在 1～2 日内迅速加重，出现四肢完全性瘫、呼吸肌和吞咽肌麻痹、呼吸困难、吞咽障碍等。

（三）实验室检查

1. 脑脊液检查 脑脊液中蛋白水平升高，细胞数不高或轻度升高，呈"蛋白 - 细胞分离"现象。

2. 电生理检查 随着神经损伤程度的不同，电生理的检查结果也有差异。发病早期出现神经近端或神经根损害，检查可仅有 F 波或 H 反射延迟或消失；然后会出现运动及感觉神经传导速度减慢，近端潜伏期延长，波幅正常或轻度异常，提示已经出现脱髓鞘改变；当出现轴索损害时，表现为远端波幅减低；发病 2～5 周可见纤颤电位或正相波，6～10 周近端纤颤电位明显。

二、常见症状

（一）四肢瘫痪

四肢呈对称性弛缓性瘫痪，常从下肢开始，逐渐波及双上肢以及脑神经，也可从一侧到另一侧。通常在 1～2 周内病情发展至最高峰，以后趋于稳定，四肢无力可以是从远端向近端发展，也会自近端开始向远端发展。四肢肌张力低下，随着病程的延长，会逐渐出现肌肉萎缩。腱反射减弱或消失，腹壁、提睾反射多正常。少数可因锥体束受累而出现病理反射征。

（二）躯干肌瘫痪

颈肌、躯干肌、呼吸肌都有可能出现瘫痪。当呼吸肌瘫痪时，可出现胸闷、气短、语音低沉、咳嗽无力、胸式或腹式呼吸幅度减低、呼吸音减弱，严重者可因缺氧、呼吸衰竭或呼吸道并发症而导致昏迷、死亡。

（三）头面肌麻痹

约半数患者可有脑神经损害，以舌咽、迷走和一侧或两侧面神经的周围性瘫痪为多见，出现吞咽障碍、嘶哑、周围性面瘫等；其次为动眼、滑车、展神经损伤，出现复视、眼睑下垂，偶见视神经盘水肿，可能为视神经本身炎症改变或脑水肿所致，也可能和脑脊液蛋白的显著增高，阻塞了蛛网膜绒毛，影响脑脊液的吸收有关；除三叉神经感觉支外，其他脑神经感觉神经极少受累。

（四）感觉障碍

可为首发症状，较轻，以主观感觉障碍为主，多从四肢末端的麻木、针刺感、烧灼感开始。检查时牵拉神经根常可使疼痛加剧（如 Kernig 征阳性），约 30% 的患者肌肉可有明显压痛，双侧腓肠肌尤著。客观检查感觉多正常，仅部分吉兰 - 巴雷综合征患者可有手套、袜套式感觉障碍。感觉障碍远较运动障碍为轻，是本病特点之一。

（五）自主神经功能障碍

初期或恢复期常有多汗、汗臭味较浓，可能是交感神经受刺激的结果。少数患者初期可有短期尿潴留，可能由于支配膀胱的自主神经功能暂时失调或支配膀胱括约肌的脊神经受侵害所致；大便常秘结；部分患者可出现血压不稳、心动过速和心电图异常等心血管功能障碍。

三、日常养护

（一）做好心理疏导

患者突然起病，意识清醒而行动障碍，常因呼吸、咳痰和生活无法自理而心情烦躁、抑郁。多安慰鼓励患者，做好心理疏导，增强战胜疾病的信心。告知患者周围神经病是可以恢复的，因为周围神经能够再生，但恢复可能比较慢，不能心急，要有耐心。

（二）做好早期康复

肢体处于弛缓性瘫痪，部分有感觉异常，要每日坚持肢体的主动和被动运动，锻炼要持之以恒，不能丧失信心和懈怠，减轻肌肉萎缩，缩短恢复时间。

（三）预防肺部炎症

吉兰 - 巴雷综合征的预后常取决于呼吸功能的好坏和肺部并发症的有无，因此早期的预防非常重要，要加强吸痰、给氧、翻身、拍背、咳痰。如果影响呼吸肌，更要警惕呼吸困难的加重，常备气管切开包及用具。严密观察病情变化，一旦呼吸加重、排痰不畅、严重缺氧时，立即报告医生，准备行气管切开，呼吸机辅助呼吸。

（四）预防并发症

由于本病患者因病长时间卧床，除了坠积性肺炎，也容易并发褥疮、深静脉血栓形成、肺栓塞、尿潴留等，因此做好翻身、拍背等被动活动很重要；面瘫者需保护角膜，防止溃疡；患者可能会出现大小便障碍，注意加强大小便的护理。

（五）注意防寒保暖，谨防湿气

顺应四时气候变化，居室应清洁干燥、通风透光，外出活动要注意气候寒温，适当增减衣服，防止感冒。尤其要避免久卧湿地或遭雨淋湿，避免出汗后长时间穿着湿衣，避免长期在水中作业。

（六）营养支持

脑神经受损，其所支配肌肉麻痹者出现吞咽困难和饮水呛咳，需给予鼻饲营养，以保证每日获得足够热量、维生素，防止电解质紊乱；合并消化道出血或胃肠麻痹者，则给予静脉营养支持。

四、康复预防

（一）一级预防

预防感染，勤洗手，避风寒，注意饮食卫生，有利于预防吉兰 - 巴雷综合征。中医认为痿证多为湿热外邪入侵，所谓"同气相求"，湿热体质属于易感群体，要及时调节体质，使体质趋于平和。

（二）二级预防

在吉兰-巴雷综合征发生后，及早发现，早期诊断，明确发病类型，早期治疗，将疾病的损害控制在最低水平。吉兰-巴雷综合征急性期治疗上以免疫球蛋白或血浆置换为主，急性期如果不及时诊断和治疗可造成严重的并发症，甚至呼吸肌麻痹而死亡。对疾病的发展要有预见性，急性期时随时可能出现呼吸衰竭，必要时用呼吸机辅助呼吸。康复治疗的早期介入预防各种并发症，尽可能早期康复，为恢复期康复创造有利条件。

（三）三级预防

在吉兰-巴雷综合征造成周围神经损伤引起功能障碍后，应用全面康复措施最大限度地恢复所有的功能，使患者尽可能在较短时间内重返社会。吉兰-巴雷综合征造成的周围神经损伤常合并压疮、感染、疼痛、吞咽障碍、尿便障碍、深静脉血栓等。康复治疗中也要积极预防上述并发症，提高患者的生存质量。

（四）四级预防

四级预防是在患者病情稳定或者痊愈后进行。吉兰-巴雷综合征和其他神经系统损伤最不一样的地方是 70%～75% 的患者可以完全恢复，这部分患者在痊愈后，预防疾病的再次复发主要是注意个人卫生、提高免疫力，而且以后都不能再注射疫苗；25% 遗留轻微神经功能缺损，这些神经病损不会明显影响生活，但是需要注意，一些高空作业、危险复杂的作业要避免；有部分患者可能会遗留吞咽障碍，一方面要进行持久的康复，另一方面要注意吞咽时候要专注，避免引起呛咳后诱发肺部感染。

五、康复目标

吉兰-巴雷综合征是自身免疫性周围神经病，急性或亚急性起病，多数可完全恢复，少数严重者可引起致死性呼吸肌麻痹，因此大多数患者的远期目标是完全康复。对于呼吸肌麻痹、需要机械通气、高龄、基础疾病较多的患者，预后多不乐观。多数吉兰-巴雷综合征患者神经功能在数周至数月内基本恢复，我们的康复目标往往是尽量缩短病程，预防并发症。对肢体运动和感觉障碍，应当 1 周做 1 次系统的评估，及时调整康复目标。

对于需要机械通气的患者，主要着重于呼吸康复，另外吞咽障碍的康复也很重要，对于肢体的康复反倒是次要的。尽早脱机，实现自主呼吸，预防感染是我们的工作重心。

六、康复评估

（一）整体评估

通过四诊，评估患者所属证型。通过查体和临床症状评估患者，明确康复的重点目标，通过日常生活能力量表、功能独立性评估量表来对患者实施评估，明确患者的生活自理能力。

（二）局部评估

主要包括肌力评估、肌张力评估、疼痛评估、吞咽功能评估、呼吸功能评估、心理状态及睡眠评估、营养评估。

七、康复处方

对于严重吉兰 - 巴雷综合征患者，建议首选免疫球蛋白，经验剂量 2g/kg，连用 2 天以上，特别是对于儿童已证实非常有效，且无明显副作用；对于病情没有好转的患者，可考虑免疫球蛋白基础上加糖皮质激素，可缩短恢复独立行走所需时间；如果这种治疗无效，应该进行血浆交换。但是所有的这些治疗对降低严重吉兰 - 巴雷综合征的致死率和致残率没有明显帮助，因此康复对于严重的吉兰 - 巴雷综合征有至关重要的价值。病情严重的患者康复可以分为急性期、恢复期、后遗症期康复。

（一）中药治疗

1. **急性期**　以清热解毒、利湿化痰为主，可以佐以养阴、益气、活血。

黄芪 20g，金银花 12g，大青叶 12g，枸杞子 12g，桑寄生 12g，葛根 12g，黄芩 10g，淫羊藿 10g，红花 5g，黄连 5g，苍术 6g，薏苡仁 15g，炙甘草 3g。

水煎服，日一剂，分两次服。

2. **恢复期**　以补气养阴、补肾活血为主，用补阳还五汤加肉桂、牛膝、枸杞子、熟地黄。

3. **后遗症期**　以补气活血、益肾填精为主，补阳还五汤加左归丸。

（二）针灸治疗

根据损伤部位的不同，康复治疗的方法可以参考脑神经损伤和脊神经损伤的具体治疗方法，这里主要探讨呼吸肌麻痹患者的针灸治疗。

1. **毫针**

取穴：胸 1 到胸 12 的夹脊穴、足三里、阳陵泉、阴陵泉、绝骨、三阴交、太溪。

操作：夹脊连电针，连续波，留针 30 分钟。每日 1 次，10 次为 1 个疗程。或用温针灸，留针后，插 2.5cm 的艾条在针柄上，点燃后施灸，主要用于呼吸肌麻痹患者。夹脊穴可以考虑侧卧取穴，如果有呼吸机不方便，可以直接取肋间肌，斜刺，同一条脊神经支配肌肉连同一组电针。

2. **穴位注射**

取穴：相应损伤节段夹脊穴，也可以取瘫痪局部肌肉相关穴位。

操作：药物用甲钴胺注射液或注射用鼠神经生长因子，每穴 1 ~ 2ml。

3. **艾灸**

取穴：足三里、丰隆、关元、命门、脾俞、肾俞。

操作：每次选择 3 ~ 4 个穴位，悬灸或艾灸盒灸，以透热为度，每周 2 次。

4. **刺络放血**

取穴：阿是穴。

操作：皮肤严格消毒，取阿是穴，用梅花针叩刺至微微渗血，用火罐拔 5 分钟，做好局部和罐体消毒。此法主要用于疼痛过敏患者。

（三）推拿

恢复期时可如下操作，每周 5 次。①按揉面部表情肌，顺着肌纤维方向，点按太阳、颧髎、风池，擦脸；②患者俯卧位，从上到下推膀胱经、督脉各 10 次。按揉膀胱经第一、二侧线各 10 分钟；③擦腰骶部，以透热为度；④掌揉臀部 5 分钟，揉承山、承筋、绝骨、太溪、太白各 1 分钟；⑤拿捏四肢 5 分钟，并缓慢活动关节，注意不要超过活动范围；⑥振腹 30 分钟。

（四）物理治疗

1. 水疗疗法　对下肢瘫痪患者用水中步行训练和水中平衡训练，每日 1 次，10 次为 1 个疗程。

2. 肌电生物反馈治疗　用肌电生物反馈技术并结合多种电刺激模式进行肌肉训练治疗，以达到改善肌肉功能，帮助患者重建并恢复肌肉正常运动功能。将电极贴在患肢，每次 12～25 分钟，每日 1 次，10～15 次为 1 个疗程。

3. 经皮电刺激　电极贴患肢；呼吸困难可以贴肋间肌，以及相应脊神经根。电流强度适中，每次 20 分钟，每日 1 次，15～20 次为 1 个疗程。

（五）运动疗法

1. 分期治疗　早期开始的康复训练以保持良肢位为主，对预防肩关节半脱位、早期诱发分离运动有良好的作用。恢复期的康复训练包括肌力训练、平衡和协调训练、站立和步行训练、轮椅训练、体位和转移训练、减重训练，可能需要住院治疗和康复。可以参考脊髓损伤的运动治疗。

2. 呼吸训练　在这里我们主要介绍呼吸训练。呼吸功能是重症吉兰 - 巴雷患者能否康复的重要指标，呼吸训练主要包括腹式呼吸训练、抗阻呼气训练、肺扩张训练、咳嗽训练、主动循环呼吸技术、自然引流、振动排痰训练等。

（1）抗阻呼气训练：进行缩唇呼吸，吸气经鼻，呼气缩唇为吹口哨状，缓慢呼出，可以增加气道阻力，减轻/防止小气道过早闭合，改善通气换气，减少肺内残气量。

（2）腹式呼吸：促进膈肌运动，改善异常呼吸模式，减少呼吸辅助肌的使用，降低呼吸能耗。吸气时经鼻吸气，膈肌下降，隆起腹部；缩唇呼气，收缩腹肌，横膈上抬；吸气时间与呼气时间比约为 1∶2。刚开始不要进行深呼吸，避免憋气、过分减慢呼吸频率，量力而行，不引起过度疲劳。

（3）呼吸体操：颈部侧向伸展，慢慢地将头部往一侧倾斜，保持 10 秒，重复 2～3 次，向另一侧重复；旋转肩部，将手放置肩部，慢慢地做向前或向后画圆，每个方向重复 5 次；伸展胸部，将双手放置后方，尽可能伸展手，保持 20 秒，重复 2～3 次；伸展肩部，用一只手轻轻拉动另一边肘部，直到有拉伸感，保持 20 秒，重复 2～3 次；伸展三头肌，轻轻提拉肘部，直到感到拉伸感，保持 20 秒，重复 2～3 次；倾斜拉伸，将一只手臂伸直在头上，向一边倾斜，保持 20 秒，重复 2～3 次。需要注意的是，这些动作，如果相关肌肉处于迟缓性瘫痪时，需要谨慎锻炼，避免造成关节损伤。

（4）排痰训练：体位引流，利用重力促进各个肺段内积聚的分泌物排出，根据病变部位采用不同的引流体位，使病变部位痰液向主支气管引流。摆好体位后，进行胸部叩击与震颤，治疗者手指并拢，掌心成杯状，运用腕关节摆动在引流部位胸壁上轮流轻叩 30～45 秒，患者可自由呼吸，叩击拍打后治疗者用手按在病变部位，嘱患者做深呼吸，在深呼气时作胸壁震颤振动，嘱患者咳嗽以排痰。

（5）咳嗽训练：深吸气以达到必要的吸气容量，短暂屏住呼吸以使气体在肺内得到最大分布，关闭声门以进一步增强气道中的压力，增加腹内压来进一步增加胸腔内压，声门突然打开，形成由肺内冲出的高速气流，促使分泌物移动，随咳嗽排出体外。

（六）康复工程

如果吉兰-巴雷综合征导致永久性残疾，患者可能需要学会使用辅助设备，如拐杖、助行器和轮椅，以便在恢复过程中帮助移动。

八、典型病例

贺某，女，44岁，四肢无力、呼吸困难3个月。3个月前出现四肢疼痛，继而出现四肢无力，呼吸困难，在神经内科诊断为吉兰-巴雷综合征；病情快速进展，给予气管切开，呼吸机辅助呼吸；给予免疫球蛋白、甲强龙、维生素B、甲钴胺及抗感染等治疗。现病情稳定，想要脱机，请我科会诊。查体：双下肢肌力3级，双上肢肌力3级，肌肉萎缩，饮水呛咳。

康复评估：肝肾阴虚，气虚痰阻。吉兰-巴雷综合征。

康复处方：给予中药、针灸、运动疗法等治疗，中药以补阳还五汤加六味地黄丸为主。针灸四肢取阳明经电针治疗，躯干取肋间肌、腹肌为主，电针，连续波治疗。康复训练以四肢肌力训练为主，主动和被动训练相结合。经1个月治疗后患者成功脱离呼吸机。四肢肌力恢复到4级左右。继续进行呼吸训练，主要是抗阻呼气训练、呼吸体操。四肢进行抗阻运动，助行器协助下进行步行训练。经过2个月的治疗，四肢肌力5⁻级，去掉低流量吸氧，顺利出院。

后期处方：继续肌力训练，加强有氧运动，注意不要疲劳；给予补阳还五汤加左归丸长期口服，间断给予三七粉口服；艾灸足三里、脾俞。

九、点评

（一）康复意义

吉兰-巴雷综合征为自限性疾病，单相病程，多数患者神经功能在数周至数月内基本恢复，这部分患者在神经内科的治疗过程中，神经功能已经有了大部分的恢复，康复科接诊的往往不多。但是临床上仍有将近25%的患者有后遗症，5%死亡，康复在这部分人群中有很大意义，而这部分患者往往是病情较重，需要尽早康复介入，才可以有效降低死亡率和致残率。

（二）重症的呼吸康复

控制死亡率，除了正确及时的内科治疗，康复在促进呼吸功能恢复、预防感染有很大的作用，应当积极介入。部分严重的吉兰-巴雷综合征患者会留下后遗症，本病例就是如此。其实患者病情在发病1个月后已经相对稳定，但是由于呼吸肌麻痹，反复出现感染，呼吸机脱机困难，在病后3个月综合康复才介入，经过1个月的康复治疗成功实现脱机，患者肌力也有明显改善。大部分呼吸运动在一定程度上受意识支配，因而可以进行主观训练。由于吸气是主动相，呼气是被动相，因而在很多训练中都以训练吸气肌为主。但是本病例呼气也需要协助，在康复训练的时候可以徒手在呼气终末期协助挤压胸廓，减少CO_2潴留，激活肋间内肌。该患者通过半年的治疗终于可以达到出院生活自理的标准。

（三）出院后康复

患者后期还需要进行有氧和肌力训练，呼吸肌的锻炼也需要进一步加强。一般来说吉兰-巴雷综合征在3个月内，如能实现基本生活自理，基本上都能够痊愈。如果3个月后还有明显的功能障碍，一般都会或多或少留下后遗症。

第八节 帕金森病

帕金森是一种常见的中老年神经系统退行性疾病，主要病变在黑质和纹状体，主要是因为黑质细胞发生病理性改变后，多巴胺合成减少，抑制乙酰胆碱的功能降低，则乙酰胆碱的兴奋作用相对增强，从而导致发病。

帕金森病是一种慢性进展性疾病，不同患者疾病进展的速度不同，目前尚不能治愈。疾病早期通过药物治疗能够很好地控制症状，到了疾病中期虽然药物仍有一定的作用，但各种运动障碍并发症导致生活质量下降。疾病晚期由于患者对药物反应差，症状不能得到控制，生活不能自理，认知功能下降，最终死于肺炎等并发症。

而帕金森症候群是一组临床综合征，其中绝大多数（90%）为原发性帕金森病，其余由可引起类似原发性帕金森病表现的各种继发性帕金森病综合征、遗传变性病性帕金森综合征和帕金森叠加综合征组成。

本病的临床表现与中医的"颤证"、"颤振"、"痉病"等病证的描述相似。《素问·至真要大论》"诸风掉眩，皆属于肝"是对本病的早期认识。脾主肌肉，因脾虚且气血亏乏，肌肉失养加脾虚水湿停蓄，导致肌肉拘挛而失其柔韧。口水多、痰多、呛咳等，都是脾胃虚弱、痰湿内盛的表现。肾气不足，气血亏虚，无法涵养肝木，导致虚风内动，出现震颤。肝肾阴虚，可致虚火内生，兼加痰湿内蕴、五志化火等因素，从而形成风火、痰火、瘀火等，进一步加重病情。所以风、痰、火、瘀是其实证之象，肝肾阴虚、脾虚气血不足是其虚证之象。

一、诊断要点

帕金森病的诊断主要依靠病史、临床症状及体征。根据单侧受累进而发展至对侧，表现为静止性震颤和行动迟缓，排除帕金森症候群其他类型，即可作出临床诊断。左旋多巴制剂治疗有效则更加支持诊断。

（一）病史

好发于50岁以上的中老年，呈隐袭起病、逐渐进展的特点，患者常不能回忆起确切的发病时间。症状持续的不对称，首发侧较重。症状多从单肢或一侧肢体开始，进展缓慢，逐渐扩展至其他肢体或全身，疾病呈渐进性加重。

（二）临床表现

主要临床表现是运动障碍：静止性震颤、动作迟缓、肌强直和姿位平衡障碍，还有自主神经功能障碍等其他非运动症状。

1. **静止性震颤** 往往是最早出现的症状，常从一侧手部开始，以拇指、食指及中指为主，典型者表现为一种"搓丸样"震颤，然后逐渐扩展到同侧下肢和对侧肢体，晚期可波及下颌、唇、舌和头部。在情绪激动、应激、焦虑时震颤愈发明显，睡眠或麻醉后完全消失。

2. **肌肉僵直** 初期感到某一肢体运动不灵活，有僵硬感，并逐渐加重，出现运动迟缓，甚至做一些日常的动作都有困难。主动肌和拮抗肌的肌张力同时增高，当患者的关节做被动运动时，阻力均匀，类似弯曲软铅管时的感觉，称为"铅管样强直"；如果患者在肌张力增高的同时合并震颤，则感觉到在均匀的阻力中出现断续的停顿，如齿轮转动，则为"齿轮样强直"。

3. **运动迟缓**　常常是患者最致残的症状。在早期，会出现写字困难，越写越小，称为"小写症"；面部肌肉运动减少，缺乏表情，称为"面具脸"；行走时起步困难，而一旦迈步，呈前冲步态，重心前移，步伐小而越走越快，不能及时停步，称为"慌张步态"；系鞋带、扣钮扣、穿脱鞋袜、洗脸、刷牙和剃须等动作缓慢；口、舌、腭、咽、声带部位肌肉受累则可表现为吞咽困难、流涎、语音变低、口齿不清等。

4. **姿位平衡障碍**　在疾病的中晚期，绝大多数患者会出现平衡困难，这些患者或许对帕金森治疗药物仍敏感，但平衡障碍已不能用药物来纠正。一旦发生这种情况，患者应使用拐杖或助行架，避免跌倒。

5. **自主神经系统障碍**　常见的症状有：大小便障碍，汗腺分泌增多或减少，皮脂分泌增多。患者情绪低落，甚至出现忧郁症状。患者早期认知功能正常，晚期有认知障碍。少数患者晚期出现痴呆。

（三）其他

常规血、脑脊液检查多无异常。头 CT、MRI 也无特征性改变。嗅觉检查时可发现帕金森病患者存在嗅觉减退。

二、相关疾病

帕金森病需与其他原因所致的帕金森综合征相鉴别。帕金森综合征是一个大的范畴，包括原发性帕金森病、帕金森叠加综合征、继发性帕金森综合征和遗传变性病性帕金森综合征。症状体征不对称、静止性震颤、对左旋多巴制剂治疗敏感多提示原发性帕金森病。

（一）帕金森叠加综合征

帕金森叠加综合征包括多系统萎缩、进行性核上性麻痹和皮质基底神经节变性等。临床上是指具有帕金森病的基本表现，但病因、发病机制和临床特征有所不同的一组锥体外系病变。在疾病早期即出现突出的语言和步态障碍，姿势不稳，中轴肌张力明显高于四肢，无静止性震颤及突出的自主神经功能障碍，对左旋多巴制剂无反应或疗效不持续均提示帕金森叠加综合征的可能。目前没有什么特别的治疗方法，因此用康复的手段来延缓患者的病情进展，提高生存治疗显得尤为重要。

（二）继发性帕金森综合征

此综合征是由药物、感染、中毒、脑卒中、外伤等明确的病因所致。通过仔细地询问病史及相应的实验室检查，此类疾病一般比较容易与原发性帕金森病相鉴别。药物是最常见的导致继发性帕金森综合征的原因。用于治疗精神疾病的神经安定剂（吩噻嗪类和丁酰苯类）是最常见的致病药物。需要注意的是，老年人群脑血管硬化后，多次脑卒中后发生继发性帕金森的概率大大增加。血管性帕金森综合征是由脑血管因素作为病因引起的疾病，以非对称性肌张力增高、慌张步态、呆滞、无静止性震颤和左旋多巴疗效不佳为临床特征。近年来随着脑血管病发病率的不断升高，该病的患者数也相应地增加。

（三）特发性震颤

本病是最常见的运动障碍性疾病，主要表现为手、头部及身体其他部位的姿位性和运动性震颤。震颤是唯一的临床症状，本病的震颤，在注意力集中、精神紧张、疲劳、饥饿时加重，多数病例在饮酒后暂时消失，次日加重，这也是特发性震颤的临床特征。震颤常累及双侧肢体，头部也较常受累。此病隐袭起病，进展很缓慢或长期缓解，约 1/3 患者有家族史。震颤在发病 10～20 年后会影响活动，随年龄增长严重程度增加。此病与帕金森病突出的不同在于特发性震颤起病时多为双侧症状，不伴有运动迟缓，无静止性震颤，疾病进展很慢，多有家族史，有相当一部分患者生活质量几乎不受影响。

三、日常养护

目前尚无有效的预防措施阻止帕金森病的发生和进展，日常养护成为延缓病情进展的重要方面。

（一）合理饮食

流行病学证据显示每日喝 3 杯绿茶可以降低患帕金森病的风险。维生素 E、辅酶 Q_{10} 以及鱼油等可能对神经元有一定的保护作用。注意食品的配比结构，多食富含纤维素和易消化的食物，多吃新鲜蔬菜、水果，多饮水，多食含络氨酸的食物，如瓜子、杏仁、芝麻、脱脂牛奶等，可促进脑内多巴胺的合成。适当控制脂肪的摄入。在膳食中适当给予蛋、奶、鱼、肉等食品，保证蛋白质的供应。但是蛋白质不可过量，因为蛋白质消耗中产生的中性氨基酸，与左旋多巴竞争入脑而影响其疗效，如有发热、褥疮等情况应增加蛋白质的供给量。补充钙质，防止骨质疏松，对于容易发生骨质疏松和骨折的老年帕金森病患者来说，每日喝 1 杯牛奶或酸奶是补充身体钙质的极好方法。但是由于牛奶中的蛋白质成分可能对左旋多巴药物疗效有一定的影响作用，为了避免影响白天的用药效果，建议安排在晚上睡前喝牛奶。

（二）防止吸入性肺炎

对于咀嚼、吞咽功能障碍者，进食时以坐位为宜，应选择易咀嚼、易吞咽、高营养、高纤维素的食物。一次进食要少，并缓慢进食，进餐后喝水，将残存食物咽下，防止吸入性肺炎。

（三）坚持锻炼

肌肉强直将会使肌肉和肌腱挛缩，因此在治疗期间一定要保持身体活动。多散步，每日要有一定量的上肢练习运动，运动自己的双手或双臂。踩脚踏运动器，做伸背活动，每日练习，以拉直弯曲的脊柱及放松双肩。经常做放松和呼吸锻炼、面部动作锻炼、平衡训练等。

（四）保持适当温度、预防感染

震颤增加了身体活动和产热，使患者对热天特别敏感，所以热天多待在家里，户外活动要尽量选择在清晨或傍晚，当天气湿热时要穿着宽松，老年人尤其应注意预防中暑。由于本病患者容易患支气管炎或肺炎，因此，在出现咳嗽或发烧时要及时就诊，避免严重感染甚至危及生命。

（五）预防跌倒

帕金森病患者由于肌肉僵硬、运动障碍，防跌倒是生活护理的重要内容。尽量穿不用系鞋带的鞋子，不要穿橡胶或生胶底的鞋子。在浴盆内或淋浴池地板上铺一层防滑的东西如橡胶垫，可在浴室内放置一把座椅，以便让患者坐着淋浴。

（六）预防便秘

鼓励患者增加身体活动，饮足够的水，在每日饮食中增加蔬菜等纤维性食物。养成定期排便的习惯，必要时可用通便药物。

（七）心理疏导

帕金森病患者多存在抑郁等心理障碍，抑郁可以在帕金森病早期出现，是影响患者生活质量的主要危险因素之一，同时也会影响抗帕金森病药物治疗的有效性。因此，对帕金森病的治疗不仅需要关注改善患者的运动症状，而且要重视改善患者的心理障碍，予以有效的心理疏导和抗抑郁药物治疗，从而达到更满意的治疗效果。

（八）适度护理，尽量坚持自理生活

帕金森病患者动作不稳、动作慢，但是这并不代表他们不能独立完成吃饭、穿衣、洗漱等日常行为，不要因为他们行动慢和不稳而去替代患者完成。喂饭，帮忙穿衣、洗漱，这些看似在帮助患者更快更好地完成日常活动，但实际上剥夺了患者自己完成的能力，不利于患者的自身锻炼，会缩短患者可以生活自理的时限。

四、康复评估

（一）整体评估

通过四诊，评估患者所属证型，给予对应的中药治疗。通过改良 Barthel 指数、功能独立性评定、Horhn 分级法（1992 年）、统一帕金森病量表、韦氏帕金森病评定法等来评估患者的生活质量能力和临床分级。

Hoehn-Yahr 分级表的用途在于评估病患的障碍级别，可以简单明了的判断患者功能障碍的发展阶段。

0 期：无症状。

1 期：单边 / 侧身体受影响，但没有影响平衡。

1.5 期：身体单侧受影响，并影响平衡。

2 期：身体双边 / 侧受影响，但没有影响平衡。

2.5 期：身体双边受影响，但是在拉动试验（pull test）下能够自行恢复平衡。

3 期：平衡受影响，轻度到中度肢体症状。但患者可以独立生活。

4 期：严重病残。但患者可以自行走动和站立。

5 期：在没有他人帮助的情况下，只能卧床或坐轮椅。

（二）局部评估

1. **运动功能评定**　包括关节活动范围评定、肌力评定（手法肌力检查法）、肌张力评定（改良 Ashworth 痉挛量表）、平衡能力评定（Berg 平衡量表）、步行能力评定（步态分析）。

2. **认知功能评定**　包括神经行为认知状态测试、Rivermead 行为记忆能力测验。

3. **心理功能评定**　常用的智力测验量表有简明精神状态检查量表、韦氏智力量表；常用的抑郁评定量表有汉密尔顿抑郁量表、贝克抑郁量表、抑郁自评量表、抑郁状态问卷；常用的焦虑评定量表有焦虑自评量表、汉密尔顿焦虑量表。

4. **吞咽功能评定**　包括反复唾液吞咽测试、洼田饮水试验。

五、康复目标

帕金森病和脑卒中、脊髓损伤不一样,后者往往是病情的早期阶段最重,随后慢慢好转,康复的目的是尽可能地恢复到发病之前。而帕金森病实际上是一个持续加重的疾病,康复的终极目标是设法维持或提高日常生活活动能力,延长寿命,提高生命质量。康复治疗很可能不能改变疾病本身的进程和结局,其意义在于延缓疾病发展,延长生活自理的时间,提高生活质量。而这个终极目标的完成实际上需要分解到各阶段的近期目标中,即针对各项受损功能的改善和维持上。

(一)改善关节活动度以满足功能性活动的需要

通过肌肉牵伸与放松、感觉刺激、治疗性活动,预防畸形的发生,改善患者躯干肌肉的运动、姿势控制、平衡、粗大的运动协调能力和手的操控物件的能力与灵活性,促进运动的启动过程,增加持续运动的幅度、速度和灵活性。

(二)改善患者心理状况

心理状况直接影响患者主观能动性,而患者的主动行为可以刺激认知和智力的维持和改善。

(三)改善作业能力和平衡能力

指导患者正确的锻炼方式和作业练习,维持良好的平衡功能和肌肉活动度,将患者本身的运动功能和耐力提高到一个较高的平台并延缓其下降的速度,使患者在疾病的现有条件下,能最大程度地实现日常生活活动的独立。

(四)改善吞咽功能、言语功能,修复自主神经的紊乱

吞咽功能与患者的生命健康有密切联系,由于呛咳引起的肺部感染是很多患者最终死亡的原因。所以对于吞咽障碍要进行积极治疗和康复训练。言语功能对于患者的病程发展有至关重要的作用,良好的交流能够有效拓展患者的活动范围,延缓患者智力下降的进程。修复自主神经的紊乱也有利于提高患者的生活质量。

六、康复处方

一般都认为,帕金森病是不可能治愈的,所以康复的目的很明确,就是延缓病情恶化发展。在实际操作中,施行康复治疗后,患者的运动功能、认知功能等都会有所提高。对于帕金森病的认知障碍、吞咽障碍、构音障碍康复参考脑卒中。

(一)中药治疗

1. **口服中药**　主要是以滋补肝肾、活血化瘀为主,健脾补血为辅。

处方:熟地黄 12g,山萸肉 12g,制黄精 12g,枸杞子 15g,桑寄生 12g,牛膝 12g,天麻 9g,钩藤 15g,胆南星 9g,白芍 30g,党参 12g,当归 12g,淫羊藿 9g,丹参 15g。

水煎服,日一剂,分两次服。

2. **中药熏蒸**　主要是以舒筋解痉、活血化瘀为主。

处方:桂枝 20g,桃仁 15g,红花 10g,当归 15g,川芎 15g,续断 15g,牛膝 15g,白芍 15g,赤芍 15g,秦艽 10g。

操作:将中药液放置于熏蒸仪器中,将痉挛的肢体或者整个躯干放入其中,熏蒸 20分钟。

（二）针灸治疗

1. 毫针

取穴：四神聪、头针运动区、风池、天柱、肾俞、肝俞、委中、阳陵泉、太溪。

操作：头针穴位按头针要求快速捻转，5分钟操作1次，留针30分钟。每日1次。下肢慌张步态加足运感区、绝骨、三阴交；认知障碍选取四神聪，加电针，连续波，留针30分钟；吞咽障碍选取廉泉、翳风；二便障碍取天枢、关元、中极、水道、肾俞、大肠俞、八髎。

2. 穴位注射

取穴：足三里、肝俞。

操作：药物用甲钴胺注射液、当归注射液或天麻注射液，每穴2ml。

3. 耳穴治疗

取穴：皮质下、脑干、肝、肾、脾、胃、心、神门。

操作：王不留行籽穴位贴敷，3~5天1换，10次为1个疗程。

4. 艾灸

取穴：背部膀胱经、督脉

操作：用灸盒灸，或者泥灸，或者火龙灸。泥灸是矿物泥加上十多种中草药粉配置而成，用微波炉加热后，形状如泥，等到其冷却到皮肤可以接受的温度后，敷贴于膀胱经和督脉，局部热量可以保持半个小时左右，等逐渐冷却后取下，可以起到温阳散寒、活血通经的作用。火龙灸就是督脉灸，患者俯卧，在专门的灸具上铺上姜末，厚度大约2-4cm，在姜末上放置艾绒或者艾炷，注意不要超出姜末的边缘，点燃艾绒或艾炷，使其缓慢燃烧，等燃尽后可以再换一批艾绒或艾炷，可以重复2~4次。

（三）物理治疗

1. 神经肌肉电刺激
电极贴腰背肌、臀肌、腘绳肌、股四头肌，电流强度适中，每次20分钟，每日1次，15~20次为1个疗程。

2. 气泡浴
2/3浴缸容量的浴水，水温36~38℃，开动气泡发生器，使浴缸中充满足够量气泡。让患者脱去衣服，斜躺入水中，水面不超过剑突部，治疗时间10~20分钟。气泡浴能够缓解失眠、痉挛、自主神经功能紊乱。

3. 水中平衡训练
患者站在步行双杠内，水深以患者能站稳为准，治疗师从不同方向向患者推水作浪或用仪器水流冲击，使患者平衡受干扰，让患者对抗水浪及水流的冲击，保持身体平衡。

4. 吞咽言语诊疗仪
目标皮肤脱脂，头部保持中立位，在颏舌肌、甲状软骨切迹上下位置分别放置两个电极，前者两个电极保持水平，后者垂直放置，指导患者与刺激频率同步完成空吞咽训练，每日1次，每周6次，疗程为4周。

（四）运动疗法

原则是抑制异常运动模式，学会正常的运动模式，充分利用视、听反馈纠正异常模式，让患者积极主动地参与治疗。运动过程中要注意避免疲劳，也不用特意做抗阻运动。

1. 松弛训练
需要贯穿整个帕金森病程的全过程。患者卧位，进行头和下肢反向运动，双肩部反向运动，头、颈、肩、腰部组合运动。也可以结合呼吸冥想，做卧位下的意念放松训练。每日2次。

2. **维持和改善关节活动度训练** 以被动活动为主，治疗师牵拉肩关节，进行上举、外展、内收活动；牵拉腘绳肌、腓肠肌；仰卧位做屈髋收腹运动；做腰部旋转和前屈后伸活动。每日 2 次。

3. **姿势训练** 帕金森病患者的颈部往往呈前倾姿势，非常僵硬，调整患者头部姿势，让头正直处于肩部上方。以大椎为轴，头向后仰，双眼注视天花板约 5 秒钟，然后头向下，下颌尽量触及胸部。头面部向右转并向右后看大约 5 秒钟，然后同样的动作向左转。面部反复缓慢地向左右肩部侧转。还需要进行腰背肌的锻炼：俯卧，腹部伸展，腿与骨盆紧贴地板或床，用手臂上撑维持 10 秒钟。

4. **平衡训练** 患者由于肌肉强直、单足站立困难、平衡反应差、易跌倒，可以用平衡板等进行防跌倒训练。帕金森病患者表现出姿势反射的障碍，行走时快步前冲，遇到障碍物或突然停步时容易跌倒，通过平衡锻炼能改善症状。双足分开与肩同宽，向左右、前后移动重心，并保持平衡；躯干和骨盆左右旋转，并使上肢随之进行大幅度的摆动，对平衡姿势、缓解肌张力有良好的作用。

5. **协调训练** 模仿治疗师的手足交互运动、上肢翻转交叉、坐位下伸腿击掌、上下肢反向运动。

6. **步态训练** 大多数帕金森病患者都有步态障碍，主要进行上、下肢协同运动训练，按地板标记行走。步态锻炼时要求患者双眼直视前方，身体直立，起步时足尖要尽量抬高，先足跟着地再足尖着地，跨步要尽量慢而大，两上肢尽量在行走时做前后摆动。患者刚开始迈步时，有"始动困难现象"，可以先将足跟着地，获得平衡之后，再开始步行，必要时可以在行走路线放置障碍物，让患者主动抬高下肢。

7. **面肌训练** 由于患者面部肌肉僵硬，导致面部表情呆板，最后成为面具脸。面肌训练可延缓其进展，包括皱眉展眉训练，睁眼闭眼训练，鼓腮训练，吹口哨训练，以及微笑、大笑、露齿笑、撅嘴等。

8. **呼吸功能训练** 放松仰卧，闭上眼睛，开始深而缓慢地腹式呼吸。腹部在吸气时鼓起，并想象气向上到达了头顶，在呼气时腹部放松，并想象气从头顶顺流而下，经过背部到达脚底，并想象放松全身肌肉。

（五）语言障碍的训练

患者常常因为语言障碍而变得寡言少语，进而语言功能进一步退化，时间长了导致情感障碍及智力下降，社交功能下降。语言的功能训练主要包括：①舌运动的锻炼。舌头反复地伸出和缩回、左右移动，快速发声；②唇和上下颌的锻炼。缓慢地反复做张嘴闭嘴动作、反复做上下唇撅起；③朗读锻炼。缓慢而大声地朗读报纸或优美的散文、诗歌；④唱歌练习。坚持练习唱歌之后，说话明显改善，还可以锻炼肺活量，预防肺炎的发生。

（六）作业治疗

1. **早期训练** 疾病的早期治疗，尽可能通过调整姿势，维持姿态；训练精细动作和协调性，实现日常活动自理；保留患者的习惯、兴趣和爱好，维持和他人、社会正常交往。重点选择穿脱衣服，坐、站转换，进出厕所、淋浴间或出入浴池，携物行走，上下车等活动作为训练内容。

2. **后期训练** 随着病情的发展，患者的活动能力逐渐受限，应最大程度地维持其原有的功能和活动能力，加强日常活动的监督和安全性防护，提供简单、容易操作、省力的方法完成各种活动。

（七）辅助装置的应用和环境改造

为预防畸形，需让患者穿戴必要的矫形支具；穿衣困难可以借助穿衣辅助器；为防止患者跌倒，给患者配备合适的助行稳定用具，注意调整助行器的高度，不要让患者驼背；鼓励患者坐位时尽量保持腰部挺直，不要长时间团坐在软沙发内；睡硬板床；写字、打字桌面高度要正好适合患者在直腰和保持头颈部稍屈曲，平视前方；去掉房间内的地毯和垫子，防止患者被绊倒；卫生间尽量无障碍，墙壁上安装把手等。

七、典型病例

罗某，男性，72岁，左侧上肢静止性震颤，手如搓丸，病程4年，逐渐加重，运动迟缓，面具脸，慌张步态。查体：四肢肌力正常，肌张力增高，病理反射阳性。头颅核磁可见多发性腔隙性脑梗死。

康复评估：肝肾不足，气滞血瘀。帕金森病。Hoehn-Yahr分级Ⅲ级，韦氏智力量表总评12分，肌张力增高，平衡能力下降。

康复处方：给予中药、针刺、运动疗法。中药以地黄饮子加补阳还五汤加减。给予针刺足运感区，平衡区、风池、曲池、合谷、尺泽、足三里、丰隆、太溪，足运感区用电针，连续波，$2\sim4Hz$，平衡区快速捻转，每5分钟捻转1次，治疗10次，症状明显减轻。同时进行步态训练、平衡训练和松弛训练。

后期处方：杞菊地黄丸、五子衍宗丸、三七粉交替服用，持续进行松弛训练、步态训练，建议其进行八段锦练习。随访5年，病情无明显加重。

八、点评

帕金森病是慢性进展性疾病，药物治疗及康复治疗均只能减轻症状及障碍、提高生活质量、延缓病情发展、延长病程，而不能改变最终结局。

（一）掌握好用药时机

疾病早期无需特殊治疗，但是可以间断用中药治疗来延缓病情发展，应鼓励患者进行适度的活动，影响日常生活和工作能力时再进行西药治疗，从小剂量开始，缓慢递增，以最小剂量达到较满意的疗效。

（二）中医治疗对疾病进展的延缓起到良好作用

对于帕金森病，中医一般认为是肝肾不足引起，中药治疗可以作为贯穿始终的治疗方法，对延缓病情的进展有帮助。针灸太溪用补法，其他穴位一般用镇静手法，进行小幅度快速捻转。针刺的疗效尚可，虽然不能治愈，但是可以在一段时间内缓解症状，对于整个病程的发展也起到延缓的作用。其他类似的震颤麻痹也同样可以进行中医和针灸治疗。而且中医治疗对于一些老年性神经系统退化疾病也同样适用，比如老年痴呆，治疗上也是头部用电针，四肢取肝肾经和阳明经为主，可以用手法补肝肾经上的穴位。经过一段时间治疗后都能看到明显的症状好转。

（三）选择合适的运动疗法

运动疗法对帕金森病症状的改善乃至对延缓病程的进展有一定的帮助，但并不是每一种锻炼都适用于帕金森病患者，一些不正确的锻炼方式可能还会加重病情。康复治疗的目的和意义就在于结合患者自身情况指导患者正确的锻炼方式、适合的居家生活模式，以此来提高患者的运动功能、延缓病情进展。帕金森病患者多存在步态障碍、姿势平衡障碍，可以根据不同的行动障碍进行相应的康复或运动训练。治疗师对患者的运动模式首先要观察与分析，并向患者指出不正常之处，并嘱患者努力克制。通过进行大量的简单的正常动作重复训练，从而让患者重新学会正常的运动方式。要充分利用患者的视、听反馈来帮助训练，鼓励患者积极主动地参与治疗。

（四）晚期的帕金森病患者选择合适的训练手段

病患很多是处于轮椅和卧床生活的状态，锻炼很难进行，可以在康复医生和治疗师的指导下进行一些松弛和呼吸功能训练，以及在轮椅和床上的动作练习。同时，康复医生和治疗师还应指导患者家属和陪护人员正确的陪护方式，以期最大限度地维持患者心肺功能，减少并发症。若能每日坚持，则有助于提高患者的生活自理能力，改善运动功能，并能延长药物的有效期。

（五）提高耐力很重要

帕金森病患者体力下降，不建议进行过于激烈的运动，以提高耐力和维持关节活动度的练习为主，具体运动量因患者年龄和病情程度及是否具有合并症而不同，基本原则是患者不感觉到疲劳或稍觉疲劳，但休息后很快恢复体力。早期帕金森病患者只有单侧症状时，不建议过多进行对侧的代偿训练，而是要继续训练患肢，延缓病情发展。

第五章　骨伤科疾病康复

颈较为窄细，有重要组织器官密布其中，是人体较为脆弱的部位。颈椎共 7 块，围绕在颈髓及其脊膜的四周。颈椎由椎间盘和韧带相连，形成向前凸的生理弯曲。颈椎椎体较小，呈椭圆形，横突上有横突孔，椎动脉和椎静脉由此孔通过。颈椎的下部（5、6、7 椎）是脊柱活动度较大的部位，容易劳损退变。相邻椎骨上下切迹围成椎间孔，有脊神经和血管通过。

一、相关结构

（一）颈椎

颈椎共七块，其中第 3、4、5、6 颈椎为典型椎骨，1、2、7 为非典型椎骨。第 1 颈椎没有椎体，呈环状，称寰椎，由前弓、后弓和侧块构成。前弓后面的齿突凹与第 2 颈椎的齿突形成关节。第 2 颈椎（枢椎）有一向上的指状突起，称齿突。寰椎可围绕齿突作旋转运动。第 7 颈椎的棘突特别长，近似水平，在皮下易触及。

（二）颈椎骨间的连结

寰椎和枢椎间的连结有其特殊性；颈 2 至颈 7 之间的连结，基本上是一样的。椎体借椎间盘和前、后纵韧带紧密相连。

椎间盘位于相邻椎体之间，前、后纵韧带分别位于椎体的前、后方。前纵韧带是人体内最长的韧带，厚而宽，较坚韧。后纵韧带较细长，虽亦坚韧，但较前纵韧带为弱，位于椎体的后方，为椎管的前壁。

在颈部椎体的侧后方有钩椎关节，为椎间孔的前壁。椎弓由椎间关节和韧带所连结。相邻椎骨的上下关节面构成椎间关节，由薄而松弛的关节囊韧带连结起来，其内有滑膜。横突之间有横突间肌，椎板之间有黄韧带，棘突之间有棘间韧带和棘上韧带。项韧带常被认为与棘上韧带和颈椎棘突间韧带同源，向上附着于枕外隆凸及枕外嵴，向下达第 7 颈椎棘突并续于棘上韧带。

（三）椎间盘

椎间盘富有弹性，起到缓冲外力的作用，椎间盘的周缘是纤维环，纤维环前方是前纵韧带，纤维环后方是后纵韧带，对椎间盘起到加固作用。纤维环包绕着髓核，对椎间盘起到缓冲作用。髓核易于向后方突出，由于纤维环正后方有后纵韧带加固，突出多偏于侧后方。

（四）脊髓和颈脊神经

脊髓始自延髓，从第十二胸椎以下逐渐变尖，形成脊髓圆锥。脊神经的前根和后根，在椎管内的排列是前根在前，后根在后；在椎间孔的中部呈上下排列，后根在上，前根在下。

脊神经出椎间孔后，有交感神经的节后纤维参与进来，立即分为三支，一小支为脊膜支，两大支为前支和后支。

第1颈脊神经和第2颈脊神经分别由枕骨寰椎间和寰枢椎间走出，与下位脊神经不同，不是由椎间孔穿出，而是由狭窄的骨骼间隙穿出。

1. 颈神经后支

（1）C_1脊神经：后支为枕下神经，由寰椎后弓上缘穿出，枕下神经发出分支至头后大直肌、头后小直肌、头上斜肌和头下斜肌，支配这4块肌肉。

（2）C_2脊神经：是最大颈脊神经中后支。C_2后支分为外侧支和较粗的内侧支，内侧支即为枕大神经。其支配区除部分支配头半棘肌、颈半棘肌、头下斜肌、多裂肌及邻近关节外，其余分布于枕部的皮肤。

（3）C_3脊神经：后支的内侧支为枕神经，分布于枕外隆凸附近的皮肤。发出的交通支支配口裂以上、枕外隆凸下方的项背部及枕部皮肤，并与枕大、枕小神经相交通。内侧深支穿过关节周围纤维组织，支配$C_3 \sim C_4$关节突关节。

（4）$C_4 \sim C_8$脊神经：后支由骨纤维孔穿出，穿过横突间肌后分为内侧支和外侧支。内侧支的深支支配颈部棘间肌，浅支走行于颈半棘肌与多裂肌间，穿过斜方肌起点变为皮支，内侧支还发出关节支，支配相邻关节突关节。外侧支在头半棘肌起点处浅出，支配颈最长肌和颈夹肌。

2. 颈丛

颈神经前支分别组成颈丛和臂丛。颈丛位于胸锁乳突肌上部的深方、中斜角肌和肩胛提肌起端的前方，由第$1 \sim 4$颈神经的前支构成。颈丛的分支有浅支和深支，浅支亦称为颈丛皮支。颈丛皮支由胸锁乳突肌后缘中点附近穿出，位置表浅，散开行向各方，其穿出部位，是颈部皮肤浸润麻醉的一个阻滞点。

（1）颈丛浅支：①枕小神经（C_2或C_3）：是颈丛最上方的分支，沿胸锁乳突肌后缘上升，分布于枕部及耳廓背面上1/3的皮肤；②耳大神经（C_2、C_3）：是颈丛皮支中最大的分支。沿胸锁乳突肌表面行向前上，至耳背面及腮腺区的皮肤；③颈横神经（C_2、C_3）：横过胸锁乳突肌浅面向前，分布于颈部皮肤；④锁骨上神经（C_3、C_4）：有$2 \sim 4$支行向外下方，分布于第二肋水平面以上的胸前壁和肩部的皮肤。皮支都在胸锁乳突肌后缘中点穿出深筋膜，故颈部皮肤的阻滞麻醉常在此点进行。

（2）颈丛深支：主要支配颈部深肌、肩胛提肌、舌骨下肌群和膈肌。①膈神经（$C_3 \sim C_5$）：是颈丛最重要的分支。膈神经的运动纤维支配膈肌，感觉纤维分布于胸腹、心包，还发出分支至膈肌下面的部分腹膜。一般认为，右膈神经的感觉纤维还分布到肝、胆囊和肝外胆道等。膈神经损伤的主要表现是同侧的膈肌瘫痪，腹式呼吸减弱或消失，严重者可有窒息感。膈神经受刺激时可发生呃逆；②副膈神经：多见于一侧，起自第$5 \sim 6$

颈神经的前支，在锁骨下静脉的后侧加入膈神经。

3. 臂丛

臂丛是由第 5~8 颈神经前支和第 1 胸神经前支的大部分纤维组成，经斜角肌间隙走出，行于锁骨下动脉后上方，经锁骨后方进入腋窝。臂丛在锁骨中点后方比较集中，位置浅表，容易摸到，常作为臂丛阻滞麻醉的部位。臂丛的分支可依据其发出的局部位置分为锁骨上、下两部。

（1）锁骨上分支：是一些短的肌支，发自臂丛的根和干，分布于颈深肌、背浅肌（斜方肌除外）、部分胸上肢肌及上肢带肌等。①胸长神经（C_5~C_7）：起自相应神经根，经臂丛后方进入腋窝，沿前锯肌表面下行，支配此肌。损伤此神经可导致前锯肌瘫痪，出现"翼状肩"；②肩胛背神经（C_4、C_5）：自相应脊神经根发出后，穿中斜角肌向后越过肩胛提肌，在肩胛骨和脊柱之间下行，分布于菱形肌和肩胛提肌；③肩胛上神经（C_5、C_6）：起自臂丛的上干，向后走行经肩胛上切迹进入冈上窝，绕肩胛冈外侧缘进入冈下窝，分布于冈上肌、冈下肌和肩关节。

（2）锁骨下分支：发自臂丛的三个束，多为长支、分肌支和皮支，分布于肩、胸、臂、前臂和手的肌肉与皮肤。①肩胛下神经（C_5~C_7）：发自后束，沿肩胛下肌前面下行，支配肩胛下肌和大圆肌；②胸内侧神经（C_8、T_1）：起自内侧束，与胸外侧神经的一支汇合，从深面进入并支配胸小肌，部分纤维穿过胸小肌，支配胸大肌；③胸外侧神经（C_5~C_7）：起自臂丛外侧束，穿过锁胸筋膜后，行于胸大肌深面，分布于该肌，并支配该肌；④胸背神经（C_6~C_8）：起自后束，循肩胛骨外侧缘下行，支配背阔肌。在乳癌根治术中，清除腋淋巴结群时，应注意勿损伤此神经；⑤腋神经（C_5~C_6）：在腋窝发自臂丛后束，穿四边孔，绕肱骨外科颈至三角肌深方。发出的分支中肌支支配三角肌和小圆肌，皮支（臂外侧上皮神经）由三角肌后缘穿出，分布于肩部和臂外侧上部的皮肤；⑥肌皮神经（C_5~C_7）：自外侧束发出后斜穿喙肱肌，经肱二头肌和肱肌间下行，发出肌支支配这三块肌。其终支（皮支）在肘关节稍下方穿出深筋膜延续为前臂外侧皮神经，分布于前臂外侧的皮肤；⑦正中神经（C_5~T_1）：沿臂部肱二头肌内侧沟下行，降至肘窝后，穿旋前圆肌和肱二头肌之间，行于前臂正中指浅、深屈肌之间达腕管，穿掌腱膜深面至手掌，分成数支指掌侧总神经。每一指掌侧总神经又分为两支指掌侧固有神经，沿手指两侧行至指尖。正中神经支配前臂屈侧的大部分肌肉，以及掌内桡侧半的大部分肌肉和手掌桡侧皮肤感觉。正中神经损伤较多见；⑧尺神经（C_7~T_1）：初与肱动脉伴行，至内上髁后方的尺神经沟，位置表浅，可触摸到。再向下穿经尺侧腕屈肌到前臂内侧，沿指浅屈肌和尺侧腕屈肌之间下行，在前臂中、下 1/3 交界处，分为较粗的掌支和较细手背支。在前臂上部发出肌支至尺侧腕屈肌和指深屈肌尺侧半；在中部发出细的皮支，向下穿过深筋膜，分布于小鱼际的皮肤；⑨桡神经（C_5~T_1）：是臂丛中较大的分支。初在肱动脉背侧下行，后伴肱深动脉入桡神经沟，沿沟绕肱骨中段背侧旋向外下方，于肱骨外上髁上方，肱骨中、下 1/3 交界处穿经外侧肌间隔，至肱桡肌和肱肌之间，在此处分为浅、深两终支。桡神经沿途发出的分支有皮支和肌支。皮支为感觉神经，在腋窝处发出臂后皮神经，分布于臂后面皮肤；在桡神经沟内发出前臂后皮神经，分布于前臂背面皮肤。肌支为运动神经，支配肱三头肌、肱桡肌和桡侧腕长伸肌。

（五）肌肉

在解剖上，将颈部划分为前后两部分。在斜方肌前缘后方的部分称为项部，在斜方肌前缘前方的部分称为颈部。

1. 颈部肌肉 可以分为颈浅肌、颈前肌和颈外侧肌。

（1）颈浅肌：主要是颈阔肌，下缘起自胸大肌和三角肌筋膜，前部肌纤维止于下颌骨的下颌底和口角。

（2）颈前肌：主要是舌骨下肌和舌骨上肌。

（3）颈外侧肌：①胸锁乳突肌：在胸骨端有两个起点，一部分起自胸骨柄前面，一部分起自锁骨的胸骨段，肌纤维向上后方，止于乳突外侧面及上项线的外侧部；②前斜角肌：起自 $C_3 \sim C_6$ 横突的前结节，肌纤维斜向外下方，止于第一肋骨上面的斜角肌结节。一侧收缩使颈侧屈、旋转，两侧收缩使颈前屈，用力吸气时可上提第一肋；③中斜角肌：起自 $C_2 \sim C_7$ 横突的后结节，肌纤维斜向外下方，止于第一肋骨上面锁骨下动脉沟以后的部分。一侧收缩使颈侧屈，两侧收缩使颈前屈，用力吸气时可上提第一肋；④后斜角肌：起自颈椎 $C_5 \sim C_6$ 横突的后结节，肌纤维斜向外下方，止于第二肋骨外侧面中部的粗隆。一侧收缩使颈侧屈，两侧收缩使颈前屈，用力吸气时可上提第二肋。

2. 背肌和项肌 按其位置可分三层，即背浅层肌、背中层肌及背深层肌。

（1）背浅层肌：分为两层。第一层有斜方肌和背阔肌，第二层有肩胛提肌和菱形肌。

（2）背中层肌：①上后锯肌：起自项韧带下部和下两个颈椎棘突以及上两个胸椎棘突。肌纤维斜向外下方，止于第 2～5 肋骨肋角的外侧面；②下后锯肌：起自下位两个胸椎棘突及上位两个腰椎棘突。肌纤维斜向外上方，止于下位第 9～12 个肋骨外面。

（3）背深层肌：①夹肌：头夹肌、颈夹肌；②竖脊肌：在腰部开始分为三个纵形的肌柱，外侧者叫髂肋肌（腰髂肋肌、胸髂肋肌和颈髂肋肌），中间者叫最长肌（胸最长肌、颈最长肌和头最长肌），内侧者称为棘肌（胸棘肌、颈棘肌和头棘肌）；③横突棘肌：半棘肌（胸半棘肌、颈半棘肌和头半棘肌）、多裂肌、回旋肌（颈回旋肌，胸回旋肌及腰回旋肌）；④枕下肌：包括两对直肌和两对斜肌。头后大直肌、头后小直肌、头上斜肌、头下斜肌；⑤横突间肌；⑥棘间肌。

（六）颈部的交感神经

颈脊神经只有来自颈交感神经节的节后纤维。颈交感神经既分布到头部和颈部，也分布到上肢，还分布到咽部和心脏。颈内动脉周围的交感神经，伴随动脉的分支，分布到眼神经，支配扩瞳肌和上睑的平滑肌。椎动脉周围的交感神经，进入颅内后伴随迷路动脉，分布到两耳；也伴随椎骨部椎动脉的分支，进入椎管内，分布到脊膜和脊髓。

二、常见症状

（一）疼痛

和颈椎相关的疼痛，可以是局部的肌肉疼痛，也可以是神经卡压引起的头痛和上肢痛，可以是静息痛，也可以是运动诱发出来的疼痛。可以说绝大多数的疼痛最初的来源都是肌肉。比较常见的有颈肩综合征，是指颈椎、关节、肌肉、韧带、筋膜、肩关节周围软组织病变以及内脏疾患引起的疼痛综合征，颈肩部长时间处于屈曲姿势的职业人群多发。发生颈肩综合征的主要危险因素有：重复、姿势不正确、单一姿势、社会心理因素和其他非职业因素。长时间低头，相应增长颈部伸肌的拉应力，长期就会出现张力下降，肌肉劳损，打破颈椎的动力平衡，颈椎外源性稳定就会失衡，导致颈椎疼痛。

日常保健中，杜绝一个姿势长久劳作是关键，经常的头颈部运动和上肢的伸展锻炼是缓解颈肩痛的有效方法。治疗上也是以松解为先，松解痉挛肌肉可以通过推拿、针灸、牵伸等治疗。

（二）麻木

神经根型颈椎病，典型的症状是麻木，如果是颈椎2、3的神经卡压还会出现头颈部的麻木，主要影响的是耳大神经、枕大神经和枕小神经。颈椎4~8神经的卡压引起的是上肢麻木。这种神经卡压引起的麻木往往是"线性"的，也就是说大体上是按照神经支配的走行来分布，当然这种线性的麻木也可以发生在神经通路的任何一个部位，而不一定和颈椎相关。所以我们需要在影像学的基础上对患者进行仔细的查体，判断是哪个位置的卡压。对于上肢麻木从远端到近端一般可以分为：①脊髓型颈椎病，脊髓压迫导致脊髓变性引起的感觉障碍，一般来说脊髓压迫节段比神经分布节段要高1~2个层面，比如颈椎5~6椎管狭窄引起颈6、7神经分布区域的感觉异常；②神经根型颈椎病，分两种，一种是椎间盘突出导致侧隐窝狭窄引起的神经根受压，一种是颈椎骨质增生等原因导致椎间孔狭窄引起的神经根受压。这两种情况都会有明确的神经分布区域麻木；③胸廓出口综合征，由于锁骨下动静脉与臂丛神经同时受压，在麻木的同时兼有上肢逆冷、酸楚等症；④肘管综合征、腕管综合征等属于周围神经受压的疾病，主要表现为尺神经、正中神经相应区域的麻木、疼痛。这一类型往往局部加压时症状明显加重。除了脊髓型颈椎病属于中枢性的神经损伤引起的上肢麻木，其他分别属于颈神经的根性、丛性、干性的损伤，属于周围神经损伤范畴。

有些人在夜间睡觉时会突然感觉手臂麻木，有种被针扎的感觉，改变姿势伸展肢体后，这种感觉便会消失，大部分属于血液循环不理想引起。除此之外，很多时候手臂麻木可由多种疾病引起，需要我们提高警惕。糖尿病患者周围神经病，容易造成手的手套样麻木，往往双侧同时出现。维生素B缺乏症引起的周围神经炎，会伴有贫血、四肢刺痛。

（三）头晕

2010年Post等从临床表现出发将头晕分为头昏、眩晕、平衡失调、晕厥前期4种情况，其中眩晕最为常见。和颈椎密切相关的是头昏和眩晕。头昏是指头脑间断或持续的不清晰感、头胀、头沉或头部发紧感；眩晕是一种特异性的症状，表现为对自身或周围环境产生的运动幻觉，包括旋转、摆动、翻滚、倾倒、沉浮等感觉。5种类型的颈椎病都会伴有头晕。

不是所有的头晕都和颈椎相关。有研究表明，以头晕作为主要症状就医的患者中大部分不是颈椎病所导致，前庭功能障碍才是头晕发生的主要病因。虽然如此，实际上在康复医学中，治疗颈椎疾病可以有效地降低头晕的复发率，尤其是良性阵发性位置性眩晕、梅尼埃病、眩晕综合征等。另外慢性主观性头晕、前庭性偏头痛、后循环缺血等疾病通过治疗颈椎也能够有效得到缓解。

三、康复评定

（一）整体评估

按中医四诊评定，颈椎关节病多属于劳损所致。本虚标实，肾精不足，风寒湿邪侵袭，或是外伤跌仆，气滞血瘀所引起。从生物力学上评估，多和坐姿相关，与头部位置、颈椎、胸椎解剖位置发生异常变化相关。

（二）局部评估

主要是对疼痛等级及位置的评估，包括自觉疼痛和压痛；其次是功能障碍、关节活动度评估。明确责任肌肉，对深层肌肉的问题要注意纠正，明确神经、肌肉、脊髓受累的程度和关系，明确病情阶段、责任病位，有利于局部针对性康复。

四、日常养护

颈椎病的发生和日常工作生活的不良习惯密切相关，除了必要的治疗外，在日常的生活中我们应该做到有效的预防。

（一）纠正不良姿势

在日常的生活或工作中一定要避免长期的使颈椎保持一个姿势，避免颈椎过度屈曲，比如伏案或低头工作、玩电脑手机等会导致椎间隙压力增高，颈背肌及韧带拉紧，容易出现颈部积累性劳损。因此，坐位工作时应坐直，经常活动四肢、颈椎，消除颈部肌肉、韧带的疲劳。避免长时间连续工作，使颈椎得到一定的休息。

（二）调整睡姿

合适的枕头与睡姿对于颈椎病患者极为重要，提倡使用硬度适中的长圆枕，颈椎的生理曲度是维持椎管内外平衡的基本条件，枕头过高或过低对颈椎曲度都可产生不好的影响。如枕头过低，侧卧位颈椎容易侧倾，肌肉得不到休息；仰卧位颈部处于过伸位，致使前凸曲度加大，椎体前部的肌肉和前纵韧带牵拉易疲劳，椎管后方的黄韧带则形成皱褶突入管腔，增加了脊髓的压力。枕头过高，使颈椎处于前屈位，导致颈椎曲度变直。仰卧时，枕头应置于颈后，使头部保持轻度后仰的姿势，以符合颈椎正常生理曲度。侧卧位时枕头应与肩同高，保持头与颈在同一平面上，这样既符合颈椎正常的生理曲度，又能使颈肩部肌肉放松，解除肌肉痉挛。

（三）避免颈部外伤

避免突然转头，开车时避免紧急刹车。有颈椎病基础的患者避免一些危险的运动，比如滑雪、蹦极等。从事和颈椎频繁活动密切相关的体力劳动或体育运动时，一定要做好准备活动，防止运动或工作中出现颈部的损伤。一旦发生损伤，应彻底治愈，防止形成慢性劳损。

（四）进行适度的功能锻炼

五禽戏、八段锦等锻炼方法对颈椎都有保健作用，舒缓的牵伸运动以及专门设计的颈椎保健操都有利于颈部肌肉放松。颈椎病急性发作期或初次发作的患者，要适当卧床，病情严重者宜卧床休息 2~3 周。待急性期症状基本缓解以后，患者可在围领保护下逐渐离床活动，并积极进行颈背肌的功能锻炼。

五、颈椎相关疾病

（一）颈椎病

颈椎退行性改变及其继发病理改变累及其周围组织结构（神经根、脊髓、椎动脉、交感神经等），出现相应的临床表现，被称为"颈部综合征""颈椎综合征"。一般认为，下列因素是颈椎病的常见病因：①头颈部外伤。包括交通意外、运动损伤、生活与工作中的各种意外损伤；②慢性劳损。不良的睡眠体位，长期保持低头坐姿，反复撞击如足球运动员头顶球等；③颈椎的退行性改变。

颈椎病即中医的"项痹"，其根本病因不外乎内外两因，患者素体虚弱导致风寒湿邪入侵所致项部的经络气血不通。正气不足是内因，外邪入侵是外因。《素问·痹论》曰："风寒湿三气杂至，合而为痹也。"指出项痹的外在原因在于风、寒、湿三种外邪痹阻颈项部经脉，经络不能畅通所致。

【分类】

颈椎病通常分为4种。但是很多情况下，由于颈椎周围软组织损伤是所有颈椎病都伴随的，也是所有颈椎退行性改变的前置原因和症状，在临床上我们也将它归为颈椎病，而不是另外将它叫作"颈椎软组织损伤"、"颈部肌纤维织炎"，本书将颈椎周围软组织损伤归为"颈型颈椎病"，将颈椎病归纳为5类。

1. 颈型颈椎病

临床表现：枕、颈部疼痛，颈肌僵硬不适，有时候可以连及肩部、背部、后头部。头部活动时可能会出现活动范围缩小，某种体位时会出现疼痛加重。

体征：颈项肌紧张，一侧或双侧有压痛点。

影像学：X线片示生理曲度消失或者反张，颈椎退行性变，骨质增生，没有明显的椎间孔变窄和椎间隙变窄，可能有项韧带钙化等。

2. 神经根型颈椎病

临床表现：颈肩痛，枕后部酸痛、疼痛或者麻木，按神经根分布放射到前臂和手指，痛可轻可重，可伴一定程度的运动和感觉障碍。

体征：颈部活动受限，颈项肌紧张，压痛点存在，按压可引出上肢放射感。牵拉试验（+），压颈试验（+），温、痛觉减退，腱反射减弱，肌力可下降，或见肌萎缩（大、小鱼际，骨间肌）。

影像学：X线双斜位片可以看到相应椎间孔变窄，或是CT、MRI发现椎间盘突出引起侧隐窝狭窄。

3. 脊髓型颈椎病

临床表现：脊髓型颈椎病变是脊髓压迫症病理改变之一，临床表现因病变脊髓被侵袭的程度、部位和范围而异。感觉障碍多不规律，手臂的麻木多见，但客观上感觉障碍与病变所支配皮节不一定对应，深感觉少有受累者，可有胸或腹束带感，此时常伴有腹壁反射增强。上肢通常多以下运动神经元通路损害为主，手笨拙、无力、细小动作失灵，随病情发展可有手部肌萎缩，可出现上肢肌力减退。

下肢多为上运动神经元通路异常，表现为肌张力轻度增高和肌力减退，步态不稳，易跌倒，不能跨越障碍。

查体：上、下肢肌腱反射亢进，霍夫曼征阳性，髌阵挛、踝阵挛可阳性，肌张力高，重症时巴宾斯基征可阳性，早期无感觉障碍，重症见痛觉减退，但不规则，缺乏区呈片状或条状，不能按缺失区定出病变节段。

影像学：X线示病变椎间隙变狭窄，椎体增生。CT便于辨认韧带骨化，MRI对脊髓、椎间盘组织显示清晰，可以对椎间盘、后纵韧带、钩椎关节和黄韧带病变以及脊髓受压病理改变有较为明确的显示；在 T_2 加权像上脊髓内常有高信号，代表脊髓受压退变、缺血、炎症水肿。

4. 椎动脉型颈椎病

临床表现：颈痛、后枕部痛、头晕。椎基底动脉供血不全症状：偏头痛、耳鸣、听力减退、眩晕、记忆力减退、视力减退、视物模糊、复视、幻视及短暂的失明、健忘、失眠及多梦现象。少数患者出现发音不清、嘶哑及口唇麻木感等，个别病例可出现瞳孔缩小、眼睑下垂及眼球内陷等。心动过速或过缓，多汗或少汗。当患者在某一体位头颈转动时，突感头昏、头痛，患者随即发生跌（坐）倒在地。

影像学：X 线检查（主要是颈椎功能位的检查，判定有无椎体节段不稳）可见颈椎生理曲度改变、椎间隙变窄、椎体前后缘骨赘、项韧带钙化、椎体移位。椎动脉造影见椎动脉扭曲或狭窄，椎动脉 MRI 成像技术对椎动脉的判定既安全又具有诊断价值。

5. 交感神经型颈椎病

由于椎间盘退变和颈椎节段不稳定等因素，从而对颈椎周围的交感神经末梢造成刺激，产生交感神经功能紊乱。交感神经型颈椎病症状繁多，多数表现为交感神经兴奋症状，少数为交感神经抑制症状。由于椎动脉表面富含交感神经纤维，当交感神经功能紊乱时常常累及椎动脉，导致椎动脉的舒缩功能异常。本类型颈椎病主要依据症状诊断。

临床表现：头晕、头痛、头沉；睡眠欠佳、记忆力减退、注意力不易集中；眼睑无力、视力模糊、流泪、眼窝胀痛；心率异常、血压异常、半身出汗；耳鸣、耳聋、胃肠功能紊乱等。

影像学：显示颈椎节段性不稳定。

【康复处方】

颈型颈椎病患者是我们的主要治疗对象，通过综合临床康复可以获得痊愈；神经根型颈椎病各种非手术疗法均有明显的疗效，其中尤以头颈持续（或间断）牵引、颈围制动及纠正不良体位有效，预后大多较好；脊髓型颈椎病非经手术难以解除脊髓压迫，逆转和自限的机会不多，如果没有手术禁忌，应该认作是手术适应证。康复治疗在一定程度上可以延缓手术时机，可以让患者能够选择合适的年龄段进行手术；椎动脉型颈椎病大多系颈椎不稳所致，有部分属于寰枕筋膜挛缩压迫椎动脉所致，可以通过综合康复治愈或好转，需要手术者较少；交感神经型颈椎病和椎动脉型颈椎病类似。

1. 中药治疗

口服以活血化瘀，除湿通络为主。

全当归 9 克，川芎 12g，赤白芍（各）12g，桃仁 12g，红花 12g，羌独活（各）12g，葛根 10g。

加减：软组织损伤型加秦艽 10g，透骨草 10g；椎动脉型、交感型加白蒺藜 10g，桑寄生 15g；脊髓型加杜仲 15g，牛膝 10g；神经根型加桂枝、桑枝各 10g。

水煎服，日一剂，早晚分两次温服。

2. 针灸治疗

（1）毫针

取穴：风池、天柱、完骨、阿是穴。

操作：连续波，留针 30 分钟。每日 1 次，10 次为一个疗程。或用温针灸，留针后，插 2.5cm 的艾条在针柄上，点燃后施灸。神经根型加曲池、肩井、外关、中渚、相应狭窄椎间孔旁；软组织损伤型加后溪、合谷；椎动脉型、交感型加翳风、头部阿是穴、枕下肌群附着点；脊髓型加相应椎间隙督脉穴位。

（2）针刀

取穴：阿是穴、椎间隙、第二颈椎棘突两侧、关节突关节、横突后结节、枕下肌群附着点、胸锁乳突肌乳突处附着点。

操作：皮肤严格消毒，铺洞巾，顺肌纤维方向进针，及骨面，先行纵向剥离，再行横向剥离，患者有明显的酸胀感时出针，按压针孔 5 分钟，覆盖无菌纱布。颈部需要缓慢进针，椎间隙、横突后结节尤其要注意，进针不要过深。枕颈交界部注意针刺要达颅骨面。选穴要靠远端比较安全，尤其是枕下肌群附着点，只需要松解枕骨处即可。局部麻醉时注意，一定注意要稀释，不要将麻药注入血管和椎管中，一定要回抽无血后再注入。

（3）穴位注射

取穴：同毫针取穴。

操作：药物用甲钴胺注射液、或复方丹参注射液、或 5% 当归注射液，每穴 1ml，每次选 4 ~ 5 个穴位。每周注射 3 次。多用于神经根型颈椎病。

（4）拔罐

取穴：阿是穴。

操作：病情轻者可以单独使用，病情重者可以和电针配合使用。火罐留罐 10 ~ 15 分钟，隔日一次。

（5）刺络拔罐

取穴：阿是穴。

操作：找到压痛点，在疼痛最明显的一处用三棱针或铍针迅速刺入，深 1 ~ 2 分左右，即出针。每次刺络 2 ~ 3 个痛点，用闪火法或真空拔罐器拔罐 10 分钟，以拔出 1 ~ 3ml 血为度。去罐后，用消毒棉球按压针孔。

3. 推拿治疗

取穴：阿是穴、风池、天柱、肩井、曲池、合谷、后溪、中渚等。

操作：①患者坐位，医者站于患侧，用擦法作用于患侧肩部，往返 3 次；②点揉上述穴位；③按督脉、夹脊、膀胱经、竖脊肌外侧缘、胸锁乳突肌的顺序，依次从中间向两侧按揉，从枕骨粗隆下方开始一直按到第一胸椎水平，往返 3 次；④用提法对颈部进行牵引；⑤推擦颈项背部，叩击肩部和肩胛区。神经根型颈椎病可以进行上肢牵抖法，脊髓型、椎动脉型、交感型都不提倡扳法，神经根型和颈型如有棘突偏歪可以进行扳法。

治疗前对患者的病情应有全面的了解，手法要得当，切忌粗暴。推拿治疗颈椎病对手法的要求高，不同类型的颈椎病，其方法、手法差异较大。进行颈部拔伸、推扳等动作必须要由有经验的术者操作。

视频 5-1 推拿治疗颈椎病

4. 物理治疗

物理治疗能消除或缓解颈部肌肉痉挛，改善局部血液循环，消除炎症水肿，改善小关节功能，缓解疼痛。常用的物理治疗方法很多，包括高频电疗、中频电疗、超声波疗法、直流电离子导入疗法、蜡疗、红外线疗法、水疗等。

（1）中频电疗法：电极并置法，选择相应处方，电流强度适中，每次 20 分钟，每日 1 次，15～20 次为一个疗程。

（2）超短波疗法：电极并置法，无热量或微热量，每次 12～25 分钟，每日 1 次，10～15 次为一个疗程。

（3）红外线疗法：照射颈部痛区，以舒适温热感为度，每次 30 分钟，每日 1 次，15～20 次为一个疗程。

（4）脉冲磁疗法：采用并置法，频率 1Hz，磁场强度 0.8～1.0T，每次 20 分钟，每日 1 次，15～20 次为一个疗程。

5. 运动疗法

（1）颈椎牵引：颈椎牵引常作为首选疗法，广泛应用于各种类型的颈椎病，对神经根型颈椎病疗效最佳，脊髓型颈椎病脊髓受压较明显和有明显颈椎节段性不稳者不宜采用。椎动脉型和脊髓型颈椎病伴有颈椎曲度消失、反弓或成角的患者，多采用中立位牵引。神经根型颈椎病多采用前屈位牵引。如果是治疗寰枢关节半脱位、颈椎生理曲度变直或反弓，则可以采取后伸 5°牵引，即牵引时背对着牵引设备而坐。

视频 5-2　颈椎牵伸运动

（2）牵伸运动：主要用于颈型颈椎病，脊髓型禁用。

颈椎前屈：患者取坐位，医生下方手放于下颌保护，上方手放于患者顶枕部，轻柔地向下压颈部伸肌群，使颈部屈曲达到最大的活动范围。

颈椎后伸：患者取坐位，医生下方手放于颈椎部位保护脊柱，上方手在前额部轻柔地向后推，牵拉屈颈肌群，使颈部后伸达到最大的活动范围。

颈椎侧屈：患者取坐位，医生下方手固定牵拉侧肩部，防止肩关节代偿运动，上方手牵拉患侧的颞部，轻缓地推动患者头部向对侧，以牵拉对侧颈侧屈肌，使颈部侧屈运动达到最大的活动范围。

（3）背部肌群力量练习：患者站立位，保持颈部中立位，沉肩，双上肢平举，掌心向上，上肢后伸，使两侧肩胛骨同时向脊柱靠拢到最大程度，坚持 10 秒，放松。重复 10 次。

（4）项部肌群力量练习：患者贴墙站立，双足微前移，膝关节微屈，下颌微收，用弹力带置于后枕部，医生水平向前拉，患者进行对抗，坚持 10 秒，放松。重复 10 次。

视频 5-3　背部肌群力量练习

视频 5-4　项部肌群力量练习

（5）颈部活动度练习：站立时双足与肩同宽，双手叉腰。深呼吸，在吸气时颈部尽量前屈，呼气时头还原，然后在深吸气时，以第一胸椎为轴尽量向后伸，在呼气时使头还原；吸气时头颈部侧屈向左偏，呼气时还原，然后在深吸气时头向右偏，呼气时还原；吸气时头颈尽量伸向左前方，呼气时头还原，然后在深吸气时使头尽量伸向右前方，呼气时头颈还原；在深吸气时头先向左侧旋转，在呼气时头还原，同样如此向右侧旋转。4 组动作，每组重复 5 次。

【典型病例】

于某，男，45 岁，主诉颈部僵硬不适 5 年，加重伴肩及左上肢麻木疼痛 2 天。自述颈部僵硬疼痛日久，间断给予按摩牵引治疗。2 天前由于疲劳以及睡姿问题，晨起是出现颈肩部及左上肢剧烈疼痛麻木。查体：局部压痛明显，活动受限，叩顶试验（+），牵拉试验（+），MRI 示颈 5~6、6~7 椎间盘突出。

康复评定：瘀血阻滞，风寒侵袭。神经根型颈椎病。

康复处方：给予针刀治疗，取颈椎 5~6、6~7 椎间隙，关节突关节，横突后结节，患侧乳突，双侧天柱。术后给予牵引，肩背部火罐治疗。7 天后复诊，疼痛明显缓解，再次同上治疗后痊愈。

后期处方：注意保暖，项部肌群力量练习。

【点评】

1. 不同的颈椎病选择不同的康复手段　绝大部分颈椎病都可以在保守治疗后痊愈，因为多数患者仅有不适以及疼痛感觉，属于颈型颈椎病；神经根型颈椎病以非手术治疗为主，牵引有明显的疗效；椎动脉型颈椎病和交感神经型颈椎病以非手术治疗为主，有明显的颈性眩晕或猝倒发作可考虑手术；脊髓型颈椎病保守疗法虽然有效，但是不建议迁延太久，如果年龄合适，身体条件许可的话还是选择手术，否则脊髓压迫日久会出现变性，造成永久的脊髓损伤；脊髓型颈椎病可先试行非手术疗法，如无明显疗效应尽早手术治疗，该类型较重者禁用牵引治疗，特别是大重量牵引，手法治疗多视为禁忌证。

2. 关键是松解痉挛的软组织　无论用何种方法，应当注意颈椎病就和膝关节炎一样，治疗的同时是一直使用颈椎的，于是会造成新的损伤，所以有些痉挛比较明显的颈椎病，针刀、银质针的效果要好于针刺，因为前两者对痉挛组织的松解相对比较完全。

3. 运动疗法是预防和缓解颈椎病的有效手段　颈椎病的治疗往往反反复复，上肢的运动和头部的运动对预防复发很重要。颈椎病的运动治疗是指采用合适的运动方式对颈部等相关部位，以及全身进行锻炼。运动治疗可增强颈、肩、背肌的肌力，使颈椎稳定，改善椎间各关节功能，增加颈椎活动范围，减轻神经刺激，减轻肌肉痉挛，消除疼痛等不适。长期坚持运动疗法可促进机体的适应代偿，从而达到巩固疗效，减少复发的目的。颈椎运动疗法常用的是徒手操，有条件也可用器械训练。其他运动方式包括颈椎柔韧性练习、跑步、游泳等有氧运动，针对颈型颈椎病，这些有氧运动也是常用的治疗性运动方式。

4. 要注意姿势和颈后肌群的训练　由于长期的低头和姿势不正确，颈后肌群肌肉纤维化，导致对椎体的保护和固定能力下降，所以平时一定要注意正确姿势。锻炼颈后肌群尤其是深层肌群有利于颈椎的稳定。

（二）枕神经痛

枕神经痛是枕大神经痛和枕小神经痛的合称，一般是由于第 1~4 颈段的一支或几支神经受到刺激而引起，呈阵发性疼痛，位于枕部和后颈部，向头顶（枕大神经）、乳突部

（枕小神经）和外耳部（耳大神经）放射，沿神经走行的上颈部偶有触痛。疼痛性质多为持续性钝痛，并伴阵发性加剧，也有间歇性发作。头颈部活动、咳嗽、喷嚏时疼痛加重。本病多见于成年人，多因外伤或上颈段的骨关节病变卡压枕神经或上段颈神经根引起。此外，流行性感冒、感染、椎管内病变、环枕部先天畸形、脊柱结核、风湿病、糖尿病、脊髓肿瘤、枕叶小脑及脊髓颈段内肿瘤和脑脊膜炎粘连等，均可侵犯或压迫枕神经，致其所支配区域疼痛。

中医认为本病属于风寒侵袭，或气滞血瘀，或肝火上炎引起。

【诊断要点】

1. 临床症状　本病多见于成年人，为一侧或双侧后枕部发作性疼痛或持续性疼痛，阵发性加剧，可放射到头顶部或颈部，头部活动、受寒、咳嗽或喷嚏时可激发或加剧疼痛。

2. 体征　枕外隆凸下常有压痛，枕大和枕小神经通路也可有压痛，枕神经分布区可有感觉过敏或轻度感觉缺失。

3. 辅助检查　X 线摄片、CT、MRI 等影像学检查有助于确定颈枕区病变。

【康复处方】

西医治疗本病以消炎止痛为主，如双氯芬酸纳、布洛芬口服，普鲁卡因封闭治疗等。传统方法针刺和穴位注射效果良好。部分久治不愈可以配合中药辨证论治。

1. 中药治疗

治则：行气活血、疏风散寒。

赤芍、川芎各 6g，桃仁 6g，红花、生姜各 9g，葱白 3 根，大枣 7 枚，白芷 6g，白蒺藜 10g，羌活 9g。

水煎服，日一剂，分早晚两次温服。

2. 针灸治疗

（1）毫针

取穴：颈 2～3 患侧夹脊、风池、阿是穴、外关、合谷。

操作：连续波或疏密波，留针 30 分钟。每日 1 次，10 次为一个疗程。或用温针灸，留针后，插 2.5cm 的艾条在针柄上，点燃后施灸。治疗神经痛电针效果良好，急性发作时留针时间一定要长，可以长达 1 个小时。

（2）针刀

取穴：阿是穴

操作：枕大神经痛注意定位，取穴时一般选择在风池穴的上方，压之可触及骨面，有放射感。皮肤严格消毒，铺洞巾，顺肌纤维方向进针，及骨面，先行纵向剥离，再行横向剥离，患者有明显的酸胀感，有明显放射感效果会更好，出针，按压针孔 5 分钟，覆盖无菌纱布。枕小神经在胸锁乳突肌上段后缘上升至头部，此处进针刀一定要缓慢，一旦患者有酸涨感或放射感即停止进针，不要求一定有放射感，可以在乳突部再选一点进针刀，此处和枕大神经痛操作方法相同。

（3）穴位注射

取穴：阿是穴

操作：药物用复方丹参注射液，或 5% 当归注射液，或甲钴胺注射液，每穴 1～2ml。

每周注射 3 次。

（4）刺络拔罐

取穴：阿是穴。

操作：找到压痛点，如有头发，可先备皮。用三棱针或铍针迅速刺入，深 1～2 分左右，即出针。真空拔罐器拔罐，拔出 1～2ml 血为度。去罐后，用消毒棉球按压针孔。注意 24 小时内不要污染局部。

（5）耳针

取穴：神门、枕、颞、肝、额、皮质下、颈椎。

操作：探得敏感点或阳性反应物后，用毫针快速刺入，得气后，行捻转手法，中强度刺激，约持续半分钟至 1 分钟。或采取耳豆按压上述穴位。

3. 推拿治疗

取穴：枕大神经痛常用风池、玉枕、通天、压痛点。枕小神经痛常用乳突、风池、翳风、压痛点。耳大神经痛常用翳风、完骨、天容、压痛点。

操作：①患者坐位，医者站于患侧，用㨰法作用于患侧肩部，往返 3 次；②点揉或一指禅推上述穴位；③按督脉、夹脊、膀胱经、竖脊肌外侧缘、胸锁乳突肌的顺序，依次从中间向两侧按揉，从枕骨粗隆下方开始一直按到第一胸椎水平，往返 3 次；④用拇指面按压选定的穴位和压痛点，每穴位持续按压 10 秒，然后放松 5 秒，再次按压，反复 3 次；⑤叩击头部，揉擦颈项部。

视频 5-5 推拿治疗枕神经痛

4. 物理治疗

（1）微波照射：患者俯卧位，微波探头与皮肤间隔 1～2cm，对准痛点，治疗时间为 20 分钟，7 日为一个疗程。短波和超短波微热量疗法也同样适用。

（2）半导体激光照射：阿是穴点状照射，每次 10 分钟，强度 200～500mW，以略有感觉为度。每日 1 次，7 日为一个疗程。

（3）经皮电刺激：取痛点，电极并置，方波宽 0.1ms，频率 100Hz，引起明显震动感，治疗 20 分钟，每日 1 次，7 日为一个疗程。

5. 神经阻滞

体位：患者跨骑于治疗椅上，头前屈位，额部放在重叠于治疗椅背板的双臂上或取俯卧位，胸部垫一薄枕。

操作：①枕大神经阻滞：在枕外隆凸与乳突尖连线中点，用拇指尖按压，找出向头顶及前额的放射性痛点，即为穿刺点。常规皮肤消毒，垂直皮肤进针，达枕骨或出现放射感后，回抽无血，注入镇痛液 3～5ml。操作时避免损伤神经，避免注入血管；②枕小神经阻滞：在乳突后胸锁乳突肌附着点后缘处定点，其余同枕大神经阻滞。

【典型病例】

宋某，女，32 岁，主诉间断头痛 5 年，加重 1 天。自述 5 年以来，间断头痛，每次头痛口服止痛药物可以缓解，一般需要 2 至 3 天头痛才会停止。近一年来，发作较前频繁，昨天因为劳累后出现，头痛剧烈，口服药物无明显缓解。现头痛，伴恶心，无呕吐，无头晕及视物不清，头痛位置在枕颞部。查体：压痛点在枕大神经出口处，可放射到颞部，颈部僵硬有轻压痛。

康复评定：瘀血阻滞，风寒侵袭。枕大神经痛。

康复处方：给予针灸治疗，取颈 2～3 患侧夹脊、风池、阿是穴、外关、合谷，连续波，留针 30 分钟。半小时后取掉其他部位的毫针和电针，继续留置头部阿是穴的毫针至 4～6 小时再取掉。耳穴治疗，取神门、枕、颞、肝、额、皮质下，用耳豆贴压按揉。患者针刺后疼痛缓解，未再次发作。

后期处方：患者发作频率一个月 1～2 次，建议其长期耳穴治疗，每周一次。此后患者于两个月后又发作一次，同前治疗，随访一年未发作。

【点评】

枕大神经由 C_2 脊神经后支的主支和 C_3 脊神经部分后支的分支组成。该神经在上项线水平、胸锁乳突肌和斜方肌之间穿出深筋膜，分布于枕后及头顶部的皮肤。枕小神经由 C_2、C_3 脊神经前支构成，是颈丛的分支，沿胸锁乳突肌上段后缘上升至头部，穿出深筋膜，越过胸锁乳突肌止点到头部的侧后方，分布于耳后枕部皮肤。神经痛的来源主要是由于神经炎症引起，而神经的炎症可能是因为神经卡压、外周炎症以及风寒刺激。解除病因、消除炎症、松解卡压是防止复发的关键。所以，对上颈段的治疗，对胸锁乳突肌、斜方肌、枕后肌群的治疗，对于频发的枕神经痛有至关重要的意义。

治疗手段方面，按摩、手法正骨、神经阻滞、针刺或者针刀都有良好的疗效。枕神经痛经常会反复发作，急性期需要长时间的留针，慢性期可以每周一次用耳穴或者推拿进行治疗。

（三）落枕

落枕是指急性单纯性颈项强痛、活动受限的一种病证。轻者 4～5 日自愈，重者可数周不愈。如果频繁发作，常常是因为有颈椎病的基础。西医认为，落枕多是由于夜间睡眠姿势不良，头颈长时间处于过度偏转状态，或因睡眠时枕头不合适，使头颈处于过伸或过屈状态，从而造成颈部的一侧肌肉过度紧张牵拉，导致颈椎小关节错位，引起局部疼痛不适，活动受限。

中医认为，落枕的病因病机主要有 3 个方面：一是睡姿不良，伤其颈筋；二是风寒侵淫；三是肝肾亏虚，复感外邪。素有颈椎病等颈肩部软组织损伤，稍感风寒或睡姿不良，即可引发本病，甚至可反复"落枕"。

【诊断要点】

一般有明确的颈部肌肉扭伤史，或者是晨起时出现颈项强痛，排除颈椎病等其他疾病，即可诊断。

【康复处方】

1. 中药治疗

治则：疏风散寒、活血化瘀。

处方：葛根 30g，川芎 15g，白芍 15g，赤芍 12g，桂枝 9g，甘草 6g，地龙 6g，生姜 3 片。

水煎服，日一剂，分早晚两次温服。或局部用活血化瘀膏药外敷。

2. 针灸治疗

（1）毫针

取穴：阿是穴、后溪。

操作：毫针泻法。先刺远端穴后溪，持续捻转，同时嘱患者慢慢活动颈项，一般疼痛可立即缓解。再针局部的阿是穴，可用阻力针，然后加用电针。一般治疗 1 ~ 2 次即愈。

（2）拔罐法

取穴：阿是穴。

在患侧项背部行闪罐法，应顺着肌肉走行进行拔罐。

（3）耳针法

取穴：颈、颈椎、神门。

操作：毫针中等刺激，持续运针时嘱患者徐徐活动颈项部。

3. 推拿治疗

操作：①患者坐位，医者站于患侧，用攘法作用于患侧肩部，往返 3 次；②以拇指尖按压患侧后溪穴，并进行有节律的掐按，叮嘱患者缓慢活动颈部；③用双手拇指按压两侧肩井穴，用小鱼际在痉挛肌肉部由轻到重反复按揉；④捏拿斜方肌，肩井；⑤如果影像学没有脊髓压迫现象，可施行颈椎定位扳法；⑥最后用理顺手法，在颈后和肩部按摩 5 分钟左右，以理顺筋肉。

视频 5-6　推拿治疗落枕

4. 物理治疗　同颈椎病。

5. 运动疗法

（1）颈椎后伸活动障碍：患者仰卧，急性疼痛期时，在其头下放一枕头以提供额外的支撑，医者将双手置于患者的颅骨下，向上轻抬患者的头部，试图使头部离开治疗床，让患者用后颈部发力抵抗住医者的动作，从而保持姿势静止不动，坚持 5 秒。

（2）颈椎前屈活动障碍：患者仰卧，医者将一手置于患者的颅骨下，另一手置于患者的前额稳定头部，上提患者头部，使其离开治疗床 3 ~ 5cm，试图将患者头部压回治疗床，让患者用颈部发力抵抗住医者的动作，从而保持姿势静止不动，坚持 5 秒。

（3）颈椎侧屈活动障碍：患者仰卧，头保持中立位，医者将手掌置于患者两边的乳突上，并将食指与环指放在耳后，让患者用20%的最大收缩力抵抗医者对其头部一侧的轻推，从而使头部保持静止，持续 5 秒，然后在对侧重复此动作，以此动作作为一个循环，每侧重复 3 ~ 5 次。

（4）颈椎旋转活动障碍：患者仰卧，医者将双手掌置于患者两边的乳突部，从而使头部固定，在无痛的范围内上提患者头部并将其向一侧旋转，试图将患者头部压回治疗床，让患者用20%的最大收缩力作抵抗，从而使头部保持不动，持续 5 秒，再向对侧旋转头部，重复此动作 3 ~ 5 次。

视频 5-7　颈椎运动疗法
治疗落枕

【典型病例】

于某，男，30岁，于一日前晨起时出现颈项强痛，不能向左侧旋转，不能低头后仰，自行敷贴膏药未能缓解，就诊日晨起症状进一步加重。查体痛点弥漫，头向右侧旋转固定，活动受限。

康复评定：风寒侵袭。落枕。

康复处方：针刺治疗，取 1.5 寸针针刺双侧后溪，令其活动颈部，当时疼痛缓解，活动度加大。行针一分钟后，令其颈部各方向活动，寻找痛点 3 个，分别用阻力针，各行针 1 分钟。疼痛基本缓解。局部加用电针，留针 20 分钟，遂痊愈。叮嘱其当天尽量避免低头工作，睡觉时平躺，枕头垫于颈部，头向疼痛侧侧屈，让痉挛的肌肉充分休息。

后期处方：注意保暖，锻炼颈部肌肉。

【点评】

落枕患者往往初期疼痛异常，而且疼痛广泛，不能够明确痛点，可以用针刺后溪穴缓解后，找到痛点，用阻力针局部治疗。阻力针具体操作：选 1.5 寸毫针直刺痛点，得气后单向捻转形成滞针后，局部提插行针，取针后让患者活动颈部，寻找下一个痛点同样操作。针灸治疗本病疗效极好，常立即取效，针后让患者平躺，枕头高低适度，垫在颈部，休息 2 个小时。针后不要急于伏案或者端坐工作，以免再次加重病情。休息时建议平躺，枕头垫于颈部，头向疼痛侧侧屈，让痉挛的肌肉充分休息。

采用推拿治疗时，手法宜轻，从远端点穴到局部按揉，最后正骨恢复解剖位置。落枕除了外伤引起，内因是肌肉韧带弹性下降，导致固定脊柱的能力下降，如果频繁发生，需要锻炼颈部肌肉，重点是颈椎深层肌肉、肩胛提肌、斜方肌、菱形肌。

（四）寰枢关节半脱位

寰、枢椎均属于非典型椎骨。寰椎位于脊柱顶端，与枕骨相连，其外形呈环形，无椎体，由前弓、后弓及两侧块构成。寰椎横突较 2～6 颈椎的横突长，其功能之一是为维持和调节头部平衡的肌肉提供强有力的杠杆。横突孔有椎动脉通过。枢椎自椎体向上有一柱状突起，称齿突，其棘突末端膨大而明显分叉，在体表易触及。

寰、枢椎之间无椎间盘，通常所谓的寰枢关节由 3 个关节组成：其中两个是寰椎两侧块的下关节面与枢椎的 2 个上关节面构成的关节；一个是寰椎前弓正中后面的凹形关节面与齿突构成的关节，称为寰齿关节。

枢椎是 10 块肌肉的起止点（棘突 6 块：左右头下斜肌，左右头后大直肌，左右颈半棘肌；横突 4 块：左右中斜角肌，左右肩胛提肌），这些肌肉都参与头颈部的旋转、屈伸、侧屈运动。其中肩胛提肌起于颈 1～4 横突，止于肩胛骨内上角；夹肌与最长肌均止于上颈椎横突和乳突；头后大直肌起于枢椎棘突，止于枕骨下项线的外侧；头下斜肌起于枢椎棘突，止于寰椎横突。

维持寰枢关节稳定的结构还包括横韧带、翼状韧带、寰枢前后覆膜、齿突尖韧带及关节囊等。其中横韧带附着于寰椎两侧块内侧面，是寰、枢椎间最强有力的韧带，是维持寰、枢椎稳定的主要韧带，有限制齿突过度活动，防止寰椎向前移位的作用，并将齿突与颈脊髓隔开。齿突尖韧带起于齿突顶端，翼状韧带附着于齿突两侧，此韧带的主要功能是限制头部过度前屈和旋转。

正常的寰枢关节具有相当的稳定功能，同时也存在潜在旋转不稳的趋势。寰、枢椎骨性结构的完整性，横韧带、翼状韧带等功能的正常是维持其稳定性的关键。

寰枢关节半脱位临床表现为斜颈，颈部僵直、疼痛、活动受限（尤以旋转活动受限最为明显），头晕，头痛，恶心，呕吐，个别出现眼眶胀痛及视物不清等症状。

中医认为，先天不足、发育不良、外伤、劳损致使筋肌失荣，筋络损伤，张弛失衡，寰枢错移而嵌顿，气血瘀滞，筋肌拘挛，枢机不利而发病。机体卫气不足，卫外不固，导致风、寒、暑、湿、燥、火之六淫入侵是其诱因。

【诊断要点】

1. 临床症状 颈部僵硬、疼痛、活动受限，眩晕，头痛，失眠，记忆力减退，精神萎靡，血压异常，视力疲劳，鼻塞、鼻过敏，耳鸣等。严重时下肢无力，"打软腿"，头颈转动时猝倒。

2. 体征 斜颈，颈 2 棘突隆起或偏歪，颈肌紧张，枕颈交界处或乳突下区域压痛。

3. X 线检查 ①颈椎开口位片检查显示：齿状突偏移中线、齿侧间隙左右两边不等宽，差值介于 0.5～4mm 之间。②颈椎开口位片检查显示：寰枢关节间隙（寰椎侧块下关节面与枢椎上关节所构成的两个寰枢外侧关节）左右两侧距离不相等。③颈椎正、侧位片检查显示：C_2 棘突偏歪，偏离脊柱中线 0.5mm 以上。寰齿间距，成人大于 4mm 时可以诊断寰枢关节不稳。

【康复处方】

1. 中药治疗

（1）气滞血瘀型多见颈项僵硬疼痛，用加味葛根汤。

葛根 30g，川芎 15g，白芍 15g，赤芍 12g，桂枝 9g，甘草 6g，大枣 9 枚。

（2）痰湿蕴结型多见头晕、耳鸣等症，用半夏白术天麻汤。

桂枝 10g，白术 30g，泽泻 15g，茯苓 20g，猪苓 12g，半夏 12g，橘红 15g，天麻 12g，大枣 5 枚，生姜 3 片。

水煎服，日一剂，分早晚两次温服。

2. 针灸治疗

（1）毫针

取穴：阿是穴（多在第二颈椎附近）、上颈段夹脊穴（第 2～4 颈椎棘突下，颈正中线旁开 0.5 寸），双侧风池、天柱。

操作：连续波或疏密波，留针 30 分钟。每日 1 次，10 次为一个疗程。或用温针灸，留针后，插 2.5cm 的艾条在针柄上，点燃后施灸。

（2）针刀

取穴：项韧带止点、竖脊肌止点（枕骨粗隆下方），第二颈椎棘突上方、两侧，寰枢后关节囊。

操作：在枢椎棘突上缘取一点，针体垂直于骨面进针，刀口线与人体纵轴平行，待刀峰刺达骨面后，调节针体旋转 90°，与上缘骨平面平行，使刀口线与棘突间隙平行，在枢椎棘突骨面上横向切开棘间韧带 2～3 刀，注意切割深度，务必保持和脊髓距离。必要时在超声引导下治疗。在枢椎棘突上缘两侧近椎弓板处取两点进针，直刺，和骨平面成 90°，当刀峰刺达椎弓板后，即可出针。

3. 推拿治疗

操作：①患者坐位，医生用㨰法、按揉法在颈肩部、颈项部操作。手法宜轻柔，以缓解肌肉痉挛，时间约为 5 分钟；②用一指禅推法、按揉法在上颈段操作，重点在寰枕和寰枢关节部位。手法宜轻柔缓和，以患者能忍受为限，时间约为 5 分钟；③取颈夹脊及阿是穴，用一指禅推法或按揉法操作，约为 5 分钟；④用定点旋转复位手法对错位的颈椎进行复位，在牵引拔伸状态下，医生做头部缓慢轻柔的前后运动和试探性旋转运动，当阻力减小时进行整复，如出现弹响，颈部活动改善，疼痛减轻；⑤在颈部用推法、揉法、摩法操作。

4. 物理治疗 同颈椎病。

5. 运动疗法 颈椎牵引，详见颈椎病，隔日一次，每周3次，10次为一个疗程。

视频5-8 推拿治疗寰枢关节半脱位

【典型病例】

李某，男性，15岁，学生，主诉头晕3个月。自述3个月前外伤后，出现头晕，偶有恶心，无呕吐，无上肢麻木，颈部僵硬，颈部旋转和低头时活动略受限。查体：颈2棘突隆起，颈肌紧张，风池穴、天柱穴和乳突下区域压痛。颈椎张口位X线示齿状突向右侧偏。

康复评定：瘀血阻滞，风寒侵袭。寰枢关节半脱位。

康复处方：给予推拿治疗，松解方法同上，每周2次，叮嘱其加强颈部后群肌肉训练。治疗8次，头晕消失，随访半年无复发。

后期处方：注意保暖，避免突然的头部运动，锻炼颈部后群肌肉力量。

【点评】

长期颈部不良姿势，过度的前屈、后伸及旋转，颈部肌肉有的处于慢性痉挛状态，有的处于被动牵伸状态，造成寰枢关节内在应力平衡能力下降，致使横韧带、翼状韧带等受到异常牵张，韧带损伤、松弛。如头颈部过度侧倾易发生寰枢关节旋转移位；长期屈颈或用枕不当，可使寰椎受到向前或侧方或斜向的力产生移位。长期颈部不良姿势是导致寰枢关节失衡的主要原因。当寰枢关节的错动移位导致其毗邻的第1～3颈神经、椎动脉及交感神经等受压迫时可出现一系列临床症状。部分患者齿状突前移，出现脊髓压迫症状。

治疗的根本是恢复应力失衡，否则即使手法复位也不能维持疗效。如果是外伤引起，一般手法复位较为快捷，松解相关肌肉即可稳定。如果是长期劳损引起，肌肉纤维化，一方面要尽快松解，使肌肉力量对称，另一方面由于肌肉弹性下降，使寰枢关节不稳定，很容易在日常生活中又重新出现半脱位，所以需要加强锻炼。手法整复寰枢关节需慎重，可以在每日推拿放松颈部肌肉后，在牵引中，用拇指推顶偏歪棘突，可以逐渐恢复寰枢关节解剖位置。

第二节 腰椎相关疾病

腰椎有5个，腰椎椎体近圆形，椎孔大而呈三角形，腰大肌位于椎体的左右两侧。椎体后方为后纵韧带，其后为中央椎管，中央椎管的后方为黄韧带。硬膜囊位于中央椎管内，其左右两侧与侧隐窝内侧壁相邻。上关节突的关节面凹，向后内侧，下关节突的关节面凸，向前外侧，上覆关节软骨。棘突水平地突向后，横突短而薄，伸向后外方。第1～3腰椎的横突逐渐增长，第3腰椎横突最长，第4、5腰椎横突逐渐变短。腰椎正常情况下前屈可达90°，向后及向左、向右可达30°。由于腰椎处于脊柱的最低位，负荷大，又是活动段与固定段的交界处，因而损伤机会多，成为腰背痛最常发生的部位。

一、相关结构

（一）肌肉

1. **腰方肌** 起自第 12 肋骨下缘和第 1～4 腰椎横突髂嵴的后部，止于髂嵴上缘。腰方肌位于腹后壁，在脊柱两侧，其内侧有腰大肌，其后方有竖脊肌，竖脊肌和腰方肌之间隔有胸腰筋膜的中层。腰方肌的作用是可以下降和固定第 12 肋，并使脊柱侧屈。受腰神经前支支配。

2. **腰大肌** 起自第 12 胸椎椎体、腰 1- 腰 4 椎体和椎间盘的侧面，以及全部腰椎横突。肌束向下逐渐集中，联合髂肌的内侧部，经腹股沟韧带深面和髋关节的前内侧，止于股骨小转子。

3. **腰小肌** 腰小肌位于腹后壁，呈梭形，上部为较短的肌腹，下部为细长的肌腱，走行于腰大肌前内侧面，起自第 12 胸椎椎体、腰 1 椎体侧缘及二者间椎间盘的侧缘，止于髂耻隆起和耻骨梳，远端被髂耻筋膜包裹，形成腰小肌髂耻筋膜复合体。支配腰小肌的神经主要来自腰 1 神经前支。腰小肌的作用包括协助完成脊柱的侧屈、前屈，协助稳定髋关节、收缩髂耻筋膜。

4. **髂肌** 绝大部分肌束起自髂窝，部分起自髂筋膜、髂前下棘。肌束向下逐渐集中，部分肌纤维和腰大肌组成一个肌腱，部分肌纤维止于股骨小转子及髋关节囊，腰大肌和髂肌常合称为髂腰肌。髂腰肌的主要作用：近固定时屈大腿，在跑动中大腿能否快速前摆和抬高与髂腰肌收缩的速度和力量有很大的关系。而在远固定时，两侧髂腰肌同时收缩，使躯干前屈和骨盆前倾，使跑动中身体重心积极前送，完成抬腿下压动作，为获得向前的速度创造了良好的条件。

（二）椎体间连接

腰椎和颈椎类似，借椎间盘和前、后纵韧带紧密连结。椎体前缘有前纵韧带，椎体后缘有后纵韧带，椎管的后缘有黄韧带。棘突之间有棘间韧带和棘上韧带。

（三）脊神经

脊神经干很短，出椎间孔后立即分为前后两支，每支都是混合性的，后支一般较相应的前支细而短，经椎骨的横突之间（骶神经后支经骶后孔向后穿行），按阶段分布于背、腰和臀骶部的深层肌和皮肤。臀上皮神经来自于第 1～3 腰神经的后支，它们在髂后上棘上方、竖脊肌外侧缘穿出至皮下，分布于臀上部的皮肤，有时身体左右旋转会造成此神经的损伤，导致腰臀部疼痛。前支形成腰丛和骶丛。

1. **腰丛** 由第 12 胸神经前支的一部分、第 1～3 腰神经前支和第 4 腰神经前支的一部分组成。第 4 腰神经前支的余部和第 5 腰神经前支合成腰骶干向下加入骶丛。

（1）髂腹下神经（T_{12}、L_1）：出腰大肌外缘，经肾后面和腰方肌前面行向外下，在髂嵴上方进入腹内斜肌和腹横肌之间，继而在腹内、外斜肌间前行，终支在腹股沟管浅环上方穿腹外斜肌腱膜至皮下。其皮支分布于臀外侧部、腹股沟区及下腹部皮肤，肌支支配腹壁肌。

（2）髂腹股沟神经（L_1）：在髂腹下神经的下方，走行方向与该神经略同，在腹壁肌之间并沿精索浅面前行，终支自腹股沟管浅环穿出，分布于腹股沟部、阴囊或大阴唇皮肤，肌支支配腹壁肌。

（3）股外侧皮神经（$L_2 \sim L_3$）：自腰大肌外缘走出，斜越髂肌表面，达髂前上棘内侧，经腹股沟韧带深面至大腿外侧部的皮肤。

（4）股神经（$L_2 \sim L_4$）：是腰丛中最大的神经，发出后，先在腰大肌与髂肌之间下行。经腹股沟韧带深面、股动脉外侧到达股三角，随即分为数支：①肌支，支配耻骨肌、股四头肌和缝匠肌；②皮支，有数条较短的前支，分布于大腿和膝关节前面的皮肤。最长的皮支称为隐神经，是股神经的终支，伴随股动脉入收肌管下行，至膝关节内侧浅出至皮下后，伴随大隐静脉沿小腿内侧面下行至足内侧缘，分布于髌下、小腿内侧面和足内侧缘的皮肤。股神经损伤后，屈髋无力，坐位时不能伸小腿，行走困难，股四头肌萎缩，髌骨突出，膝反射消失，大腿前面和小腿内侧面皮肤感觉障碍。

（5）闭孔神经（$L_2 \sim L_4$）：自腰丛发出后，于腰大肌内侧缘穿出，穿闭膜管出小骨盆，分前、后两支，分别经短收肌前、后面进入大腿内收肌群。肌支支配闭孔外肌、大腿内收肌群，皮支分布于大腿内侧面的皮肤。闭孔神经前支发出支配股薄肌的分支先入长收肌，从长收肌穿出进入股薄肌。

（6）生殖股神经（L_1、L_2）：自腰大肌前面穿出后，沿该肌浅面下降。皮支分布于阴囊（大阴唇）、股部及其附近的皮肤。股支支配提睾肌。

2. 骶丛

由第4腰神经前支一部分，第5腰神经前支和全部骶神经前支组成，位于骨盆腔内，在梨状肌前面，其主要分支如下：

（1）坐骨神经：是人体全身最长、最粗大的神经，由腰神经和骶神经组成，经梨状肌下孔出骨盆，在臀大肌深面过大转子与坐骨结节之间至大腿后面，多在腘窝上角附近分为胫神经和腓总神经。坐骨神经是股后群肌、小腿和足肌的运动神经，也是小腿和足的重要感觉神经。

（2）胫神经：为坐骨神经本干的直接延续，由腰$4 \sim 5$和骶$1 \sim 3$脊神经的纤维组成。该神经经腘窝，于比目鱼肌深面下行，绕过内踝后方，分为足底外侧神经和足底内侧神经。其肌支支配小腿肌后群和足底诸肌；其皮支分布于小腿后面下部、足底、小趾外侧缘皮肤。

（3）腓总神经：由腰$4 \sim 5$和骶$1 \sim 2$脊神经前支的纤维组成。自坐骨神经分出后，沿股二头肌内侧缘行向外下，绕腓骨颈穿腓骨长肌近侧端达腓骨颈前面，分为腓浅和腓深神经。其肌支支配小腿肌外侧群、前群及足背肌；皮支分布于小腿外侧面、足背和趾背的皮肤。

（4）阴部神经：出梨状肌下孔，与阴部内动脉伴行，经坐骨小孔至坐骨直肠窝，分布于会阴部皮肤及其他结构。

3. 腰神经通道

腰神经通道是指腰神经根从离开硬膜囊至椎间管外口所经过的一条骨纤维性管道，可分为神经根管和椎间管两段。此通道任何部分的病变，均可刺激和压迫神经根，引起腰腿痛。

（1）神经根管：从硬膜囊穿出点至椎间管内口，虽不长，但有几个狭窄的间隙，即盘黄间隙（椎间盘与黄韧带之间）、侧隐窝、上关节突旁沟与椎弓根下沟。这些结构异常，便可压迫腰神经。

（2）腰椎间管：位于椎体和椎间盘的后部，其前壁为椎体和椎间盘的后侧，后壁为上关节突和黄韧带的前面，上界为椎下切迹，下界为椎上切迹。腰段椎间管可分为上、下两部：上部通过腰神经根、腰动脉椎管内支和椎间静脉上支，而下部通过椎间静脉下支，故下部狭窄并不压迫腰神经。

另外，腰神经后支及其分出的后内侧支和后外侧支在各自的行程中也都分别经过骨纤维管或穿过胸腰筋膜裂隙。腰神经后支骨纤维管由 4 个壁构成，上壁前缘为横突间韧带的镰状缘，后外侧部有上关节突副突间韧带覆盖，下壁为下位椎骨横突的上缘，内侧壁为下位椎骨上关节突的外缘与横突根部之间的骨面，外侧壁为横突间韧带的内侧缘。由于孔道细小，周围结构坚韧而缺乏弹性，且腰部活动度大，故在病理情况下，这些孔道会变形、变窄，压迫通过的血管和神经而导致腰腿痛。

二、常见症状

疼痛是腰椎疾病的最常见症状，疼痛性质和来源各异，疼痛的部位和诱发原因各异，需要仔细鉴别。腰痛的分类方法很多，可以按病因分为：炎性，退行性，外伤性，先天性，内科疾病；按部位分为：脊柱疾病（骨性），脊柱旁软组织（肌性），脊神经根（神经性），内脏（继发性）。

1. 脊柱疾病

（1）脊柱骨折：多有外伤史，但是需要警惕老年人等骨质疏松患者往往没有明显的外伤史，出现腰椎压缩性骨折，临床表现和腰突或腰扭伤类似。X 线检查必不可少。

（2）退行性脊柱炎：多见于 50 岁以上患者，目前有低龄化趋势，临床表现为晨起时腰痛、酸胀、僵直，活动后缓解，过多活动加重，傍晚时明显，平卧可缓解，敲打腰部有缓解。

（3）脊柱结核：腰椎结核较为常见，其次是胸椎，疼痛局限，夜间明显，活动加重，晚期可以出现脊柱畸形，脊髓压迫；伴有结核常见症状，多伴有低热、消瘦等症状，或有结核病接触史。目前该病发病率相对较低，但也不可忽视。

（4）脊柱肿瘤：骨肿瘤，多发性骨髓瘤，最常见的是转移瘤，临床表现为顽固性腰痛，剧烈而持续，休息和药物难以缓解。很多肿瘤都会发生骨转移，一旦有肿瘤病史需要提高警惕，不要盲目进行正骨和按摩，避免造成骨折甚至截瘫。

（5）强直性脊柱炎：是以脊柱为主要病变部位，累及骶髂关节，引起脊柱强直和纤维化，造成不同程度眼、肺、肌肉、骨骼病变，属自身免疫性疾病。18 ～ 40 岁发病多见，疼痛特点是凌晨明显，经活动或服止痛药物缓解。骶髂关节的影像学是其重要的诊断依据。

2. 脊柱旁软组织疾病　　包括腰肌劳损、腰背部肌筋膜炎、棘间韧带炎、棘上韧带炎、腰三横突综合征等。本类疾病是综合临床康复的重要内容，下面将分别论述。其疼痛特点是酸痛，劳累后加重，以局部疼痛为主。腰三横突综合征引起的疼痛可以向下肢放射，但是不会过膝关节。

3. 脊神经疾病　　腰椎间盘突出症、神经根炎、脊髓血管病变、脊髓损伤后神经痛、脊柱手术后神经痛。本类疾病也是综合临床康复的重要内容，主要疼痛性质是放射痛，按神经区域分布，也可能同时伴有感觉和运动障碍。

4. 内脏疾病

（1）泌尿系统疾病：肾炎，肾盂肾炎，泌尿系统结石，肾下垂，肾积水。

（2）盆腔疾病：前列腺炎，前列腺癌，附件炎，宫颈炎，子宫脱垂，盆腔炎。

（3）消化系统疾病：胰腺炎，胰腺癌，结肠炎。

疼痛性质往往为钝痛，如果是结石的话也可有剧烈绞痛，如果引起腹膜炎会全腹不适。同时伴有原发病的其他症状。

三、康复评定

（一）整体评估

按照中医四诊评定，腰椎关节病多属于本虚标实，肾精不足，风寒湿热邪侵袭，或是外伤跌仆，气滞血瘀。从生物力学上评估，多和体态及运动姿势相关，除了腰椎以外，与骨盆、颈椎、胸椎、膝关节、踝关节解剖位置紊乱相关。治疗上一定要从整体考虑，尤其是局部治疗效果不好或者病情反复的时候。

（二）局部评估

主要是对疼痛等级及位置的评估，包括自觉疼痛和压痛；其次是功能障碍、关节活动度评估。明确椎管内外疼痛，肌肉还是神经受累，明确病情阶段、责任病位，有利于局部针对性康复。

四、日常养护

（一）防止潮湿，避免受凉

不要随意睡在潮湿的地方。根据气候的变化，随时增添衣服，出汗及雨淋之后，要及时更换湿衣或擦干身体。

（二）避免外伤

体育运动或剧烈活动时要做好准备活动。避免反复弯腰负重或者腰部旋转负重。一旦发生外伤应积极治疗，安心休息，防止转成慢性腰疼。

（三）加强锻炼

腰背肌或者核心肌力的锻炼对预防腰椎疾病有很大作用，可以提高腰背肌肉张力，改变和纠正异常力线，增强韧带弹性，活动椎间关节，维持脊柱正常形态。腰背肌训练有助于防止肌肉萎缩，使肌肉强度和耐力增加，并有助于纠正小关节功能紊乱，减少结缔组织粘连，恢复关节的活动度。

（四）防止过劳

正确的姿势和日常生活活动中的动作是防止腰椎间盘突出症发作的根本方法。纠正不良的工作姿势，及时更换姿势，避免弯腰过久、伏案过低，特别要避免蹲位、前倾坐位，起立时用手臂支撑帮助起身，以减少对腰椎间盘压力。可以使用腰部有突起的靠垫为腰部缓解压力，有助于避免出现腰肌劳损。过度劳累必然造成局部肌肉痉挛、血供异常、代谢产物堆积而产生慢性炎症和损伤。

（五）使用合适的床垫

床铺以足够宽大的硬床上铺褥垫为宜，患者平卧后可使脊柱得到充分放松。过软的床垫不适于腰背痛患者使用，不能保持脊柱的正常生理曲度，使脊柱处于侧弯状态得不到休息。

（六）注意减肥

控制体重，身体过于肥胖，必然给腰部带来额外负担，特别是中年人和妇女产后，为易于发胖的时期，需要节制饮食，加强锻炼。

五、腰椎相关疾病

（一）腰椎间盘突出症

腰椎间盘突出症是骨科常见病之一，常见于20～50岁患者，男女之比为（4～6）：1。本病发病率上升，与我们生活环境、工作和生活的习惯改变有关。长期积累性损伤是椎间盘退变的主要原因，寒冷和外伤也是发病的诱因。比如重体力劳动者和举重运动员比一般人群容易发生退变，从事弯腰工作者，如煤矿工人、建筑工人、汽车驾驶员，他们的腰椎间盘承受的压力较大，椎间盘组织本身缺乏血供，修复能力极差，如遇外伤或者是积累性疲劳损伤，容易发生纤维环破裂。也有不少病例并无外伤史，而是在着凉后，肌肉和韧带的紧张性增强，使椎间盘的内压增加，促使已萎缩的纤维环发生破裂。

中医认为本病属于"痹证"，属于本虚标实，其本是由于肾精不足，筋骨失养；其标则是因为风寒侵袭，痰湿内阻，气滞血瘀，经气阻滞，不通则痛。

【诊断要点】

1. 病史　患者多有弯腰劳动或长期坐位工作史，首次发病有外伤史。

2. 临床表现　腰痛、下肢放射痛，甚则出现大小便障碍，鞍区感觉异常。部分患者自觉下肢发凉、无汗或出现下肢水肿，这与腰部交感神经根受到刺激有关。

3. 体征

（1）局部压痛。急性发作时压痛部位常在突出间隙、棘上韧带、棘间韧带及棘旁，压痛点也可出现在受累神经分支或神经通路上，如臀部、坐骨结节、腘窝正中、小腿后侧等。1/3患者有腰部竖脊肌痉挛，被压迫脊神经支配区域出现感觉异常。

（2）腰椎活动受限。几乎所有患者都有不同程度的腰部活动受限。其中以前屈受限最明显，患者越年轻，脊柱侧凸、平直或后凸的程度就越重。

（3）直腿抬高试验及加强试验（＋）。坐骨神经被拉紧时出现明显的腰痛和下肢痛，但高位腰椎间盘突出者该试验阳性率较低。

（4）部分患者表现为肌力下降；大部分患者可出现反射异常，踝反射减弱或消失；部分患者出现肛门括约肌张力下降及肛门反射减弱或消失。

4. 影像学检查

（1）X线检查：可见椎体骨质增生及椎间隙变窄，虽不能直接反映椎间盘是否突出。但是可以通过X线平片发现有无结核、肿瘤等，有重要鉴别诊断意义。

（2）CT：可清晰显示椎管形态，黄韧带是否增厚，侧隐窝的形态，以及椎间盘突出的大小、方向等。CT检查对椎间盘突出的诊断有重要价值。

（3）MRI：目前MRI已广泛应用于临床诊断腰椎间盘突出症。磁共振成像可以清晰显示椎间盘病变、纤维环的完整程度，还可以从矢状面上了解髓核突出的程度和位置，并鉴别是否存在椎管内其他占位性病变和血管病变。

【康复处方】

椎管未狭窄以非手术治疗为主，椎间盘突出导致椎管狭窄以手术治疗为主。部分患者可以考虑微创治疗，目前的微创治疗大多以减压治疗为主，治疗方法有椎间盘内胶原酶注射、经皮椎间盘内激光治疗、椎间盘内臭氧注射、椎间盘内电热疗法、髓核成形术等等。目前椎间孔镜技术发展迅速，疗效可靠，其前景令人鼓舞。卧床休息是非手术疗法的基础，特别是轻中度腰椎间盘突出的患者卧床休息可使疼痛症状明显缓解或逐步消失。卧床休息的时间以 4 ~ 7 日为宜。绝对卧床最好不要超过 1 周，时间过长，可造成肌肉失用性萎缩、心血管疾病和骨质疏松等。

1. 中药治疗

活血化瘀，除湿通络。

处方：赤芍、桃仁各 10g，红花 6g，当归 20g，桂枝 10g，怀牛膝、鸡血藤、补骨脂、桑寄生各 15g，羌独活（各）12g，葛根 10g。

水煎服，日一剂。也可以煎汤熏洗或制成膏药外敷，每 2 日 1 次或每日 1 次，定时更换，1 周为一个疗程。

2. 针灸治疗

（1）毫针

取穴：腰部夹脊穴、肾俞、白环俞、秩边、环跳、承扶、殷门、委中、阳陵泉、阿是穴。

操作：连续波，留针 30 分钟。每日 1 次，10 次为一个疗程。或用温针灸，留针后，插 2.5cm 的艾条在针柄上，点燃后施灸。椎管内的炎性疼痛加相应椎间隙督脉穴位。

（2）针刀

取穴：阿是穴、椎间隙、膀胱经、横突尖。

操作：皮肤严格消毒，铺洞巾，顺肌纤维方向进针，及骨面，先行纵向剥离，再行横向剥离，患者有明显的酸胀感，出针，按压针孔 5 分钟，覆盖无菌纱布。

（3）穴位注射

取穴：同毫针取穴。

操作：穴位注射药物可以用当归注射液或者甲钴胺注射液，每次选用 2 个点，每个点注射 2ml，隔日 1 次。

（4）拔罐

取穴：阿是穴。

操作：病情轻者可以单独使用，病情重者可以和电针配合使用。火罐留罐 10 ~ 15 分钟，隔日一次。

（5）刺络拔罐

取穴：阿是穴。

操作：找到压痛点，在疼痛最明显的一处用三棱针或钺针迅速刺入，深 1 ~ 2 分左右，即出针。每次刺络 2 ~ 3 个痛点。用闪火法或真空拔罐器拔罐 10 ~ 15 分钟，以拔出 1 ~ 3ml 血为度。去罐后，用消毒棉球按压针孔。

3. 推拿治疗

禁忌证：有巨大中央型腰椎间盘突出，突出物与神经根严重粘连，伴较严重腰椎管狭窄、腰椎滑脱、侧隐窝狭窄以及脊椎骨质病变者。

取穴：阿是穴、腰部膀胱经、秩边、环跳、承扶、殷门、委中、阳陵泉等。

操作：①患者俯卧位，医者站于患侧，以掌揉法放松腰背部和臀部，往返3次；②以手指点按各穴和痛点，常与推法、揉法、运法等配合使用；③按督脉、夹脊穴、膀胱经两条支线顺序，依次从中间向两侧按揉，往返3次；④双手交叉，右手在上，左手在下，以手掌自上背部按压棘突逐渐向下直至腰骶部。在每次按压时应附加双手向上下方分开的力量；⑤以拿法对腰部两侧软组织、下肢进行按摩；⑥定点斜扳法。侧卧位，患肢向上屈曲，健肢伸直，治疗者用一手扶住患侧肩部，另一手（或肘部）抵在患侧臀部后方，然后做相反方向用力，使腰部旋转；⑦推擦整个躯干和下肢。

视频 5-9　推拿治疗腰椎间盘突出症

4. 物理治疗

适用于各类型腰椎间盘突出症的患者，主要目的是镇痛、消炎、促进组织再生、兴奋神经肌肉和松解粘连，促进腰部及患肢功能的恢复。理疗常用的方法有直流电药物离子导入、中频电疗法、超短波、红外线、微波热疗、温水浴等疗法。

（1）中频电疗法：电极并置法，选择相应处方，电流强度适中，每次20分钟，每日1次，15~20次为一个疗程。

（2）超短波疗法：电极并置法，无热量或微热量，每次12~25分钟，每日1次，10~15次为一个疗程。

（3）红外线疗法：照射腰部痛区，以舒适温热感为度，每次30分钟，每日1次，15~20次为一个疗程。

（4）脉冲磁疗法：腰部痛区，电极并置法，频率40Hz，磁场强度0.8~1.0T，每次20分钟，每日1次，15~20次为一个疗程。

（5）直流电药物离子导入：当归、白术、川牛膝、红花、细辛、独活、威灵仙、乳香各10g，当归30g，桂枝20g，怀牛膝、桑寄生各30g。煎汁取300ml。取双肾俞、双大肠俞、双秩边、双环跳这八个部位进行全面的直流电药物离子导入。每次20分钟，每日1次，第2天交换两侧导入电极位置。15~20次为一个疗程。

5. 经皮阻滞疗法

维生素 B_1、维生素 B_{12} 各2ml、利多卡因5ml、地塞米松2ml，用生理盐水配制成所需剂量。硬脊膜外腔阻滞对根性神经痛有良好的镇痛效果，根据患者腰和腿的疼痛情况，可采用一次阻滞或留置导管阻滞。椎旁阻滞主要是对神经干的阻滞。骶裂孔硬膜外注射主要适用于下腰椎的椎间盘突出，一般对腰5、骶1椎间盘突出效果较好。

（1）痛点封闭疗法：痛点封闭疗法只能用于缓解症状，尤其是急性期可以有效缓解症状，有利于整体恢复。常用的有棘突间封闭、棘突旁封闭、髂后上棘封闭、竖脊肌止点外侧缘封闭、骶髂关节封闭、臀部坐骨神经出口处封闭。认真检查压痛明显部位和确定深度，明确部位，在局部皮肤上作标志后穿刺。

（2）椎旁神经根阻滞：用于神经放射痛明显的患者，选择椎间盘突出压迫神经根的椎间孔进行局部阻滞以制止疼痛。操作方法：患者俯卧，常规消毒铺巾。进针点在第3腰椎棘突与髂后上棘连线中点附近，穿刺阻滞L4~L5脊神经后支，局麻后以20号腰穿针进针，触及横突后调整方向从其下缘进入椎间孔，回吸无液体时可注入药物。

（3）硬膜外阻滞治疗：硬膜外阻滞治疗是将含有激素和麻醉镇痛的药物制剂注入硬膜外，达到消炎、镇痛和治疗神经根粘连的目的。

（4）骶管注射：将含有激素和麻醉镇痛的药物制剂注入骶管，一般在 20ml 左右，量大不容易吸收，量小作用不够。穿刺点定位：患者仰卧位，骨盆下垫厚枕以利操作，亦可取侧卧位，双手抱膝屈曲达腹部。成人先摸清尾骨尖，沿中线向脊柱上方约 4cm 处可触及一个有弹性的凹陷，即骶管裂孔，在孔的两侧可触及蚕豆大的隆突即骶角，骶角连线的中点即穿刺点。

6. 运动疗法　腰椎间盘突出症急性期不主张进行运动训练，以避免刺激有炎症的神经和组织，等症状有所缓解之后再进行活动。运动训练是腰椎间盘突出症患者主动性康复的治疗方法，以提高腰背肌肉张力，改变和纠正异常力线，增强韧带弹性，活动椎间关节，维持脊柱正常形态。大致可分为屈曲训练和伸展训练两大类：伸展训练可有效地减小腰椎间盘后纤维环的张力及神经根的张力，改变椎间盘内压力，使椎间盘髓核前移，通过伸展训练还可以增强伸展肌力、耐力和柔韧性，改善腰椎后凸及骨盆后倾；屈曲训练可降低椎间关节的后部压力，扩大椎间孔，伸展腰伸肌，加强腹肌及屈髋肌的肌力。腰椎间盘突出症直腿抬高试验阳性的患者应慎用运动疗法。

（1）腰背肌练习：五点支撑法，仰卧位，用头、双肘及双足跟着床，使臀部离床，腹部前凸如拱桥，片刻后放下，重复进行。三点支撑法，在前法锻炼的基础上，待腰背稍有力量后改为三点支撑法：仰卧位，双手抱头，用头和双足跟支撑身体抬起臀部。

视频 5-10　腰背肌训练

（2）飞燕式：俯卧位，双手后伸放于臀部，以腹部为支撑点，胸部和双下肢同时抬起离床，如飞燕，然后放松。也可以患者两下肢伸直交替做后伸上举动作或两下肢固定不动，上身逐渐向后做背伸运动。注意骨盆前倾和黄韧带肥厚的患者，不适宜做此动作，可改为平板支撑。

（3）抱膝触胸：仰卧位双膝屈曲，手抱膝使其尽量靠近胸部，但注意不要将背部弓起离开床面。

视频 5-11　飞燕式　　　视频 5-12　抱膝触胸

（4）悬吊训练疗法：以主动训练和康复治疗作为关键要素，训练中应保持无疼痛的状态，可以放松外层紧张肌肉，加强深部核心肌群，以增加脊柱稳定性。

7. 牵引

牵引治疗根据牵引力的大小和作用时间的长短，可将牵引分为慢速牵引和快速牵引。牵引可以减轻椎间盘压力、促进炎症消退、解除肌肉痉挛、减轻小关节负载并恢复正常对合关系。

（1）慢速牵引：包括自体牵引（重力牵引）、骨盆牵引、双下肢皮牵引等。适用于腰椎间盘突出症、腰椎退行性变引起的腰腿痛、急性腰扭伤、腰椎小关节疾病。其作用时间长，施加的重量小，相对比较舒适，可以根据患者的感觉增减牵引重量。牵引时间 20～30 分钟。对老年人特别是有心肺疾病的患者应特别谨慎。

（2）快速牵引：适用于腰椎间盘突出症、腰椎小关节紊乱、腰椎假性滑脱、早期强直性脊柱炎。禁忌证：重度腰椎间盘突出、重度骨质疏松症、较严重的高血压、心脏病及有出血倾向的患者。另外，对于后纵韧带骨化、突出的椎间盘骨化以及髓核摘除术后的患者都应慎用。牵引重量约为体重的 2～3 倍，牵引持续时间 1～3 秒，每次治疗重复 3 次。多数患者牵引 1 次即可，若需再次牵引，一般间隔 5～7 天。

8. 康复工程　腰椎矫形器主要用于腰椎间盘突出急性期的腰部固定和保护，减轻腰部疼痛。常用的有各种材质的腰围，一般选用有钢条支撑，宽度可以达到佩戴者腰 1 到骶骨之间距离。若存在双下肢不等长及力线结构改变者，可选用矫形鞋垫。

【典型病例】

包某，男，46 岁，腰痛伴右臀部及右下肢麻木酸痛 1 个月。咳嗽时加重，卧床休息症状无明显缓解。既往有腰椎间盘突出症 4 年。就诊时查体：腰部活动受限，腰 3、4、5、骶 1 棘突间及棘突右侧均有明显压痛，右下肢深浅感觉正常，肌力 5 级。右下肢直腿抬高试验阴性。腰椎 MRI 示：L2～5 椎间盘突出，硬膜囊受压。给予电针治疗，选取腰 3 到骶 1 膀胱经、右侧环跳、秩边、承扶、委中、阳陵泉、昆仑，每日 1 次，共治疗 10 次，症状明显好转。后患者因路途较远，中断治疗。2 年后再次就诊，询问患者情况，诉上次针灸治疗后未再治疗，渐渐症状缓解，半年后又不慎因扭伤发作，经人介绍行正骨治疗，症状立即缓解。此次复发，又去正骨数次，但是没有改善，再次寻求针灸治疗。复查磁共振示腰 4～5 椎间盘髓核脱出，余无明显变化。

康复评定：肝肾不足，风寒侵袭。腰椎间盘突出症。

康复处方：给予针刺治疗，取双侧膀胱经、双侧夹脊穴、督脉。沿神经通路寻找压痛点。电针治疗，局部穴位注射甲钴胺。腰围保护，陆续治疗 20 次后痊愈。

后期处方：注意保暖，六味地黄丸口服 1 个月，腰背肌肉训练。

【点评】

1. 椎管内外炎症区别治疗　腰椎间盘突出症首先要分清椎管内还是椎管外的炎症。椎管内炎症做类似小燕飞的动作会明显加重症状。椎管内炎症的治疗方法主要是消除炎症，可以通过绝对卧床休息，口服非甾体类抗炎症药物，局部物理治疗，中药离子导入，严重的可以考虑甘露醇和激素静脉滴注消除水肿炎症。如果是腰 5、骶 1 节段可以考虑骶管注射。常用的推拿、针灸效果都一般。如果有明显的神经根刺激症状可以考虑正骨。椎管外的炎症引起的椎间盘突出症，常用的针灸、推拿、穴位注射、椎旁神经根阻滞都有理想的效果，对于纤维环没有破裂的椎间盘突出，牵引也有良好效果。其中针刀治疗对神经卡压引起的下肢麻木疼痛效果比较明显。手法治疗要注意切忌粗暴。在临床上有手法推拿造成破裂髓核大块突出，压迫脊髓、马尾神经的案例。

2. 手法治疗的效果　正骨手法后腰椎间盘突出症疼痛缓解或消失，有人误以为是将突出的髓核复位，解除了对神经根的压迫。实际上主要是可以松解粘连，改变了突出髓核与受压神经根之间的位置关系，减轻或消除了突出物对神经根的压迫。

3. 休息与姿势控制　卧床休息是非手术疗法的基础，卧床休息可减轻肌肉收缩力与椎间诸韧带紧张而对椎间盘所造成的挤压，使椎间盘处于休息状态，有利于椎间盘周围静脉回流，消除水肿，加速炎症消退，避免了走路或运动时对神经根的刺激。下床活动时应小心，避免再度扭伤，尽量避免弯腰，并戴腰围保护。

4. 选择手术要谨慎 对于腰椎间盘突出症，椎管狭窄不是必然选择手术的条件，可以通过 3 个月左右的保守治疗，如果效果不佳或者经常反复发作再考虑手术。

（二）腰肌劳损

腰肌劳损，又称功能性腰痛，是指附着在腰部脊柱周围的肌肉、筋膜或韧带等软组织的积累性损伤。腰肌劳损是腰痛的常见原因之一，主要症状是腰或腰骶部胀痛、酸痛，反复发作，疼痛可随气候变化或劳累程度而变化，因劳累而加重，休息后可减轻。疼痛的范围较大，按压棘突的两侧、腰椎的横突和髂后上棘等处会出现疼痛感。轻症患者压痛多不明显，重者伴随压痛可有一侧或双侧脊椎两旁之肌肉肿胀、痉挛、僵硬。经检查多无器质性病变。发病因素较多，主要是由于积累性劳损、急性腰扭伤治疗不当、体虚劳累、小关节功能紊乱、腰椎先天性畸形。

腰肌劳损在中医学中属于"筋伤""腰痛"等范畴，特点是发病率高、病程长、反复发作且迁延难愈。证有虚有实，如《黄帝内经》就提到："久坐伤肉，久立伤骨，久行伤筋，是谓五劳所伤。"《诸病源候论》中提到："肾主腰脚……劳损于肾，动伤经络，又为风冷所侵，血气击搏，故腰痛也。"因此其本是肝肾不足，其标多因气滞血瘀、外邪侵袭、经络不畅引起。

【诊断要点】

患者有长期腰痛史，腰背部压痛范围广，腰椎横突和竖脊肌存在压痛点，时轻时重，反复发作，遇天气变化或劳累后加重，休息后减轻，活动一般无明显障碍。根据上述症状、体征，并经影像检查排除腰椎间盘突出症等其他病变，即可诊断本病。

【康复处方】

西医治疗本病以止痛为主，如口服双氯芬酸钠、布洛芬，普鲁卡因封闭治疗等。传统方法中针刺和推拿效果良好。部分久治不愈患者可以配合中药辨证论治。但是最根本的是恢复腰背肌的弹性，所以腰背肌训练才是维持治疗效果的关键。

1. 中药治疗

治则：行气活血、疏风散寒。

处方：独活、桑寄生各 15g，杜仲、川牛膝、秦艽、茯苓、肉桂心、防风、川芎、人参、当归、白芍、熟地黄各 10g，细辛 3g，甘草 6g。

每日一剂，水煎分早晚两次服用。5 日为一个疗程，2 个疗程之间休息 2 天，连续治疗 2 个疗程后评价疗效。本病也可外用膏药治疗。

2. 针灸治疗

（1）毫针

取穴：肾俞、腰夹脊穴、委中、大肠俞、太溪、阿是穴、腰阳关。

操作：连续波，留针 30 分钟。每日 1 次，10 次为一个疗程。或用温针灸，留针后，插 2.5cm 的艾条在针柄上，点燃后施灸。

（2）针刀

取穴：阿是穴，肌肉起止点。

操作：皮肤严格消毒，铺洞巾，顺肌纤维方向进针，及骨面，先行纵向剥离，再行横向剥离，患者有明显的酸胀感，一般有明显放射感效果更好。出针后按压针孔 5 分钟，覆盖无菌纱布。

（3）穴位注射

取穴：阿是穴。

操作：药物可选用复方丹参注射液、或 5% 当归注射液、或甲钴胺注射液，每穴 1ml。

（4）刺络拔罐

取穴：阿是穴。

操作：找到压痛点，在疼痛最明显的一处用三棱针或铍针迅速刺入，深 1 ~ 2 分左右，即出针。真空拔罐器拔罐 10 分钟，以拔出 1 ~ 2ml 血为度。去罐后，用消毒棉球按压针孔。注意 24 小时内不要污染局部。

3. 推拿治疗　同腰椎间盘突出症，如无小关节紊乱，不用斜扳法；肝肾不足明显，加用腰骶部掌擦法，以擦热为度。

4. 物理治疗　同腰椎间盘突出症。

5. 运动疗法　核心力量训练是指针对身体核心肌群及其深层小肌肉所进行的稳定、控制、平衡、力量、功能、协调及本体感觉等能力的训练。

（1）俯撑桥：类似于俯卧撑的起始动作。双手张开，掌心向下放到瑜伽垫上，双臂与地面成 90° 夹角，头颈于地面基本保持平行，双腿伸直呈一条直线，并与头颈、躯干保持在同一平面上。动作过程中始终保持身体稳定，不晃动、不憋气。熟练后可以增加难度，将双脚放置在瑜伽球上，保持身体稳定，进行训练。

视频 5-13　俯撑桥

（2）五点支撑：膝盖弯曲，仰面平躺在瑜伽垫上，两臂自然伸直放于体侧，两脚自然分开，与肩同宽，收腹提臀，髋关节伸直，保持躯干和大腿在同一平面上。以两肩和两脚作为支撑点，尽量抬高背部、臀部和下肢，使肩、髋、膝呈一直线。动作过程中始终保持身体稳定，不晃动、不憋气。

（3）瑞士球上背伸：将瑞士球放于地面，以腹部作为支撑在瑞士球上呈俯卧位，双腿伸直，双脚撑地，固定住脚，然后双手抱头尽力背伸。

视频 5-14　五点支撑　　　视频 5-15　瑞士球上背伸

（4）平板支撑：挺胸收腹，保持腰背挺直，身体保持一条直线，臀部的位置适中，略高于腰部，颈部保持自然，目视前下方，不抬头。

（5）坐姿交替收腿：收腿时，膝盖尽量贴近胸口，手指尖朝向脚尖，运动中，保持腹部持续紧张，双腿保持离开地面。

视频 5-16　平板支撑　　　视频 5-17　坐姿交替收腿

【典型病例】

宋某，女，45 岁，主诉腰痛 10 年，加重 1 个月余。自述腰痛日久，近 1 个月来左侧腰部酸痛明显，无下肢放射痛。活动受限不明显，劳累后加重。X 线提示腰椎退行性改变。查体示压痛点位于髂后上棘、腰 2～5 椎旁软组织。

康复评定：肝肾不足，风寒侵袭。腰肌劳损，腰方肌明显。

康复处方：给予针刺治疗，取肾俞、腰夹脊、委中、大肠俞、太溪、阿是穴、腰阳关。连续波，留针 30 分钟。每日 1 次，5 次后症状缓解。建议进行腰背肌训练。

后期处方：注意保暖，腰背肌训练。

【点评】

腰肌劳损的各种治疗方法中，按摩推拿最容易被人接受。按摩可促使病变部位毛细血管扩张，血流量增加，新陈代谢加快，促使淋巴流动加速，加强水肿消退，利于病变组织的修复。关节扭伤时可发生轻度错位，关节滑膜嵌顿。推拿的抖动、牵拉等手法可起到复位作用。按摩也可使肌肉放松和解除疲劳，但是深层的肌肉，按摩不一定能达到效果，痉挛日久的肌肉，按摩的松解效果不佳，可以考虑针灸和针刀。腰肌劳损治疗的关键是辨清病变的部位，所以我们一定要熟悉肌肉的分布及其作用，查体十分关键，盲目治疗效果不好。有部分患者深层肌肉损伤，触诊找不到反应点，需要从病史以及做相应肌肉主动或者被动运动中寻找责任肌肉。

不管是那块肌肉劳损，最终维持住疗效的是肌肉力量训练，尤其是核心肌群的训练。核心肌群就是肌肉的起点、止点或起止点在核心区域内的肌肉群，核心区域包括膈以下、盆底以上区域，位于腹部前后环绕着身躯，是负责保护脊椎稳定的肌肉群，包括腹横肌、多裂肌、腹内斜肌和腰方肌等。核心稳定性既保证了骨盆和躯干的稳定，为上下肢运动创造稳固而强有力的支点，又保持了核心肌肉的正确姿势，有效协调核心力量的产生、传递和控制等环节，从而使力量所产生的效果达到最优化。

（三）腰三横突综合征

第三腰椎横突综合征是一种常见的腰痛或腰臀部疼痛疾病，是指第三腰椎横突上附着的肌肉、肌腱、韧带、筋膜等急慢性损伤后造成的充血、水肿、无菌性炎症、粘连、变性及瘢痕挛缩，刺激腰部脊神经而引起的腰臀部综合征。第三腰椎位于腰椎的中心，活动度最大，其两侧横突较长，横突上有腰大肌和腰方肌的起点，腹横肌、背阔肌的深部筋膜也附着其上，起到加强腰部稳定性和平衡的作用。由于这一生理特征，在腰部做屈伸活动时，增加了横突尖部磨擦损伤腰部软组织的机会，当人体做过多的反复的弯腰屈伸活动时，第三腰椎横突尖部就会磨擦损伤腰背深筋膜和竖脊肌。损伤的肌肉会出现毛细血管破裂出血，肌肉纤维断裂，在自我修复过程中，局部形成瘢痕结痂，在横突尖部相互粘连。第一、三腰神经的后支穿过横突的筋膜，行于横突背侧，当附着于横突上的肌肉、筋膜产生粘连及瘢痕形成时，神经可受到卡压，引起腰部或腰臀部疼痛，最终发展为第三腰椎横突综合征。

【诊断要点】

1. **病史** 腰部有扭伤、受凉、慢性劳损病史，以做体力劳动的青壮年为主。

2. **临床症状** 腰单侧或两侧疼痛，或向臀部放射，弯腰困难，不能久坐、久立。部分患者的疼痛可放射至大腿，但不会超过膝关节。弯腰及旋转腰部时疼痛加重。常以双手扶持腰部，通过休息和各种治疗可缓解。一旦腰部做过多活动，疼痛又加重，疼痛多呈持续性，重者不能仰卧，翻身及走路困难，但咳嗽、喷嚏时疼痛不加重。口服药物治疗效果不明显。

3. **体征** 第三腰椎横突尖端有明显的局限性压痛，并可触及结节条索。压痛可以向臀部、大腿放射，但放射不超过膝关节。直腿抬高试验可为阳性，但加强试验阴性。

4. **影像学** 除 X 线可见腰三横突偏长以外，多无明显异常。

【康复处方】

西医治疗本病以对症治疗为主，多用局部止痛、封闭，如口服双氯芬酸钠、布洛芬，普鲁卡因封闭治疗等。传统方法针刀效果良好，部分久治不愈患者可以配合中药辨证论治。

1. **中药治疗**

治则：行气活血、疏风散寒。

处方：独活、桑寄生各 15g，杜仲、川牛膝、秦艽、茯苓、肉桂心、防风、川芎、人参、当归、白芍、熟地黄各 10g，细辛 3g，甘草 6g。

每日一剂，水煎分早晚两次服用。以 5 日为一个疗程，2 个疗程之间休息 2 天，连续治疗 2 个疗程后评价疗效。也可外用膏药治疗。

2. **针灸治疗**

（1）毫针

取穴：阿是穴。

操作：齐刺法，在横突尖刺 3 到 4 针，连续波，留针 30 分钟。每日 1 次，10 次为一个疗程。

（2）针刀

取穴：阿是穴。

操作：常规消毒，刀口线与人体纵轴平行刺入，当针刀刀口接触骨面时，用横向剥离法，感觉肌肉和骨尖之间有松动感出针，患者有明显的酸胀感，以棉球压迫针孔片刻，覆盖无菌纱布。

（3）刺络拔罐

取穴：阿是穴。

操作：找到压痛点，用三棱针或铍针迅速刺入，深 1~2 分左右，即出针。真空拔罐器拔罐 10 分钟，拔出 1~2ml 血为度。去罐后，用消毒棉球按压针孔。注意 24 小时内不要污染局部。

3. **封闭疗法** 取穴压痛点，即横突尖端。可用 0.5%~1% 普鲁卡因加醋酸强地松龙或醋酸氢化可的松作痛点封闭，效果良好。

4. 推拿治疗

操作：①患者取俯卧位，腰部采用放松手法，医者以推、揉、按等手法作用于脊柱两侧膀胱经，重点部位在腰椎，点按膀胱经上穴位；②对条索状物、筋结进行弹拨以松解粘连，再用按揉法对横突部做重点治疗，用力由轻到重，以患者能忍受为度；③腰椎斜扳法，患者左右侧卧位各一次，以患者舒适为度；④用掌擦法，擦两侧膀胱经，最后擦竖脊肌，以透热为度；⑤以牵伸法牵拉腰椎，再屈髋屈膝摇腰部。每日 1 次。

视频 5-18　推拿治疗
腰三横突综合征

【典型病例】

孔某，男性，50 岁，腰痛 20 多年，伴有双侧臀部酸痛，加重 1 个月。痛点位置固定，无放射痛，弯腰劳累后加重。口服药物、外用膏药无效。查体：腰椎活动度正常，触诊在第三腰椎右侧横突旁压痛明显。影像学提示腰椎退行性变。

康复评定：肝肾不足，风寒侵袭。腰三横突综合征。

康复处方：给予超声引导下针刀治疗。取双侧腰三横突尖，在超声引导下，可以清晰看到腰 3 横突尖，局部密度增高。严格无菌操作，刺入针刀到达横突尖，横向疏通后，觉手下松动，即出针，以棉球压迫针孔片刻，覆盖无菌纱布。一次即愈。

后期处方：注意保暖，避免反复弯腰，锻炼核心肌力。

【点评】

腰 3 横突有众多大小不等的肌肉附着，相邻横突之间有横突间肌，横突尖端与棘突之间有横突棘肌，横突前侧有腰大肌及腰方肌，横突的背侧有竖脊肌，以及由胸腰筋膜延伸形成的腹横肌与腹内、外斜肌，胸腰筋膜的中层在内侧附着于各腰椎横突末端。在腰椎所有横突中，腰 3 横突最长，活动幅度也大，受到的拉力也最大，因此，损伤机会也较多。发生粘连的部位一般在横突尖部，当粘连形成后，痛点就固定在腰三横突尖部这个点上。临床上未得到有效治疗者都有症状逐渐加重的趋势。通常的理疗方法和针刺方法只能够缓解，痊愈的机会较少；封闭也是暂时消除炎症和疼痛，只有针刀或者刃针才能有效松解。腰 3 横突尖是发病部位，如何准确地刺中也是个问题，尤其是一些肌肉丰厚人群，不能准确定位。超声引导可以提高准确性和疗效。防止复发的关键是锻炼核心肌群，使左右肌力平衡，使侧弯、旋转、屈伸等动作稳定，而不是单纯锻炼腰背肌。

（四）退变性腰椎滑脱

腰椎滑脱是指上位椎体相对于下位椎体位置发生移位。腰椎滑脱症是在先天发育不良、创伤、劳损等因素共同作用下，引发相邻椎体骨性连接异常，临床主要表现为腰部疼痛、或伴坐骨神经受累、或伴间歇性跛行等症状。通常认为腰椎滑脱最重要的原因是椎间盘和小关节退变，其他危险因素还有椎旁肌肉松弛、韧带强度的下降、骨盆倾斜程度增加、患者年龄增加、体重增加、性别等。60 岁及以上老年人腰椎滑脱发病率较高，而退变因素致腰椎滑脱者占 60% 以上。

目前，临床对腰椎滑脱症的临床分型尚无统一的标准，临床上应用最多的是腰椎滑脱的 Wiltse 分型（1976 年病因病理学），即 I 型（发育不良型）、Ⅱ 型（峡部裂型）、Ⅲ 型（退行型）、Ⅳ 型（创伤型）、Ⅴ 型（病理型）。Meyerding 分度法将下位椎体的上缘分为 4 等份，并根据滑脱的程度不同分度。退变性腰椎滑脱分为 4 度：Iº 滑脱：椎体滑动不超过下位椎体中部矢状径的 25%；Ⅱ°滑脱：25% ≤椎体滑动 < 50%；Ⅲ°滑脱：50% ≤椎体滑动 < 75%；Ⅳ°滑脱：椎体滑动 >75% 的移位。还有人将腰椎滑脱症分为前滑脱型、后滑脱型、旋转滑脱型。还有人根据症状把其分成 3 型，即腰痛症状型、伴神经根症状型及伴椎管症状型。

【诊断要点】

1. 病史 腰部劳损史或外伤史。

2. 影像学

（1）X 线平片：腰椎滑脱患者可见椎体后缘连续性中断，椎弓峡部裂患者侧位或斜位片可见峡部连续性中断或峡部裂隙低密度影，有的患者正位片可见椎弓根下部分高密度影伴结构紊乱。

（2）CT：腰椎滑脱多为向前滑脱，滑脱椎体以 L_5 常见，其次为 L_4、L_3，可见双侧椎弓完整，但小关节面滑移不对称，关节间隙宽窄度不一，下关节突前移，同层面双椎体后缘征。而椎弓峡部裂患者的 CT 影像可见椎弓根下部层面偏后处椎弓关节间部边缘不整、宽窄不一，可见低密度裂隙，裂隙走行呈"S"形或"锯齿状"。

【康复处方】

退行性腰椎滑脱大多为 I°滑脱，临床上符合手术指征的病例数较少，且目前手术治疗成本高、风险大，故临床针对该病的治疗多以保守治疗为主，而保守疗法通常以药物、理疗、常规手法等为主，但远期效果不明显，经常反复发作。笔者通过正骨手法治疗腰椎 I°滑脱，疗效确切。

1. 中药治疗

治则：行气活血、调补肝肾。

处方：川芎、党参、白芍、熟地黄、桃仁各 15g，当归、丹参、牡丹皮、茯苓各 10g，红花 6g，甘草 3g。

每日一剂，水煎分早晚两次服用。5 日为一个疗程，2 个疗程之间休息 2 天，连续治疗 2 个疗程评价疗效。也可外用膏药治疗。

2. 针灸治疗

（1）毫针

取穴：肾俞、腰夹脊、委中、大肠俞、太溪、阿是穴、腰阳关。

操作：连续波，留针 30 分钟。每日 1 次，10 次为一个疗程。或用温针灸，留针后，插 2.5cm 的艾条在针柄上，点燃后施灸。

（2）针刀

取穴：腰部膀胱经（滑脱平面上下两个节段）。

操作：皮肤严格消毒，铺洞巾，顺肌纤维方向进针，及骨面，先行纵向剥离，再行横向剥离，患者有明显的酸胀感，一般有明显放射感效果更好。出针，按压针孔 5 分钟，覆盖无菌纱布。术后用腰围固定 1 个月。

（3）穴位注射

取穴：阿是穴。

操作：药物用复方丹参注射液，或 5% 当归注射液，或甲钴胺注射液，每穴 1ml。每周 3 次。

（4）刺络拔罐

取穴：阿是穴。

操作：找到压痛点，在疼痛最明显的一处用三棱针或铍针迅速刺入，深1～2分左右，即出针。真空拔罐器拔罐10分钟，以拔出1～2ml血为度。去罐后，用消毒棉球按压针孔，注意24小时内不要污染局部。

3. 推拿治疗 操作：①腰、臀部肌肉放松。患者俯卧位，术者在患者腰部沿脊柱两侧肌肉、臀部肌肉，自上而下用单掌或叠掌施以按揉法，力度轻柔；②患者俯卧位，操作者以拇指指间关节背侧分别点按阿是穴、双侧志室、腰眼、**肾俞**、气海俞、大肠俞、腰阳关、阳陵泉、委中、承山、太溪等穴，力量缓和，由轻到重；③针对腰5前滑脱或腰骶角过大者：患者采取俯卧位，腹部（相当于向前滑脱椎体处）垫一薄枕（约5～8cm高），一助手固定髋关节，一助手牵拉下肢，医者快速压骶手法重复2至3次，以矫正患者前滑脱的腰椎及腰椎前凸；④针对腰4、腰5滑脱，运用仰卧冲压法：患者仰卧并在患者臀部垫上薄枕，屈髋屈膝，术者站于患者一侧，一手用手掌的根部按压于患者脐下部（约腰3、腰4椎体前方），另一手扶压于患者的双膝处，用身体的力量推膝压腹，2～3次。也可如③采用俯卧冲压法，于患者腹部垫一薄枕，医生站于患者一侧，双手交叠按压在患者向前滑脱椎体的下一椎体水平，同时在患者呼气的末尾时用适当的力量向下冲压2～3下；⑤屈髋抱膝前后翻滚。

视频5-19 推拿治疗腰椎滑脱

4. 物理治疗 同腰椎间盘突出症。

5. 腰椎牵引 使患者采取仰卧位，在其两侧腋下固定胸带，合理调整捆绑的松紧，并在髂嵴上缘固定骨盆。设置牵引重量为患者体重的1/2，实施牵引时膝关节和髋关节屈60°，取三角垫放在患者膝关节的下方，每次牵引0.5小时。

6. 运动疗法

（1）坐姿交替收腿：收腿时，膝盖尽量贴近胸口，手指尖朝向脚尖，运动中，保持腹部持续紧张，双腿保持离开地面。见225页视频5-17。

（2）五点支撑：膝盖弯曲，仰面平躺在瑜伽垫上，两臂自然伸直放于体侧，两脚自然分开，与肩同宽，收腹提臀，髋关节伸直，保持躯干和大腿在同一平面上。以头、两肩和两脚作为支撑点，尽量抬高背部、臀部和下肢，使肩、髋、膝呈一直线。动作过程中始终保持身体稳定，不晃动、不憋气。见224页视频5-14。

（3）平板支撑：挺胸收腹，保持腰背挺直，身体保持一条直线，臀部的位置适中，略高于腰部，颈部保持自然，目视前下方，不抬头。见225页视频5-16。

【典型病例】

宋某，女，72岁，腰痛4年，加重半年。左下肢放射痛，弯腰受限。活动时加重，外用膏药无效。查体：腰3、4椎旁压痛明显，局部肌肉紧张痉挛。影像学提示腰4向前滑脱Ⅰ°。

康复评定：气滞血瘀。退行性腰椎滑脱。

康复处方：考虑患者骨质疏松明显，未使用手法冲压，给予针刀治疗，取腰2～5棘突间隙、两侧膀胱经穴。术后牵拉拔伸后用腰围固定，做屈髋抱膝前后翻滚训练每日2次，每次5分钟。1周后复诊，下肢放射痛明显减轻。同上再治疗1次。1个月后解除腰围，疼痛消失。

后期处方：注意保暖，仰卧挺髋训练，半年随访未复发。

【点评】

1. **正骨是关键** 本病一般的保守疗法效果欠佳，需要包含正骨手法的综合治疗才能获得较为满意的疗效，治疗后腰痛、下肢放射痛、间歇性跛行等症状均有明显改善。治疗的关键有以下几点：

（1）正骨力量要适中。想要纠正腰椎向前滑脱，这就需要从滑脱腰椎前方给予一个向后推的力量，而腰椎前方有柔软的腹腔和脏器，给予的力量不能太大，容易损伤脏器，也不能太小，容易被缓冲而达不到治疗的目的。其次退行性腰椎滑脱多见于老年人，骨质疏松是常态，正骨的力量过大会造成医源性损伤。

（2）正骨需要反复多次。由于给予纠正腰椎的力量不足，一次无法完全复位成功，所以需要反复多次进行。另外，即使是复位成功。由于原有体态和深层肌肉韧带的影响，滑脱可能会反复出现，需要多次复位。

（3）须进行肌肉软组织松解。腰椎向前滑脱，多半是由于腰曲过大，而腰曲过大则说明腰椎后群肌肉过度痉挛，所以松解后群肌肉很重要，不能认为依靠单纯正骨就可以解决问题。松解肌肉可以按摩，也可以用针灸针刀等方法。

2. **治疗顺序很重要** 我们的治疗一般是先松解后群肌肉，后复位，而复位往往不能一次到位，而是通过多次复位积累而成。松解肌肉可以通过针刀和银质针，如果骨质疏松明显，可以通过腰围固定来纠正腰椎前屈。然后经屈髋抱膝前后滚翻动作，使患者腹直肌、腹内斜肌等肌群主动收缩，前后纵韧带被动牵拉，对向前滑脱的椎体产生向后的牵引力，从而使椎体逐渐恢复正常的位置，神经根卡压可得到缓解，黄韧带被拉伸变直，同时增大椎管内容量，有利于改善椎管内的血液循环，使临床症状得到缓解。

（五）急性腰扭伤

急性腰扭伤是腰部肌肉、筋膜、韧带等软组织，在突然受力下，机体条件反射引起肌肉的强烈收缩，肌纤维或者是肌肉骨骼附着点出现损伤，出现以疼痛为主的临床疾病。

中医认为急性腰扭伤是由于腰部运动时不慎引起"筋出槽"、"骨错缝"，属于中医学"伤筋"范畴。发病因素常与劳动强度、动作失误、疲劳，甚至季节、气候有关。病机是膀胱经及督脉经气不利，血不归经，瘀血停滞，而致受伤部位肿痛等病变。证型多为气滞血瘀，或伴有肝肾不足。

【诊断要点】

1. **病史** 有腰部外伤病史。

2. **症状** 出现腰部单侧或者是双侧的剧烈性疼痛，同时伴有腰部屈伸、旋转、左右侧弯等功能活动受限制，静止时疼痛缓解。

3. **体格检查** 可以触及腰部肌肉的紧张、条索状硬块，局部可触及剧烈的压痛点。

4. **影像学检查** X线检查可见脊柱生理曲度改变，部分小关节紊乱，MRI可见局部高信号。

【康复处方】

1. **中药治疗**

治则：活血化瘀，除湿通络。

处方：当归 20g，桂枝 10g，芍药 10g，怀牛膝、鸡血藤、补骨脂、桑寄生各 15g，羌独活（各）12g，葛根 10g。

水煎服，日一剂。也可以煎汤熏洗或制成膏药外敷，2 日 1 次或每日 1 次，膏药定时更换，1 周为一个疗程。

2. 针灸治疗

（1）毫针

取穴：腰痛点（位于手背侧第 2、3 掌骨及第 4、5 掌骨之间，腕背侧横纹与掌指关节中点处）、后溪。

操作：患者取坐位，腰痛点向劳宫穴方向透刺，深度约 0.3 ~ 0.6 寸，后溪穴向合谷方向透刺，深度约 1 ~ 1.5 寸。得气后快速行针，大幅度捻转，强刺激，同时嘱患者缓缓站起，双腿分开与肩同宽，腰部放松，缓慢做俯仰、转侧、下蹲、起立等活动，每隔 5 分钟行针一次，行针同时活动。悬钟、伏兔、梁丘、阳陵泉等穴都可以同上操作，不同之处在于活动时需要将针尖退至皮下或者坐位活动腰部。

（2）电针

取穴：夹脊、肾俞、志室、大肠俞、腰眼、阿是穴。

操作：连续波，留针 30 分钟。每日 1 次，10 次为一个疗程。或用温针灸，留针后，插 2.5cm 的艾条在针柄上，点燃后施灸。首次治疗留针时间一定要长，可以考虑电针半小时后再留针半小时。

（3）穴位注射

取穴：阿是穴。

操作：20% 当归注射液 4ml，2% 利多卡因 0.1ml，维生素 B₁₂ 0.5mg，用生理盐水稀释到 10ml，每次选 4 个点，每个点 2ml。药物也可用甲钴胺注射液，每周注射 3 次。

（4）药罐

取穴：阿是穴。

药物：防风、续断、荆芥穗、牛膝、威灵仙、川芎、桂枝、红花各 20g。

操作：将上述药物放入煎药锅内，加水 2 000ml 浸泡 30 分钟，煎开后再煎 15 分钟。将竹罐放入中药汤剂中蒸煮，煮热后将药物罐拔于患处，留罐 15 分钟，早晚各 1 次。

（5）刺络拔罐

取穴：委中。

操作：用三棱针或铍针迅速刺入，深 1 ~ 2 分左右，即出针。用闪火法或真空拔罐器拔罐 10 ~ 15 分钟。去罐后，用消毒棉球按压针孔。

3. 推拿治疗

取穴：肾俞、大肠俞、委中、承山、阿是穴。

操作：①患者俯卧位，先用按揉法、滚法、摩法，沿督脉、膀胱经自上而下整体松解腰背部肌肉约 5 分钟；②以手指点按各穴和痛点，常与推法、揉法、运法等配合使用；③双手交叉，右手在上，左手在下，以手掌自上背部按压棘突逐渐向下直至腰骶部；④定点斜扳法。侧卧位，患肢向上屈曲，健肢伸直，治疗者用一手扶住患侧肩部，另一手（或肘部）抵在患侧臀部后方，然后做相反

视频 5-20 推拿治疗急性腰扭伤

方向用力，使腰部旋转；⑤推擦整个躯干和下肢。

4. 物理治疗　同腰椎间盘突出症。

【典型病例】

薛某，女性，35 岁，腰痛 2 天。患者两天前因不慎扭伤腰部，疼痛剧烈，无下肢放射痛，痛点位置固定，活动受限。口服药物、外用膏药无效。查体：腰 3、4 椎旁压痛明显，局部肌肉紧张痉挛。影像学无明显异常。

康复评定：气滞血瘀。急性腰扭伤。

康复处方：针刺后溪，在同伴搀扶下活动腰部，疼痛略有减轻。俯卧位，取局部压痛点，电针治疗，红外线照射。针后，双侧定点斜板法，听到局部有咔嚓声，疼痛立减。一次即愈。叮嘱其回家平卧休息，第二天疼痛消失，活动自如。

后期处方：注意保暖，锻炼核心肌力。

【点评】

急性腰扭伤是因突然受到外力作用过度牵拉而引起的急性撕裂伤，可使腰骶部肌肉附着点、骨膜、筋膜和韧带等组织撕裂，同时伴有小关节的紊乱。所以治疗的第一步是松解局部痉挛的肌肉，一般来说就类似于颈椎的落枕治疗，需要远端取穴，活动腰椎，如此能够使原来大面积痉挛的肌肉放松，这样真正的痛点就暴露出来了；第二步就是针对局部痛点的放松，采用电针治疗疗效会相对较好，也可以考虑阻力针治疗；第三步就是手法复位紊乱的小关节。

如果经常出现急性腰扭伤，需要锻炼腰背肌。如果原来有腰椎间盘突出症病史的，需要鉴别是否是急性腰扭伤诱发腰椎间盘突出症复发、是否有下肢放射痛、是否有椎管内炎症。

（六）棘间韧带炎和棘上韧带炎

腰段棘上韧带的损伤比较常见。棘上韧带为一狭长韧带，脊柱的频繁弯曲活动，常使其劳损或损伤。急性外伤也常使棘上韧带损伤，如果脊柱屈曲位突然受到外力从纵轴上的打击，棘上韧带就会受损。棘间韧带对脊柱扭转起保护作用，韧带损伤的机会少于棘上韧带，在脊柱发生突然过度扭转时易损伤，在临床上易和棘上韧带损伤相混淆。

棘上、棘间韧带炎属于中医"筋伤"、"痹证"范畴，其病位在经筋；肝肾不足，筋脉失养为其内因，过度劳累或坐姿不当、寒湿外侵、慢性劳损、感受风寒、久卧湿地为其主要外因。气血运行不畅、筋脉失去濡养、经脉闭塞不通而致发病。治疗以活血化瘀、舒筋活络为主。

【诊断要点】

1. 腰背部有外伤史和劳损史。

2. 临床表现

棘上韧带炎：腰椎棘突上出现疼痛，痛点常固定于棘突的上下缘，压痛明显，局部可触及硬结，劳累及弯腰后加重，拾物试验阳性。

棘间韧带炎：脊柱棘突间有深在性胀痛，患者不敢做脊柱旋转动作，卧床时多取脊柱伸直位侧卧；行走时，脊柱呈僵硬状态。

3. X 线检查无异常。

【康复处方】

西医治疗本病以止痛、封闭治疗为主。传统方法针刀效果良好，部分久治不愈患者可以配合中药辨证论治。

1. 中药治疗

治则：行气活血、疏风散寒。

独活、桑寄生各 15g，杜仲、川牛膝、秦艽、茯苓、肉桂心、防风、川芎、人参、当归、白芍、熟地黄各 10g，细辛 3g，甘草 6g。

每日一剂，水煎分早晚两次服用。以 5 日为一个疗程，2 个疗程之间休息 2 天，连续治疗 2 个疗程后评价疗效。也可外用膏药治疗。

2. 针灸治疗

（1）毫针

取穴：阿是穴（棘突间隙）。

操作：局部常规消毒后，用 1.5 寸毫针在病变处（即压痛点）中心处直刺 1 针，以得气为度，得气后在痛点上下左右四个方向约 0.5 寸处各刺 1 针，针尖指向疼痛中心，十字交叉接电针，连续波，留针 30 分钟。每日 1 次，10 次为一个疗程。

（2）针刀

取穴：阿是穴。

操作：

棘上韧带炎：常规消毒，患者俯卧于治疗床上。在离压痛点最近的棘突顶上进针刀，刀口线和脊柱纵轴平行，达棘突顶部骨面。将针体倾斜，如痛点在进针点棘突上缘，使针体和上段脊柱成 45°，如疼痛在进针点棘突下缘，使针体和下段脊柱成 45°，进针到骨面上纵向疏通，再在骨面上横向剥离两下，刀下如果遇有韧性硬结，则纵向切开，出针。患者有明显的酸胀感，以棉球压迫针孔片刻，覆盖无菌纱布。

棘间韧带炎：患者俯卧治疗床上，脊柱微屈。在患者自诉疼痛的棘突间隙进针刀。刀口线和脊柱纵轴平行，针体垂直刺入 1cm 左右，当刀下有坚韧感，患者诉有酸胀感时，即为病变部位，先纵向剥离 1～2 下，再将针体倾斜和脊柱纵轴成 30°，在上一椎骨棘突的下缘和下一椎骨棘突的上缘，沿棘突矢状面纵向剥离，各 3 下，出针。

（3）刺络拔罐

取穴：阿是穴。

操作：在压痛明显的棘突上标记定位，局部常规皮肤消毒，使用一次性软柄梅花针对标记部位快速重叩 10～15 秒钟，拔罐，留罐 10 分钟，起罐后清理皮肤表面瘀血，无菌敷料覆盖创面 12 小时。

（4）火针

取穴：阿是穴。

操作：患者取俯卧位。暴露病患部位，用龙胆紫溶液标记压痛点。局部消毒后选用 2 寸火针在酒精灯上烧红，迅速准确地将针刺入 3～5mm，立即出针，以干棉球压针孔片刻。每次治疗间隔 3 天，一般治疗不超过 3 次。

3. 封闭疗法

可用 0.5%～1% 普鲁卡因加醋酸强地松龙或醋酸氢化可的松做痛点封

闭，效果良好。

4. **推拿治疗**　操作：①患者俯卧位，医者站于患侧，以掌揉法放松腰背部和臀部，往返3次；②以手指点按各穴和痛点，常与推法、揉法、运法等配合使用；③患者左侧卧，术者立于患者的后背侧，左手拇指压住疼痛段棘上韧带最痛点，右手握患者上位肢体的踝部，先屈髋屈腰，术者左手拇指就势压在痛点上下两椎体棘突间隙，再背伸骶腰肌，同时压棘上韧带的手协同用力，将韧带向下向前推按，以牵拉卡压之棘上韧带的深层及棘间韧带，反复做3次；④双手交叉，右手在上，左手在下，以手掌自上背部按压棘突逐渐向下直至腰骶部。在每次按压时应附加双手向上下方分开的力量；⑤腰椎斜扳法，对偏歪的棘突进行整复；⑥推擦整个躯干和下肢。

视频5-21　推拿治疗棘间韧带炎和棘上韧带炎

5. **物理治疗**　基本同腰椎间盘突出症。

6. **冲击波治疗**　选择患者的压痛点作为治疗部位，采用放散状体外冲击波治疗机进行治疗。选择探头晶片直径6mm，频率为12Hz，每周1次，压强根据患者对疼痛的耐受程度增减，每个点冲击800次。

7. **运动治疗**　同腰肌劳损。

【典型病例】

常某，男，34岁，腰痛3年。脊柱正中疼痛，位置固定，无放射痛，弯腰劳累后加重。口服药物、外用膏药无效。查体：腰椎活动度正常，弯腰时疼痛加重，触诊腰1、2、3棘突压痛。X线无明显异常。

康复评定：肝肾不足，风寒侵袭。棘上韧带炎。

康复处方：给予针刀治疗，取阿是穴。从腰1、2、3棘突顶点进针刀，刀口线和脊柱纵轴平行，达棘突顶部骨面。将针体倾斜，使针体和上段脊柱成45°，进针到骨面上纵向疏通，再在骨面上横向剥离，刀下遇有韧性硬结，纵向切开后出针。以棉球压迫针孔片刻，覆盖无菌纱布。一次即愈。

后期处方：注意保暖，避免反复弯腰，锻炼核心肌力。

【点评】

棘上韧带和棘间韧带损伤后，引起粘连、瘢痕和挛缩，造成腰部疼痛。在急性发作时，病变组织有水肿渗出刺激神经末梢，使临床表现加剧。新伤用恰当的手法治疗，效果甚佳，陈旧性的慢性损伤，针刀治疗效果也较理想。棘上韧带损伤的部位主要是在其附着点棘突的上下缘，沿棘突的矢状面，将粘连松解，就可以恢复。而棘间韧带位于相邻两个椎骨的棘突之间，棘间韧带因脊柱突然过度扭转牵拉而损伤，脊柱扭转和弯曲时疼痛加剧，多数患者因延误治疗而转为慢性损伤，棘间韧带粘连挛缩而成此病。因此治疗的关键是松解粘连，棘间韧带的松解主要是要把握深度，一定不要刺入椎管内，要将上一椎体和下一椎体的棘突附着点都要松解到。另外棘间韧带前方与黄韧带延续，棘间韧带的挛缩会导致黄韧带及其他软组织向椎管内突进，造成椎管空间变窄，尤其是在腰4、5上，由于腰椎过度前曲，棘间韧带短缩，压力增高，导致椎管空间变窄，此时松解棘间韧带显得尤为重要。

第三节　肩关节相关疾病

肩关节是人体结构中最复杂、活动度最大的球窝关节，由肩胛骨的关节盂和肱骨头构成。关节盂边缘有纤维软骨环构成的盂唇附着，加深了关节窝。关节囊薄而松弛，下壁最为明显。根据上述特点，肩关节是全身最灵活的球窝关节，可做屈、伸、收、展、旋转及环转运动。关节的前下方肌肉较少，关节囊又最松弛，所以肩关节最易发生前脱位。

一、相关结构

肩关节由锁骨、肩胛骨和肱骨构成，包含盂肱关节、肩锁关节、肩胸关节和胸锁关节。

（一）骨

1. 锁骨　外侧端称为肩峰端，与肩峰形成肩锁关节，内侧端为胸骨端，与胸骨锁切迹形成胸锁关节。

2. 肩胛骨　肩胛骨与锁骨共同组成肩胛带。在静止位置时，肩胛冈大约平对第3、4胸椎，上角和下角分别平对第2肋和第7肋。肩峰是三角肌大部的起点、斜方肌的止点之一，同时是肩锁韧带的附着点。喙突为肱二头肌短头肌腱和喙肱肌提供起点，同时还是胸小肌和肩锁韧带的附着点。肩胛骨外上方是关节盂，盂上、下方各有一粗糙隆起，分别称盂上结节和盂下结节。

3. 肱骨　肱骨头的外侧和前方有隆起的大结节和小结节，向下各延伸一嵴，称大结节嵴和小结节嵴。两结节间有一纵沟，称结节间沟。

（二）关节

1. 盂肱关节　狭义的肩关节就指盂肱关节，是全身活动度最大的关节，稳定性差，可进行三轴运动，关节盂周围有纤维软骨构成的盂唇，使之略为加深。盂唇下方固定牢固，上方活动度大，血供差，易于损伤。关节囊薄而松弛，囊内有肱二头肌长头腱通过；关节囊外有喙肱韧带、喙肩韧带及肌腱加强其稳固性，唯有囊下部无韧带和肌肉，最为薄弱，故肩关节脱位时，肱骨头常从下部脱出，脱向前下方。

2. 肩锁关节　肩锁关节由肩胛骨肩峰关节面与锁骨肩峰端关节面形成的平面滑动的滑膜关节，可做各方向的微动运动。关节囊较松弛，附着于关节面的周缘。肩锁韧带在上方，喙锁韧带在下方，对关节起加固作用。

3. 胸锁关节　由锁骨内侧端、胸骨柄外上缘构成的滑膜关节，形状为鞍形，可滑动。是体内唯一连接中轴骨和上肢的关节。关节腔内有盘状软骨，可以吸收从上肢传导到中轴骨的震荡。胸锁前韧带、胸锁后韧带、锁骨间韧带、肋锁韧带对关节起到限制和保护作用。随着肩关节运动，胸锁关节可以旋转30°。

4. 肩胸关节　肩胸关节本质上不是一个真正的关节，是肩胛骨的前面和胸廓的后外侧面的一个衔接点。这两个面不直接接触，由肩胛下肌、前锯肌和竖脊肌分隔开。这些肌肉可以在运动过程中减弱关节中的摩擦力。

（三）韧带

肩关节结构松弛，活动度较大，关节囊韧带对关节稳定性起到很重要的作用。关节囊的韧带由盂肱上韧带、盂肱中韧带、盂肱前下、后下韧带和喙肱韧带、喙肩韧带、喙锁韧带共同组成。

1. **喙肱韧带** 起于喙突下，向侧前下方固定于肱骨。其纤维与关节囊紧紧连在一起。肱骨外旋时韧带纤维伸展，有约束肱骨外旋作用。肱骨内旋时韧带纤维缩短，有阻止肱骨头脱位的作用。冻结肩患者的喙肱韧带痉挛缩短，结果使肱骨头保持在内旋位置，防碍肩关节的活动。

2. **喙肩韧带** 为肩关节上部的屏障，起于喙突外缘，基底较宽逐渐变窄，向外止于肩峰，把肩峰下滑囊与肩锁关节分开。

3. **盂肱韧带** 分为上、中、下3个韧带，位于关节囊的内面，有限制关节外旋的功能。盂肱上韧带限制肱骨头的外旋和下移；盂肱中韧带限制肱骨头的外旋和前移；盂肱下韧带分为前支和后支，前支限制肱骨头的外旋、向上和向前移动，后支限制肱骨头的内旋和前移。上肢在躯干两侧时，盂肱上韧带、盂肱中韧带限制作用最大；上肢外展45°时，盂肱中韧带、盂肱下韧带限制作用最大；上肢外展90°时，盂肱下韧带限制作用最大。

4. **喙锁韧带** 喙锁韧带起于喙突，向后上部伸展，止于锁骨外端下缘，分为斜方韧带及锥状韧带。当锁骨旋转活动时，此韧带延长，上肢外展时，有适应肩锁关节20°活动范围的功能。喙锁韧带是稳定肩锁关节的重要结构。

（四）肌肉

1. **三角肌** 分前、中、后三部，从前、后、外3个方向围绕肩关节。肩部的膨隆外形即由该肌形成。①起点：锁骨外侧端、肩峰和肩胛冈；止点：肱骨体外侧的三角肌粗隆；②作用：近端固定时，前部肌纤维收缩，使上臂在肩关节处屈、旋内、内收；中部收缩使上臂外展；后部收缩使上臂伸及旋外。整块肌肉收缩使上臂外展。远端固定时，三角肌收缩起加固肩关节作用；③支配神经：腋神经（$C_5 \sim C_6$）。

2. **冈上肌** 位于肩胛骨冈上窝内。在斜方肌和三角肌的深层，斜方肌覆盖其肌腹，三角肌覆盖其肌腱。①起点：肩胛骨冈上窝，肌纤维水平向外经肩峰和喙肩韧带下方，跨越肩关节。止点：肱骨大结节上部；②作用：近端固定时，冈上肌收缩使上臂外展。上臂下垂位外展30°以内，主要由冈上肌起作用，故该肌也称为肩关节外展的启动肌；③支配神经：肩胛上神经（$C_5 \sim C_6$）。

3. **冈下肌** 位于肩胛骨的冈下窝内，部分被斜方肌和三角肌遮盖。①起点：起于冈下窝，肌束由内向外集中，跨越肩关节后方。止点：肱骨大结节中部。②作用：近端固定收缩时，能使上臂内收、旋外、伸和水平伸；③支配神经：肩胛上神经（$C_5 \sim C_6$）。

4. **小圆肌** 位于冈下肌的下方，大部分被三角肌所遮盖。①起点：起于肩胛骨外侧缘的背面，肌束由内侧向外移行。止点：止于肱骨大结节下部；②作用：近端固定收缩时，冈下肌和小圆肌收缩，使上臂旋外、内收和伸；③支配神经：腋神经（$C_5 \sim C_6$）。

5. **大圆肌** 位于肩胛冈的下方，冈下肌和小圆肌的下方，其下缘被背阔肌上缘所覆盖，整块肌成柱状。①起点：肩胛骨下角的背面，肌束向上外，与背阔肌走向一致，绕至肱骨前，并共同止于肱骨小结节嵴。止点：肱骨小结节嵴；②作用：近端固定收缩时使肩关节内收、内旋和伸；③支配神经：肩胛下神经（$C_5 \sim C_6$）。

6. **肩胛下肌** 位于肩胛下窝内，前面与前锯肌相贴，为三角形扁肌，是多羽肌。

①起点：肩胛下窝，肌束斜向上外经肩关节前方。止点：肱骨小结节；②作用：近端固定收缩时，能使上臂内收、旋内；③支配神经：肩胛下神经（$C_5 \sim C_6$）。

7. 肱二头肌 属于臂肌。①起点：有两个头，长头以长腱起自肩胛骨盂上结节，通过肩关节囊，经结节间沟下降；短头在内侧，起自肩胛骨喙突。两头在上臂的下部合并成一个肌腹，并以一个腱止于桡骨粗隆。止点：桡骨粗隆。②作用：屈肘关节；当前臂处于旋前位时，能使其旋后。此外，还能协助屈上臂。③支配神经：肌皮神经（$C_5 \sim C_6$）。

8. 肱三头肌 ①起点：有三个头，长头起自肩胛骨关节盂的下方；外侧头起自肱骨后面桡神经沟的外上方；内侧头起自桡神经沟内下方，三头合成一个肌腹。止点：尺骨鹰嘴。②作用：伸肘关节。③支配神经：桡神经（$C_5 \sim T_1$）。

9. 喙肱肌 属于臂肌。位于肱二头肌短头的后内方，被胸大肌遮盖，为长梭形肌。①起点：肩胛骨喙突。止点：肱骨内侧缘中部；②作用：近端固定时，能使肩关节屈、上臂内收；③支配神经：肌皮神经（$C_5 \sim C_6$）。

10. 胸大肌 属于胸上肢肌。①起点：锁骨内侧半、胸骨前面和上位六个肋软骨，以及腹直肌鞘前壁。肌束向外上，锁骨部和腹部肌束上下交叉。止点：肱骨大结节嵴；②作用：近端固定时使上臂在肩关节处屈、内收和旋内。远端固定时可上提躯干，拉引躯干向上臂靠拢（如爬绳、爬杆动作）。此外，胸大肌能提肋，辅助吸气，是辅助吸气肌；③支配神经：胸外侧神经（$C_5 \sim C_7$）。

11. 前锯肌 属于胸上肢肌。①起点：起于前 8 条肋骨的外侧面。止点：肩胛骨内侧缘和前面；②作用：近端固定（肋骨固定）时，前锯肌收缩使肩胛骨前伸，有助于上臂前屈，它与斜方肌共同作用，使肩胛骨上回旋，协助上臂上举到垂直部位。远端固定（肩胛骨固定），前锯肌下部收缩可有助深呼吸，是辅助吸气肌。若此肌瘫痪，则肩胛骨内侧缘与下角离开胸廓而突出于皮下，称为翼状肩；③支配神经：胸长神经（C_5、C_6、C_7）。

12. 胸小肌 属于胸上肢肌。①起点：起于第 3 ~ 5 肋骨前面。止点：肩胛骨喙突；②作用：近端固定时（肋骨固定），胸小肌收缩使肩胛骨前伸、下降、下回旋。远端固定（肩胛骨固定）时，可上提肋，助吸气；③支配神经：胸内侧神经（C_8、T_1）。

13. 斜方肌 属于背肌浅层，斜方肌是一块较大的表层肌肉，分为三部分。①上斜方肌：起于枕骨和颈椎棘突的项韧带，止于锁骨外 1/3 和肩峰，作用是使肩胛骨上提和上旋；②中斜方肌：起于 $C_7 \sim T_5$ 棘突，止于肩胛冈，作用是使肩胛骨后缩；③下斜方肌：起于起于 $T_6 \sim T_{12}$ 棘突，止于肩胛冈底部，作用是使肩胛骨下降和上旋；④支配神经：副神经，C_3 和 C_4 的前支部分。

14. 肩胛提肌 ①起点：起于第 1 ~ 4 颈椎横突。止点：肩胛骨上角；②作用：近端固定时，肩胛提肌收缩使肩胛骨上提、下回旋。远端固定时，一侧收缩，使颈和头向同侧屈和旋转；两侧收缩，使颈伸直；③支配神经：C_3、C_4 和肩胛背神经（C_5）。

15. 菱形肌 ①起点：起于 $C_6 \sim T_4$。止点：肩胛骨内侧缘和下角；②作用：近端固定时菱形肌收缩使肩胛骨上提、后缩。它与肩胛提肌共同作用使肩胛骨下回旋；③支配神经：肩胛背神经（C_5）。

16. 背阔肌 位于背下部及胸部后外侧的皮下，为三角形扁肌。属于背肌。①起点：借胸腰筋膜起于第 7 至第 12 胸椎棘突、全部腰椎棘突、骶正中嵴以及髂嵴后部，肌束向外上方斜行集中，跨越肩关节下方和肱骨内侧。止点：止于肱骨小结节嵴；②作用：近端固定时，背阔肌收缩使上臂伸、内收和旋内。远端固定时，拉引躯干，上提向上臂靠拢，如单杠引体向上、吊环后摆上等动作；③支配神经：胸外侧神经（$C_5 \sim C_7$）。

（五）滑囊

肩关节之所以能协调完成许多复杂的运动，与肩关节周围存在着许多的滑囊有密切的关系，丰富的滑囊可以有效地减少关节与肌腱活动时的摩擦，扩大肩关节的活动范围。滑囊在肌腱与肌腱之间、肌腱与骨骼之间、皮肤与骨骼之间起衬垫作用，便于运动，减少摩擦。

肩关节周围的滑囊主要有肩峰下滑囊、三角肌下滑囊、肩胛下肌滑囊、喙突下滑囊、肩峰上滑囊、前锯肌滑囊、胸大肌腱下滑囊、背阔肌腱下滑囊、大圆肌腱下滑囊等。这些滑囊都起着便于肩关节活动的作用。其中肩峰下滑囊是最重要的一个滑囊，其作用相当于肩袖与其上方的肩峰和三角肌之间的一个关节，滑囊内的少量积液可起润滑作用，以减轻肩袖与肩峰和三角肌之间的摩擦。

（六）肩袖

肩袖又称旋转袖、肌腱袖，是指由冈上肌、冈下肌、小圆肌及肩胛下肌4块肌肉的肌腱所组成的彼此相连的肌腱复合体，并且与关节囊紧密相连的一种结构。它的作用在于加固肱骨头与关节盂的连接，对加强肩关节起一定作用。此外它还有使肩关节回旋和外展的作用。

二、肩关节运动

肩关节可以完成七种动作：屈、伸、外展、内收、外旋、内旋、环转。肩关节的活动范围在正常情况下为：前屈上举150°～170°、后伸40°～45°、外展上举160°～180°、内收20°～40°、水平位外旋60°～80°（或贴壁45°）、水平位内旋80°～90°（或贴壁70°）、水平屈曲135°、水平伸展30°。盂肱关节囊主要被肩胛上神经（C_5、C_6）和腋神经（C_5、C_6）支配。支配盂肱关节运动的肌肉和支配肩胛骨运动肌肉如下（表5-1，表5-2）。

表5-1　支配盂肱关节运动的肌肉

方向	支配肌肉	特征
外展	三角肌中束、肩袖	从矢状轴上方跨过
内收	三角肌前束和后束、背阔肌、胸大肌、喙肱肌、大圆肌、肱三头肌长头	从肱骨头的矢状轴下方跨过
屈	胸大肌锁骨部、三角肌前部、喙肱肌、肱二头肌长头	从肩关节冠状轴前方跨过
伸	肱三头肌长头、三角肌后束、小圆肌、背阔肌	从肩关节冠状轴后方跨过
内旋	胸大肌、三角肌前束、大圆肌、背阔肌、肩胛下肌	由内（起点）向外（止点）从垂直轴前方跨过
外旋	三角肌后束、冈下肌、小圆肌	从垂直轴后方跨过

方向	支配肌肉	特征
环转	三角肌（三个束）、胸大肌、斜方肌、菱形肌、前锯肌、背阔肌、大圆肌、小圆肌	

表 5-2　支配肩胛骨运动的肌肉

方向	支配肌肉
上抬	上斜方肌、肩胛提肌、菱形肌
下降	下斜方肌、背阔肌、胸小肌、
上旋	上斜方肌、下斜方肌、前锯肌（下部纤维）
下旋	肩胛提肌、菱形肌、胸小肌
前伸	胸大肌、胸小肌、前锯肌
后伸	菱形肌、斜方肌中束、背阔肌

三、常见症状

（一）疼痛

肩痛是指肩关节及肩胛周围筋骨肌肉疼痛。肩关节是人体最灵活的关节，由于它的运动范围大，关联很多韧带和肌肉，也最容易产生疲劳和疾病。

肩痛原因可以分为外伤性和非外伤性。由于外伤所引起的肩关节疼痛，一定要进行相关的影像学检查，检查肱骨头、外科颈、肩关节盂、肩胛骨等有没有骨折。也要注意有没有肩锁关节脱位或者是肱盂关节脱位。有时候还需要磁共振检查，来明确有没有肌肉韧带的撕裂伤。尤其是老年人，肌肉肌腱退化，日积月累的慢性劳损或者轻微的急性损伤，就会造成肌腱撕裂，从而出现肩关节疼痛无力。

非外伤原因引起的肩关节疼痛，最常见的是肩关节周围炎症。比如肱二头肌长头肌腱炎、喙突肌腱炎等。通常我们说的肩周炎一般是指肩关节内滑膜、纤维层及周围韧带因反复持久的无菌性炎症而造成的肩关节周围组织粘连，导致肩关节部疼痛、活动障碍的一种病证。如果有活动受限，最好也进行影像学检查，以排除肩袖损伤。也有很多内科疾病会引起肩部牵涉痛，症状出现一般比较缓慢，区域模糊，痛感模糊，钝痛或不适感，并不完全符合神经走向，要注意加以鉴别。

（二）活动受限

肩关节是可以 3 个面运动的关节，包括矢状面的屈曲、伸展，水平面的水平屈、水平伸以及旋内、旋外和冠状面的外展以及内收。关节的活动范围分为主动活动度和被动活动度，主动活动度就是肌肉自主收缩能够达到的关节角度，而被动活动度就是外力辅助不需要自主发力达到的关节活动度，一般情况下被动活动度大于主动活动度。如果当我们一个关节的主动活动度不够，大多是支配运动的主动肌受损或者是拮抗肌痉挛，被动活动受限大多是被牵拉的肌肉粘连。常见的肩关节活动受限的疾病有肩关节外伤、肩关节周围炎、肩部骨折、肩关节脱位、肩峰下滑囊炎、肩关节不稳定、肩袖损伤等。

肩周炎急性期以肩部疼痛为主，慢性期以肩关节功能障碍为主，肩袖损伤也是如此。但是，肩袖损伤往往被动活动范围远远好于主动活动范围。活动受限时，无论哪种疾病，数月后可见肩部肌肉萎缩，因关节囊及肌腱的粘连、失用性肌力降低、喙肱韧带挛缩等因素而导致肩关节功能受限。

（三）盂肱关节脱位

肩关节脱位约占全身关节脱位总数的 50%，其中 95% 是前脱位，因为只有关节囊的前下部没有肌肉、肌腱的增强，这是肩关节的一个薄弱区。因此，当上肢外展时，在外力作用下或跌倒时，如上肢外展外旋后伸着地，肱骨头可冲破关节囊前下方的薄弱区，移出到肩胛骨的前方，造成肩关节前脱位。这时患肩塌陷，失去圆形隆起的轮廓，形成所谓的"方肩"。Altchek 根据肱骨头前向或后向移位程度，将肩关节脱位分为 3 级：1 级，肱骨头移位大于健侧，但不超过肩胛盂；2 级，肱骨头移位并骑跨在肩盂缘；3 级，肱骨头嵌卡在肩盂缘外。

患者常见的临床症状主要有患侧肩肿胀、疼痛，主动和被动活动受限；患侧上肢由于疼痛保持轻度外展位，常以健手托患臂，头和躯干向患侧倾斜；肩部三角肌塌陷，呈方肩畸形，在腋窝，喙突下或锁骨下可触及移位的肱骨头，关节盂空虚；搭肩试验阳性。X 线摄片可明确脱位类型及有无骨折。

肩关节脱位后如果没有严重的并发症可以采取手法复位，如回旋法和足蹬法。关节脱位合并神经或血管损伤、骨折，手法复位困难者，应手术治疗。肩关节脱位无论手术或保守治疗后都要用三角巾或弹力带将前臂固定在胸前 4～6 周。本病预后良好，但若未得到适当有效的固定和休息，会形成习惯性脱位。

四、康复评定

（一）整体评估

按中医的四诊评定，肩关节病多属于本虚标实，肝肾不足，风寒湿邪侵袭，或是外伤所致，气滞血瘀。从生物力学上评估，多和运动姿势相关，与颈椎、胸椎解剖位置紊乱，以及肩胛骨、锁骨相关的肌肉活动障碍相关。

（二）局部评估

主要是对疼痛等级及位置的评估，包括自觉疼痛和压痛；其次是功能障碍、关节活动度评估，明确是肩关节本身问题，还是由于颈椎、胸椎以及相关的肌肉运动障碍导致了肩关节活动障碍；明确病情阶段、责任病位，有利于局部针对性康复。

五、日常养护

（一）注意防寒保暖

受凉是肩周炎的诱发因素。寒湿侵袭机体，可使肌肉组织和血管收缩，肌肉处于慢性痉挛状态，产生的代谢产物堆积，不能及时排出体外，因而处于慢性无菌性炎症状态。因此，在日常生活中注意防寒保暖。而且不能长时间吹空调，避免肩部受凉，中老年人更应注意。

（二）注意营养均衡

营养不良可导致体质虚弱，而体质虚弱又常导致肩周炎。如果营养补充得比较充分，加上适当锻炼，肩周炎常可不药而愈。可多吃富含维生素 C 的新鲜水果、牛奶、绿叶蔬菜，或多食用胚芽、玉米等；忌吃肥腻食品，如肥肉、奶油、油炸食品等。

（三）注意加强肩关节肌肉锻炼

体育锻炼是预防和治疗肩周炎的有效方法。据调查，肩关节肌肉发达、力量大的人群中，肩周炎患病的概率下降了 80%。即使真的得了肩周炎，坚持锻炼，坚持做康复治疗，对肩关节功能恢复也起到决定作用。经常练习太极拳、太极剑、单杠、云梯，都有助于预防肩关节疼痛发生。但要注意运动量，避免突然使用暴力，以免造成肩关节及其周围软组织损伤。

（四）注意纠正不良姿势

对于经常伏案、双肩经常处于外展工作、经常打羽毛球、网球、高尔夫的人，应注意保持正确的姿势，避免长期的不良姿势工作或者运动造成慢性劳损和积累性损伤。

六、肩关节相关疾病

（一）肩关节周围炎

肩关节周围炎又称漏肩风、冻结肩，简称肩周炎，本病好发于 50 岁左右的人，故又称"五十肩"。肩周炎是肩关节周围肌肉、肌腱、滑囊和关节囊等软组织的慢性无菌性炎症。炎症导致关节内外粘连，从而影响肩关节的活动。其病变特点是疼痛和活动受限，女性发病率略高于男性，多见于体力劳动者。如果得不到有效的治疗，有可能严重影响肩关节的功能活动，妨碍日常生活。

为什么 50 岁左右的人容易患肩周炎呢？主要是由于随着年龄的增长，人体的骨骼、肌肉、韧带等都在逐步退变，对各种外力的承受能力减弱。而且长期过度活动、姿势不良等产生的慢性劳损，使肩关节周围组织处于慢性炎症状态；另外肩部急性外伤因治疗不当或没有及时治疗，其炎性病变蔓延扩散至关节囊、韧带等软组织，最终演变成肩周炎。

临床上肩周炎以肱二头肌长头肌腱炎诱发者最为常见。颈椎病、心、肺、胆道疾病易引发肩部牵涉痛，因原发病长期不愈使肩部肌肉持续性痉挛、缺血而形成炎性病灶，从而转变为真正的肩周炎。

整个病程分为 3 期：急性期、冻结期、恢复期。

1. **急性期** 肩部自发性疼痛，昼轻夜重，疼痛多局限于肩关节的前外侧，肩关节局部韧带、肌腱、关节囊充血水肿、渗出、增厚，肩痛渐重，表现为肱二头肌长头肌腱炎或冈上肌肌腱炎以及肩峰下滑囊炎等。

2. **冻结期** 随着病情的发展，肩痛逐渐减轻或消失，关节囊及其周围结构、喙肱韧带挛缩，滑膜充血、肿胀，失去弹性，关节几乎冻结，不能活动，病程长者可出现三角肌、肩胛带肌轻度萎缩。

3. **恢复期** 约经半年至 1 年半时间，炎症逐渐好转，疼痛缓解，肩关节活动亦渐恢复，外旋活动首先恢复，继而为外展和内旋活动，但往往活动范围不如病前。冻结期越长，恢复期越慢，冻结期越短，恢复越快。

中医认为本病是由于人到中年，气血渐衰，筋骨失养，风、寒、湿邪侵袭，或外伤劳损，以致气血阻滞、脉络不通而发病。

【诊断要点】

1. 临床症状 本病早期肩关节呈阵发性疼痛，常因天气变化及劳累而诱发，以后逐渐发展为持续性疼痛，并逐渐加重，昼轻夜重，夜不能寐，不能向患侧侧卧，肩关节向各个方向的主动和被动活动均受限。肩部受到牵拉时，可引起剧烈疼痛，严重时向颈部及肘部放射。

2. 体征 肩关节向各方向均活动受限，广泛压痛。冻结期后期和恢复期出现不同程度的肩关节周围肌肉萎缩。

3. 影像学 X线平片可见到肩部骨质疏松，或冈上肌肌腱、肩峰下滑囊钙化征。肩关节 MRI 检查可以确定肩关节周围结构信号是否正常，是否存在炎症，可以作为确定病变部位和鉴别诊断的有效方法。

【康复处方】

1. 中药治疗

（1）口服以补气养血、通经活络为主。

黄芪 9g，桂枝 9g，白芍 9g，生姜 18g，大枣 4 枚。

水煎服，日一剂，分早晚两次温服。

（2）外用以活血化瘀，消炎止痛为主。

桃仁 15g，红花 10g，当归 15g，川芎 15g，乳香 10g，没药 10g，续断 15g，牛膝 15g，白芍 15g，赤芍 15g，骨碎补 15g，秦艽 10g，徐长卿 10g。

日一剂，水煎外洗，药渣趁热可外敷患处。也可制作成膏剂敷患处，3 日 1 换。

2. 针灸治疗

（1）毫针

取穴：肩髃、肩髎、巨骨、肩前、肩贞、阿是穴、曲池、外关、合谷。

操作：连续波或疏密波，留针 30 分钟。每日 1 次，10 次为一个疗程。或用温针灸，留针后，插 2.5cm 的艾条在针柄上，点燃后施灸。

（2）针刀

取穴：阿是穴。

操作：皮肤严格消毒，铺洞巾，顺肌纤维方向进针，及骨面，先行纵向剥离，再行横向剥离，患者有明显的酸胀感时出针，按压针孔 5 分钟，覆盖无菌纱布。由于肩周炎阿是穴较多，一般分多次进行，可以按照以下顺序进行：第一次选喙突、肱二头肌结节间沟、肩胛下肌小结节止点，冈上肌、冈下肌、小圆肌大结节止点，三角肌前束、中束；第二次选大圆肌止点、冈上肌、冈下肌、大小圆肌肩胛骨起点、背阔肌；第三次可以补充前几次松解不彻底的地方，或是可以松解肩胛提肌、菱形肌。

（3）针刺加穴位注射

取穴：条口透承山、臂臑、肩贞、肩前、曲池、阿是穴。

操作：病程 < 30 天者，条口透承山治疗后，选择阿是穴进行针刺治疗；病程 ≥ 30 天者，除了上述治疗，再选择臂臑、肩贞、肩前、曲池，进行针刺治疗，疼痛明显时阿是穴可以电针治疗。条口透承山宜针对侧穴，待明显得气后，令患者活动肩部，内外旋转、前

伸、后屈等。在上述取穴方案中选 2 穴行穴位注射，药物用复方丹参注射液或 5% 当归注射液，每穴 1ml。电针每日或隔日 1 次，穴位注射隔日 1 次。

（4）拔罐

取穴：阿是穴。

操作：病情轻者可以单独使用，病情重者可以和电针配合使用。火罐留罐 10 ~ 15 分钟，隔日 1 次。

（5）耳针

取穴：肩、神门、肩关节、肝、脾、皮质下。

操作：探得敏感点或阳性反应物后，用 5 分普通毫针快速刺入，得气后，行捻转手法，中强度刺激，约持续半分钟至 1 分钟。在运用手法的过程中，令患者适当活动患肩。疼痛较剧烈者，肩或肩关节穴用三棱针点刺出血数滴。毫针针刺每日 1 次，刺血隔 2 ~ 3 日 1 次。

（6）刺络拔罐

取穴：曲池、曲泽、肩贞、肩髎、阿是穴。

操作：首先在患肩上进行按压，找到压痛点，在疼痛最明显的一处用三棱针或铍针迅速刺入，深 1 ~ 2 分左右，即出针。如此上、下、左、右，进行点刺，范围以稍大于罐具口径为宜，点刺处应血出如珠。如痛点较分散，每次刺 2 ~ 3 个痛点。用闪火法或真空拔罐器拔罐 10 ~ 15 分钟，以拔出 1 ~ 3ml 血为度。去罐后，用消毒棉球按压针孔，并行被动活动 5 ~ 10 分钟，每隔 2 ~ 4 日 1 次，连续 3 次为一个疗程。

3. 推拿治疗

取穴：阿是穴、经渠、少府、内关、合谷、后溪、中渚等。

操作：①患者仰卧或坐位，医者站于患侧，用㨰法或一指禅推法作用于患侧肩前部及上臂内侧，往返 3 次，配合患肢被动外展、外旋；②健侧卧位，同上法作用于肩外侧和冈上肌，配合拿捏法，并做患侧上举、外展被动活动；③俯卧位，按揉颈椎、胸椎旁软组织，按揉冈上肌、冈下肌、大小圆肌等；④患者坐位，点按上述穴位，做托肘摇肩法；⑤分别在患者肩关节各方向主动活动的最大限度处，增加适当外力，做被动牵拉，静止 5 秒钟，然后放松，反复 5 次；⑥轻揉肩周肌肉，以搓法结束。每日按摩 1 次，30 次为一个疗程，直至痊愈。

视频 5-22　推拿治疗肩周炎

4. 物理治疗

（1）间动电疗法：阴极置于肩部痛区，阳极并置于邻近部位。直流电 1 ~ 3mA，间动电流以患者能耐受为度，每次治疗密波、疏密波、间升波各 5 分钟，每日 1 次，12 ~ 24 次为一个疗程。

（2）超短波疗法：电极对置法，无热量或微热量，每次 12 ~ 25 分钟，每日 1 次，10 ~ 15 次为一个疗程。

（3）中频电疗法：电极对置法，选择相应处方（止痛或肩周炎处方），电流强度适中，每次 20 分钟，每日 1 次，15 ~ 20 次为一个疗程。

（4）脉冲磁疗法：电极对置法，频率 1HZ，磁场强度 0.8 ~ 1.0T，每次 20 分钟，每日 1 次，15～20 次为一个疗程。

（5）红外线疗法：照射肩部痛区，以舒适温热为度，每次 30 分钟，每日 1 次，15～20 次为一个疗程。

（6）超声波疗法：患侧肩部接触移动法，0.5～1.0W/cm²，每次 6～10 分钟，每日 1 次，10～15 次为一个疗程。

（7）激光疗法：氦 - 氖激光照射痛点或穴位。每次照射 10～15 分钟，每日 1 次，10 次为一个疗程。

5. 运动疗法　主要行盂肱关节松动术，必要时可做肩锁关节松动术、胸锁关节松动术和肩胸关节松动术。

视频 5-23　盂肱关节松动术

（1）前屈：患者仰卧位，治疗师站在患者头侧，面向其足部，握住患者的腕部及肘部使臂前屈，一只手固定患者的肩胛骨，另一只手握住患者的肘部，在活动范围的最末端进行 5°或 ＜ 5°小范围的Ⅳ级振动。固定肩胛骨使运动成为纯盂肱关节的独立运动，并确保在关节活动范围末端没有肩胛骨运动参与。

（2）外展：患者仰卧位，治疗师站在患侧。将一只手掌扣在肩峰上，四指展开覆盖肩胛骨，拇指放在锁骨上，以固定肩部，另一只手握住患者肘部，使其前臂放松搭在治疗师的前臂上。治疗师可将大腿置于一定位置以将外展运动范围限制在一定度数，做Ⅰ～Ⅲ级的摆动。重要的是要确保患者肩部被完全固定。

（3）外旋：患者仰卧位，臂外展，屈肘 90°，治疗师将手掌置于患者肘下，手指环握上臂使其固定不动，将这只手的前臂置于所需的外旋范围末端以限制外旋范围，另一手握住患者腕部并使其稍屈曲。使患者前臂沿一定弧度线进行往返外旋运动，做Ⅰ～Ⅲ级的摆动。

（4）内旋：患者仰卧位，臂外展，肘屈曲 90°，治疗师站在患侧，用离患者近的一只手支撑其肘部，握住肱骨远端，另一只手握住患者手背及腕部。治疗师将前臂置于一定位置以限制内旋的范围，使盂肱关节进行Ⅰ～Ⅲ级内旋方向的振动。

（5）手放置于背后内旋，合并后伸、合并内收。操作：患者侧卧位，患肢在上，上臂尽可能置于背后。治疗师站在患者背后，两只手分别握住患者肱骨的近端和远端。在内旋活动范围的末端进行Ⅳ级振动。合并后伸：体位同上，将患者上臂稍后伸，然后内旋，并进行Ⅳ级振动。合并内收：体位同上，将患者上臂向下内收，然后内旋，并进行Ⅳ级振动。

（6）水平屈曲：患者仰卧位，治疗师站于患者健侧肩旁。一只手握住患侧的腕及前臂，使其肘和肩前屈 90°，另一只手横跨患者固定其肩胛骨侧缘（以防止前伸）。使患者上臂在水平屈曲方向上进行Ⅰ～Ⅲ级振动。

（7）水平后伸：患者仰卧位，肩峰置于治疗床边缘，治疗师站在患者肩下方，面向头部，将离患者近的一只手置于肩峰下以固定肩胛骨，另一只手握住患者肘部，使盂肱关节外展 90°，使上臂后伸在治疗床下，直到最大范围，在水平后伸的末端进行振动。

【康复评估】

整体评估：四诊评定明确所属证型。整体力学评估明确相关的解剖结构有无异常。

局部评估：关节活动度评定、徒手肌力检查、等长试验、疼痛评定，明确病变程度和阶段、部位和责任肌肉。

【典型病例】

罗某，男，72岁，肩关节疼痛1年余，加重伴活动受限3个月。曾针灸、理疗、锻炼、药物治疗，效果欠佳，逐渐加重，现疼痛难忍，肩关节不能活动。查体：肩关节外展、上举、后伸均受限，局部可触及多个痛点。

康复评定：风寒湿痹，瘀血阻滞，肝肾不足。肩周炎。肩关节病变属于冻结期，活动受限明显，组织粘连，压痛点广泛。

康复处方：考虑患者年龄，粘连广泛，病程较长，给予针刀治疗。取冈上肌、冈下肌、小圆肌肱骨大结节上止点，喙突，结节间沟，以及冈下肌、大小圆肌肩胛骨面上起点。分4次治疗，每周1次，术后即行关节松动术。术后24小时后开始激光治疗，加强肩关节功能训练。治疗1个月后，症状明显好转，肩关节外展、内收范围正常，后伸略受限，停止治疗，停止治疗1个月后，肩关节活动完全恢复正常。

后期处方：注意保暖，加强肩关节活动和上肢肌力训练。

【点评】

1. 分期治疗，提倡早期治疗　肩关节周围炎分3个阶段。第一个阶段是急性期，这个阶段患者主要的表现就是肩关节的疼痛，开始疼痛不明显，往往患者不加重视，治疗不积极，逐渐发展到后期，疼痛剧烈，影响睡眠，这个阶段可以持续几个月甚至1年左右的时间；第二阶段是冻结期，疼痛可能会稍微缓解，出现明显的肩关节活动受限，就像被冻住了一样，这就是冻结期。这个阶段持续2～9个月，甚至将近1年左右的时间；第三个阶段是恢复期，肩关节出现解冻，开始恢复活动，同时疼痛也慢慢缓解。这个阶段一般来说可以持续几个月的时间。肩周炎整个病程比较长，每个阶段都可以重叠，一般可以持续2～3年的时间。治疗上初期疼痛时可针刺痛点，在活动中寻找痛点，大幅提插捻转，局部拔火罐，效果显著。大多一两次即愈，针灸治疗效果明显。出现活动受限后，针刺的疗效欠佳，只能缓解疼痛，最终需要患者配合功能训练才能治愈。在出现关节活动受限后，针刀治疗效果会更加理想一些。在活动受限的卡压处，行针刀松解，如果粘连广泛，可以分几次进行松解。配合适当的功能锻炼，反复进行。要持之以恒，循序渐进，幅度要由小渐大。肩关节治疗的关键是早期治疗，到了冻结期，任何一种疗法都需要很长的时间才能有明显效果。有人认为反正最终都会"解冻"，熬过去就可以了，但实际上等候自愈的患者最终都会出现一些后遗症，如骨质疏松、肌肉萎缩、关节囊松弛等。

2. 肩关节活动是各关节间协调运动的结果，注意肩肱节律性。

（1）当肩关节外展在0°～30°时，只有盂肱关节的活动参与，没有肩胛胸壁关节的运动。肩胛骨是不旋转的，称为静止期。

（2）当肩关节外展在30°～90°时，转过的60°角中盂肱关节占30°，肩胛骨的上回旋占了30°，即根据角度关系，肩肱节律为1:1。也就是在这个阶段中，上臂每外展1°，肩胛骨就逆时针回旋1°。

（3）当肩关节外展在90°～180°时，转过的90°角中盂肱关节占60°，而肩胛骨通过上回旋占了30°，即根据角度关系，肩肱节律为2:1。也就是在这个阶段中，上臂每外展2°，肩胛骨就逆时针回旋1°。

（4）肩胛骨本身则相对于活动的胸廓存在20°的向后倾斜和沿肩胛长轴的10°外旋，而肱骨为了避免肩峰下间隙的变小而进行45°～55°的外旋和一定程度的肱骨头向下滑动、滚动。所以在治疗肩关节活动受限的时候，一定要注意和肩胛骨运动相关的肌肉松解。

3. 肩关节的活动是以胸锁关节为支点，以锁骨为杠杆，因此肩关节的活动范围又可因"肩胸关节"的活动而增加。在肩胛骨完成60°的上回旋运动时，它的运动轴心在整个肩胛骨的内上部，所以肩胛骨在进行回旋时势必需要联动出现锁骨的运动，而锁骨的运动又与肩锁关节和胸锁关节的运动相关。

在肩锁关节和胸锁关节中：①在肩胛骨上回旋60°的过程中，伴随着肩锁关节的35°向上旋转。此时这个平面的微动关节活动度最大；②在肩胛骨上回旋60°的过程中，胸锁关节存在25°的上抬和沿长轴的25°向后旋转（肩锁关节上旋牵拉喙锁韧带而引起），并且还伴有15°的锁骨回缩。

所以，在治疗肩关节活动受限的时候，还需要注意锁骨的活动，以及肩锁关节和胸锁关节的活动。

（二）肩袖损伤

冈上肌、冈下肌、小圆肌和肩胛下肌4块肌肉共同组成肩袖，它们的肌腱止于肱骨大、小结节，把肩胛骨与肱骨相互连接，形状类似于袖口把肱骨固定在盂窝，故名肩袖。肩袖可以保持肩关节稳定性，参与肩关节运动。造成肩袖损伤的原因有很多，包括肩袖肌力量不平衡、灵活性差、负荷过度、血液供应差、组织退变。外因则有肩峰下撞击、外伤、肩胛运动异常、关节内损伤或病变、反复应力等。比如需要肩关节极度外展的运动（如棒球，自由泳、仰泳和蝶泳，举重，使用球拍类运动）容易引起肩袖损伤。肩袖损伤是引起肩关节疼痛的主要原因之一。肩袖损伤在本质上是一种退行性疾病，外伤史并不是诊断肩袖损伤必须的条件。研究资料表明，在40岁以上人群中，约40%存在肩袖损伤，而60岁以上人群中，几乎100%存在肩袖损伤。肩袖损伤最主要的原因是由肩峰撞击引起，其次是肩袖的退变、钙化、外伤及其他原因。

肩袖损伤最主要的症状是肩关节疼痛，且经常在做过顶动作时加重，主动活动疼痛更加明显，严重时夜间会痛醒。但是疼痛位置多不确切，成钝痛、游走性，多在肩关节前后边缘，可放射到三角肌止点、肘关节、前臂等部位，需要与颈椎病鉴别。肩袖损伤通常导致肩关节无力、主动活动丧失，前屈、外展、外旋或内旋力量减弱。

【诊断要点】

1. **临床症状** 肩袖损伤的早期主要表现为疼痛和力弱，特别是上臂外旋、内旋、外展位外旋、前屈位内旋的肌力下降，其肌力下降程度与肩袖损伤程度成正比。肩袖损伤后，由于患肢因疼痛减少活动，肩关节周围组织因炎症粘连继而产生冻结肩。应该明确的是肩袖损伤造成上肢肌力减弱，但上肢可以完成上抬动作。开始时肩关节被动活动度能完全保留，疼痛可导致一定程度的主动活动受限，发生粘连性关节囊炎后被动活动才受到影响。

2. **体征** 不同的肌肉损伤表现各不相同。冈上肌损伤表现为肩外展受限，冈下肌、小圆肌受损表现为肩外旋受限，肩胛下肌受损表现为肩内旋受限。

（1）冈上肌检查：① Jobe 试验。肩关节外展90°，水平面内收30°（肩胛骨平面），内旋使大拇指向下，然后检查者在患者双侧手腕处施加垂直向下的应力，并嘱患者抗阻力外展肩关节。本试验用于检查冈上肌肌力，与对侧相比力量减弱提示肩袖病变或者冈上肌肌腱病变或者撕裂；② 0°外展抗阻试验。患者双上肢垂于体侧外展 0°～15°时作外展抗阻试验，检查冈上肌情况。无需过多抬肩，排除肩峰下撞击引起的疼痛；③落臂征。检查者将患者肩关节外展至90°以上，嘱患者自行保持肩外展90°~100°的位置，患肩无力坠落者为阳性。该试验对诊断冈上肌损伤具有高度的特异性，但阳性率不高，多见于冈上肌完全撕裂的病例。

（2）冈下肌、小圆肌检查：①0°外展外旋抗阻；②吹号征：正常做吹号动作时需要一定程度的肩关节外旋，如果主动外旋肌力丧失，需要外展肩关节以代偿，即为阳性表现。提示冈下肌、小圆肌损伤；③外旋衰减征。患者肘关节屈曲90°，肩关节在肩胛骨平面外展20°，检查者一手固定肘关节，另一手使肩关节保持最大外旋，然后放松嘱患者自行保持最大外旋，外旋度数逐渐减少为阳性，提示冈下肌、小圆肌损伤。

（3）肩胛下肌检查：①0°外展位内旋抗阻试验；②推背试验。将患者的手放在背后且向后离开身体，撤去外力后无法维持此位置而贴住躯干，提示肩胛下肌损伤；③压腹试验：患者将手置于腹部，手背向前，屈肘90°，注意肘关节不要贴近身体。检查者手向前拉，嘱患者抗阻力做压腹部动作。两侧对比，阳性者力量减弱，或屈腕代偿。阳性提示肩胛下肌（肩关节内旋肌）损伤。

3. 影像学检查

肩关节 MRI 检查可以比较清晰发现肩关节的韧带损伤及损伤的程度。肌骨关节超声是一种可靠的、快速的、准确的检查手段，既经济又节省时间。超声可以提供非常清晰的肩袖影像，特别是大的和巨大的撕裂，其敏感性和特异性与 MRI 相当。但是超声检查比较依赖检查医师的经验。

【康复评估】

整体评估：按四诊评定明确所属证型。按整体力学评估明确相关的解剖结构有无异常。

局部评估：关节活动度评定，徒手肌力检查，疼痛评定。明确病变程度和阶段，部位和责任肌肉。

【康复处方】

1. 中药治疗

外用为主，可热敷和熏蒸，或制成外用膏药贴敷，效果更佳。

桃仁10g，红花10g，骨碎补15g，当归15g，川芎12g，白芍15g，地龙10g，牛膝10g，续断10g，桑寄生15g。

日1剂，水煎外洗或热敷，日2次。

2. 针灸治疗

取穴：阿是穴、肩井、肩贞、天宗、合谷、阳陵泉。

操作：阿是穴多在韧带的起止点，尤其是冈下肌，多针齐次。电针，连续波，2Hz，留针30分钟，每日1次，10次为一个疗程。

3. 推拿治疗

主要针对渡过急性期之后的肩袖挫伤患者。

操作：①伤者坐位，先用揉法和㨰法放松肩部肌肉，按照冈上肌、三角肌、冈下肌、大小圆肌的顺序；②点按肩井、手三里、曲池、外关、合谷，每个穴位10秒；③顺着

视频 5-24　推拿治疗肩袖损伤

肌纤维方向轻柔推揉相关肩背部肌肉；④用擦法治疗肩关节周围肌肉，直至局部透热。

4. 物理治疗

（1）超短波疗法：电极对置法，无热量或微热量，每次 12～25 分钟，每日 1 次，10～15 次为一个疗程。

（2）中频电疗法：电极对置法，选择相应处方（止痛或肩周炎处方），电流强度适中，每次 20 分钟，每日 1 次，15～20 次为一个疗程。

（3）脉冲磁疗法：电极对置法，频率 1HZ，磁场强度 0.8～1.0T，每次 20 分钟，每日 1 次，15～20 次为一个疗程。

（4）半导体激光照射：阿是穴点状照射或者是肩关节局部多光斑照射，每次 10 分钟，强度 200～500mW，以略有感觉为度。每日 1 次，7 日为一个疗程。

【典型病例】

张某，男，52 岁，主诉肩关节疼痛 7 个月加重 1 周。自述 7 个月前酒醉行走即将摔倒时，同伴从后面环抱其腋下，但是没有抱住，还是坐于地上。此后发现肩关节上举时疼痛，大概在肩胛区域，曾经尝试过各种治疗手段，没有彻底缓解。最近打高尔夫球过多，症状有所加重。查体：主动外展上举受限，痛点在肱骨大结节处。建议其行肩关节 MRI 检查。MRI 显示：冈下肌、肩胛下肌轻微挫伤，肱骨头骨髓水肿。

康复评定：瘀血阻滞，肝肾不足。冈下肌、肩胛下肌轻微挫伤，肱骨头骨髓水肿。

康复处方：患者病程长，但是病情较轻，给予针灸、理疗、半导体激光、外用膏药，叮嘱其减少上肢活动。1 个月后痊愈。

后期处方：注意保暖，加强肌肉训练。

【点评】

1. 肩关节疼痛需要谨慎分辨是肩周炎还是肩袖损伤。 肩周炎一般是由于受寒或劳损等导致的，而肩袖损伤大部分由于外伤导致的。肩周炎患者在外力的帮助下，胳膊也无法抬起，而肩袖损伤患者主动上抬胳膊受限，但是在别人的帮助下可以抬起。肩周炎患者需要做推拿、爬墙上举、大范围环转等锻炼以拉开粘连的组织，而肩袖损伤患者锻炼和活动则会加大肩袖的撕裂程度。对于普通的肩周炎，可通过适当的康复锻炼缓解。但如果肩袖损伤，不但不能锻炼，还需要制动。如果坚持锻炼，撕裂口会越来越大。因此，笔者建议，肩关节疼痛如果超过 2 周未缓解，建议做肩关节磁共振或者超声检查。如果看病不方便，可尝试先锻炼 1～3 天，如果锻炼后无缓解甚至加重，那么建议立即停止锻炼。

2. 肩袖损伤的保守治疗 肩袖损伤和肩周炎虽然症状很相似，但治疗方法完全不同。当肩袖浅层损伤，且没有涉及到肌腱的主要部分，对运动无明显影响时，大多可进行非手术综合治疗。非手术保守治疗相当重要，尤其是早期单纯肩袖挫伤，经 4～6 周保守治疗，组织肿胀即可消退。通常可以采用理疗、冷敷、护具固定、药物、针灸、局部封闭、中医中药等常规治疗。治疗期间，通过对患者肩部的局部制动，可增强肩关节的稳定性，矫正其力学结构，有效提高康复治疗和防护效果。

3. 全层撕裂的肩袖损伤，应尽早行手术治疗 因为随着病程的延长，肩袖损伤的程度加重，损伤的尺寸大小会增加，且肌腱发生退变（脂肪变性）、肌腱质量下降（脂肪浸润）影响术后肩袖愈合。因此我们认为慢性损伤病例经 6 个月系统保守治疗无效，或 50 岁以下急性损伤病例伴肩关节外旋、外展、主动上举受限，影像学证实肩袖全层撕裂者，宜尽早手术修补。肩袖撕裂修复手术大多用肩关节镜治疗，微创手术减轻了患者的痛苦，术后可以较早进行康复训练，缩短了恢复时间。

（三）肱二头肌长头肌腱炎

肱二头肌长头肌腱经肱骨结节间沟后进入肩峰下间隙前部，止于肩胛骨的盂上粗隆。该肌腱在肱骨结节间沟内滑动是被动的，即当肩关节内收、内旋及后伸时肌腱滑向上方，而外展、外旋、屈曲时肌腱滑向下方。肱二头肌长头肌腱炎是这一部分肌腱在肩关节活动时长期遭受磨损而发生退变、粘连，使肌腱滑动功能发生障碍的病变。本病好发于40岁以上的患者。主要临床特征是肱骨结节间沟部疼痛，肩关节活动受限。若不及时治疗，可发展成冻结肩。本病可因外伤或劳损后急性发病，但大多是由于肌腱长期遭受磨损而发生退行性变的结果。

【诊断要点】

1. 临床症状 本病多见于中年人，主要表现为肩痛，夜间更明显，肩部活动后加重，休息后减轻。疼痛主要局限在肱二头肌腱附近，亦可牵涉至上臂前侧。凡是能使此肌腱紧张、滑动或受到牵拉的动作，均能使疼痛加重。

2. 体征 检查时肱骨结节间沟或肌腱上有压痛。在急性期，可致肩关节主动和被动活动受限，三角肌可出现保护性痉挛。Speeds征：前臂旋后，前屈肩90°，伸肘位，阻抗位屈肘，出现肩痛为阳性；Yergason征：屈肘90°，阻抗屈肘时结节间沟产生疼痛为阳性。提示肱二头肌腱鞘炎。

3. 检查 肩部后前位X线片常无明显异常。疑为本病时应常规拍摄肱骨结节间沟切线位X线片。部分患者可见结节间沟变窄、变浅、沟底或沟边有骨刺形成。超声可显示肌腱腱鞘内有积液，双侧对比患侧增粗，结节间沟密度增高。

【康复评估】

整体评估：四诊评定明确所属证型。整体力学评估，明确相关的解剖结构有无异常。

局部评估：关节活动度评定，徒手肌力检查，等长试验，疼痛评定。明确病变程度和阶段、部位和责任肌肉。

【康复处方】

非手术疗法多可奏效，如减少手部活动，外涂中药红花油等活血消肿药物，贴敷膏药，口服非甾体抗炎药。

1. 中药治疗 同肩周炎。

2. 针灸治疗

（1）毫针

取穴：从结节间沟处沿肱二头肌肌腱两侧压痛点针刺，必要时肌腱上针刺1、2针。

操作：连续波或疏密波，留针30分钟。每日1次，10次为1个疗程。或用温针灸，留针后，插2.5cm的艾条在针柄上，点燃后施灸。

（2）针刀

取穴：同毫针。

操作：皮肤严格消毒，铺洞巾，顺肌纤维方向进针，及骨面，先行纵向剥离，再行横向剥离，患者有明显的酸胀感时出针，按压针孔5分钟，覆盖无菌纱布。肌腱上进针点，切开腱鞘即可，不可损伤肌腱。必要时在超声引导下进行。

（3）拔罐

取穴：阿是穴。

操作：病情轻者可以单独使用，病情重者可以和电针配合使用。留罐 10 ~ 15 分钟，隔日 1 次。

3. 推拿治疗 操作：①用推、按、揉法作用于肩部肱二头肌长头肌腱处；②局部轻轻弹拨肱二头肌肌腱；③然后局部推捋结节间沟；④外展外旋位施行摇法；⑤搓肩关节和上肢。

4. 物理治疗 主要以消炎、镇痛为主，可以用超声波、磁疗、蜡疗、氦氖激光或半导体激光等治疗。方法同肩周炎。

5. 局部封闭治疗 将利多卡因与醋酸曲安奈德的混悬液注射于腱鞘之内，早期者 1 针即可见效，对顽固者可每周 1 次，不超过 3 次。

视频 5-25　推拿治疗肱二头肌长头肌腱炎

【典型病例】

宋某，女性，45 岁，主诉肩关节疼痛 3 个月。自述 3 个月前无明显原因出现肩关节疼痛，活动受限不明显，以肩前部疼痛较为明显，可放射到肘关节，夜间加重。查体：Yergason 征阳性，压痛点在结节间沟处。

康复评定：瘀血阻滞，风寒侵袭。肱二头肌长头肌腱炎。

康复处方：给予针刀治疗，沿结节间沟两侧取 4 个点，肌腱上取 1 个点。治疗后第二天活动自如，疼痛消失。

后期处方：注意保暖，锻炼肱二头肌肌力。

【点评】

肱二头肌长头肌腱炎或者是腱鞘炎，是肱二头肌肌腱在结节间沟处反复摩擦引起的炎症，肌腱增粗，超声下观察腱鞘里有积液，从而产生疼痛，严重的在结节间沟处有粘连。所以我们的治疗方案针对消除积液，消炎止痛，松解粘连。针刀效果很好，治疗的关键有三，松解结间沟和肌腱的粘连，消除腱鞘内积液，减轻炎症。所以第一，针刀松解肌腱和结节间沟之间的粘连；第二，切开肱二头肌肌腱腱鞘减轻压迫；第三，局部理疗、热敷、外用膏药减轻炎症。封闭治疗要求将混悬液注射于腱鞘之内，用于消除炎症，效果也比较好。但是注射的过程中很可能打到肌腱里，会造成肌腱损伤。

（四）肩峰下撞击综合征

肩峰下关节又称第二肩关节，由肩峰、喙突、喙肩韧带构成喙肩弓，喙肩弓和肱骨大结节之间有类似关节滑囊的肩峰下滑囊，其下方有冈上肌肌腱和肱二头肌长头肌腱通过。肩峰下撞击综合征是指各种原因导致的肩峰下通道狭窄，当肩峰上举或外旋时，肩袖软组织结构被挤压在肩峰与肱骨头之间而受到反复的、微小的撞击和拉伸引起的一系列临床症状。肩峰下撞击综合征是肩部常见疾患之一，比通常所谓的"肩周炎"要常见的多，很多情况下被误诊为"肩周炎"，10 岁以上人群均可发病。

引起肩峰下撞击综合征的原因可归纳为以下两个方面：①解剖异常引起的原发性肩峰下撞击综合征。解剖异常引起的肩峰 - 肱骨头间距减小致使冈上肌出口狭窄，使得肩袖被挤压在肱骨头与喙肩弓之间。低位肩峰和肩峰前下方钩状畸形是最常见原因。增厚的喙肩韧带、肩锁关节及肩峰下方骨赘、肱骨大结节增生等亦可促使滑囊和冈上肌肌腱损伤引发该病；②各种原因引起的肩关节失稳从而继发肩峰下撞击综合征。多发于反复地、过度使用上肢超过头部运动和工作者，喙肩弓及肩峰反复地、微小地撞击，导致肩关节失稳，肱骨头轻度向前上移位产生继发撞击，发生肩袖的炎症及退变，甚至撕裂。这种失稳、撞击和肩袖损伤之间会产生恶性循环。

【分型】

应当把肩峰下撞击综合征与其他原因引起的肩痛症进行鉴别，并区分出肩峰下撞击综合征所属分期，对本病的诊断和治疗是十分重要的。

根据 Neer 分型，肩峰下撞击综合征可分为 3 期：Ⅰ期以急性滑囊炎伴随肩峰下水肿和出血为特征；Ⅱ期以肩袖的炎症反应和肩袖损伤的局部增厚为特征；Ⅲ期为肩袖的全层损伤。

根据冈上肌出口位 X 光片，将肩峰的形状分为三型：Ⅰ型为平坦形、Ⅱ型为弧形、Ⅲ型为钩状，Ⅲ型肩峰更易发生肩峰下撞击综合征。

Ⅲ期、部分Ⅱ期病例以及Ⅲ型肩峰患者需做手术治疗。行肩峰成形术，并切除部分喙肩韧带，去除撞击因素，充分减压，增加肩峰下间隙的容量，以免术后再发生撞击。肩峰成形术有开放性切开手术和关节镜下手术两种方式。肩关节镜下肩峰成形术，保留了肩关节动力装置，有利于早期功能练习，恢复功能。

【诊断要点】

1. 临床症状　肩前方慢性钝痛，通常在外展、上举、投掷时出现疼痛；可伴有夜间疼，严重时可影响睡眠；疼痛通常出现在肩关节前外侧，患者常抱怨患侧肩关节夜间侧卧时受压加重疼痛；患侧肩关节主动活动度可下降，但被动活动度基本正常。

2. 体征

（1）Neer 试验：肩极度内旋，肩胛骨平面前屈上举，当出现疼痛时，将肩外旋继续上抬，疼痛减轻或消失为阳性。提示：肩峰撞击综合征、肩袖撕裂、肱二头肌长头肌腱病变。

（2）霍金斯试验：检查者立于患者后方，使患者肩关节内收位前屈 90°，肘关节屈曲 90°，前臂保持水平。检查者用力使患侧前臂向下致肩关节内旋，出现疼痛者为试验阳性。该试验的机制是人为地使肱骨大结节和冈上肌肌腱从后外方向前内撞击肩峰、喙突、喙肩韧带形成的“喙肩弓”。内旋使肱二头肌肌腱到达喙肩弓内侧，该检查基本可以排除肱二头肌肌腱与喙肩弓撞击引起的疼痛的干扰。

（3）疼痛弧：肩外展 60°~120° 时出现疼痛。因为在肩外展 60°~120° 时肩峰下间隙中肩峰与冈上肌肌腱最贴近，提示冈上肌肌腱炎或损伤。

（4）封闭试验：外展抗阻疼痛。1% 利多卡因 10ml，肩峰下滑囊封闭。封闭后外展抗阻疼痛明显减轻或消失。

3. 影像学检查

（1）X 线检查：X 线摄片对Ⅰ期、Ⅱ期及Ⅲ期肩峰下撞击综合征的诊断无特异性，但在具有下列 X 线征象时，对肩峰下撞击综合征诊断具有参考价值。①大结节骨疣形成。因大结节与肩峰反复冲撞所致，一般发生于冈上肌止点嵴部；②肩峰过低及钩状肩峰；③肩峰下面致密变、不规则或有骨赘形成。喙肩韧带受到冲撞，或反复受到拉伸而使肩峰前下方骨膜下形成骨赘；④肩锁关节退变、增生，形成向下突起的骨赘，致使冈上肌出口狭窄；⑤肩峰 - 肱骨头间距缩小。正常范围为 1.2 ~ 1.5cm， < 1.0cm 应为狭窄， ≤ 0.5cm 提示存在广泛性肩袖撕裂。肱二头肌长头肌腱完全断裂，失去向下压迫肱骨头的功能，或其他动力性失衡原因也可造成肩峰 - 肱骨头间距缩小；⑥前肩峰或肩锁关节下方骨质的侵袭、吸收；肱骨大结节脱钙、被侵袭和吸收或发生骨的致密变；⑦肱骨大结节圆钝化，肱骨头关节面与大结节之间界线消失，肱骨头变形。上述 1 ~ 3 点 X 线表现结合临床肩前痛症状和阳性撞击试验，应考虑肩峰下撞击综合征存在。第 4 ~ 7 点 X 线征象属于肩峰下撞击综合征晚期表现。

（2）MRI 检查：MRI 检查对软组织病变有很高的敏感性，现已逐渐成为常规诊断手段之一。

4. 关节镜检查　关节镜检查术是一种直观的诊断方法，能发现肌腱断裂的范围、大小、形态，对冈上肌肌腱关节面侧的部分断裂及肱二头肌长头肌腱病变也有诊断价值，并能从肩峰下滑囊内观察滑囊病变及冈上肌肌腱滑囊面的断裂。此外，在诊断的同时还能进行治疗，如肩峰下间隙的刨削减压、病灶清除和前肩峰骨赘切除，并可进行前肩峰成形术。

【康复评估】

整体评估：按中医四诊评定，此病反复外伤所致，多为瘀血阻滞证。按整体力学评估，本病与颈椎病、肩关节囊紧张、肘关节运动代偿有密切关系。

局部评估：进行关节活动度评定，疼痛评定。进行肩峰下撞击综合征的分期，需局部仔细的体检和适当的辅助检查。特别要注意肩胛骨上回旋是否活动正常，胸锁关节和肩锁关节有无压痛，当然冈上肌是否紧张痉挛也是重要体检目标。

【康复处方】

保守治疗可采用口服非甾体抗炎药、理疗、冰敷、冷冻疗法、肩峰下局部封闭等治疗以减轻疼痛和炎症。保守治疗 6 个月以上无效者，疼痛严重影响生活工作时，可以考虑行关节镜手术，包括肩峰下滑囊清理和肩峰成形术。

1. 中药治疗　外用为主，可热敷和熏蒸，急性损伤 48 小时后使用。

治则：活血化瘀，通经活络。

处方：桃仁 10g，红花 10g，骨碎补 15g，当归 15g，川芎 12g，白芍 15g，地龙 10g，牛膝 10g，续断 10g，寄生 15g。

日一剂。水煎外洗或热敷，日两次。

2. 针灸治疗

（1）针刺

取穴：附分、魄户、膏肓、神堂、肩中俞、肩外俞、阿是穴、颈椎膀胱经。

操作：电针接阿是穴。连续波或疏密波，留针 30 分钟。每日 1 次，10 次为一个疗程。

（2）针刀

取穴：阿是穴，颈椎膀胱经、肩胛提肌、菱形肌上的痉挛处。

操作：刺入后先纵向分离，再横向分离。7 日一次，3 次为一个疗程。

（3）艾灸

取穴：阿是穴、阳陵泉。

操作：每个穴位灸至微红发热。每日 1 次，10 次为一个疗程。

（4）刺络拔罐：取阿是穴，隔4日一次。

3. 推拿治疗 操作：①取俯卧位，按揉颈椎督脉、膀胱经、肩胛提肌、胸锁乳突肌；②按揉菱形肌和胸椎夹脊穴；③放松冈上肌、三角肌，按揉痛点，放松冈下肌、大小圆肌；④取仰卧位，捋、推揉胸锁乳突肌，点揉胸锁关节、肩锁关节；⑤取坐位，对掌搓揉肩关节及上肢。

视频 5-26 推拿治疗肩峰撞击综合征

4. 物理治疗 同肩周炎。

5. 封闭治疗 1%利多卡因注射液和曲安奈德注射液混合后、抽取10ml，肩峰下滑囊封闭。

【典型病例】

李某，女，48岁，主诉左肩关节疼痛1个月加重1周。以肩前方慢性钝痛为主，夜间不能左侧卧位。查体：主动被动外展上举受限，痛点在肱骨大结节，Neer试验、霍金斯试验阳性。X线无明显异常，MRI提示冈上肌大结节止点水肿。

康复评定：瘀血阻滞，风寒侵袭，肝肾不足。冈上肌损伤，肩峰撞击综合征。

康复处方：给予针灸、刺络拔罐、理疗、外用膏药，叮嘱其减少上肢外展上举活动。经治疗10次左右痊愈。

后期处方：注意保暖，松解冈上肌、肩胛提肌、菱形肌，增加肩胛骨的活动度。

【点评】

肩峰撞击综合征的治疗，要分不同情况对待，其中大部分可以采取非手术治疗。肩峰下撞击综合征的Ⅰ、Ⅱ期病例及Ⅰ、Ⅱ型肩峰患者适合应用保守的综合疗法。Ⅲ期病例及Ⅱ、Ⅲ型肩峰患者适合应用肩关节镜下肩峰成形术。肩峰下撞击综合征关键是第二肩关节间隙异常，是什么原因引起的肱骨头上抬的时候撞击肩峰呢？除了先天条件不足外，主要有几个方面：①肩关节囊过于紧张，考虑多由寒冷、过劳、外伤引起；②内收肌群过于紧张，导致外展肌肉（冈上肌、三角肌）过度使用、痉挛，从而使肱骨头上移，导致肱骨头和肩峰之间的间隙变窄；③肩胛骨上回旋受限，导致外展时，肱骨过度使用。我们的康复方法除了消炎止痛、减轻水肿和滑囊炎以外，还可以从这三个方面入手从根本上解决肩峰和肱骨头间隙过窄的问题。所以有些反复发作或是局部治疗效果不佳的，应当考虑放松关节囊，松解内收肌群，放松影响肩胛骨上回旋的肌群。

（五）肩峰下滑囊炎

肩峰下滑囊与三角肌滑囊相通，该滑囊位于三角肌筋膜深层与肱骨大结节之间，肩关节处于内旋并外展体位时，此滑囊刚好位于肩峰下方，不能被触及。滑囊上壁为喙肩韧带、肩峰软骨和三角肌深面肌间筋膜，滑囊下壁是肱骨大结节软骨和肩袖。此滑囊的存在增加了肱骨大结节与肩峰间隙，对两者撞击起到缓冲作用。肩峰下滑囊的病变，大多不是原发性的，而是继发于肩部其邻近组织的病变。

肩峰下滑囊炎可因直接或间接外伤引起，也继发于肩关节周围组织的损伤和退行性变，尤以滑囊底部的冈上肌肌腱的损伤、退行性变、钙盐沉积最为常见。肩峰下滑囊由于损伤或长期受挤压、摩擦等机械性刺激，使滑囊壁发生充血、水肿、渗出、增生、肥厚、粘连等无菌炎症反应。急性发作期：肩部广泛疼痛，肩关节活动受限，活动则疼痛加重。慢性发病期：疼痛大多不明显，即使有疼痛也不在肩关节部，而在三角肌止点处。

中医认为，人过中年，正气渐弱、阳气亏虚、肝肾损亏、气血不足，肩部筋脉不得濡养，风寒湿气容易入侵，或外伤，或劳损，导致气血滞涩、筋急不缓，而成肩痹。

【诊断要点】

1. 部分患者有外伤史。

2. **症状** 疼痛、运动受限和局限性压痛是肩峰下滑囊炎的主要症状。疼痛一般逐渐加重，夜间比较明显，运动时加重，尤其在外展和外旋时（挤压滑囊）。肩前上方区域疼痛，疼痛一般位于肩部深处，亦可向肩胛部、颈部和手等处放射。

3. **体征** 在肩关节、肩峰下、大结节等处有压痛点，可随肱骨的旋转而移位。当滑囊肿胀积液时，整个肩关节区域和三角肌部均有压痛。撞击试验阳性；疼痛弧征阳性，即患肢被动上举 60°～120°范围内出现疼痛；臂坠落试验阳性；肩关节外展、外旋、上举受限；晚期可见肩胛带肌肉萎缩。

4. **影像学** 本病在 X 线片上可表现为阴性，但在钙化性滑囊炎时，在 X 线片上可以显示钙化影像。超声可以看到肩峰下滑囊内滑液增多，滑膜增生。

【康复评估】

整体评估：按中医四诊评定所属证型。按生物力学整体评估，本病与颈椎病、上交叉综合征、肩关节囊紧张、肘关节运动代偿有密切关系。

局部评估：进行关节活动度评定，疼痛评定。局部仔细地体检和适当的辅助检查，超声检查可以明确诊断。

【康复处方】

1. **中药治疗**

治则：舒筋通络，活血祛湿。

处方：防风 10g，羌活 10g，白芍 10g，川芎 10、黄连 6g、甘草 6g，苍术 10g，防己 10g、黄芪 20g，桂枝 10g

以外用为主，日一剂。水煎外洗或热敷，日两次。

2. **针灸治疗**

（1）针刺

取穴：阿是穴。

操作：电针接阿是穴。连续波或疏密波，留针 30 分钟。每日 1 次，10 次为一个疗程。也可用火针或者温针。

（2）齐刺法

取穴：阿是穴、肩髃。

先在压痛最明显处直刺 1 针，然后在此针左右旁开 0.5 寸向痛点方向再各斜刺 1 针，3 针均刺入 1.5～2 寸。

（3）刺络拔罐法

取穴：阿是穴。

操作：选准穴位，常规消毒，以三棱针刺阿是穴，继则加拔适当型号的火罐。留罐 5～10 分钟。

3. **推拿治疗** 操作：①取坐位，先用㨰法放松三角肌和冈上肌；②用一指禅推法推肩关节处压痛点、肩井、肩髃、膈俞、曲

视频 5-27 推拿治疗肩峰下滑囊炎

池、合谷、尺泽、云门等穴位；③按揉及轻快拿肩部；④在患处用擦法，以透热为度；⑤取坐位，对掌搓揉肩关节及上肢。

4. **物理治疗** 同肩周炎。

5. **封闭治疗** 患者取坐位，患侧肩部常规消毒，在肩峰下滑囊处穿刺抽液后，注射1% 利多卡因注射液和曲安奈德注射液的混合液，每周一次，一般注射 1～2 次。

【典型病例】

秦某，女性，45 岁。主诉左肩关节疼痛 1 个月，加重 1 周。肩前上方区域疼痛，压痛点不明确，夜间痛较著，运动时疼痛加重。查体：整个肩关节区域和三角肌部均有压痛。撞击试验检查为阳性；疼痛弧征阳性；臂坠落试验阳性。X 线无明显异常，超声可以看到肩峰下滑液增多。

康复评定：风寒侵袭，肝肾不足。肩峰下滑囊炎。

康复处方：给予针灸、刺络拔罐、理疗、热敷、半导体激光治疗，叮嘱其减少上肢外展上举活动。经治疗 10 次左右痊愈。

后期处方：注意保暖，松解冈上肌。

【点评】

单纯的肩峰下滑囊炎比较少见，很多都伴有肌肉韧带等软组织损伤，但是有时滑液增多明显，成为主要症状，因此消除增多的滑液成为首要治疗目标。绝大多数保守疗法可以治愈。病情较轻的可以理疗、针刺，滑液增多明显的可以抽取滑液后，用激素和麻药局部封闭治疗。极少数反复发作的可以考虑关节镜手术，包括滑囊切除术、冈上肌肌腱钙化灶刮除术等。由于肩峰下 - 三角肌滑囊炎大多是继发引起，所以为了防止复发，最关键的是消除继发因素。冈上肌肌腱劳损是重要原因，松解冈上肌，结束冈上肌的痉挛以及消除冈上肌钙化是预防滑囊炎的重要手段。急性肩峰下 - 三角肌滑囊炎也不少见，肩部直接撞击以及外展位受到暴力引起肱骨头突然撞击肩峰，都会引起急性滑囊炎。这类疾病按照急性损伤来处理，先冰敷减轻渗出，48 小时后采用理疗、热敷、针刺等促进血液循环，消除炎症。无论急性和慢性都可以口服非甾体抗炎药来减轻疼痛。

第四节 骨盆及髋关节相关疾病

骨盆是连结脊柱和下肢之间的盆状骨架，由骶骨、尾骨和左右两块髋骨及其韧带连结而成。骶骨、髂骨和骶骨与尾骨间，均有坚强韧带支持连结，形成关节，一般不能活动，女性妊娠后在激素的影响下，韧带稍许松弛，各关节因而略有松动。骨盆主要有 3 个关节：①耻骨联合：两耻骨间有纤维软骨连接；②骶髂关节：位于骶骨与髂骨间，有宽厚的骶髂骨韧带连接；③骶尾关节：活动性较大，女性分娩时可后移 2cm，使骨盆出口径线增大。

整个骨盆借界线分为上部的大骨盆（假骨盆）和下部的小骨盆（真骨盆）。界线是由骶骨岬、两侧骶翼前缘、两侧弓状线和两侧的耻骨梳、耻骨结节、耻骨嵴以及耻骨联合上缘围成的环形线，即小骨盆上口，大、小骨盆借此口相通。小骨盆下口由尾骨尖和两侧的骶结节韧带、坐骨结节、耻骨弓，以及耻骨联合下缘构成，呈菱形。

骨盆因性别、年龄差异而不同，女性骨盆与孕育胎儿及分娩密切相关。男女骨盆在形态上，10岁前后开始出现差别，女性宽而短，男性狭而长，至成年期差别更显著。男性骨盆上口呈心形，下口较狭窄，骨盆腔较窄长，呈漏斗型，骶骨岬前突明显，耻骨下角为 $70° \sim 75°$。女性骨盆上口近似圆形，下口较宽大，骨盆腔短而宽，呈圆桶形，骶骨岬前突不明显，耻骨下角为 $80° \sim 100°$。

髋关节由股骨头与髋臼构成，属球窝关节，股骨关节面占股骨头面积的2/3，嵌入髋臼内。髋臼唇附着于臼缘，增加髋臼的深度。髋臼横韧带封闭髋臼切迹，神经血管经过此韧带下出入关节。髋臼凹陷与股骨头关节面之间的间隙为髋关节间隙，正常成人此间隙宽为 $4 \sim 5mm$。

一、相关结构

（一）骨盆腔

骨盆腔为一前短后长的弯曲圆柱形管道，由上至下为入口平面、中平面、出口平面。入口平面为大小骨盆的交界面（即盆腔的入口），前后径是指耻骨联合上缘至骶骨岬前缘中点距离，平均长约11cm。扁平骨盆的前后径较小。

（二）骨盆底

由多层肌肉和筋膜组成，封闭骨盆出口，尿道、阴道和直肠经此贯穿而出。盆底承载盆腔脏器并保持其正常位置。盆底肌有3层组织，即外层（包括会阴浅横肌、球海绵体肌、坐骨海绵体肌和肛门外括约肌）、中层（泌尿生殖膈，包括会阴深横肌及尿道括约肌）和内层（盆膈，由肛提肌、盆筋膜组成）。

（三）肌肉

1. **梨状肌** 起自骶骨两侧部的盆面骶前孔外侧的部分。肌纤维向外集中，经坐骨大孔出小骨盆至臀深部，绕过髋关节囊的后面，止于大转子尖端。作用是外展、外旋大腿。

2. **闭孔内肌** 是位于小骨盆侧壁内面的扁肌。起自闭孔筋膜的内面及其周围的骨面。肌束向后逐渐集中，穿过坐骨小孔出小骨盆，沿该孔向外侧作直角弯曲，然后向外经梨状肌与股方肌之间和髋关节囊的后面，止于转子窝。作用是使大腿旋外。

3. **臀大肌** 臀大肌位于臀部皮下，为一四方形肥厚的扁肌。以广泛的短肌腱起自臀后线以后的髂骨背面、骶骨与尾骨的背面、腰背筋膜和骶结节韧带。肌纤维平行斜向外下方，上部肌纤维越过大转子，以腱膜移行于髂胫束的深面，下部肌纤维以肥厚的腱板止于股骨臀肌粗隆。此肌的作用，近端固定时，主要使大腿后伸，其次为内收和外旋。远端固定时，使骨盆后倾，躯干伸，维持人体直立姿势。

4. **阔筋膜张肌** 位于大腿上部前外侧，起自髂前上棘，肌腹被包在阔筋膜的两层之间，向下移行为髂胫束，止于胫骨外侧髁。作用是收缩阔筋膜，并屈大腿。

5. **臀中肌** 起于髂骨翼外面，纤维向下集中形成短肌腱，止于股骨大转子尖端的上面和外侧面。臀中肌后部位于臀大肌深层，为羽状肌。作用是在固定时使大腿外展，前部使大腿屈和内旋，后部使大腿伸和外旋。

6. **股方肌** 起自坐骨结节的外面，止于转子间嵴和大转子。作用是使大腿旋外。

7. **臀小肌** 此肌在形态、功能、止点和神经支配等都与臀中肌相同，故可视为臀中肌的一部分。主要作用是外展髋关节，同时前部纤维有使大腿内旋及前屈作用。

8. **闭孔外肌** 起于闭孔膜内、外面及其周围的骨面，在股方肌深面行向后外，止于转子窝。作用是使大腿旋外。

9. **耻骨肌**　起自耻骨梳和耻骨上支，肌束斜向后下外方，绕过股骨颈向后，止于股骨小转子以下的耻骨肌线。作用是内收、外旋髋关节。

10. **长收肌**　起自耻骨体和耻骨上支前面上部，肌束斜向外下方，止于股骨粗线内侧唇中 1/3。作用是内收外旋髋关节。

11. **股薄肌**　与长收肌起点并列，起于耻骨下支的前面（耻骨联合附近）。肌束向下移行，经股骨内上髁和膝关节后方的内侧，在缝匠肌肌腱的深面止于胫骨粗隆内侧。作用是内收外旋髋关节。

12. **短收肌**　在长收肌和股薄肌起点的外侧起自耻骨下支，其肌束向下方逐渐变宽阔，止于股骨粗线的上 1/3。作用是内收、外旋髋关节。

13. **大收肌**　起自坐骨结节、坐骨支和耻骨下支的前面，肌束呈放射状，斜向外下方，上部肌束几乎呈水平方向，愈向下侧愈倾斜，分为前后两层，前层止于股骨嵴内侧唇的全长，后层向下止于股骨内上髁。作用是内收、外旋髋关节。

（四）韧带

1. 连接骨盆的韧带

（1）髂腰韧带：强韧肥厚，连接在第 5 腰椎横突与髂嵴内唇之间，其一部分延至髂窝和骶骨盆面，叫作骶腰韧带。

（2）骶结节韧带：强韧宽阔，由髂后上棘、髂后下棘及骶骨和尾骨后面开始，斜向下外，集中地附着于坐骨结节内侧缘。

（3）骶棘韧带：纤维起自骶骨和尾骨的外侧缘，向下集中地附着于坐骨棘。骶结节韧带和骶棘韧带将坐骨大切迹和坐骨小切迹围成坐骨大孔和坐骨小孔。

2. 连接髋关节的韧带

（1）髂股韧带：由髂前下棘斜向下外，附于转子间线。

（2）耻股韧带：从耻骨上支附近斜向下外，移行于关节囊。

（3）坐股韧带：由髋臼后部（坐骨体）斜向后上，移行于关节囊。但关节囊的下后方比较薄弱。

（4）轮匝带：是纤维囊内面环行纤维的增厚，围绕股骨颈。

（5）股骨头韧带：呈三角形，其尖附于股骨头凹，底与髋臼横韧带融合。

儿童髋关节远未发育完成，其特点是髋臼之 Y 形软骨尚未愈合或三骨之间距离较大，股骨头只出现较小的团块状骨化中心，髋臼与股骨头的大小比例相差很大，两者之间的距离较宽等。先天性髋关节脱位在幼儿较为常见。

二、常见症状

（一）疼痛

与骨盆和髋关节相关的疼痛，和其他一样，有多种原因，鉴别起来相对比较困难。疼痛的部位和诱发原因各异，需要仔细鉴别。疼痛的分类方法很多，按部位分为骨性疾病、软组织疾病、神经疾病、内脏疾病。

1. 骨性疾病

（1）骨折：多有外伤史，引起骨盆处疼痛可以来源于腰椎骨折，也可以来源于骶骨、尾骨和骨盆，主要是注意外力所撞击的方式和部位，以及疼痛的部位。腰椎压缩骨折、尾骨骨折、骨盆骨折、股骨颈骨折都是老年人等骨质疏松患者常发生的骨折。X线检查必不可少，有时候需要多部位拍摄，其中腰椎正侧位、骨盆正位片必不可少，必要时可以行CT检查。

（2）退行性关节炎：多见于50岁以上患者，骶髂关节炎、髋关节骨性关节炎都是常见病症。表现为晨起时腰骶痛、髋关节痛，腰骶酸胀僵直，活动后缓解，过多活动加重，傍晚时明显，平卧可缓解。

（3）结核、肿瘤性疾病：腰骶椎结核较为常见，其表现也可以为下腰痛，以及臀部疼痛，通常也会伴有结核症状。骨肿瘤，多发性骨髓瘤，最常见的是转移瘤，也可引起下腰痛，有的可能更加隐蔽，可能只表现为疼痛。

（4）股骨头坏死：后面有专门论述。

（5）强直性脊柱炎：是以脊柱为主要病变部位，大多首发于骶髂关节，详见"腰椎相关疾病"章节的相关描述。

2. 软组织疾病　臀肌、梨状肌、髂腰肌等损伤都可以表现为臀部的疼痛，本类疾病是综合临床康复的重要内容，下面将分别论述。其疼痛特点是酸痛，劳累后加重，以局部疼痛为主，痉挛的肌肉卡压神经时也会表现为放射痛。

3. 神经疾病　腰椎间盘突出症、骶管囊肿压迫神经、梨状肌综合征这类疾病也会表现为臀部疼痛，主要疼痛性质是放射痛，按神经区域分布，或者可能伴有感觉和运动障碍。

4. 内脏疾病　盆腔肿瘤，盆腔炎，直肠癌等。

（二）尿便障碍

尿便障碍是盆腔疾病很常见的并发症，肌源性和神经源性的都很常见。产后盆底肌松弛是肌源性排尿障碍的一个重要原因，这是我们康复的重要内容。神经源性的分为周围神经性和中枢神经性，具体在神经系统疾病中论述。

三、康复评定

（一）整体评估

四诊评定，骨盆相关疾病多属于本虚标实，肾精不足，风、寒、湿、热邪侵袭，或是外伤跌仆，气滞血瘀。从生物力学上评估，多和站立及坐姿相关，与颈椎、腰椎、膝关节、踝关节解剖位置紊乱相关。

（二）局部评估

主要是对疼痛等级及位置的评估，包括自觉疼痛和压痛；其次是功能障碍、关节活动度评估。明确受累的肌肉和关节，明确病情阶段、责任病位，有利于局部针对性康复。

四、日常养护

（一）避免过度负荷

体育锻炼要循序渐进，防止关节过度运动和负重，避免关节机械性损伤。严重时应制动或石膏固定，以防畸形。减轻体重，急性期时可以使用手杖以减轻受累关节负荷。进行有关肌肉群的锻炼，保持和改善关节活动，以增强关节的稳定性。

（二）合理应用激素

滥用激素会导致股骨头坏死，所以长期服用激素患者应该定期复查。必须应用激素时，要尽量减少激素使用总量和使用时间，同时适当补充钙剂。

（三）严禁酗酒

研究者认为饮酒过量可导致一过性高脂血症，并使血液凝固性改变，可使血管堵塞、出血或脂肪栓塞，造成骨缺血坏死。

（四）预防和及时处理外伤

在体育活动之前，要充分做好髋部的准备活动。避免髋部扭伤，不要过度负重，老年人的鞋底还要稍大一些，必须有防滑波纹，以免摔倒。股骨颈骨折、髋关节脱位也会引起股骨头坏死和髋关节退变，髋部受伤后应及时治疗，切不可在病伤未愈情况下过多行走，以免反复损伤髋关节。如有异常症状应及时进行骨关节检查。

（五）合理的生活和工作方式

平时适量饮用牛奶，多晒太阳，必要时补充钙剂。如与职业相关产生的疾病，应调整劳动强度或更换工种。

五、骨盆及相关疾病

（一）骨盆前倾

骨盆是人体承上启下的部位，也是身体重心所在，上接脊柱，下连股骨。骨盆倾斜，即为骨盆相对应于股骨头，发生于矢状面短弧度的旋转运动。正常情况下，男性两髂前上棘和耻骨联合位于同一冠状面内，女性髂前上棘前倾约 1cm。骨盆倾斜包括骨盆前倾、侧倾、后倾，骨盆倾斜与腰部曲度改变及负重有密切关系。整体力学改变、腰腹局部结构生物力线改变和不平衡的相互作用，会影响腰椎稳定性，并引起腰椎退变及疼痛，而疼痛又会反射性抑制肌肉活动，引起进一步力学改变。骨盆倾斜较为常见的是骨盆前倾，骨盆前倾也容易引起腰痛。

骨盆前倾多由长时间屈髋位坐卧、过度频繁屈髋动作等不良异常姿势或运动疲劳未得以恢复，使骨盆前倾的肌肉短缩变粗无力，如髂腰肌、股直肌、腰方肌、缝匠肌等，髂腰肌的短缩同时会诱发腰椎过度前凸及髋外展外旋；使骨盆后倾的肌肉无力或被拉长，如腹肌、髋伸肌（臀肌、腘绳肌），髋部屈曲状弯曲，屈髋肌被动张力增高，站姿时挺腹、膝过伸等状态；腰部后侧竖脊肌及多裂肌代偿短缩无力，肌肉过度疲劳，发生肌肉痉挛或僵硬，从而出现无菌性炎症，诱发下腰痛。

【诊断要点】

一般都是以 X 线来评判是否骨盆倾斜。标准各不相同，介绍其中两种。

1. 真骨盆平面倾斜角法　是指双侧髂前上棘与耻骨联合所构成的真骨盆平面与垂直平面的夹角。在骨盆侧位 X 线片上测量真骨盆平面倾斜角时，取双侧髂前上棘连线中点与耻骨联合上缘连线，测量其与垂线的夹角。此种方法被认定为判断真骨盆平面矢状倾斜的标准方法。依据真骨盆平面倾斜角，骨盆倾斜可分为中立位骨盆、骨盆前倾和骨盆后倾。骨盆前倾被定义为骨盆侧位 X 线片上双侧髂前上棘中点相比耻骨联合距冠状面距离要大，骨盆后倾定义则相反。

2. 骶骨倾斜角法　骶骨倾斜角是骶骨终板平面与水平线的夹角。X 线腰骶部侧位片显示骶骨倾斜角大于 45°时，为骨盆前倾。

3. 骨盆前倾的体态检查　首先要求患者直立目视前方两手上举过头顶、双足并拢脚尖朝前，治疗师从侧面观察患者有无挺腹翘臀的体态，检查有无两侧腰痛，有无腰椎过伸、腰椎前屈弧度增大的体态。

【康复处方】

1. 中药治疗

治则：活血化瘀，除湿通络为主。

怀牛膝 15g，鸡血藤 15g，赤芍 10g，桃仁 10g，红花 6g，当归 20g，桂枝 10g，桑寄生 15g，羌独活（各）12g，葛根 10g。

水煎服，日一剂，分两次服用，1 周为一个疗程。该方也可以煎汤熏洗或制成膏药外敷，每日 1 次，1 周为一个疗程。

2. 针灸治疗

（1）毫针

取穴：腰部夹脊穴、膀胱经、八髎、秩边、环跳、阿是穴。

操作：连续波，留针 30 分钟。每日 1 次，10 次为一个疗程。或用温针灸，留针后，插 2.5cm 的艾条在针柄上，点燃后施灸。

（2）针刀

取穴：阿是穴、椎间隙、膀胱经。

操作：皮肤严格消毒，铺洞巾，顺肌纤维方向进针，及骨面，先行纵向剥离，再行横向剥离，患者有明显的酸胀感，出针，按压针孔 5 分钟，覆盖无菌纱布。

3. 推拿治疗　操作：①患者俯卧于治疗床上，按揉松解整个腰背部肌群共 10 ~ 15 分钟；②由上而下弹拨腰背部、臀大肌、臀中肌、髂腰肌、梨状肌、阔筋膜张肌等腰骶部主要肌肉；③点按腰阳关、肾俞、环跳、承扶、委中、阿是穴等穴位；④手法矫形。患者俯卧位，相当于腰 4、5 水平于腹部垫枕，医生双手交错，分别放置于骶骨处和腰 2 位置，令患者缓慢呼吸，用医生身体的重量随呼吸下压，到最低点时用寸劲向下按压一次。如此反复操作 3 次，叮嘱患者在操作过程中不要屏气。

视频 5-28　推拿治疗
骨盆前倾

4. 物理治疗

（1）中频电疗法：电极并置法，选择相应处方，电流强度适中，每次 20 分钟，每日 1 次，15 ~ 20 次为一个疗程。

（2）超短波疗法：电极并置法，无热量或微热量，每次 12 ~ 25 分钟，每日 1 次，10 ~ 15 次为一个疗程。

（3）红外线疗法：照射腰部痛区，以舒适温热为度，每次 30 分钟，每日 1 次，15 ~ 20 次为一个疗程。

（4）脉冲磁疗法：电极并置法，频率 1Hz，磁场强度 0.8 ~ 1.0T，每次 20 分钟，每日 1 次，15 ~ 20 次为一个疗程。

（5）直流电药物离子导入：当归、独活、威灵仙、红花、细辛、白术、川牛膝、乳香各 10g，当归 30g，桂枝 20g，怀牛膝、桑寄生各 30g。煎汁取 300ml。取双肾俞、双大肠俞、双秩边、双环跳这八个穴位进行全面的直流电药物离子导入。每次 20 分钟，每日 1 次，第 2 天交换两侧导入电极位置。15 ~ 20 次为一个疗程。

5. 运动疗法

（1）抱膝滚动：患者仰卧于治疗床上，屈膝屈髋，双手抱膝，在床上前后滚动。

视频 5-29　抱膝滚动

（2）髂腰肌牵拉：要求患者双手各持 5Kg 哑铃自然放于身体两侧，治疗师指导患者左右脚大跨步呈箭步向前迈步行走，五米后折回为一个往返，注意迈步时步长一定要大，治疗师要保护患者平衡使其不要跌倒，患者跨步时腘窝处有拉伸和酸胀感为宜。向前跨步时吐气，收腿时吸气，往返 12 次为 1 组，组间休息 1 分钟，做 5 组。采用很大的弓箭步，后腿膝盖贴于瑜伽垫上，重心前移，就能够充分感受到髋前部肌肉髂腰肌受到牵拉，保持 15 ~ 30 秒，可重复 3 ~ 5 组。

视频 5-30　髂腰肌牵拉

（3）上卷腹：身体仰卧于地垫上，膝部屈曲成 90° 左右，放松背肌和脊柱，两腿并拢，脚部平放在地上。利用腹直肌收缩的力量抬起上背卷曲身体。下背部不离地。

（4）五点支撑：患者仰卧，双腿屈曲，双足底平踏在床面上，用力伸髋、抬臀，使臀部抬离床面并保持 5 秒，20 次为一组。见 221 页视频 5-10。

视频 5-31　　上卷腹

【典型病例】

李某，女，34 岁，腰部酸痛 3 年。弯腰一个姿势保持过长时疼痛明显。膏药或推拿有一定效果，但是很快复发。X 线腰椎侧位片提示骨盆前倾。

康复评定：肝肾不足，风寒侵袭。骨盆前倾。

康复处方：给予针刺治疗，取腰背部膀胱经穴，电针，隔日一次，共治疗 5 次。针后骶髂关节复位，将枕头垫于髂前上棘，一手固定第 5 腰椎，一手放置在骶椎，随患者吸气缓缓下按到极限，给予轻轻顿挫力。叮嘱患者回去做平板支撑、抱膝滚动。

后期处方：注意保暖，口服六味地黄丸 1 个月，腰背肌肉训练、上卷腹。半年后随访，已痊愈。

【点评】

长期伏案工作、啤酒肚、怀孕、穿高跟鞋都会因为重心前移，对抗性用力过度加大腰曲来实现整体的中立位，最后就造成"前挺后撅"的伪翘臀姿态。腰部肌肉长时间处于紧张状态引发腰肌劳损，容易出现长期的腰酸背痛，称为下交叉综合征。骨盆前倾是骨盆倾斜的最常见模式。骨盆倾斜相关韧带主要包括髂腰韧带、骶结节韧带、骶棘韧带。骨盆倾斜相关肌肉包括髂腰肌、臀小肌、臀中肌、臀大肌、梨状肌。

由于骶骨和髋骨是由两个骶髂关节和耻骨联合连接在一起，这些关节几乎是不能活动的，可以把骶骨和骨盆复合体看成一个椎体——骨盆椎。骨盆椎连接躯干和下肢，其运动支点在腰骶关节和双侧髋关节上，通过骨盆的位置调节来达到身体平衡。所以无论是骨盆以上的脊柱有问题，还是骨盆以下的下肢及其关节有问题都会引起骨盆倾斜。脊柱源性骨盆倾斜的原因主要是连接脊柱到股骨、脊柱到骨盆的肌肉（髂腰肌、腰大肌、腹外斜肌、腹内斜肌、腹横肌等）挛缩或肌力不对称、髂腰韧带紧张等导致侧凸延伸至骨盆。

骨盆前倾一般会出现过于紧张的肌肉（竖脊肌、髂腰肌）和过于松弛无力的肌肉（臀部肌肉和大腿后群肌肉）。治疗的关键除了纠正姿势以外，就是放松紧张肌肉，加强松弛肌肉。所以运动疗法显得更为重要。

（二）耻骨联合分离症

耻骨联合分离症是指骨盆前方两侧耻骨纤维软骨联合处，因外力而发生微小的错移，可以出现局部疼痛和下肢抬举困难等功能障碍。耻骨联合是由两块纤维软骨间盘组成，两个间盘之间有一耻骨联合腔，耻骨联合上下左右均由韧带加强。正常人两耻骨之间距离约 4～5mm，无上下错位现象，靠耻骨韧带连接，当韧带受伤就会出现分离而产生症状。

主要的原因大体分为两类：一是孕产期的妇女，其内分泌改变，使耻骨联合周围韧带松弛，这时若遇轻微外力即可导致耻骨联合分离。怀孕期间，两耻骨之间的距离会增加 2～3mm；二是由于外伤，摔倒时单侧臀部着地，外来暴力直接作用于耻骨联合部，横向劈叉过大，局部挫伤等情况下，都可致使耻骨联合部的距离加大或上下错动而产生临床症状，出现耻骨联合分离症。耻骨联合维持着骨盆前环的构成，其完整性影响着骨盆生物力学的稳定性。单纯的耻骨联合损伤，当耻骨联合分离 < 25mm 时，是一种稳定性损伤，一般采用保守治疗。当耻骨联合分离 >25mm，常伴有骶前、骶棘韧带断裂，后环稳定性受到影响，需手术治疗。

【诊断要点】

1. **病史**　明显的外伤史或经产妇女。

2. **临床症状**　耻骨联合部疼痛，重者疼痛剧烈，活动受限，单侧或双侧下肢难以负重，翻身困难；轻者行动无力，上下台阶及单腿站立、弯腰、翻身等动作，都可引起局部疼痛加剧。

3. **体征**　骨盆挤压分离试验、"4"字试验、下肢后伸试验和单足站立试验阳性；局部压痛与叩击痛明显，间隙增宽；髋关节外展、外旋活动受限。

4. **影像学检查**　影像学检查包括超声、X 线片、CT、MRI 等，提示耻骨联合距离 ≥ 10mm 和 / 或耻骨联合的错位。

【康复处方】

1. **中药治疗**

治则：活血化瘀，除湿通络。

处方：益母草 10g，白芷 10g，威灵仙 10g，千年健 10g，黄芪 10g，当归 10g，透骨草 10g，伸筋草 12g，红花 10g。

将中药水煎，日一剂，分两次服，药渣可用纱布包好，加热后敷患处。

2. 针灸治疗

（1）毫针

取穴：耻骨联合两端针刺。

操作：连续波，留针30分钟。每日1次，10次为一个疗程。

（2）艾灸

取穴：阿是穴、中极穴。

操作：患者取仰卧位，悬灸或者隔姜灸，以局部潮红为度。

3. 推拿治疗 不管用哪一种方法复位，其复位后患部疼痛应明显减轻或消失，下肢屈伸活动功能也即刻得到恢复。

操作：①患者取俯卧位，医者先用拇指揉按关元、中极、曲骨等穴位后，再揉按耻骨联合部1～2分钟，大腿内收肌群1～2分钟，然后再拿捏股四头肌及掌推股内侧肌群，往返3次；②正骨方法有好几种，使用时主要强调手法熟练，最后发力要用寸劲：第一种患者取仰卧位，医者双手握住患者双踝部，使患者呈双腿屈髋屈膝并外旋外展状后，两手突然用力将双腿内旋收拉直，即可复位；第二种患者取仰卧位，医者双手掌重叠按压在耻骨联合部，在患者呼吸状态下突然向下用力按住，即可复位；第三种患者取俯卧位，医者双手掌重叠按压于骶尾部正中，在进行旋转按揉的情况下，双手突然用力向下按压，从而使其复位。

视频5-32　推拿治疗耻骨联合分离症

4. 物理治疗 主要目的是镇痛、消炎，起辅助作用。

（1）中频电疗法：电极并置法，选择相应处方，电流强度适中，每次20分钟，每日1次，15～20次为一个疗程。

（2）超短波疗法：电极对置法，无热量或微热量，每次12～25分钟，每日1次，10～15次为一个疗程。

（3）红外线疗法：照射耻骨联合处，以舒适温热为度，每次30分钟，每日1次，15～20次为一个疗程。

5. 运动疗法

（1）盆底凯格尔训练：双膝弯曲，平躺床上，收紧会阴部肌肉，保持肌肉收缩3～4秒，然后放松肌肉，重复10次，每日早中晚各做2～3组。

（2）平板支撑：挺胸收腹，保持腰背挺直，身体保持一条直线，臀部的位置适中，略高于腰部，颈部保持自然，目视前下方，不抬头。见225页视频5-16。

（3）髋内收训练：仰卧在垫面上，屈双膝靠近臀部，双腿夹住小球，吸气延展脊柱，呼气慢慢向中间夹球，保持5～8次呼吸，重复练习5～8次。

视频5-33　髋内收训练

（4）髋后伸训练：手肘弯曲成 90°，前手臂与手掌平行紧贴于地面，支撑起前半身；左腿单膝跪地，撑起后本身，右腿屈膝但不与地面相触，完成初始动作；吸气，右腿向外向上伸展，直到伸直状；呼气，缓慢将右腿恢复初始位置；重复进行该动作 10 次后交替。

视频 5-34　髋后伸训练

6. 康复工程　孕产后所致耻骨联合分离症，目前最常用的方法就是利用骨盆矫正带进行物理固定矫正，矫正带可以固定在胯部，向内收紧分离的骨盆。特别是双菱形式骨盆带，由两个菱形组成，分别对应两侧胯部，利用其弹性收力，可渐进式矫正骨盆。

【典型病例】

张某，女，32 岁，产后耻骨联合处疼痛 1 个月。其上下台阶及单腿站立、弯腰、翻身等动作，都可引起局部疼痛加剧。X 线示耻骨联合间隙增宽 12mm。

康复评定：肝肾不足，风寒侵袭。耻骨联合分离症。

康复处方：给予局部针刺、电针、红外线、推拿治疗，手法复位，共 5 次，隔日一次。叮嘱患者回去做平板支撑、髋关节内收和后伸训练。用双菱形式骨盆带固定 2 周，疼痛逐渐消失。

后期处方：注意保暖，口服六味地黄丸 1 个月，腰背肌肉训练。

【点评】

耻骨联合其两侧由耻骨构成，中间是纤维软骨板，将两侧耻骨紧密连接在一起。耻骨联合周围有 4 条韧带，分别是耻骨上韧带、耻骨下韧带、耻骨前韧带、耻骨后韧带，这 4 条韧带将耻骨紧密地连接在一起，中间的纤维软骨盘其结构与椎间盘相似，无髓核。通常情况下，该结构紧密，活动度很小。在外力作用下或者孕产妇激素改变明显，导致韧带松弛，出现耻骨联合分离，治疗的重点是复位和固定。对于孕产妇来说，及时纠正耻骨联合分离很重要，因为随着时间推移，激素水平平稳，韧带的收缩舒张能力将恢复到原来水平。如果没有及时复位，韧带将被动延长，会产生不容易治疗的慢性疼痛，而且即使再进行复位也不容易稳定，所以应当及早治疗，不能超过哺乳期。外伤引起的很多伴有骨折，多数需要手术治疗。不伴有骨折的，手法治疗是首选，一般病程短的，可能一次就好了，病程长的需要多次，手法复位后需要肌肉训练和辅具固定。

（三）骶髂关节炎

骶髂关节是由髂骨的耳状面与骶骨的耳状面共同构成。在腰骶部长期劳损的情况下，骶髂关节缺血和代偿性反应，导致骶髂关节无菌性炎症，产生腰骶部疼痛、晨僵、髋关节活动度降低及活动障碍等症状。骶髂关节炎分为原发性和继发性，原发性骶髂关节炎的关节软骨细胞活性低下，髋部肌肉等软组织支持力量减弱，软骨呈退行性变，大多受年龄、体质、遗传等因素影响，女性较男性好发，肥胖体形的人发病率较高，年龄越大，积累的损伤越多；继发性骶髂关节炎与承重区关节软骨承受压力增加有关。单纯性骶髂关节炎，常见疼痛、晨僵、关节挛缩、功能紊乱、静息痛、负重时疼痛加重，需要与强直性脊柱炎鉴别。强直性脊柱炎骶髂关节疼痛特点是休息不能缓解，活动后方能缓解，除了累及骶髂关节，还会逐步上行至整个脊柱，所以强直性脊柱炎常伴有腰骶疼痛及晨僵，其特点为休息、阴天或劳累后加重，活动、遇热后疼痛缓解。

【诊断要点】

1. 临床表现 一侧或双侧腰骶部疼痛，不能弯腰，患侧下肢站立负重、行走抬腿困难，严重者疼痛向臀部和腹股沟放射。晨僵持续时间比较短暂，一般不超过 30 分钟。活动后即可逐渐缓解。特点为隐匿发作、持续钝痛，多发生于活动以后，休息可以缓解。随着病情进展，关节活动可因疼痛而受限，甚至休息时也可发生疼痛。

2. 体征 骶髂部有明显压痛，两侧髂后上棘可不等高，"4"字试验阳性，床边试验阳性，髋膝屈曲试验及下肢后伸试验阳性，严重者可见腰部脊柱侧弯。

3. 影像学 X 线上骶髂关节以骨质增生及骨刺为主。

【康复处方】

疼痛时可以使用镇痛药，但不要长期使用，以免形成依赖或降低作用。可尝试采用软骨保护类药物（如硫酸氨基葡萄糖、硫酸软骨素）缓解症状。如果有局部压痛点者，可作痛点封闭，但轻易不要选择手术治疗。

1. 中药治疗

治则：活血化瘀，除湿通络。

（1）中药口服

处方：独活 10g，桑寄生 10g，防风 10g，秦艽 10g，威灵仙 30g，川牛膝 10g，桂枝 10g，细辛 5g，甘草 10g，当归 15g，金毛狗脊 15g，蜈蚣 3 条。

水煎，日一剂，分早晚两次温服。

（2）中药热敷

红花 12g，五加皮 15g，羌活 12g，艾叶 12g，防风 15g，秦艽 12g，姜黄 20g，肉桂 10g，桑枝 12g，花椒 12g，透骨草 15g，伸筋草 30g。

将中药倒入食醋 200ml 后拌匀，装入布袋，在蒸锅中蒸 30 分钟，然后取出药袋，采用毛巾包裹，将其热敷于腰骶部。每次 30~40 分钟，每日 2 次，分早晚热敷，6 日为一个疗程。

2. 针灸治疗

（1）毫针

取穴：腰部夹脊穴、腰部膀胱经穴、八髎、秩边、环跳、阿是穴。

操作：连续波，留针 30 分钟。每日 1 次，10 次为一个疗程。或用温针灸：在针柄上套 1 条艾柱，高度为 2cm，点燃直至燃尽，再套上 2cm 的艾柱，共三壮。

（2）针刀

取穴：阿是穴。

操作：皮肤严格消毒，铺洞巾，顺肌纤维方向进针，及骨面，先行纵向剥离，再行横向剥离，患者有明显的酸胀感时出针，按压针孔 5 分钟，覆盖无菌纱布。

3. 推拿治疗 操作：①患者俯卧于治疗床上，按揉松解整个腰背部肌群，共 10~15 分钟；②由上而下弹拨腰背部、臀大肌、臀中肌、髂腰肌、梨状肌、阔筋膜张肌等腰骶部主要肌肉；③点按腰阳关、肾俞、环跳、承扶、委中、阿是穴等穴位；④骶髂关节复位，患者端坐于专门的复位椅上，或助手固定其大腿，术者坐患者身后，嘱患者一手放于同侧头后枕部，一手自然轻抱于腹部；术者用一手掌根准确的按压在患侧骶髂关节处，另一手绕过颈前，抱按在对侧肩后部，作为发力手；在此过程中术者定位手掌根始终按压在患侧骶髂关节旁，引导患者挺胸收腹将躯干挺直向前倾斜并随术者发力手自然旋转，倾斜角度以感患侧骶髂关节牵动，以定位手掌跟始终能感觉到病变骶髂关节在旋转扭力的中心位置为度。当旋转到最大角度时，术者靠旋转惯性施加压力，助手与术者配合协调施加轻微助力，然后缓慢旋回到初始体位。

视频 5-35　推拿治疗骶髂关节炎

4. 物理治疗　热疗、水疗、红外线、超短波、电刺激等均可增强局部微循环、缓解肌肉韧带结构紧张，减轻疼痛等症状。具体操作可见"骨盆前倾"。

5. 运动疗法

（1）旋髋运动：患者仰卧位，双手穿插于脑后，屈膝屈髋，左足平放于床上，右足穿插于左膝上，旋髋向左，膝盖触摸到床面，反侧亦然，20 次为一组。

（2）膝胸运动：患者仰卧位，单腿伸直，另一条腿屈髋屈膝，使膝盖靠近胸部。身体仰卧于地垫上，膝部屈曲成 90° 左右，两腿交替一次为 1 组，重复 12 组。

（3）卧位髋关节操练法：患者侧卧，患肢在上伸直，做前屈、后伸、外展运动。

视频 5-36　旋髋运动　　　视频 5-37　膝胸运动　　　视频 5-38　卧位髋关节操练法

6. 注射疗法　在骶髂关节内注射药物治疗可以迅速缓解疼痛。临床常用的药物主要有类固醇类激素及局麻药，必要时在超声引导下进行。也可在骶髂关节周围注射合适浓度的臭氧。

【典型病例】

李某，女，33 岁，腰痛 3 年。腰骶部疼痛，偶尔连及臀部，弯腰时间过长加重。凌晨疼痛明显，晨起僵硬，活动后缓解。MRI 提示骶髂关节炎，HLA-B27 阴性。

康复评定：肝肾不足，风寒侵袭。骶髂关节炎。

康复处方：给予针刺，艾灸，膏药外用，共 5 次，隔日一次。叮嘱患者回去做平板支撑、髋关节内收和后伸训练。两周后疼痛消失。

后期处方：注意保暖，风湿骨痛胶囊口服 1 个月，旋髋运动。

【点评】

骶髂后韧带由 $S_2 \sim S_4$ 支配，骶髂前韧带由 $L_2 \sim S_2$ 支配，骶髂关节韧带分布着致密的无髓神经纤维，遍及关节囊，司局部痛觉。由于骶髂关节韧带神经支配的联系复杂，因此骶髂关节病变与下腰痛有密切关系。很多患者描述为下腰痛，而忽视了该疼痛来源于骶髂关节。同时我们还需要将骶髂关节炎和强直性脊柱炎进行区分。HLA-B27 是否阴性是重要指标，但是 HLA-B27 阴性也不能完全排除强直性脊柱炎。治疗上急性的疼痛期可以口服非甾体抗炎药对症治疗，综合康复治疗推荐温针灸和电针、局部热疗。同时建议口服汤药，调节体质，防止复发。总之原发性的骶髂关节炎治疗效果良好，但是容易复发，需要长期随诊治疗。

（四）梨状肌综合征

梨状肌综合征是引起急慢性坐骨神经痛的常见疾病。一般认为，腓总神经高位分支，自梨状肌肌束间穿出或坐骨神经从梨状肌肌腹中穿出。当梨状肌受到损伤，发生充血、水肿、痉挛、粘连和挛缩时，该肌间隙或该肌上、下孔变狭窄，挤压其间穿出的神经、血管，因此而出现的一系列临床症状和体征称为梨状肌综合征。梨状肌损伤以骶髂关节区疼痛、坐骨切迹和梨状肌疼痛，放射到大腿后外侧为主要表现。其病因有可能是臀部外伤出血、粘连、瘢痕形成压迫；注射药物使梨状肌变性、纤维挛缩；髋臼后上部骨折移位、骨痂过大均可使坐骨神经在梨状肌处受压。此外，少数患者因坐骨神经出骨盆时行径变异，穿行于梨状肌内，当髋外旋时肌肉强力收缩，可使坐骨神经受到过大压力，长此以往产生坐骨神经慢性损伤。

梨状肌综合征可归属于中医学中"痹证"之范畴，本病一般为肾气虚弱，无以充养筋脉，加上感受外邪、跌仆闪扭而致气血阻滞不通，瘀血留滞，筋失柔顺。故治以疏通气血，补益肝肾。

【诊断要点】

1. 临床症状　疼痛以臀部为主，并可向下肢放射，患者可感觉疼痛位置较深，主要向同侧下肢的后面或后外侧放射，有的还会伴有小腿外侧麻木、会阴部不适等。严重时臀部呈现"刀割样"或"灼烧样"疼痛，夜间睡眠困难。常因大小便、咳嗽、打喷嚏时因腹压增加而使患侧肢体的窜痛感加重。

2. 体征　患侧臀部压痛明显，尤以梨状肌部位为甚，可伴萎缩，触诊可触及条索、局部变硬的梨状肌束等。直腿抬高在60°以前出现疼痛，因为梨状肌被拉长至紧张状态，使损伤的梨状肌对坐骨神经的压迫刺激更加严重，所以疼痛明显。但超过60°以后，梨状肌不再被继续拉长，疼痛反而减轻。梨状肌紧张试验阳性。

3. 影像学　磁共振有助于明确诊断。

【康复处方】

1. 中药治疗

治则：活血化瘀，除湿通络为主。

（1）中药口服

处方：独活12g，桑寄生10g，防风10g，秦艽10g，海风藤10g，川牛膝10g，桂枝10g，细辛5g，甘草10g，当归15g，金毛狗脊15g，桑枝12g，木香6g，川芎9g。

水煎，日一剂，分早晚两次温服。

（2）中药外敷

姜黄、独活、干姜、栀子各150g，制乳香、制没药各20g，生草乌、生川乌各15g。

共研细末，用蜂蜜调敷。然后局部热敷，每次30~40分钟，每日2次，分早晚热敷，6日为一个疗程。

2. 针灸治疗

（1）毫针

取穴：取患侧阿是穴、环跳、殷门、承扶、阳陵泉、足三里等穴。

操作：用泻法，以有酸麻感向远端放散为宜。针感不明显者，可加强捻转。电针，连续波，留针 30 分钟。每日 1 次，10 次为一个疗程。急性期每日针 1 次，好转后隔日 1 次。

（2）针刀

取穴：阿是穴。

操作：皮肤严格消毒，铺洞巾，顺肌纤维方向缓慢进针，有针感后，先行纵向剥离，再行横向剥离，患者有明显的酸胀感时出针，按压针孔 5 分钟，覆盖无菌纱布。梨状肌综合征的阿是穴并无骨性标志，进针需谨慎，要缓慢，有针感即可，出针需按压足够时间。如果患者有服用抗凝药或者凝血机制障碍的，慎用针刀。

3. 推拿治疗　操作：①患者俯卧于治疗床上，按揉松解整个腰臀部肌群，共 10 ~ 15 分钟；②患者俯卧位，双下肢后伸，使腰臀部肌肉放松。术者自髂后上棘到股骨大粗隆做一连线，连线中点直下 2cm 处即为坐骨神经出梨状肌下孔处，其两侧即为梨状肌。以推为主，医者以掌根为着力点，做上下或左右节律性推动，据病情的轻重、虚实，动作分轻重、快慢，3 ~ 5 分钟；③点按腰阳关、肾俞、环跳、承扶、委中、阿是穴等穴位；④由上而下弹拨腰背部、臀大肌、臀中肌、髂腰肌、梨状肌、阔筋膜张肌等腰骶部主要肌肉，最后以轻叩或拍打结束。

视频 5-39　推拿治疗梨状肌综合征

4. 物理治疗　理疗可解痉镇痛，促进炎症消退，缓解临床症状。热疗、水疗、红外线、超短波、电刺激等均可增强局部微循环、缓解肌肉韧带结构紧张、减轻疼痛等症状。具体可见"骨盆前倾"

5. 注射疗法　对急性梨状肌损伤者，用醋酸强的松龙 25mg 加 1% ~ 2% 普鲁卡因 6ml，行痛点注射，每 5 天 1 次，3 次为一个疗程。对慢性梨状肌损伤者，触诊肌纤维局限性肿胀、肌质变硬、弹性差，则用地塞米松注射液 2ml 加透明质酸酶 1 500U 和 0.5% 普鲁卡因 10ml，行局部注射，每 5 天 1 次，3 ~ 4 次为一个疗程。

6. 运动疗法

（1）坐位牵伸：患者坐于治疗床上，伸直健侧下肢，患侧腿屈膝平放，足底抵住健侧大腿内缘，双手沿健侧腿往足部方向触摸，身体尽量前倾，保持躯干平直。

（2）卧位牵伸：健侧腿呈屈髋屈膝位，脚掌紧贴床面，患侧腿屈曲位后将病侧踝关节置于健侧膝关节上，两手环抱健侧膝朝胸部方向压。这种体位下自我牵伸直到患侧臀部有紧绷感（微痛）后停留 30 秒，重复 5 次，每日 2 次。

（3）加强大腿内侧肌群：仰卧，治疗侧的髋部与膝部屈曲，内旋大腿，治疗师给与阻抗，约 5 秒钟后逐渐放松肌肉，反复操作至患者感到疲劳。

视频 5-40　坐位牵伸　　　视频 5-41　卧位牵伸　　　视频 5-42　加强大腿内侧肌群

【典型病例】

孙某，女，70 岁，腰痛 10 年加重 1 个月。患者既往有腰椎间盘突出病史，患者腰痛伴下肢放射痛加重1个月。此次入院行腰椎CT示腰3~4、腰4~5、腰5骶1椎间盘突出，给予针刺、推拿、理疗等治疗，腰痛好转。上述治疗4天后，出现臀部疼痛伴下肢放射痛，疼痛剧烈，沿坐骨神经走行疼痛，翻身困难，行走困难。查体：直腿抬高在60°以前出现疼痛，80°无疼痛，加强试验阳性，梨状肌压痛明显。梨状肌试验阳性。

康复评定：肝肾不足，风寒侵袭。急性梨状肌损伤。

康复处方：给予局部注射，用醋酸强的松龙25mg加利多卡因局部注射，探及酸胀感，回抽无血，推注药物。针刺治疗，取腰背及下肢膀胱经穴，电针，每日1次，治疗5次后痊愈。

后期处方：注意保暖，口服六味地黄丸1个月，腰背肌肉训练。

【点评】

对于梨状肌综合征，最主要的是诊断。需要明确坐骨神经痛是从哪里来，上述病例原本是诊断明确的腰椎间盘突出症，影像学和体征都支持，经治疗也好转，突然出现疼痛加重，和原来的疼痛性质有区别，腰痛减轻，臀部疼痛明显，坐骨结节疼痛，压痛在梨状肌处，查体需要明确病因。如果有条件可以行核磁局部检查，明确肌肉的病变。治疗上，急性期可以考虑局部封闭治疗，慢性损伤建议还是以针刺推拿为主。针刺可以选梨状肌体表投影，加上坐骨神经在下肢走行的投影处，双管齐下，对肌肉和神经针对性治疗，效果良好。

（五）臀中肌损伤

臀中肌损伤是临床常见的病损之一。臀中肌位于臀大肌的深面，起于髂嵴外侧，止于股骨大转子。其神经支配源于L_4、L_5、S_1的臀上神经。此肌收缩时能外展和内旋大腿，是髋部主要的外展肌之一。单足站立时，此肌能保证骨盆在水平方面的稳定，对于维持人们正常的站立和行走功能，作用极大。

臀中肌损伤的病因主要是劳损，很多日常动作如行走、下蹲、弯腰等，都需要臀中肌参与，日久容易损伤，损伤部位不断受牵拉和刺激，使局部变性，组织出现炎症、肿胀和疼痛。尤其是躯干侧方摆动和以髋部为轴心的腰臀部扭转，常导致此肌牵拉伤。另外，久坐可导致臀大肌力量减弱，臀中肌代偿性劳损也是臀中肌劳损的重要原因。臀部肌注时，药物和机械刺激造成的臀中肌损伤也是原因之一。

臀中肌损伤的发生可分为急慢性两种。急性损伤一般有明显的外伤史或慢性损伤急性发作，在患者臀中肌处能摸到肿块、条索状物等反应点，臀部疼痛剧烈，呈刺痛、撕裂痛、烧灼痛，行走、翻身或下肢抬高困难；慢性损伤者多因不明原因或足踝部损伤后（尤其是足内翻扭伤），可以出现小腿、足踝部、跖趾关节疼痛，不时自觉腿部发凉、胀痛、腰胀痛，下肢呈放散性疼痛，腰部前屈受限，臀中肌前外侧或后侧纤维处可触及痛性条索状物，压之疼痛可往同侧膝关节及远端肢体放散，按常规治疗效果不佳。

臀中肌损伤属中医"痹证""伤筋"范畴，损伤致局部经气痹阻不通，气血运行不畅，甚至气滞血瘀，故其同侧肢体失于濡养而见疼痛不适，活动困难。《备急千金要方》云："凡病皆由血气壅滞不得宣通""以痛为腧"，通过手法按摩治疗可通经活络，拨离粘连，改善血运，排除代谢物堆积，使经络畅通，气血运行通畅，组织得以恢复，从而达到治疗效果。

【诊断要点】

1. **病史**　好发于成年人，多缓慢发病。

2. **临床症状**　腰臀部酸痛、不适，劳累后加重。有相当一部分患者，无局部症状，仅表现为患侧小腿的酸胀不适感，甚至发凉、发木，需捶打或按摩方能缓解。伸膝时，小腿常有抽筋现象，在小腿部位按摩治疗可缓解症状。站立过久，行路过长，可使上述症状加剧，出现间歇性跛行症状。在局部找不到明显压痛点。严重病例者，小腿有触摸痛，但用力按压反而感到短暂的舒适，影响步行和睡眠。

3. **体征**　局部肌肉挛缩、臀中肌压痛，髂骨上棘后缘臀部外侧和臀部外上象限处可触及痛性条索状物，按压时可有同侧臀骶部的胀痛及膝关节远端肢体的酸胀感。患侧臀上皮神经及梨状肌压痛不明显。

【康复处方】

1. **中药治疗**

治则：活血化瘀，除湿通络。

处方：白芷 15g，莪术 20g，三棱 20g，威灵仙 15g，千年健 20g，花椒 10g，桃仁 10g，透骨草 30g，伸筋草 30g，艾叶 10g，海桐皮 20g，五加皮 20g。

将中药水煎适量，放置于熏洗床中熏洗，2 次 / 日，早晚各 1 次。10 日为一个疗程。

2. **针灸治疗**

（1）银质针

取穴：阿是穴、臀中肌起止点。

操作：龙胆紫溶液标记定位，每次选 20 个点左右，局部皮肤严格消毒，针刺到挛缩肌肉层即可，起止点位置刺到骨面。插 2.5cm 的艾条在针柄上，施灸。20 ～ 30 日 1 次，5 次为一个疗程。

（2）针刀

取穴：阿是穴、臀中肌起止点。

操作：取侧卧位，患侧在上，腿屈曲，健侧在下，腿伸直。用龙胆紫溶液标记 10 ～ 15 个穴位，皮肤严格消毒，铺洞巾，用 2% 利多卡因 1 ～ 2ml 作臀中肌部位痛性条索、硬结和压痛点局麻，刀口线与臀中肌纤维方向一致，针体垂直于皮肤刺入达条索、硬结内，针下稍有阻力感，患者自觉针刀下疼痛或酸胀感，有时可向大腿或小腿放散，先纵向疏通，后横向疏通剥离，至针刀下出现松动感为止，出针，按压针孔 5 分钟，覆盖无菌纱布。7 日后再按上述方法进行针刀松解，3 次为一个疗程。

（3）火针

取穴：阿是穴。

操作：以髂前上棘后缘压痛点处，即臀中肌起点处为中心，周围每隔 1cm 左右定 4 ～ 8 个进针点，采用火针密集深刺至骨面后立即出针。每 3 天治疗 1 次，3 次为一个疗程。

（4）毫针

取穴：阿是穴。

操作：用泻法，以有酸麻感向远端放散为宜。针感不明显者，可加强捻转。电针，连续波，留针 30 分钟。每日 1 次，10 次为一个疗程。

3. **推拿治疗**　操作：①患者俯卧位，医者站于患侧，以掌揉法放松腰背部和臀部，时间约 3 ～ 5 分钟；②以手指点按各穴和痛点，常与推法、揉法、运法等配合使用；③患者取俯卧位，医者拇指在条索上点按弹拨，力量由轻到重，力度以患者能耐受为度，停留 5 ～ 10 秒，反复 3 ～ 5 次；④医者双手重叠贴患侧臀部肌肉做小幅度回旋环转运动，时间约 2 ～ 3 分钟；⑤肘压理筋法：患者取俯卧位，医者用肘推法按压于臀中肌起点，持续用力顺肌纤维走行方向推压，反复操作 3 ～ 5 次；⑥屈髋拉筋法：患者取仰卧位，双下肢屈髋屈膝 90°，患肢跨越于健侧膝上，医者一手扶患肢膝关节，一手握住踝关节下压患肢向患者身体靠拢，当感到阻力到最大时再回弹下压几次，以患者臀部有明显牵拉感为度。

视频 5-43　推拿治疗臀中肌损伤

4. 物理治疗

（1）中频电疗法：电极并置法，选择相应处方，电流适量，每次 20 分钟，每日 1 次，15 ～ 20 次为一个疗程。

（2）超短波疗法：电极并置法，无热量或微热量，每次 12 ～ 25 分钟，每日 1 次，10 ～ 15 次为一个疗程。

（3）红外线疗法：照射臀部痛区，以舒适温热为度，每次 30 分钟，每日 1 次，15 ～ 20 次为一个疗程。

5. 注射疗法

对急性臀中肌损伤，在压痛点注射 0.5% 的利多卡因 5 ～ 10ml，加强的松龙 1.0 ～ 1.5mg 作局部病灶注射，每 5 天 1 次，3 次为一个疗程。

【典型病例】

齐某，男，56 岁，右臀部疼痛伴右下肢酸痛 5 年。患者自述发病前有腰扭伤病史，没有及时休息和治疗，酷爱跳舞，右臀部疼痛逐渐加重，有时牵扯到右下肢酸痛。曾经针刺、艾灸、膏药、理疗等治疗，无改善。查体：臀中肌压痛，局部条索、结节明显。

康复评定：肝肾不足，气滞血瘀。臀中肌损伤。

康复处方：给予针刀治疗，取阿是穴、臀中肌起止点，刀口线与臀中肌纤维方向一致，针体垂直于皮肤刺入条索、硬结内，针下稍有阻力感，患者自觉针刀下疼痛或酸胀感。7 天治疗 1 次，共治疗 5 次痊愈。

后期处方：注意保暖休息，核心肌群训练。

【点评】

臀中肌止于股骨大转子，受臀上神经（L_4 ～ S_1）支配，其后下部分位于臀大肌的深面，前方为阔筋膜张肌肌腹，后方为梨状肌。由于臀大肌和阔筋膜张肌的有力代偿，使病损局部的症状常被其反射区产生的症状所掩盖，故此病易导致漏诊和误诊。臀中肌损伤按照发病原因一般可分为急性损伤和慢性损伤两种。急性损伤多有明显的外伤史，大多由下肢突然猛烈的外展或以髋部为顶点的躯干侧方摆动而损伤。慢性损伤常出现在以腰臀部扭转活动为主的运动和劳作中，损伤日久，臀中肌的肌腱膜及附近软组织出现粘连、结痂、挛缩。该患者长期跳舞，提臀扭胯，有了慢性损伤后仍然持续性跳舞，最终导致此病。臀中肌损伤所产生的病理冲动经腰 4 ～ 5 和骶 1 脊髓节段反射，引起腰部及同侧膝关节及远端肢体疼痛、麻木、酸胀等症状。该病由于是整个肌肉痉挛紧张，治疗不能只是松解肌肉附着点，而是要对整个肌肉进行松解，所以可能需要局部比较密集的取穴，多次治疗。

（六）臀肌挛缩症

臀肌挛缩症主要表现为臀肌及筋膜纤维变性、肌肉挛缩，从而导致髋关节活动障碍的疾病。臀肌挛缩症多发于儿童和青少年，反复多次的臀肌注射导致臀大肌上半部分肌肉组织发生纤维瘢痕化，最后形成纤维瘢痕挛缩束带。由于双侧臀部接受肌肉注射的机会往往均等，多双侧发病，表现为髋关节外展、外旋挛缩畸形和屈曲障碍，导致步态、坐、站异常，严重者会导致髋关节发育异常、双下肢不等长。

病因主要与苯甲醇和青霉素在臀部反复进行肌肉注射有关，其损伤机制为机械和化学性损伤，也与遗传、外伤、感染等有一定的关系。患者除出现臀部筋膜挛缩外，严重者还有臀大肌、臀中肌、臀小肌不同程度的萎缩。病理学研究显示其主要病理变化是臀肌上半部分肌肉组织发生纤维瘢痕化，纤维挛缩带的方向与臀大肌纤维走行方向完全一致。病变早期仅仅局限于臀部肌肉、臀肌筋膜等软组织。由于婴幼儿骨骼尚未完成发育，形成的挛缩带往往会影响股骨上端以及骨盆肌肉，出现肌力不平衡和骨盆、股骨不对称发育；纤维化的臀肌发育相对滞后，而附着的骨骼发育快，久而久之，导致继发性的髋关节及骨盆发育异常。

本病主要在于预防，对臀肌挛缩已形成、非手术治疗无效者，可采用手术行臀大肌挛缩带部分切除术或臀大肌上点部分切除术。

【诊断要点】

1. **病史**　好发于儿童，多有反复臀肌注射药物史。

2. **临床症状**　多表现为髋关节内旋内收活动受限。站立时下肢呈外旋位，行走时表现为外八字及摇摆步态，快步走时表现为跳跃状态。坐凳时两腿分开不能合拢，下蹲过程中双膝必须分开向外作"划圈"动作，呈典型"蛙式位"。轻者导致髋关节出现外展、外旋畸形，骨盆前倾、外旋畸形；严重者可出现双下肢不等长、骨盆倾斜等。

3. **体征**　可见臀部皮肤凹陷及紧缩感，臀部皮下可摸到坚韧的条索物，向下外延至股骨大转子。屈伸髋关节时，该条索物在大转子表面滑动并有弹响声，有时伴有疼痛。

（1）搭腿试验阳性：坐位时，双膝外展分开，一侧大腿难以搭在另一侧大腿上，又称二郎腿试验阳性。

（2）交腿试验阳性：平卧，双下肢并腿后分别将下肢抬起内收交架于另外一下肢上，交架不能达到膝关节髌骨以上为阳性，说明髋内收受限，称为交腿试验阳性。

（3）划圈征：双下肢并腿下蹲，当髋关节屈曲接近90°时不能完成继续下蹲，活动受限，只能通过双膝向外侧摆动，划一弧圈后才能双腿并拢，继续完成下蹲动作，称为划圈试验阳性。

（4）蛙腿征：病情严重患儿双下肢并腿下蹲过程中，下蹲时双髋及双膝都要呈外展、外旋才能完成下蹲动作，称为蛙腿征阳性。

（5）Ober氏征：患者侧卧位，健侧肢体在下并屈膝、屈髋，患侧膝关节屈曲90°，检查者一手固定患者骨盆，另一手握住患肢踝部。正常情况下，膝关节下落时可触及健侧肢体或床面，如不能则提示髂胫束挛缩，称为Ober氏征阳性。

4. **影像学**

（1）X线：骶髂关节旁出现致密影，为线状，股骨颈干角增大，股骨上端外展外旋、骨盆倾斜。髋臼指数增加，髋关节中心边缘角增大，颈干角增大。

（2）CT：主要有相应病变的臀肌萎缩、条索状挛缩带、肌间隙变宽，以及钙化和坏死。并且病程越长，臀肌挛缩范围越大，程度越深。CT扫描密度分辨率高，能明确显示病变的部位、范围及严重程度。

（3）MRI：MRI常规及特殊序列不仅能显示病变处臀大肌、臀中肌的萎缩程度，观察肌间隔有无增宽，还能显示挛缩纤维带的信号情况、形态是否规则以及走向有无异常。

（4）超声：声像图特征主要包括肌腹变薄，纤维肌束内出现强回声条带。声像图上所测得挛缩带的宽度较术中实际测得的值小。局部肌肉轮廓不清，肌纹理模糊、消失，严重者肌肉呈结节状或团块状改变，肌肉萎缩变薄，肌肉间分界不清。

5. 臀肌挛缩症的分级标准 参考贺西京等的分级方法按病情轻重分为 3 度。

Ⅰ度：同时屈髋、屈膝 90° 时，强力内收，双膝可以并拢，但双侧股部无法交叉到对侧（跷二郎腿）。"尖臀"畸形不明显，Ober 征弱阳性。

Ⅱ度：生活能自理，行走时可不表现出"八字步"，但上下楼或跑步时"八字步"明显。同时屈膝、屈髋 90°，双膝无法并拢，不会跷二郎腿。臀部外上方塌陷，有明显"尖臀"畸形，Ober 征阳性。

Ⅲ度：行走时呈明显的"八字步"，跑步困难，难以自己穿上裤袜，下蹲时髋关节被迫强力外展外旋，呈"蛙式腿"。Ober 征强阳性，髋关节必须在强力极度外展位，才能同时屈膝、屈髋达 90°。臀部萎缩明显，有严重的"尖臀"畸形。骨盆变窄、变长，股骨颈干角增大。

【康复处方】

1. 中药治疗

治则：活血化瘀，除湿通络。

处方：白芷 15g，莪术 20g，三棱 20g，威灵仙 15g，千年健 20g，花椒 10g，桃仁 10g，透骨草 30g，伸筋草 30g，艾叶 10g，海桐皮 20g，五加皮 20g。

将中药水煎适量，放置于熏洗床中熏洗，每日 2 次，早晚各 1 次，10 日为一个疗程。出院后进行 3 个疗程治疗。

2. 针灸治疗

（1）银质针

取穴：阿是穴、臀肌起止点。

操作：龙胆紫溶液标记，每次选 20 个穴位左右，局部皮肤严格消毒，针刺到挛缩肌肉层即可，起止点位置刺到骨面。插 2.5cm 的艾条在针柄上进行温针灸。20～30 日 1 次，5 次为一个疗程。

（2）针刀

取穴：阿是穴、臀肌起止点。

操作：患者取侧卧位，明确臀部挛缩束带及臀肌起止点位置，用龙胆紫溶液标记 10～15 个穴位，皮肤严格消毒，铺洞巾，用针刀垂直皮肤刺入，沿臀肌走行方向松解，纵向疏通、横向剥离，最大程度地切开瘢痕组织，直至针刀下出现松动感为止，出针，按压针孔 5 分钟，覆盖无菌纱布。7 日后再按上述方法进行针刀松解，4 次为一个疗程。

3. 推拿治疗 操作：①患者俯卧位，医者站于患侧，以掌揉法放松腰背部和臀部，往返 3 次；②以手指点按各穴和痛点，常与推法、揉法、运法等配合使用；③患者仰卧或侧卧，屈髋屈膝，术者站于患者右侧，左手扶膝，右手扶髋，双手同时用力最大限度屈曲、旋转、内收、外展髋关节，然后右手压髂前上棘，左手压膝，使髋关节过度屈曲、内收，松解髋关节周围挛缩组织；④推擦整个躯干和下肢。

4. 物理治疗 主要目的是镇痛、消炎和松解粘连，起辅助作用。

视频 5-44　推拿治疗臀肌挛缩症

理疗常用的方法有电脑中频、超短波、红外线等疗法。

（1）中频电疗法：电极并置法，选择相应处方，电流强度适中，每次20分钟，每日1次，15～20次为一个疗程。

（2）超短波疗法：电极并置法，无热量或微热量，每次12～25分钟，每日1次，10～15次为一个疗程。

（3）红外线疗法：照射腰臀区，以舒适温热为度，每次30分钟，每日1次，15～20次为一个疗程。

5. 运动疗法　功能锻炼方法是针对臀肌挛缩症患者内收、内旋、屈曲障碍而设计，主动运动和被动运动有机结合，动作到位即可使髋关节最大限度地内收、内旋或屈曲。主要用于手术后或治疗后康复训练。

（1）双下肢外展内旋法：双下肢分别外展20°，由双足中立位起，行双侧髋关节内旋运动，保持双足跟不动，使双足尖靠拢，然后还原，每日2次，每次30下。

（2）仰卧起法：双膝并拢屈曲至大小腿夹角达80°位，行仰卧起动作，平伸双手，尽量触摸双膝。然后还原，每日2次，每次15下。

视频5-45　双下肢外展内旋法　　　视频5-46　仰卧起法

（3）卧位盘膝屈曲法：双下肢内收，使一侧下肢位于另一侧下肢之上，双膝尽量重叠，以下方膝关节屈曲，带动上方膝关节屈曲，使髋关节屈曲60°～90°，双下肢交替重复动作为1下，每日2次，每次15下。

（4）并膝下蹲法：站立于床头前，双手抓握床头，身体直立，双足不动，臀部尽量向后撅，然后还原，上身保持不动，并膝下蹲致髋关节屈曲90°以上，还原后重复以上动作，每日2次，每次15下。

（5）直线步行法：立正姿态站立，双足内侧沿一直线前行，前行距离不少于10m，每日训练2次，每次往返不少于6次。

视频5-47　卧位盘膝屈曲法　　　视频5-48　并膝下蹲法　　　视频5-49　直线步行法

【典型病例】

颜某，男，36岁，双侧臀部紧张30年。站立时下肢呈外旋位，行走时表现为外八字及摇摆步态。下蹲时只能在外展和外旋位下蹲。查体：屈伸髋关节时，有条索在大转子表面滑动并有弹响声，有时伴有疼痛。Ober 氏征阳性，搭腿试验阳性。

康复评定：肝肾不足，气滞血瘀。臀肌挛缩症。

康复处方：给予银质针治疗。取阿是穴、臀肌起止点。局部皮肤严格消毒，针刺到挛缩肌肉层即可，起止点位置刺到骨面。插 2.5cm 的艾条在针柄上施灸。20～30 天 1 次，5 次为一个疗程，共治疗 5 次痊愈。术后 3 天，给予局部物理治疗，7 天后给予运动训练。

后期处方：注意保暖休息。

【点评】

1. **分期治疗很关键** 臀肌挛缩主要与臀肌注射有关，臀肌挛缩的程度主要看挛缩的范围，轻症的一般仅有臀大肌受累，程度较重的可有臀大肌、臀中肌以及梨状肌受累，程度严重的时候可有髋关节囊受累。臀肌挛缩症随着肌注使用的减少，在青少年中发病率呈下降趋势。Ⅰ度臀肌挛缩可采取非手术治疗，坚持物理治疗，通过手法达到松解的目的，必要时加用仪器、中药辅助治疗。对于Ⅱ度臀肌挛缩则需要根据情况决定，可先采用非手术治疗，若非手术治疗效果不明显则应行手术治疗。保守治疗中也倾向于创伤更大的银质针，银质针治疗效果良好，普通的针刺和推拿效果一般。

2. **术后康复不可少** Ⅲ度臀肌挛缩患者应尽早行手术治疗。目前手术治疗方法有传统切开松解、关节镜松解等，微创手术因具有切口小、创伤小、出血量少等优点，已成为首选治疗方法。但不管采用哪种手术方法，术后的康复锻炼尤为重要，术后如未能很好地坚持锻炼，则有可能发生瘢痕粘连、再次挛缩，影响手术效果。

（七）股骨头坏死

股骨头坏死是指由于不同原因使股骨头发生部分或完全性缺血，导致骨细胞、骨髓基质细胞及脂肪细胞坏死，导致股骨头结构改变，股骨头塌陷，关节功能障碍的一类疾病。股骨头坏死是一个病理演变过程，初始发生在股骨头的负重区，应力作用下坏死骨的骨小梁结构发生显微骨折，随后自我修复，修复不完善，再次损伤。损伤 - 修复的过程不断重复，导致股骨头结构改变、股骨头塌陷变形，关节炎症而功能障碍。该病多见于 35 至 55 岁的青壮年，男性多于女性，约有半数累及双侧股骨头。通常认为激素和酒精的摄入是股骨头坏死最常见的两大病因，约占股骨头坏死病例的 40%。

引起股骨头坏死的因素，主要有创伤性和非创伤性两大类。按照其发生的病因可以分为：①创伤性股骨头坏死：最多见于股骨颈骨折后，骨折导致股骨头的血供被破坏，导致股骨头坏死；②药物性股骨头坏死：主要来源于长期使用糖皮质激素，股骨头坏死与激素使用的时间、剂量有关，但个体差异很大；③酒精性股骨头坏死：长期酗酒是重要危险因素；④其他疾病继发：痛风、镰形细胞病、软骨营养不良、减压病、铁中毒、糖尿病、胰腺炎、血友病、盆腔放射；⑤也有少部分患者找不到发病原因，称为特发性股骨头坏死。

股骨头坏死属中医"骨痹"、"骨蚀"等范畴，与肝肾亏虚相关。肾主骨生髓，而肾虚则致骨失养，肝主筋可藏血，而肝伤则藏血失司，而致血运不畅，血瘀阻滞脉络而致病发。故中医治疗主张以滋补肝肾、活血祛瘀、通络生髓为基本治疗原则。

【诊断要点】

1. **病史** 好发于成年人。

2. **临床症状** 股骨头坏死的症状多种多样，病痛出现的时间、发作的程度也不尽相同，难以通过患者的主观症状和临床检查做出股骨头坏死的诊断。最常见的症状就是疼痛，疼痛的部位位于髋关节、大腿近侧，疼痛可放射至膝部，早期一般不严重，但逐渐加剧，后期可表现为持续痛、静息痛。髋部活动受限，特别是旋转活动受限，或有痛性和短缩性跛行。

3. 体征 股骨大转子叩痛，局部深压痛，内收肌止点压痛。部分患者足跟部叩击痛呈阳性。患侧由于股骨头塌陷、髋关节半脱位而导致患侧较健侧腿短，Shenton线不连续，Trendelenburg征可呈阳性。活动障碍久者，患侧臀部、大腿、小腿的肌肉会出现萎缩。

4. 影像学

（1）X线：通常拍摄标准前后位和蛙式位片。X线片对股骨头坏死的早期（Ficat 0、Ⅰ期）诊断困难，Ficat Ⅱ期以上的病变可显示硬化带、透X线的囊性变、斑点状硬化、软骨下骨折及股骨头塌陷等。关节软骨下骨有弧形X线透亮带，即"新月征"。

（2）CT：对于确定股骨头塌陷、软骨下骨骨折等骨结构改变方面要优于其他检查方法，有利于早期诊断。

（3）MRI：是目前早期诊断股骨头坏死最具灵敏度和特异性的检查方法，在X线和CT出现阳性征象前即可发现早期坏死的影像学表现。早期股骨头坏死在MRI T_1加权像上表现为坏死骨和有活性骨之间一条低信号条带，在T_2加权像表现为高信号双线征。

5. 股骨头坏死分期 股骨头坏死较常用的是Ficat分期法：Ficat等（1980）根据X线表现和骨的功能性检查提出，1985年又进行了改良。具体如下：

0期：患者无症状，X线片正常；

Ⅰ期：有临床症状和体征，但X线及骨扫描正常。

Ⅱ期：X线片已有骨密度降低、囊性变、骨硬化等表现，股骨头的轮廓正常，临床症状明显。

Ⅲ期：X线片可见股骨头塌陷变平，有新月征，但关节间隙仍保持正常，临床症状明显加重。

Ⅳ期：X线片可见关节间隙狭窄，髋臼有异常改变。临床症状疼痛明显，髋关节各向活动明显受限。

【康复处方】

成人股骨头坏死是一种进行性破坏性疾病，病情进展常导致股骨头软骨下骨和关节面软骨的塌陷，继发骨关节炎。治疗中首先应该明确诊断、分期、病因等因素，同时也要考虑患者的年龄、身体一般状况、单髋或双髋受损。目前普遍认为股骨头坏死在早期（Ficat分期的Ⅰ期、Ⅱ期，股骨头塌陷前）采取积极有效的治疗措施，临床效果通常较好，可以达到治愈或阻止、延缓病情进展，最终避免或推迟行人工关节置换时间。

1. 中药治疗

治则：以补益肝肾、活血化瘀、除湿通络为主。

（1）中药口服

鸡血藤30g，鹿角胶30g（烊化），黄芪30g，土鳖虫20g，牛膝15g，红花20g，伸筋草30g，威灵仙15g，木瓜15g，牛膝20g，黄柏10g，三七15g，丹参12g。

日一剂，水煎，去渣取汁300ml，日2次，分早晚温服。

（2）中药热敷

使用纱布包裹上述药渣，置于患者大腿外、后侧及腹股沟区进行热敷，每次30～40

分钟，每日 2 次，分早晚热敷，6 日为 1 个疗程。连续治疗 3 个月。也可用中药离子导入仪行药物离子导入。

2. 针灸治疗

（1）毫针

取穴：秩边、环跳、足五里、血海、阴陵泉、阳陵泉及髋周阿是穴。

操作：进针得气后连接电针治疗仪，采用连续波，每次 30 分钟，每日 1 次。也可温针治疗。

（2）针刀

取穴：患肢髋关节囊、关节囊周围肌肉。

操作：使用碘伏进行常规消毒，使用浓度为 1% 的利多卡因 10ml 进行局部麻醉，右手持小针刀，于标记处垂直皮肤方向进针，进行纵向松解剥离、横向切割 3～4 刀，以松解粘连，平衡肌力；松懈髋关节囊及关节囊周围肌肉，刀口线保持与人体纵轴线平行方向，迅速进针直至股骨颈骨面，多点剥离切割 2～3 刀，待针刀下出现松动感后将针刀拔出，以缓解髋周软组织痉挛，为关节减压，恢复股骨头供血。术后使用无菌敷料包扎切口。1 周 1 次，4 次为 1 个疗程，连续治疗 3 个月。

（3）刺络放血

取穴：阿是穴，多选疼痛及肌肉紧张处。

操作：选 4～6 个穴位放血，常规消毒，右手持针，多次刺入穴位，然后在针刺处拔罐。疼痛位置深、凝血功能正常者可深刺。10 日治疗 1 次，连续治疗 3 个月。

3. 推拿治疗　操作：①患者取俯卧位，顺着督脉和膀胱经做擦、揉法 5 分钟，擦、拿双侧肾俞、八髎 3 分钟；②取秩边、环跳及髋周阿是穴，进行点、揉、按 2 分钟；③推揉腰背部督脉、膀胱经，髋关节和下肢膀胱经、胆经、胃经，各 5 次；④患者取仰卧位，拿捏大腿内侧内收肌，推揉腹股沟；⑤被动活动髋关节。

视频 5-50　推拿治疗股骨头坏死

4. 物理治疗　理疗可以用中频电疗法、超短波疗法、红外线等，具体见"臀肌挛缩症"，另外还可以行直流电药物离子导入、高压氧治疗。

（1）直流电药物离子导入：用本节热敷药物，煎煮取药液。将衬垫浸透，将药液洒在滤纸上，再将滤纸、衬垫和要导入的离子极性相同的电极依次放在股骨头体表投影处皮肤上，作为"作用极"；另一个衬垫和电极为"辅极"，与作用极对置或并置。每次治疗 10～15 分钟，隔日一次，10～15 次为一个疗程。

（2）高压氧治疗：可以选择在医院的高压氧舱治疗，也可用家用的氧疗机，每次 10～30 分钟。高压氧疗法可使动脉氧分压增高，与其他非手术治疗相配合是无创治疗早期股骨头坏死较好的选择。

5. 牵引治疗　骨盆牵引、双下肢皮牵引。其作用时间长，施加的重量小，相对比较舒适，可以根据患者的感觉增减牵引重量。

6. 运动疗法　主要是在不负重的情况下，保持髋关节的活动度和周围相关肌肉肌力。

（1）踏空锻炼：患者仰卧位，双手置于体侧，髋关节与膝关节同时屈曲，小腿悬于空中，做髋关节交替屈伸运动。每次运动 3～5 分钟，每日锻炼 3～5 次。适用于股骨头塌陷期、卧床休息致肌肉萎缩、髋关节软组织粘连、髋关节屈曲功能受限、或者挂双拐不能负重行走的患者。

（2）直腿抬高：患者仰卧位，双手置于体侧，膝关节伸直缓慢向上抬起下肢，下肢悬于空中停留 1 分钟左右，缓慢放下，双腿交替进行。每次锻炼 3～5 下，每日锻炼 3～5 次，次数逐渐增加。

（3）髋关节的内外旋：患者仰卧位，双手置于体侧，足尖向外用力旋转，持续用力 1 分钟左右，放松回到中立位。然后足尖向内用力旋转，持续用力 1 分钟。双足交替进行，每次锻炼 3～5 下，每日锻炼 3～5 次，次数逐渐增加。

视频 5-51　踏空锻炼　　　视频 5-52　直腿抬高　　　视频 5-53　髋关节的内外旋

（4）勾足训练：患者仰卧位，双手置于体侧，膝关节伸直，足尖用力向内勾，每次持续用力 1 分钟左右。缓慢放下，双足交替进行。每次锻炼 3～5 下，每日锻炼 3～5 次，次数逐渐增加。

（5）髋关节的外展：仰卧位，双手置于下腹，患者向外尽力展开左下肢，持续用力 1 分钟左右，缓慢回收，双腿交替进行。每次锻炼 3～5 下，每日锻炼 3～5 次，次数逐渐增加。

视频 5-54　勾足训练　　　视频 5-55　髋关节的外展

【典型病例】

宋某，男，52 岁，双侧臀部疼痛 2 年。2 年前无明显诱因出现间断臀部疼痛，逐渐加重，伴有下肢酸痛，行走后加重，后出现腹股沟处疼痛。查髋关节 CT 提示股骨头坏死（Ⅱ期）。查体：臀部大转子处压痛，腹股沟中点压痛。

康复评定：肝肾不足，气滞血瘀。股骨头坏死。

康复处方：给予电针治疗。取阿是穴、血海、阴陵泉、阳陵泉、太溪、绝骨。局部皮肤严格消毒，针刺到骨面，接电针，连续波。每日 1 次，5 次为 1 个疗程，共治疗 5 个疗程。给予局部中药离子导入，隔日 1 次，共 10 次。

后期处方：注意保暖休息，口服补阳还五汤加减。半年随访，疼痛消失，影像学无变化。

【点评】

该病早期因症状和体征不明显，误诊、漏诊率较高。对于早期、疼痛不明显或股骨头未塌陷、因各种原因无法接受手术治疗、或影像学发现骨坏死但无临床症状者，可采用非手术治疗。其治疗原则是积极治疗原发疾病，减少或避免负重，以及消除外源性致病因素，以利于股骨头的自身修复。治疗目标是重建或修复股骨头的血运，促进坏死骨的修复，防止病情的进一步发展。股骨头坏死其基础发病机制是局部供血障碍，改善供血障碍，主要是改善血运，改善骨内压，促进血液循环，才能促进骨的修复。而松解痉挛肌肉，给予活血药，局部温热治疗都是治疗股骨头坏死的方法。股骨头坏死必然是综合治疗才能提高疗效，才能有效阻止、延缓病情进展，最终避免或推迟行人工关节置换的时间。

六、髋关节骨关节炎

髋关节骨关节炎是髋关节发生退行性变、软骨磨损等造成的骨关节炎症。髋关节骨性关节炎是骨科常见疾患之一，其特点是关节软骨变性，并在软骨下及关节周围有新骨形成。股骨头属于球窝关节，它可以向水平面、矢状面、冠状面运动，周围有耻骨韧带、轮匝韧带、股骨头韧带、髋臼横韧带等，主要作用是稳定股骨头，防止滑脱移位。

髋关节骨关节炎可分为原发性及继发性两种类型。原发性骨性关节炎主要和年龄以及使用过度相关，原发病损是软骨的退行性变、软骨软化、糜烂等，继发滑膜、关节囊和肌肉的变化。继发性因素：关节的先天性异常，创伤，关节面的后天性不平整，关节外畸形引起的关节对合不良、关节不稳定等。另外长期不恰当地使用皮质激素也会引起。

【诊断要点】

1. **病史**　好发于成年人。

2. **临床症状**　主要症状为髋关节疼痛，表现为臀外侧、腹股沟等部位疼痛，可放射至膝；髋关节活动不太灵活；髋关节肿胀、积液、肌肉萎缩，关节主动和被动活动时有吱嘎声，并有不同程度的活动受限和肌痉挛。

3. **影像学**　髋关节正、侧位 X 片：显示髋臼关节缘骨质增生，关节间隙变窄，软骨下骨质致密。

【康复评估】

整体评估：四诊评定所属证型，整体力学评估，明确相关的解剖结构有无异常。

局部评估：明确病变程度和阶段、部位和责任肌肉。

【康复处方】

髋关节炎和膝关节炎类似，康复手段多样，各有特色，可以组合使用，轻者也可单独使用。初期以局部膏药、理疗为主；中期可以针刺、针刀、药物熏洗、口服药物，如果间隙变窄可以关节腔内注射玻璃酸钠，也可以给予牵引治疗；后期关节面软骨严重磨损破坏，关节变形，保守治疗无效、伴有中到重度持续性关节疼痛，需要长期服用止痛药才能缓解疼痛的患者，需要及时进行人工关节置换手术。中药治疗、针刺、物理治疗、关节腔内注射都和膝关节炎类似。运动治疗同"股骨头坏死"。

推拿治疗　操作：①取俯卧位，自上而下旋推腰背肌肉、臀肌、下肢后侧肌群 5 分钟。点按阿是穴 1 分钟；②取仰卧位，自上而下旋推、拿捏其患侧股四头肌 3 分钟，点按阿是穴 1 分钟；③仰卧位或侧卧位，放松阔筋膜张肌 2 分钟，点按阿是穴 1 分钟；④医

视频 5-56　推拿治疗髋关节骨关节炎

生屈肘关节，扶住患侧大腿，做被动旋转、外展髋关节运动；⑤医者在助手帮助下，做下肢牵引，并用寸劲牵拉两次；⑥虚掌叩击髋关节周围肌肉。

【典型病例】

秦某，男，61岁，双侧臀部疼痛4年。4年前无明显诱因逐渐出现臀外侧疼痛，严重时可放射至膝。髋关节活动时有弹响声，局部肌肉紧张，经膏药治疗及局部热敷有所好转，行走时间长了仍会加重。查髋关节CT提示：髋关节骨关节炎。

康复评定：肝肾不足，气滞血瘀。髋关节骨关节炎。

康复处方：中药口服独活寄生汤加减，给予电针治疗。取阿是穴、血海、阴陵泉、阳陵泉、太溪、绝骨。局部皮肤严格消毒，连续波。每日1次，5次为1个疗程，共治疗6个疗程。给予局部中药离子导入，隔日1次，共10次。建议其平时减少行走，加强不负重条件下臀肌训练。2个月后患者明显好转，停止治疗。

后期处方：注意保暖休息，加强臀肌、腰背肌训练。半年随访，疼痛消失，影像学无变化。

【点评】

髋关节骨关节炎是骨关节退行性变的一种表现，是中老年人常见的慢性关节炎。患者常感到关节发僵，伴有疼痛，活动后发僵现象好转，疼痛缓解，持续活动后疼痛又加重。休息、热敷等治疗后疼痛缓解，天气湿冷症状加重。关节有时轻度肿大，关节边缘压痛，若疼痛不重，可以外用膏药或局部理疗，若疼痛较重可服非甾体消炎药等。髋关节骨关节炎和其他关节炎的治疗方法和治疗原理类似：从整体上考虑，主要是要注意调节膝关节、骨盆以及脊柱功能，注意休息，在不负重和减重情况下进行关节及关节周围肌肉锻炼。在诸多治疗方法中，针刺、按摩和物理治疗可以长期应用，能改善局部微循环，消除局部的水肿和炎症，最终延缓疾病的进展，恢复关节功能，提高生活质量。

第五节　肘关节相关疾病

肘关节属于复合关节，是由肱骨、桡骨、尺骨和肘部的关节囊及韧带组成。肘关节包括了肱尺关节、肱桡关节和尺桡近端关节3个关节。在肘关节的前后面上，有韧带组成的关节囊。肘关节的两侧，有尺侧副韧带和桡侧副韧带加强，作用是防止肘关节过度内收和外展。同时在桡骨小头颈上还包绕着环状韧带组织，对于维持桡骨小头的稳定性非常重要。

肘关节可以屈伸，同时还能做小臂的旋前和旋后动作。肱尺关节由肱骨滑车与尺骨滑车切迹构成，属滑车关节，可绕冠状轴做屈、伸运动。肱桡关节由肱骨小头与桡骨头关节凹构成，是球窝关节，可做屈、伸运动和回旋运动。因受肱尺关节的制约，其外展、内收运动不能进行。桡尺近端关节由桡骨环状关节面与尺骨的桡切迹构成，为圆柱形关节，只能做旋内、旋外运动。

肘关节屈伸的正常角度大概是0°～135°/150°，很多人尤其是女性还存在肘关节10°～15°的过伸，从旋后位开始到完全旋前稍小于180°。若肘部伸直，由于肩关节内旋和外旋的参与，手掌的旋转接近360°。因此做肘关节旋转检查时，肘关节应半屈位，并贴于胸侧壁，这样可以防止肩关节旋转运动的参与。

一、相关结构

（一）骨

主要由 3 块骨组成：①肱骨：肱骨的内、外上髁分别为前臂的屈肌和伸肌的附着处，在上臂远端的两侧，极易触及；②尺骨：尺骨的鹰嘴为前臂的近侧端，在鹰嘴和内上髁之间有一沟，尺神经由此通过，称为尺神经沟；③桡骨：当伸肘时，桡骨头位于外上髁的近侧，前臂做旋前和旋后运动时，可摸到正在运动的桡骨头。

（二）韧带

主要由 3 组韧带组成：①尺侧副韧带：前束起于肱骨内侧髁的前下方，止于尺骨冠突内侧的小结节，略呈扇形；②桡侧副韧带：起于肱骨外侧髁的外下方，其纤维部分止于桡骨环状韧带，部分止于尺骨冠突的外下方；③桡骨环状韧带：起止点均在尺骨冠突的下方。

（三）肌肉

1. **上臂肌肉**　上臂前面的肌肉：肱二头肌、肱肌；上臂后面的肌肉：肱三头肌、肘肌。

（1）肱肌：位于肱二头肌深面，起自肱骨前面下半部，止于尺骨粗隆。功能：近端固定收缩时，使前臂屈；远端固定收缩时使上臂在肘关节处屈。

（2）肘肌：位于肘关节后外下方，起于肱骨外上髁，止于耻骨背面上部。功能：伸肘，同肱三头肌。

2. **前臂肌肉**　前臂前面的肌肉包括旋前圆肌、桡侧腕屈肌、掌长肌、尺侧腕屈肌、指浅屈肌、指深屈肌、拇长屈肌、旋前方肌；前臂后面的肌肉包括肱桡肌、桡侧腕长伸肌、桡侧腕短伸肌、尺侧腕伸肌、旋后肌、指伸肌、示指伸肌、小指伸肌、拇长伸肌、拇短伸肌、拇长展肌。

（1）肱桡肌：起自肱骨外上髁上方，止于桡骨茎突。功能：肱桡肌除了屈肘功能外，还有使前臂旋转的作用。当前臂处于旋前位时，它具有使前臂旋后的作用；当前臂处于旋后位时，它具有使前臂旋前的作用。

（2）旋前圆肌：位于前臂前面上部皮下，起于肱骨内上髁，止于桡骨体中部外侧。功能：除屈肘作用外，当近端固定收缩时，能使前臂旋前。

（3）旋前方肌：起于尺骨前下 1/4 处，止于桡骨前下 1/4 处。功能：使前臂旋前。

（4）旋后肌：起于肱骨外上髁和尺骨上部背面，止于桡骨背面上 1/3 处。功能：使前臂旋后。

二、常见症状

（一）肘关节脱位

肘关节脱位是肘部常见损伤，多发生于青少年，成人和儿童也时有发生。肘关节后脱位最多见，如果发生侧后方脱位，很容易发生肱骨内、外髁撕脱骨折。肘关节前脱位少见，常合并尺骨鹰嘴骨折，其损伤原因多是在伸肘位时直接暴力造成鹰嘴骨折后向前脱位。

在正常情况下，肘伸直位时，尺骨鹰嘴和肱骨内、外上髁三点呈一直线，屈肘时则呈一等腰三角形，脱位时上述关系被破坏。查体可以看见肘部明显畸形，肘窝部饱满，前臂外观变短，尺骨鹰嘴后突，肘后部空虚和凹陷。肘后骨性标志关系改变。X 线肘关节正侧位片可显示脱位类型及合并骨折情况。

新鲜肘关节后脱位可以牵引手法复位。复位后，用石膏或夹板将肘关节固定于屈曲 90° 位，3~4 周后去除固定后训练。肘关节脱位手法复位失败者或合并骨折者，可行手术复位。

（二）关节功能障碍

肘关节本身的损伤之后，或是相邻部位骨折，在治疗中都必须有一定程度和一段时间的固定。无论是哪种治疗方式，肘关节周围的软组织都会因炎症和制动后引起关节僵硬，这就会导致肘关节周围的肌肉、韧带、关节囊等组织发生形态、结构、生物力学等方面的变化，造成关节粘连和肘关节周围肌肉的萎缩，甚至形成骨化性肌炎。如果单纯的肘关节伸直受限，会影响美观，如果前臂旋前旋后功能也同时受限，就会严重地影响日常生活。

1. 针对这些功能障碍，肘关节活动受限必须进行康复治疗和功能练习。肘关节的关节松动术是常用手法，对肱桡关节、肱尺关节、桡尺近端关节进行分离牵引、屈伸摆动、旋转滑动。其次对屈肘肌群和伸肘肌群、旋前旋后肌群分别进行牵伸。

2. 除了运动疗法，我们可以用热敷、理疗、针刺、推拿等治疗方法促进血液循环，减轻炎症，提高肌肉韧带弹性，从而更加有利于恢复关节功能。

3. 在进行康复治疗的同时，还应注意避免刺激关节局部的动作，避免过多的活动肘关节，才能控制炎症发展。要循序渐进，在保证伸直角度不退步的前提下，尽量练习屈肘的角度。

三、康复评定

（一）整体评估

按中医四诊评定，肘关节病多是劳损所致，属于本虚标实，气滞血瘀，肝肾不足。从生物力学上评估，多和运动姿势相关，与肩关节、颈椎、胸椎解剖位置或运动功能紊乱相关。

（二）局部评估

主要是对疼痛等级及位置的评估，包括自觉疼痛和压痛；其次是对功能障碍、关节活动度评估；明确病情阶段、责任病位，有利于局部针对性康复。

四、日常养护

（一）注意防寒保暖

肘关节局部肌肉单薄，容易受凉，寒湿侵袭机体，容易引起肘关节疼痛。在日常生活中注意防寒保暖，避免受凉，是日常养护的基础。

（二）避免外伤

肘关节的疾病，大多来自于外伤。这里的外伤，部分是慢性积累性劳损，还有一部分是直接的暴力损伤。前者要注意避免同样的肘关节重复运动，如果出现劳累疼痛，要及时终止，后者要及时就医，不要拖延。

（三）加强相关的肌肉训练

无论是上臂还是前臂的肌群，大多和肘关节的稳定密切相关，只要肌群的力量足够，往往可以代替肘关节"受伤"。在医生的指导下，有目的地进行肌力训练，有助于保护肘关节。但要注意运动量，避免突然使用暴力，以免肘关节及其周围软组织损伤。

（四）纠正不良姿势，做好准备活动

无论是网球肘、高尔夫球肘、矿工肘，其实都是不良的运动姿势和工作学习姿势造成。做好准备活动，注意保持正确的姿势，避免长期的不良姿势工作或者运动造成慢性劳损和积累性损伤很关键。

五、肘关节相关疾病

（一）肱骨外上髁炎

肱骨外上髁炎又名网球肘，本病是由于附着于肱骨外上髁处的腕伸肌腱反复撕裂、修复、粘连及骨膜炎性反应的结果，引起肘外侧的疼痛或放射痛。右侧多于左侧，好发于长期从事上肢单一运动（以腕力为主）的人群，其主要病因是肘关节处于半屈位时，前臂做过度的旋后。腕部伸屈运动过多过重，腕伸肌的起点处受到过度牵拉，部分纤维撕裂，骨膜下出血，渗出的血液逐渐机化，导致骨膜炎性反应，外伤性炎症后，造成损伤的纤维瘢痕化，局部产生粘连。

因此，有些职业，需反复用力活动腕部，均容易引起这种损伤，如网球、羽毛球、乒乓球运动员、钳工、厨师和家庭妇女等。有时候肌肉软弱无力的妇女和老年人，也会因某次提重物而发生肱骨外上髁炎。

中医认为本病多由于风寒湿热之邪入侵或者慢性劳损，损伤局部经脉，致局部气血运行不畅，瘀血停于局部，不通则痛，日久成疾。

【诊断要点】

1. **病史**　肘部损伤史及前臂伸肌群受反复牵拉刺激的劳损史。

2. **临床表现**　肘外侧疼痛，疼痛可放射至前臂或手指，疼痛剧烈时可影响睡眠，吃饭、穿衣亦觉困难。握物无力，容易掉落。在做某些方向性动作时疼痛加重，如拧衣服、扫地、端水壶、打羽毛球等活动。常因疼痛而使肘腕部活动受限，前臂旋转、腕关节主动背伸以及推、拉、提、端等动作时疼痛加剧，并向上臂及前臂端放射。

3. **体征**　①肱骨外上髁处压痛或伴有轻度肿胀，病史较长者在肱骨外上髁处出现肌肉轻度萎缩现象；②密耳氏试验：将患侧肘伸直、握拳、屈腕，然后将前臂旋前，即触发肘外侧部剧痛；③网球肘试验：检查者一手固定患者患侧前臂，并嘱其握拳伸腕，此时检查者一手在患者拳头的背侧施以压力，试图使其腕部掌屈，可引起肱骨外上髁处的剧痛。

4. **X线检查**　多无明显异常，少数患者可见肱骨外上髁处骨质密度增高的钙化斑。

【康复处方】

1. **中药治疗**

（1）口服以补气养血、通经活络为主。

处方：防风 9g，当归 9g，赤茯苓 9g，杏仁 6g，黄芩 3g，秦艽 9g，葛根 9g，麻黄 3g，甘草 6g，大枣 3 枚，黄芪 9g，桂枝 9g。

水煎服，日一剂，分两次服。

（2）外用以活血化瘀、通络止痛为主。

处方：桃仁 15g，红花 10g，当归 15g，川芎 15g，乳香 10g，没药 10g，续断 15g，

牛膝 15g，白芍 15g，赤芍 15g，骨碎补 15g，秦艽 10g，徐长卿 10g。

日一剂，水煎外洗，药渣趁热可外敷患处。也可制作成膏剂敷患处，3 日 1 换。

2. 针灸治疗

（1）毫针

取穴：阿是穴、手三里、合谷。

操作：齐刺法，先在病变部位正中深刺 1 针，左右或上下再各刺 1 针，3 针齐下，连电针，连续波或疏密波，留针 30 分钟。每日 1 次，10 次为 1 个疗程。或用温针灸，插 2.5cm 的艾条在针柄上施灸。

（2）针刀

取穴：阿是穴。

操作：皮肤严格消毒，铺洞巾，顺肌纤维方向进针，及骨面，先行纵向剥离，再行横向剥离，患者有明显的酸胀感时出针，按压针孔 5 分钟，覆盖无菌纱布。

（3）穴位注射

取穴：阿是穴。

操作：药物用复方丹参注射液或 5% 当归注射液，每穴 2ml。

（4）刺络拔罐

取穴：阿是穴。

操作：首先找到压痛点，在疼痛最明显的一处用三棱针或铍针迅速刺入，深 1～2 分左右，即出针。如此上、下、左、右，进行点刺，共 5 针，呈梅花状，真空拔罐器拔罐 10 分钟，以拔出 1～3ml 血为度。去罐后，用消毒棉球按压针孔，被动活动 5～10 分钟，每隔 2～4 日 1 次，连续 3 次为 1 个疗程。

3. 推拿治疗

操作：①患者仰卧或坐位，医者站于患侧，对上肢肌肉进行拿捏推揉，放松肌肉起到止痛、松解作用；②用㨰法一指禅推法作用于患侧前臂及上臂，往返 3 次；③对局部痛点，进行点压、按揉；④患者坐位，医生进行屈肘拉伸、伸肘伸腕拉伸、伸肘屈腕拉伸；⑤搓热肘关节。

视频 5-57　推拿治疗肱骨外上髁炎

4. 物理治疗

（1）激光疗法：半导体激光照射痛点或穴位。功率 200～500mW，距离 50cm，每次照射 10 分钟，每日 1 次，10 次为一个疗程。

（2）超短波疗法：电极对置法，无热量或微热量，每次 12～25 分钟，每日 1 次，10～15 次为 1 个疗程。

（3）中频电疗法：电极并置法，选择相应处方，电流强度适中，每次 20 分钟，每日 1 次，15～20 次为 1 个疗程。

（4）脉冲磁疗法：电极并置法，频率 1Hz，磁场强度 0.8～1.0T，每次 20 分钟，每日 1 次，15～20 次为 1 个疗程。

（5）红外线疗法：以舒适温热为度，每次 30 分钟，每日 1 次，15～20 次为 1 个疗程。

5. 运动疗法

（1）伸肌牵拉：伸肘屈腕牵拉，保持 5 秒后放松，重复 10 次为 1 组，每日 3 组。

（2）伸腕屈腕练习：坐位，上肢手臂伸直，放在膝盖上，手心向上，手持哑铃，开始重量 1~2kg，屈腕保持 5 秒后放松，重复 10 次为 1 组；然后手心向下，同样做伸腕练习，每日 3 组；逐渐增加重复次数。

视频 5-58　伸肌牵拉　　　　　视频 5-59　伸腕屈腕练习

（3）握力练习：使用握力器，或者抓握软式的网球等，来增强握力。

（4）旋前旋后练习：可使用 1~2kg 的长条物练习，前臂旋前一周，重复 5~8 分钟，每日 3 次，前臂旋后一周，重复 5~8 分钟，每日 3 次。

视频 5-60　握力练习　　　　　视频 5-61　旋前旋后练习

6. **封闭疗法**　将醋酸强地松龙 1ml 和 2% 普鲁卡因 1ml（如普鲁卡因皮试阳性，改用利多卡因），注入注射器混匀，局部痛点封闭。

【康复评估】

整体评估：按四诊评定明确所属证型。整体力学评估，明确相关的解剖结构有无异常，主要是肩关节和腕关节的评定。

局部评估：疼痛评定，关节活动度评估。明确病变程度和阶段、部位和责任肌肉。

【典型病例】

宋某，男性，45 岁，肘关节疼痛 1 年余。曾针灸、理疗、推拿、药物治疗，效果欠佳，逐渐加重，现疼痛难忍。查体：肱骨外上髁压痛，密耳氏试验阳性。

康复评定：风寒湿痹证，瘀血阻滞，肝肾不足。肱骨外上髁炎。

康复处方：考虑患者病程较长，局部粘连，曾使用其他疗法欠佳，给予针刀治疗。取肱骨外上髁在不同体位上的 3 个痛点行针刀松解。针刀下有沉紧感，松动后出针，术后伸肌牵拉训练。1 次即愈。

后期处方：注意保暖，加强握力、伸肌、屈肌肌力训练。

【点评】

1. **注意腕关节训练**　首先，需要明确的是肱骨外上髁炎虽然发生在肘关节但是大多是因为腕关节活动过多或者受力过大引起，大多数是积累性劳损，少数是某次过度用力没有及时治疗休息造成，所以在预防和训练时不要忘了腕关节。

2. **松解部位不止一个点**　肱骨外上髁是桡侧腕长伸肌、桡侧腕短伸肌、指总伸肌的附着点，因此本病的痛点往往不止一点，需要在不同的体位下寻找合适的松解点。

3. 针刀和封闭效果较好　对于这种有明确病位和压痛点的疾病，针刀比针刺的优势要强很多，封闭的作用也很好，只是远期的疗效欠佳。

4. 运动疗法很重要　后期的预防保养很重要，尤其是对于一些由于日常工作引起的网球肘，需要按照上述的运动疗法坚持锻炼，否则有复发的风险。后期康复主要进行前臂肌力的锻炼、握力的锻炼和伸肌的牵拉。

（二）肱骨内上髁炎

肱骨内上髁炎又称学生肘、高尔夫球肘，该病多见于青壮年，是肱骨内上髁前臂屈肌腱附着处的慢性累积性损伤所产生的慢性无菌性炎症。疼痛部位在肱骨内上髁，活动后加重，屈腕时疼痛尤甚。常导致肱骨内上髁炎的运动包括高尔夫球、网球、保龄球、橄榄球、射箭、举重等，以及肘部反复运动的职业，如木工、铅管工。肱骨内上髁是前臂屈肌及旋前圆肌肌腱附着处，因为屈肌和旋前圆肌反复动作或过度使用导致肌腱细微撕裂；或是由于创伤如投掷，或跌仆时手掌撑地，或直接撞击，均可造成肱骨内上髁炎。损伤后，肌腱附着点出血形成微小血肿，局部损伤性炎症，引起组织肿胀挤压尺神经引起疼痛；若治疗不及时或不当，则血肿机化造成局部组织粘连，在屈腕或前臂旋前时可因肌腱的牵拉而产生疼痛，尤其在主动屈腕、前臂旋前时疼痛明显。

中医认为本病多由于风寒湿热之邪入侵或者慢性劳损，损伤局部经脉，致局部气血运行不畅，瘀血停于局部，不通则痛，日久成疾。

【诊断要点】

1. 临床症状　起病缓慢，肘关节内侧疼痛，劳累可诱发疼痛；疼痛为持续性，呈钝痛或酸痛，疼痛可放射到前臂内侧，屈腕无力；夜间疼痛加剧；前臂旋前并主动屈腕时疼痛加重，屈腕无力。

2. 体征　①检查时局部无红肿，关节功能不受限，肱骨内上髁有明显的压痛点，可触及条索，同时尺侧屈腕肌及指浅屈肌有广泛压痛；②抗阻力屈腕试验阳性，前臂的抗阻力旋前，可使肱骨内上髁处疼痛加重；③高尔夫球肘试验：检查者一只手固定患侧前臂，并嘱其握拳屈腕，此时检查者另一只手在患者拳头的掌侧施以拉力，试图使其腕部背屈，可引起肱骨内上髁处的疼痛加重。

3. X线检查　一般无异常表现。严重者，局部可有骨膜增生改变。

【康复处方】

除了将治疗部位从肱骨外上髁改成肱骨内上髁以外，另外运动疗法中伸肌牵拉改成屈肌牵拉，其他治疗和肱骨外上髁炎治疗一样。

【康复评估】

和肱骨外上髁炎一致。

【典型病例】

王某，男，39岁，肘关节内侧疼痛1年余。曾理疗、膏药治疗，效果欠佳，疼痛逐渐加重，现连及前臂至手腕。查体：肱骨内上髁有明显的压痛点，可触及条索，抗阻力屈腕试验阳性，高尔夫球肘试验阳性。

康复评定：风寒湿痹证，瘀血阻滞，肝肾不足。肱骨内上髁炎。

康复处方：给予针刀治疗。取肱骨内上髁3个压痛点行针刀松解术。针刀下有沉紧感，松动后出针，术后屈肌牵拉训练。1次即愈。

后期处方：注意保暖，加强握力、伸肌、屈肌肌力训练。

【点评】

本病主要是由于负责手腕及手指背向伸展的肌肉经常用力而引起的。患者会在用力抓握或提举物体时感到肘部内侧疼痛。肱骨内上髁为桡侧腕屈肌、掌长肌、旋前圆肌、指浅屈肌、尺侧腕屈肌等附着，主动或被动牵拉这些前臂屈肌总腱时，肱骨内上髁部发生牵引应力，当牵引应力超过其适应能力时，势必引起屈肌总腱肌筋膜的损伤。本病和肱骨外上髁炎发病原理和治疗原理类似。

（三）尺骨鹰嘴滑囊炎

尺骨鹰嘴滑囊炎是指肘关节后侧的鹰嘴滑囊发生的创伤性炎症。在尺骨鹰嘴部位，肱三头肌肌腱附着于鹰嘴突处有两个滑囊，即肱三头肌下滑囊（处于鹰嘴突与肌腱之间）和鹰嘴皮下滑囊（处于皮肤与鹰嘴突和肌腱之间，在肘后皮下）。正常情况下，滑囊有润滑肌腱相对运动及缓冲局部机械冲击的作用。尺骨鹰嘴滑囊炎可以分为急性和慢性，急性损伤常因局部受到直接的撞击伤，如跌仆时肘后方直接着地等，导致急性的创伤性的炎症反应。慢性劳损多是因为鹰嘴处受到反复的机械性摩擦刺激，导致局部产生了慢性的创伤性炎症。因本病好发于学生、煤矿工人，故又称为学生肘、矿工肘。

中医认为本病多由于风寒湿热之邪入侵或者慢性劳损，损伤局部经脉，致局部气血运行不畅，瘀血痰浊停于局部，不通则痛，日久成疾。

【诊断要点】

1. **临床表现**　肘关节伸屈略有障碍和疼痛，鹰嘴突部位皮下膨隆肿胀，有继发感染者则疼痛加重，患肢无力。急性发作有明显外伤史，伤后尺骨鹰嘴处肿胀、疼痛、张力增高、皮温稍高，囊内液体为红色。慢性期局部有一囊性肿胀，呈圆形或椭圆形，大小不一，约为 1~2.5cm。

2. **体征**　鹰嘴突压痛，鹰嘴突膨隆，质软，按之可触及波动感。鹰嘴突外形一般无红肿，但在继发感染时可出现红肿，被动屈肘时轻度受限或无活动障碍。

3. **影像学**　X 线无明显异常，也可表现为钙化阴影，晚期 X 线侧位片可见尺骨鹰嘴结节变尖，成角样改变。超声可见局部滑囊积液。

【康复处方】

1. **中药治疗**

（1）口服以益气化痰、通经活络为主。

处方：当归 9g，赤茯苓 9g，薏苡仁 12g，秦艽 9g，桑枝 9g，肉桂 9g，甘草 6g，大枣 3 枚，黄芪 15g。

日 1 剂，分早晚两次服。

（2）外用以活血化瘀、通络止痛为主。

处方：桃仁 15g，红花 10g，当归 15g，川芎 15g，乳香 10g，没药 10g，续断 15g，牛膝 15g，白芍 15g，赤芍 15g，骨碎补 15g，秦艽 10g，徐长卿 10g。

日一剂，水煎外洗，药渣趁热可外敷患处。也可制作成膏剂敷患处，3 日 1 换。

2. **针灸治疗**

（1）毫针

取穴：阿是穴。

操作：齐刺法，先在病变部位正中深刺1针，左右或上下再各刺1针，3针齐下，留针30分钟。每日1次，10次为1个疗程。或用温针灸，施针后，插2.5cm的艾条在针柄上施灸。

（2）针刀

取穴：阿是穴。

操作：皮肤严格消毒，铺洞巾，在囊肿表面选4个点，纵轴刺入及骨面，先行纵向剥离，再行横向剥离，出针，挤压囊肿至液体出尽，覆盖无菌纱布。

（3）刺络拔罐

取穴：阿是穴。

操作：首先找到压痛点，在疼痛最明显的一处用三棱针或铍针迅速刺入，深1~2分左右，即出针。如此上、下、左、右，围绕痛点进行点刺，共5针，呈梅花状，真空拔罐器拔罐10分钟，以拔出1~3ml血为度。去罐后，用消毒棉球按压针孔，并行被动活动5~10分钟，每隔2~4日1次，连续3次为1个疗程。

3. 封闭疗法 同"肱骨内上髁炎"。如果关节囊积液明显，可用三棱针在局部麻醉下穿刺滑囊（将滑囊刺破3~4处），接着加力挤压，待囊液流尽后，再用消毒敷料加压包扎，或用注射器吸尽关节囊内积液后加压包扎，以促进肿块加速吸收。

4. 推拿治疗和物理治疗同肱骨内上髁炎。

【康复评估】

整体评估：通过四诊评定明确所属证型。通过整体力学评估，明确相关的解剖结构有无异常。

局部评估：疼痛评定，肿胀评估。明确病变程度和阶段，部位和责任肌肉。

【典型病例】

尹某，男，40岁，肘关节后侧肿胀疼痛1年余。曾理疗、膏药治疗，效果欠佳，现鹰嘴突压痛、膨隆、质软，按之可及波动感，无红肿和皮温升高。X线无明显异常，超声示尺骨鹰嘴囊肿。

康复评定：湿痹，痰湿阻滞。尺骨鹰嘴滑囊炎。

康复处方：给予针刀治疗。囊肿处选择3个点行针刀松解术。针刀下有沉紧感，松动后出针，术后加压包扎、半导体激光照射。

后期处方：注意保暖，加强握力、伸肌、屈肌肌力训练。

【点评】

若尺骨鹰嘴处有红肿、疼痛明显、患肢无力、肘关节功能受限时，应考虑为继发感染，除做必要的检查，如血象、摄片外，推拿治疗可暂缓，局部外敷消炎止痛药，并加用抗生素，待感染控制后再行相关治疗。

（四）桡骨小头半脱位

桡骨小头半脱位是婴幼儿常见的肘部损伤之一。发病年龄1~4岁，其中2~3岁发病率最高，占62.5%，男孩比女孩多，左侧比右侧多。当肘关节伸直，前臂旋前位忽然受到纵向牵拉时容易引起桡骨小头半脱位。

幼儿的桡骨头还未发育成像成人一样的圆球状桡骨头，环状韧带只是一片薄的纤维膜，比较松弛，所以很容易发生移位。当肘关节伸直位手腕或前臂突然受到旋转动作的纵向牵拉，环状韧带下部将产生横向撕裂，肱桡关节间隙变大，关节囊及环状韧带上部由于关节腔的负压作用，就可嵌顿于桡骨关节间隙，从而阻止了桡骨小头复位，造成桡骨小头半脱位。

桡骨小头半脱位时肘部疼痛，患儿哭闹，肘部半屈曲，前臂中度旋前，不敢旋后和屈肘，不肯举起和活动患肢，桡骨头部位压痛，X线检查阴性。

【诊断要点】

1. **病史**　发病年龄 1～4 岁，间接暴力病史。常有提拉患儿手臂的受伤史。比如幼儿被牵拉腕部走路时跌倒；大人帮助穿衣服时过度牵拉幼儿腕部。

2. **临床表现**　不愿上抬患肢，前臂不能旋后。肘部半屈曲，前臂中度旋前下垂位。

3. **体征和检查**　肘关节无肿胀、畸形，但桡骨小头处有明显压痛。影像学 X 线检查阴性。

【康复处方】

本病的治疗主要是依靠手法复位。医生左手拇指固定在桡骨头上，右手抓住患儿腕关节，先将前臂旋后，伸肘稍加牵引，屈曲肘关节，必要时前后旋转前臂，听到一声轻响，则代表复位成功。然后检查是否复位成功，让患儿举手过头即可证明复位成功。复位后用三角巾悬吊 1 周，如活动时疼痛或复发，宜屈肘 90° 用石膏固定 2 周，应注意勿提拉小儿手臂，防止复发。

【典型病例】

张某，男，3 岁，右肘关节疼痛活动受限 5 小时。该患儿 5 小时前和其姥爷嬉闹，在伸肘位被牵拉，出现肘关节疼痛，活动受限，右手不能上举过肩，X 线检查无异常，

诊断：桡骨小头半脱位。

康复处方：给予手法复位，牵拉后旋转前臂，听到桡骨头处弹响声，令患儿举手，活动如常。叮嘱其不要过度活动该手臂。

【点评】

桡骨小头半脱位常见于 2～4 岁小儿，因桡骨头尚未发育完全，环状韧带较松弛，当强力牵拉时，易发生脱位，桡骨头被拉至环状韧带的远侧，有时部分韧带嵌于肱桡关节之间，从而发生桡骨小头半脱位。本病要注意预防，尤其是曾经发生过半脱位的患儿。平时牵拉幼儿手部时，应同时牵拉衣袖，防止跌仆，成人与小儿嬉闹时，应注意方法，不能单提手。部分就诊不及时的患儿，可能恢复时间会稍长，但同样无并发症发生。该患儿是朋友之子，就诊医院急诊 x 线检查后却给予外用药处理，后来我处已经是伤后 5 小时，复位后也没有并发症，半年后又出现一次同侧肘关节桡骨小头半脱位，同上处理。复位后用三角巾悬吊 1 周，后未再复发。如果严重者，活动时疼痛或复发，宜屈肘 90° 用石膏固定 2 周，防止反复脱位形成习惯性脱位。

第六节　腕关节及手相关疾病

　　狭义的腕关节仅指桡腕关节，但从功能上讲，腕关节应包括桡腕关节、桡尺远侧关节、腕骨间关节和腕掌关节，它们在结构上相互联系，运动时是一个整体，故常将它们称为腕关节复合体。腕关节囊松弛，关节的前、后和两侧均有韧带加强，尺侧副韧带连于尺骨茎突与三角骨之间，桡侧副韧带连于桡骨茎突与舟骨之间。桡腕关节可做屈、伸、展、收及环转运动，其中伸的幅度比屈的小，这是由于桡腕掌侧韧带较为坚韧，使后伸的运动受到限制。

一、相关结构

（一）关节

　　1. 桡腕关节　桡腕关节是典型的椭圆关节，尺骨并不参与此关节的组成。腕关节由手的舟骨、月骨和三角骨的近侧关节面作为关节头，关节盘亦称三角软骨，位于尺骨头与三角骨之间。关节盘起到缓冲作用，并且还有紧密连接桡、尺骨和限制其过度运动的作用。

　　屈曲：向手心方向运动称为屈腕，也叫掌的屈曲。参与完成动作的主要肌群为前臂屈肌群，具体为桡侧腕屈肌、掌长肌、尺侧腕屈肌、指浅屈肌、指深屈肌。

　　伸展：仰向手背方向运动称为伸腕，也叫掌的背伸。参与完成动作的主要肌群为前臂伸肌群，具体为桡侧腕长伸肌、桡侧腕短伸肌、尺侧腕伸肌、指伸肌、示指伸肌。

　　外展：解剖位外展手腕，也叫桡偏。参与完成动作的主要肌肉有桡侧腕屈肌、桡侧腕长伸肌、桡侧腕短伸肌、示指伸肌。

　　2. 桡尺远侧关节　由垂直部和横部两部分组成，前者由桡骨的尺切迹与尺骨头环状关节面构成，后者由尺骨头和关节盘构成。桡骨的尺切迹表面覆盖一层透明软骨，尺骨头的环状关节面的浅层为纤维软骨，深层为透明软骨。桡尺远侧关节的关节囊薄弱且松弛。桡尺远侧关节有两条关节囊韧带加强，一条叫桡尺掌侧韧带，旋后时该韧带紧张，另一条叫桡尺背侧韧带，旋前时该韧带紧张。

　　3. 腕骨间关节　由近侧的手舟骨、月骨及三角骨和远侧的大多角骨、小多角骨、头状骨、钩骨组成。近侧和远侧腕骨间关节属于平面关节，腕横关节或腕中关节属于简单关节、球窝关节。

　　4. 腕掌关节　由 4 个远排腕骨与 5 个掌骨底组成。关节腔宽广，关节囊松弛，关节囊前、后、桡、尺侧都有韧带加固（腕桡侧副韧带、腕尺侧副韧带、桡腕掌侧韧带、桡腕背侧韧带）。腕掌侧韧带比桡腕背侧韧带坚韧，可以限制桡腕关节后伸运动。腕掌关节可以做屈伸、收展、环转运动。

　　5. 腕中关节　腕中关节又称腕横关节，位于近、远排腕骨之间，为滑膜关节。关节囊的掌侧部有腕辐射韧带，它起自头状骨的头，纤维呈辐射状止于舟骨、月骨和三角骨。关节囊的背侧有腕骨间背侧韧带。

　　6. 掌指关节　由掌骨头与近节指骨底构成，共 5 个。拇指掌指关节属于滑车关节，可做屈伸运动；其余四指为球窝关节，不能做回旋运动，可做屈、伸、收、展、环转运动。掌指关节囊松弛薄弱，其前后有韧带加强。关节囊的两侧有侧副韧带，从掌骨头两侧向下附着于指骨底两侧，此韧带在屈指时紧张，伸指时松弛。当掌指关节屈曲时，仅能做屈伸运动。握拳时，掌指关节最稳定。

7. **指骨间关节**　由各指相邻两节指骨底和指骨滑车构成，共 9 个，属于滑车关节，可做屈伸运动。指骨间关节囊松弛薄弱，关节腔较宽广，关节囊的前面及两侧面有韧带加强。指骨间关节只能做屈伸运动，由于受到屈肌腱和韧带的限制，屈的幅度比伸的幅度大。

（二）肌肉

1. 腕关节肌群

（1）屈肌群：桡侧腕屈肌、掌长肌、尺侧腕屈肌、指浅屈肌、指深屈肌。

（2）腕关节伸肌群：桡侧腕长伸肌、桡侧腕短伸肌、指伸肌、示指伸肌、尺侧腕伸肌。

（3）腕关节外展肌群：桡侧腕长伸肌、桡侧腕屈肌。

（4）腕关节内收肌群：尺侧腕屈肌、尺侧腕伸肌。

2. 拇指腕掌关节肌群

（1）屈肌群：①拇长屈肌：起于前臂骨间膜，止于拇指远节指骨底掌侧。作用：屈拇指腕掌、掌指和指骨间关节；②拇短屈肌：起于屈肌支持带，止于拇指近节指骨底。作用：屈拇指腕掌、掌指关节。

（2）伸肌群：①拇长伸肌：起于前臂骨间膜，止于拇指远节指骨底背侧。作用：伸拇指腕掌、掌指和指骨间关节；②拇短伸肌：起于前臂骨间膜，止于拇指近节指骨底背侧。作用：伸拇指腕掌、掌指关节。

（3）外展肌群：①拇长展肌：起于前臂骨间膜，止于第 1 掌骨底桡侧。作用：外展拇指；②拇短展肌：起于屈肌支持带，止于拇指近节指骨底桡侧。作用：外展拇指。

（4）内收肌：拇收肌：起于屈肌支持带、第 3 掌骨体掌面，止于第 1 掌骨尺侧。作用：内收拇指。

（5）对掌肌群：①拇对掌肌：起于屈肌支持带，止于第 1 掌骨桡侧。作用：拇指对掌；②指对掌肌：起于屈肌支持带，止于第 5 掌骨尺侧。作用：小指对掌。

3. 运动拇指掌指和指骨间关节的主要肌群

（1）屈：拇长屈肌、拇短屈肌。

（2）伸：拇长伸肌、拇短伸肌。

4. 支配 2～5 指掌指关节的主要肌群

（1）屈肌群：指浅屈肌、指深屈肌、蚓状肌、骨间掌侧肌、骨间背侧肌。

（2）伸肌群：指伸肌、示指伸肌、小指伸肌。

（3）外展肌群：骨间背侧肌、小指展肌。

（4）内收肌：骨间掌侧肌。

（三）韧带

1. 腕掌侧韧带　包括 5 条小韧带。

（1）桡舟头韧带：起自桡骨茎突掌面的三角面，斜向尺侧，行经舟骨腰部的横凹并与其有薄弱的连接，然后止于头状骨体掌桡侧的近端。

（2）桡月韧带：紧邻桡舟头韧带的尺侧起自桡骨茎突掌面，向内侧行走越过舟骨近端和舟骨骨间韧带的掌面及桡舟月韧带的末端，并与后两者间有部分连接，然后以粗大的纤维束止于月骨掌面的桡侧。

（3）桡舟月韧带：位于桡月韧带的尺侧且位置较深。起自桡骨远端桡腕关节面髁间嵴的掌面，并沿髁间嵴向背侧稍微延伸，故起点呈一三角形，韧带向远侧也呈三角形分布，大部分纤维止于舟骨近端的掌面，同时也覆盖近端舟月间隙，与舟月骨间韧带相交织。韧带的尺侧缘有小部分止于月骨掌面的桡侧缘。

（4）尺月韧带：紧邻桡舟月韧带的尺侧起自桡骨末端尺侧的掌面和关节盘掌缘的桡侧半，止于月骨尺侧半的掌面和月三角骨间韧带。此韧带扁宽，较为粗壮，但伸展性小。

（5）尺三角韧带：位于尺月韧带的尺侧，两者相邻紧密。该韧带起自关节盘掌缘的尺侧半，垂直下行止于三角骨的掌面。

2. 腕背侧韧带　均为关节囊韧带，较薄弱。

（1）桡三角韧带：起自桡骨茎突背面近桡侧，纤维近乎横向斜向尺侧，越过舟骨背面，止于三角骨背面的桡侧。

（2）桡尺三角韧带：位于指伸肌腱鞘之底，并与其有部分附着。纤维起自桡骨背侧近尺缘及关节盘背侧缘桡侧半，斜行越过月骨背面，止于三角骨近端。此韧带较为坚韧，与掌侧桡月韧带相对立。

3. 桡侧副韧带　位于桡腕关节的桡侧，连于桡骨茎突尖部的背侧与舟骨结节及腕屈肌腱鞘底。其背侧与腕背关节囊相连，掌侧与桡舟头韧带相邻。根据此韧带的附着位置也可将其命名为桡舟韧带。

4. 尺侧副韧带　位于桡腕关节的尺侧，较为薄弱，无明显的韧带结构，这些稍增厚的结缔组织呈三角形，起于尺骨茎突基底部，纤维向下与关节盘尖部的纤维交错混合，然后止于豌豆骨、三角骨及腕横韧带的上缘。

掌侧和背侧副韧带加强关节囊的前、后面，桡侧和尺侧副韧带可防止桡腕关节过度内收或外展。

5. 腕骨间韧带　相邻骨之间借腕骨间掌侧韧带、腕骨间背侧韧带、腕骨骨间韧带相连。在头状骨与月骨关节的掌面，三角头韧带与桡舟头韧带的末端形成一弓桥状结构，称为弓桥韧带。

二、常见症状

（一）疼痛

引起腕关节及手的疼痛，一般有4个方面原因：

1. 软组织损伤　由于腕关节周围的肌腱韧带出现了急性损伤，或者慢性劳损，最常见的就是腕关节扭伤、手指挫伤，导致局部红肿、淤青，产生疼痛、活动受限。

2. 关节炎　关节劳损产生骨性关节炎，类风湿关节炎累及腕关节和指间关节，风湿性关节炎累及腕关节等。疼痛往往迁延难愈，需要积极治疗，日常维护防止复发。

3. 骨性损伤　常见于腕关节的骨折以及脱位，指间关节骨折和脱位，会导致局部小血管破裂出血，周围形成淤血肿胀以及炎性水肿，刺激到末梢神经也会出现明显的疼痛感和活动受限。

4. 神经血管肌腱卡压　比如腕管综合征，由于腕关节掌侧的位置有纤维环，此纤维环出现了增生或者退变，导致腕管内正中神经、血管、肌腱卡压，出现明显的疼痛，手指出现麻木及营养障碍。类似还有腱鞘炎、腱鞘囊肿卡压等。

（二）畸形

腕关节及手的畸形发生率相对较高，在很多疾病中需要鉴别。腕部创伤、儿童骨骺损伤、骨折畸形愈合或不愈合、严重烧伤、类风湿或骨性关节炎、肿瘤、以及各种先天性疾病是导致腕关节畸形的主要原因。

1. 腕部创伤　腕部创伤出现畸形，多数是骨折畸形愈合或不愈合，如影响功能或不愈合，则需手术治疗，将畸形愈合的骨从原骨折处切断后重新复位固定，术后配合适当的功能锻炼。部分儿童受伤后出现青枝骨折，容易忽视，造成将来的畸形愈合。儿童腕部骨骺损伤后，发育过程中骨的生长不平衡，出现向损伤侧倾斜的情况，导致畸形，同时影响腕关节的活动及功能。因此在损伤后初期，应尽早处理，避免畸形的发生、发展。

2. 类风湿或骨性关节炎　类风湿关节炎，为多发性对称性指掌等小关节炎和脊柱炎，晚期往往造成关节的畸形。可见类风湿结节和心、肺、肾、周围神经及眼的病变，类风湿因子阳性。骨性关节炎指间关节比腕关节更容易受累，尤其是远端指间关节。肿痛和压痛不太明显亦很少影响关节活动。骨性关节炎容易出现骨性增生而形成硬结节。

3. 肌腱、韧带挛缩导致的腕关节畸形　肌腱、韧带损伤后，由于外固定时间过长或未恰当进行功能锻炼，导致腕关节挛缩畸形。常见于骨折术后、韧带断裂缝合术后，应避免外固定时间过长，尽早开始功能锻炼。

三、康复评定

（一）整体评估

按中医四诊评定，腕关节病多属于本虚标实，本虚为肝肾亏虚，筋骨失养，标实为风寒湿热邪侵袭肌肉关节，或是外伤跌仆，或是劳损，而致气滞血瘀，肌肉关节疼痛。从生物力学上评估，多和运动姿势相关，尤其是和肘关节相关。

（二）局部评估

主要是对疼痛等级及位置的评估，包括自觉疼痛和压痛；其次是功能障碍、关节活动度评估。肌腱韧带以及小关节紊乱是最常见的病因，明确病情阶段、责任病位，有利于局部针对性康复。

四、日常养护

（一）避免腕关节及手受寒受湿，局部宜保暖

腕关节及手是最容易受寒、湿气侵袭的地方，因为长期暴露在外面，在寒冷的环境中工作，要注意带手套，否则容易引起关节疼痛，很多不明原因的指关节肿胀僵硬疼痛，多来源于此。

（二）避免外伤

腕关节和手是全身活动最多的部位，外伤的概率就更高，腕关节、指间关节的扭伤、挫伤，在青年人群中发病率极高。如果不及时治疗，往往导致慢性积累性疾病，导致疼痛难以治愈。治疗期间要注意休息，减少手持重物，停止做手工工作。

（三）加强相关的肌肉训练

关节的稳定性有赖于包绕关节肌肉韧带的强健有力。由于腕关节的活动范围较大，周围的韧带连接不是很紧密，腕关节周围肌肉组织也比较少，因此腕关节是个容易受伤的关

节，受伤以后也容易形成腕关节不稳定。在医生或者治疗师的指导下，有目的地进行肌肉训练，有助于稳定腕关节。这才是能够巩固疗效的重要保障。

（四）纠正不良姿势，做好准备活动

腕关节扭伤多半是运动受伤，做好运动前的准备活动，使关节及相关肌肉韧带充分预热，能很好地预防腕关节扭伤的发生。而腱鞘炎多半是不良的姿势重复运动造成，注意保持正确的姿势，避免一些的不良姿势造成慢性劳损和积累性损伤很关键。

五、腕关节及手相关疾病

（一）腕关节损伤

一般多有外伤史，由直接或间接暴力所致。如在生产劳动、体育运动或日常生活中，不慎跌仆，手掌猛力撑地；或因持物而突然旋转、伸屈腕关节；或因暴力直接打击而致伤；亦有因腕关节超负荷量的过度劳累或腕关节长期反复操劳。以上损伤均可造成腕关节周围的韧带、肌腱的撕裂伤。当暴力力量过大时可合并发生撕脱骨折和脱位。

中医认为本病多由外伤或劳损引起，属于肝肾不足，瘀血阻滞。

【诊断要点】

1. 临床表现　急性损伤的症状可见腕部肿胀疼痛，功能活动受限，活动时疼痛加剧，局部有明显压痛。慢性劳损的症状可见腕关节疼痛不甚，无明显肿胀，做较大幅度活动时，伤处可有疼痛感，腕部常有乏力感。

2. 体征　检查时，如果将腕关节用力掌屈，在背侧发生疼痛，则为腕背侧韧带与伸指肌腱损伤；反之则为腕掌侧韧带或屈肌腱损伤。如果将腕关节向尺侧倾斜，在桡侧茎突部发生疼痛，则为桡侧副韧带损伤；反之则为尺侧副韧带损伤。如果向各种方向均发生疼痛，且活动明显受限，则多为韧带和肌腱等的复合损伤。

【康复处方】

1. 中药治疗

治则：行气活血、强筋壮骨。

赤芍 9g，川芎 6g，牛膝 10g，桃仁 6g，红花 9g，千年健 10g，当归 10g，杜仲 10g，羌活 9g。

水煎服，日 1 剂，分两次服。药渣外敷，日 1 次。

2. 针灸治疗

（1）毫针

取穴：阿是穴。

操作：连续波或疏密波，留针 30 分钟。每日 1 次，10 次为 1 个疗程。或用温针灸，插 2.5cm 的艾条在针柄上施灸。急性发作时留针时间一定要长，可以考虑 1 个小时左右。

（2）针刀

取穴：阿是穴。

操作：皮肤严格消毒，铺洞巾，顺肌纤维方向进针，及骨面，先行纵向剥离，再行横向剥离，患者有明显的酸胀感，一般有明显放射感效果更好。出针，按压针孔 5 分钟，覆盖无菌纱布。

（3）穴位注射

取穴：阿是穴。

操作：药物用复方丹参注射液、5%当归注射液、或甲钴胺注射液，每穴1~2ml。隔日1次。

（4）刺络拔罐

取穴：阿是穴。

操作：找到压痛点，在疼痛最明显的一处用三棱针或铍针迅速刺入，深1~2分左右，即出针。真空拔罐器拔罐，以拔出1~2ml血为度。去罐后，用消毒棉球按压针孔，注意24小时内不要污染局部。

3. 推拿治疗　操作：①拿捏上臂和前臂肌群，点按曲池、手三里、合谷、后溪等穴位，以产生较强的酸胀感为度；②慢性损伤在伤处的周围用揉法，约3~5分钟，改善伤处周围的血液循环。急性损伤沿着肌纤维用捋顺法；③慢性损伤用一指禅推法作用于阿是穴以缓解痉挛疼痛；④在拔伸下摇腕，被动地使腕关节做绕环、背屈、掌屈、侧偏等动作，以恢复正常的活动功能。分别牵拉掌指关节，可闻及"咔"声；⑤最后再用擦法，以透热为度。

视频 5-62　推拿治疗
腕关节损伤

4. 物理治疗

（1）微波照射：微波探头与皮肤间距1~2cm，对准痛点，治疗时间为20分钟，7日为1个疗程。短波和超短波微热量疗法也同样适用。

（2）半导体激光照射：阿是穴点状照射，每次10分钟，强度200~500MW，以略有感觉为度。每日1次，7日为1个疗程。

（3）经皮电刺激：取痛点，电极并置，方波宽0.1ms，频率100Hz，引起明显震动感，治疗20分钟，每日1次，10次为1个疗程。

5. 运动疗法

（1）伸腕练习：1~2kg哑铃，肘关节保持不动，做中立位背伸腕关节运动，重复10次为1组，每日3组。见285页视频5-59。

（2）屈腕练习：同上做中立位屈腕关节运动。见285页视频5-59。

（3）握力练习：使用握力器，或者抓握软式的网球等来增强握力。见285页视频5-60。

【典型病例】

何某，男，33岁，主诉腕关节疼痛2个月。自述因外出游玩水中步行球，手腕扭伤，疼痛剧烈，后经针刺、理疗、艾灸、按摩治疗后好转，但手腕处仍时不时有酸痛感，拎东西时疼痛加重。查体：腕关节局部压痛，活动时可触及滑动感，屈伸腕关节时疼痛。

康复评定：瘀血阻滞。腕关节损伤。

康复处方：给予针灸治疗，取阿是穴，连续波，留针30分钟。按上法推拿15分钟。患者疼痛缓解，叮嘱其进行哑铃屈伸腕关节运动。连续治疗5次后痊愈。

后期处方：继续屈伸练习和握力练习。半年后回访未复发。

【点评】

腕关节损伤的患者，急性扭伤时手法要轻，慢性期手法要重，活动范围逐渐加大，配合腕关节摇、扳、拔伸法，以松解粘连，恢复关节功能活动。由于腕关节主要是由韧带、肌腱所包绕，局部肌肉并不发达，针灸疗法效果一般，所以对于腕关节主要用推拿来治疗。由于腕关节活动度大，关节容易不稳，和踝关节类似，局部小关节紊乱是腕关节损伤后的特点，桡腕关节、桡尺远侧关节、腕骨间关节和腕掌关节的微小错缝都会导致腕关节损伤经久不愈。正骨是其必不可少的步骤，而对于慢性期患者，正骨后能否稳定是关键，功能锻炼是最终痊愈的关键。

（二）腕管综合征

腕管综合征是最常见的周围神经卡压性疾患之一，因腕管内压力增高导致正中神经受卡压引起的一系列病症。腕管是一个由腕骨和屈肌支持带组成的骨纤维管道。其桡侧为舟状骨及大多角骨，尺侧为豌豆骨及钩状骨，背侧为头状骨、舟骨、小多角骨及覆盖其上的韧带，掌侧为腕横韧带。腕管内有正中神经和指屈肌腱（拇长屈肌腱，4条指浅屈肌腱，4条指深屈肌腱）。任何能使腕管内容物增多、体积增大或使腕管容积缩小的因素均可导致本病。最常见的导致腕管内压力增高的原因，是特发性腕管内腱周滑膜增生和纤维化，多数患者病因不明，主要与下列因素有关：①内分泌系统变化（如妊娠期、哺乳期、绝经期等）；②腕部骨折或损伤；③腕管内占位性病变；④腕部感染、风湿、类风湿、腕部劳损。绝大多数患者因找不到特定的原因而被诊断为特发性腕管综合征。特发性腕管综合征的发生存在某些危险因素，包括年龄、性别、基因和解剖结构（腕管的尺寸大小或发生变异等）。

中医古籍中并无腕管综合征这个病名，临床中称为"痿痹"。本病早期表现主要为肢体的疼痛麻木，中后期的主要表现为肢体肌肉萎缩、活动无力等。本病的病机主要为血瘀与痰凝，瘀血阻滞经脉，不通则痛，故而肢体疼痛，痰凝闭阻筋肉，故而肌肤麻木。中医对于本病的治疗，前期以活血化瘀、理气化痰、通络止痛为主，后期以补气活血通络为主。

【诊断要点】

1. 临床表现　①感觉异常：为最常见的症状，拇指、食指、中指有蚁行感、麻木、肿胀痛，有时累及五指，夜间或清晨明显，还常有难以形容的烧灼痛，并有肿胀与紧张感；②肌肉软弱：患手活动不灵，执行精细动作时手感笨拙，甚至严重功能障碍。约44%患者有轻度拇短展肌的软弱，约21%患者有严重拇短展肌、拇对掌肌萎缩；③营养改变：拇指和食指严重发绀，指尖出现营养性溃疡，严重者坏死，间歇性发白和发绀。

2. 体征　①感觉障碍：轻者减退，重者消失，主要侵犯浅感觉，尤其是痛觉，以食指与中指的末节掌面感觉减退为多，拇指较少受累，小指一般不受累；②肌力减退：拇对掌肌、拇短展肌和拇短屈肌可能有不同程度的萎缩和肌力减弱，为进行性减弱，动作不灵活，严重者大鱼际可萎缩；③屈腕试验：腕关节极度掌屈，1分钟后，自觉正中神经单一支配区麻木加重者为阳性，可双侧对比。也可在屈腕时，检查者拇指压迫腕部正中神经部位，1分钟后，麻木加重者为阳性；④ Tinel 征：用手指轻叩腕部，如出现正中神经支配区异常感觉者为阳性；⑤前臂正中神经加压试验：用拇指压迫腕管部位，如果30秒内出现正中神经支配区域皮肤的麻木不适为阳性。

3. 影像学检查 ①腕管切线位 X 线片有助于确定是否存在腕管容积的改变；②肌骨超声可以通过对比发现两侧腕管的容积变化，以及局部的炎症水肿。超声检查能清晰辨识腕管结构及腕管内容物。多数患者手腕横韧带增厚，部分患者手掌腱膜近端增厚。正中神经在受压处直径减小，其两端切面膨大，正中神经断面内网状回声模糊；③磁共振检查可清晰地显示腕管的解剖层次，对于正中神经的形态及其周围组织结构都能够清楚展现。MRI 检查还能测量正中神经的横截面积，并反映正中神经与腕横韧带的解剖关系，从而明确正中神经的压迫情况。

4. 肌电图检查、神经电生理检查 可以帮助确定诊断，排除其他神经性疾患，还可以反映压迫的严重程度。

【康复处方】

非手术治疗无效、症状加重或有大鱼际肌萎缩者，应及早手术治疗，切断腕横韧带，解除对正中神经的压迫，有时需同时进行正中神经束间松解术。手术之前应先考虑保守治疗。

1. 中药治疗

（1）口服以补气养血、通经活络为主。

处方：生黄芪 30g，当归尾 10g，赤芍 10g，地龙 5g，红花 6g，桃仁 6g，陈皮 6g，胆南星 10g，甘草 6g。

水煎服，日 1 剂，分两次服。

（2）外用以活血化瘀、通络止痛为主。

处方：伸筋草 15g，鸡血藤 15g，红花 10g，当归 15g，川芎 15g，海桐皮 15g，透骨草 15g，桂枝 15g，秦艽 10g，徐长卿 10g。

日一剂，水煎外洗，药渣趁热可外敷患处。也可制作成膏剂敷患处，3 日 1 换。

2. 针灸治疗

（1）毫针

取穴：阿是穴、患侧大陵、合谷、内关、手三里。

操作：与皮肤呈 30°进针大陵穴，向掌根方向斜刺 0.3～0.5 寸，有放射感即止；余穴直刺 0.5～1 寸，行平补平泻。留针 30 分钟。每日 1 次，10 次为 1 个疗程。

（2）针刀

取穴：阿是穴。

操作：先在手腕上标记腕横韧带，患者用力握拳时可看到桡侧腕屈肌腱、掌长肌腱和尺侧腕屈肌腱这 3 条隆起肌腱。在远侧腕横纹上的尺侧腕屈肌腱和桡侧腕屈肌腱的内侧缘各选一个进针点，沿桡侧和尺侧腕屈肌腱向远端移动约 2.5cm，再各选一个进针点。皮肤严格消毒，铺洞巾，在选取点进针刀，注意避开尺、桡动静脉和神经，顺神经纤维方向进针，有突破感后停止进针，先行纵向剥离，再行横向剥离，出针，按压针孔 5 分钟，覆盖无菌纱布。要避免损伤神经和大血管，进针透皮后缓慢探索。

（3）艾灸

取穴：患侧大陵、合谷、内关、手三里。

操作：用麦粒灸或悬灸。麦粒灸每个穴位每次灸 5 壮，悬灸每个穴位每次灸 10 分钟。隔日 1 次，10 次为 1 个疗程。

3. **推拿治疗** 操作：①患者仰卧或坐位，医者站于患侧，对上肢肌肉进行拿捏推揉，放松肌肉起到止痛松解作用；②用㨰法或一指禅推法作用于患侧前臂及上臂，往返 3 次；③选取阳谷、阳溪、神门、大陵、阴郄、内关穴、液门、中渚、劳宫，进行点压、按揉；④医生双手握患者掌部，而拇指平放于腕关节的背侧，以拇指指端按于腕关节背侧。在拔伸情况下摇晃关节。然后，将手腕在拇指按压下背伸至最大限度，随即屈曲，并左右各旋转 2～3 次；⑤摇动腕关节，拔伸手指，搓热腕关节。

视频 5-63　推拿治疗腕管综合征

4. **物理治疗同肱骨外上髁炎**

5. **运动疗法** 多在术后，轻度患者可应用运动疗法。

（1）伸肌牵拉：伸出左手，掌心向外，右手握着左手四指，然后向后施力，保持呼吸，维持动作 30 秒，换右手做，重复 2 至 3 次。伸出左手，掌心向内，右手按在左手掌背，然后向内施力，保持呼吸，维持动作 30 秒，换右手做，重复 2 至 3 次。

（2）直臂伸展：伸出双臂，与肩成水平，然后将左右手交叉紧扣，紧握十指，吸气，双臂向上伸展，保持双臂贴耳，手肘蹬直，维持姿势 15～20 秒。

视频 5-58　伸肌牵拉　　　　视频 5-64　直臂伸展

（3）旋前旋后练习：平伸双臂，手握成拳，以手臂为轴心，向内旋转拳头，连续转动 15 至 20 秒。肩膀和手臂保持稳定不动。完成后，反方向再做一遍。

（4）握力练习：使用握力器，或者抓握软式的网球等，来增强上肢肌肉的力量。

视频 5-61　旋前旋后练习　　　视频 5-60　握力练习

6. **封闭疗法** 常用的封闭治疗药物有甲泼尼龙、曲安奈德、复方倍他米松等。局部类固醇封闭治疗短期可获得明显的疗效，但治疗后 1 年内复发率较高。

7. **康复工程** 用腕关节支具、夹板在腕关节中立位局部制动，可以减轻腕关节活动，有利于局部炎症消退。考虑到中立位不利于手的功能发挥，因此，一般建议白天不固定，晚上用支具将腕关节固定在中立位。

【典型病例】

白某，男，23岁，主诉右手无力、疼痛麻木半年。自述半年以来，出现右手麻木、疼痛，逐渐加重，出现大鱼际肌、骨间肌肌肉萎缩，握力下降。追问病史，该患者是游戏爱好者，常年操作电脑。查肌电图提示正中神经损伤，查超声提示腕管综合征。查体：压痛点屈腕试验阳性、Tinel征阳性。

康复评定：瘀血阻滞，气血不足。腕管综合征。

康复处方：给予针刀治疗。松解24小时后给予局部理疗、艾灸。1周后同上治疗1次后痊愈。

后期处方：令患者每日手腕极限屈伸、直臂伸展、握力练习。半年后随访，肌肉萎缩逐渐好转，没有再出现手指麻木疼痛。

【点评】

由于使用键盘和鼠标的人群剧增，腕管综合征的发病率也有所增加。孕期和孕后的女性也是腕管综合征的高发人群，和体内激素急剧变化有关。腕管综合征主要造成正中神经受损。病变初期正中神经水肿、充血，逐渐由于压迫性缺血而造成神经内纤维化、神经轴突压缩和髓磷脂鞘消失，最后神经组织转为纤维组织，其神经内管消失并被胶原组织代替，成为不可逆改变。腕管综合征治疗的关键是松解腕横韧带，让腕管空间增大，避免腕管内丰富的血管和神经受损是治疗的难点所在。其治疗原理和下一章节的手指屈肌腱鞘炎差不多，只不过屈指肌腱腱鞘炎如治疗不当，损伤的是肌腱；而腕管综合征如果治疗不当，损伤的是神经、血管，对功能影响会很大，所以治疗上应当更加谨慎，尽量用理疗、药物、针灸，如果用针刀的话一定要进针缓慢，或者在超声引导下进行。

（三）手指屈肌腱鞘炎

手指屈肌腱鞘炎是成人临床上一种常见病，儿童也不少见。可单侧发病，也可双侧同时存在，少数患者多个手指发病。由于手指屈伸时多伴有弹响，所以又称为弹响指。以拇指发病率最高，称为弹响拇。儿童手指屈肌腱鞘炎发病率为0.05%～0.3%，约占所有手部畸形的2.2%。临床上手指屈肌腱鞘炎的治疗方法分为保守治疗和手术治疗。保守治疗主要包括手法按摩、物理疗法、局部封闭、针灸、针刀、夹板等。手指屈肌腱鞘炎起病缓慢，多见妇女及手工职业者，疼痛明显，影响关节活动屈伸。

中医认为腱鞘炎属"痹证"范畴，为经脉不畅，伤经劳损，血瘀所致。另寒湿入侵，致血气不合，瘀阻不畅，累及肌腱，持久不治反复劳损，导致疼痛。治疗以舒筋活络、活血化瘀为原则。

【诊断要点】

1. 临床症状　掌指关节疼痛，以拇指多见，局部可见轻度肿胀，活动时疼痛加重，甚至屈伸受限。

2. 体征　掌指关节压痛，屈伸受限。

3. 影像学　X线多无异常，超声可见肌腱肿大，腱鞘内积液。

4. 分级　腱鞘炎目前常用Quinnell分级，共分为5级。0级：轻度压痛，屈伸活动正常；Ⅰ级：没有弹响，轻度压痛，屈伸活动轻度受限；Ⅱ级：弹响可主动矫正，屈伸活动受限；Ⅲ级：弹响不能主动矫正，被动可矫正，屈伸活动受限；Ⅳ级：手指交锁，不能做屈伸活动。

【康复处方】

对于 0～Ⅱ级腱鞘炎，临床上可采用制动、口服消炎镇痛药或中药、外敷膏药、局部封闭、小针刀、物理治疗等方法进行治疗。对于Ⅲ级腱鞘炎，可以进行针刀治疗。经过治疗后，多数腱鞘炎能治愈。但对于Ⅳ级腱鞘炎，以上治疗方法的疗效均较差，建议手术治疗。

1. 中药治疗　同腕管综合征。

2. 针灸治疗

（1）毫针

取穴：阿是穴、内关、手三里、孔最、尺泽。

操作：局部阿是穴齐刺，可以电针也可以温针，余穴直刺 0.5～1 寸，行平补平泻。留针 30 分钟。每日 1 次，10 次为 1 个疗程。

（2）针刀

取穴：阿是穴。

操作：在压痛点的条索上远端选一个点，近端选一点，中间连线。皮肤严格消毒，铺洞巾，在选取远端点进针刀，针刀有突破感即停止，切忌刺到骨面，刀口顺条索方向（手指长轴），沿连线推进至近端，出针，按压针孔 5 分钟，覆盖无菌纱布。如果屈伸仍受限，可在卡压处再选一点，操作同前。

（3）艾灸

取穴：阿是穴。

操作：用麦粒灸或悬灸。麦粒灸每个穴位每次灸 5 壮，悬灸每个穴位每次灸 10 分钟。隔日 1 次，10 次为 1 个疗程。

3. 推拿治疗　操作：①患者仰卧或坐位，医者站于患侧，对上肢肌肉进行拿捏推揉，放松肌肉起到松解止痛作用；②用滚法或一指禅法作用于患侧前臂及上臂，往返 3 次；③选取大陵、劳宫、内关进行点压、按揉及一指禅推法，选取患指掌指关节掌侧及其周围施以拇指按揉法，时间 2 分钟，力量宜轻柔，然后对阿是穴进行轻 - 重 - 轻持续点按，时间 2 分钟；④医生单手握患者腕部，另一手握患指，相对牵引，在牵引下屈伸掌指关节数次；⑤拔伸手指，搓热掌指关节。

视频 5-65　推拿治疗拇指屈肌腱鞘炎

4. 物理治疗　可用激光、超短波、中频电疗法、脉冲磁疗法、红外线疗法等治疗，另外还可以用冲击波。

体外冲击波治疗：取坐位，手下放置软垫，以患指压痛与硬结最明显处为中心标记，局部涂抹耦合剂，选择 15mm 小探头，冲击波治疗探头贴紧皮肤，手柄压力从轻度到中度，冲击频率设置为 10Hz，治疗强度为 150 千帕（1.5 bar）；先在手动状态下冲击，患者逐渐适应疼痛后将能量逐渐调高，以患者能耐受为上限。每周 1 次，治疗 5 周，共冲击2 000 次。

5. 运动疗法

（1）每日 3 次握拳伸指运动，每次 5 分钟，随活动时间加大屈伸幅度。

（2）伸开五指手腕行逆时针缓慢旋转，每日 1 次，每次不超 3 分钟。

（3）手掌扣桌面，以适当力度按压手指关节。

（4）相关运动结束后进行热敷。

6. 封闭治疗 注射前于患指掌指关节面寻找压痛点或结节，标记，然后皮肤严格消毒皮肤，复方倍他米松注射液（1ml/ 支）与盐酸利多卡因注射液（5ml：0.1g）按 1：1 制成混合液，进针直达腱鞘内，缓慢推注完毕后退针。也可在超声引导下介入治疗，将针尖置于肌腱与腱鞘间隙内并推注药物。

【典型病例】

王某，女，42 岁，拇指疼痛屈伸困难 3 个月。曾经外用膏药、理疗、口服扶他林等治疗，效果不佳。现拇指屈伸弹响，可主动矫正。查体：拇指掌指关节压痛。

康复评定：瘀血阻滞，风寒侵袭。拇指屈肌腱鞘炎。

康复处方：给予针刀治疗。取阿是穴，给予针刀治疗。松解后，检查手指活动不受限。覆盖无菌纱布。医生单手握患者腕部，另一手握患指，相对牵引，在牵引下屈伸掌指关节数次，患者拇指活动恢复正常。

后期处方：令患者自行牵引患指，并最大限度屈伸掌指关节数次，每日 1 次，建议以后减少拇指屈指用力过多动作。

【点评】

腱鞘炎主要是腱鞘的炎症引起疼痛，反复慢性炎症引起组织水肿增厚，那么我们的治疗就是消除炎症，所以在没有屈伸明显受限时，以消炎为主，限制掌指关节负重屈伸、局部理疗、口服非甾体抗炎药和外用膏药、针灸治疗都有很好疗效。一旦长期没有治愈，反复发作，肌腱和腱鞘都会增厚，导致形成扳机指，需要用针刀将腱鞘松开才能治愈。本病大部分情况下是无需针刀以及手术这种创伤大的方法治疗的。但是一旦卡压明显，针灸效果就不好了，封闭也不能解决问题，只能选择针刀治疗，针刀操作一定要注意度，一是不能深刺，刺破腱鞘即可；第二是不能横向摆动；第三是不能无限制疏通。如果针刀治疗困难，建议开放性手术。

（四）腱鞘囊肿

腱鞘囊肿是发生在手部和足部关节或腱鞘内的结缔组织黏液变性所形成的囊肿。患者多为青壮年，女性多见，各个年龄段均有发生，好发于腕背侧及足背。腱鞘囊肿是发生于关节部腱鞘内的囊性肿物，是由于关节囊、韧带、腱鞘中的结缔组织退变所致的病症。囊内含有无色透明或橙色、淡黄色的浓稠黏液，囊壁为致密强韧的纤维结缔组织，囊肿以单房性为多见。囊肿早期不会影响外观和关节功能，后期囊肿较大影响外观和关节功能时，压迫血管、神经和肌腱，产生疼痛、麻木和活动受限。部分患者发病后自觉局部无力、不适或疼痛，偶有酸痛或放射性痛，伴随轻微的功能障碍。目前，关于其发病机制的说法很多，认为可能与关节囊内及周围的退行性损伤、腱鞘周围滑膜疝、间叶组织化生、反复创伤或韧带损伤相关。

腕背腱鞘囊肿在中医归属"筋瘤"范畴，长期慢性劳损会导致局部出现气血运行不畅、脉络受阻等情况发生，日久而成本病。

【诊断要点】

1. **病史** 患者有过度用腕、提拉重物等疲劳史。

2. **临床症状** 腱鞘囊肿呈圆形、椭圆形，发生于单侧，表面光滑，与皮肤无粘连，活动度较小，有囊性感，按之有压痛。好发于腕背侧及足背。

3. **影像学** 超声可以较为明确的诊断肿物性质，当然最终以病理检查为标准。

【康复处方】

1. **针灸治疗**

（1）毫针

取穴：阿是穴。

操作：扬刺法，多针刺入囊内，每日1次，10次为1个疗程。

（2）针刀

取穴：阿是穴。

操作：取囊肿表面上下左右各4个点，加中间最高点，共5点。皮肤严格消毒，铺洞巾，最高点顺肌纤维方向进针，及骨面，先行纵向剥离，再行横向剥离，其余4点刺入囊肿有落空感即可。出针，挤压囊肿，使囊液流尽，局部加压包扎3天。

（3）火针

取穴：阿是穴。

操作：取囊肿表面上下左右各4个点，加中间最高点，共5点。皮肤严格消毒，将火针烧红刺入囊肿，快速拔出即可，无须深刺，挤压囊肿，使囊液流尽，局部加压包扎3天。

2. **推拿治疗** 操作：以右腕背腱鞘囊肿为例，患者端坐，掌心朝下，握拳。医者面对其右侧而立，用纯棉手术巾一头包裹患者右腕（盖在囊肿表面），医者左手握住患者右侧握拳之手并使其腕关节被动屈曲至极限位，然后用手术巾另一头包裹医者右手拇指指腹并绷紧。医者右手拇指指腹紧贴囊肿远端向其囊肿近端稍加力推压，拇指腹下可有囊肿被挤压平复之感。如患者病程较长，上法未能平复囊肿，医者可用胸部顶住其握拳屈腕之手背，再将左手拇指指腹叠压于右手拇指指甲上一起加力推压，多数囊肿也可迅速平复。加压垫压于原囊肿处包扎3天。

【典型病例】

宋某，女，34岁，护士，右手腕背部隆起肿物1年。1年前右手腕背出现囊性肿物，有波动感，逐渐增大为一2cm×2cm隆起，边缘清晰，近日出现右手酸痛，中指麻木。查超声诊断为腱鞘囊肿。

康复评定：痰湿阻滞。右手腕背腱鞘囊肿。

康复处方：火针，取囊肿表面各4个点，加中间最高点，共5点。皮肤严格消毒，将特制的火针烧红刺入囊肿，快速拔出，用棉签从囊肿一侧向对侧推挤，反复数次，将囊肿内容物排尽，加压包扎，3日后拆除，囊肿已消。

远期处方：减少腕部屈伸活动。10日后，每日自行局部按压数次。

【点评】

腱鞘囊肿可以采取局部按压、药物外敷、穿刺抽液、激素局部注射、针灸（电针、火针、针刀等），复发概率较大，外科手术切除可以比较彻底地治疗。患者因为手术的风险和切口瘢痕对外观的影响而拒绝手术切除的治疗方案，所以大多采用其他治疗方案。保守疗法需要后期维护，加压包扎可能需要的时间更长效果会更好，术后局部经常按压，有利于减少复发概率。

（五）桡骨茎突狭窄性腱鞘炎

桡骨茎突狭窄性腱鞘炎好发于腕部操作的劳动者，女性多于男性，是最常见的腱鞘炎类型。腕背侧第一个骨纤维性鞘管内有拇长展肌和拇短伸肌肌腱，两个肌腱穿出狭窄的鞘管后与鞘管形成一定的角度，当腕与拇指活动度很大时，肌腱的折角加大，局部的滑膜容易产生炎症、增厚，肌腱变粗，纤维鞘管壁也增厚，管腔狭窄。由于腱沟表浅而狭窄，底面凹凸不平，沟面又覆盖着伸肌支持带，在桡骨茎突处出现皮下硬结节，使得肌腱不易在鞘管内滑动，产生疼痛等症状。

中医认为本病属于"痹证"，为气血不足，风寒湿邪入侵，经络不通引起。治疗上以补气养血，疏通经络为主。

【诊断要点】

1. 临床表现　桡侧腕关节处疼痛，桡骨茎突周围疼痛，勉强拇指做外展内收活动时，疼痛加重，疼痛可放射到手指和前臂。

2. 体征　桡骨茎突可见肿胀，压痛阳性。握拳试验阳性：让患侧拇指内收屈曲放于掌心，握拳，再使腕部向尺侧倾斜，可引起桡骨茎突处剧痛。

【康复处方】

1. 中药治疗

外用以活血化瘀、消炎止痛为主。

伸筋草 15g，鸡血藤 15g，红花 10g，当归 15g，川芎 15g，海桐皮 15g，透骨草 15g，桂枝 15g，秦艽 10g，徐长卿 10g。

日一剂，水煎外洗，药渣趁热可外敷患处。也可制作成膏剂敷患处，3 日 1 换。

2. 针灸治疗

（1）毫针

取穴：阿是穴、患侧曲池、合谷、阳池、手三里。

操作：阿是穴齐刺，多针，行平补平泻。连电针，连续波，频率 2Hz，留针 30 分钟。每日 1 次，10 次为 1 个疗程。

（2）针刀

取穴：阿是穴。

操作：患者握拳，在桡骨茎突处寻找最敏感的压痛点为进针刀点。常规消毒后，使针刀刀口线和桡动脉平行刺入，避开桡神经和桡动脉，刀口接触骨面，纵向疏通，倾斜针体，将腱鞘从骨面上剥离铲起，出针。覆盖无菌纱布。也可在超声引导下定位再进行针刀治疗。

（3）艾灸

取穴：阿是穴。

操作：用麦粒灸或悬灸。麦粒灸每个穴位每次灸 5 壮，悬灸每个穴位每次灸 10 分钟。隔日 1 次，10 次为 1 个疗程。

3. 推拿治疗　操作：①患者仰卧或坐位，医者站于患侧，对前臂屈肌群和伸肌群进行拿捏推揉，放松肌肉；②用一指禅法作用于阿是穴、列缺、阳池，每穴1分钟；③医生双手握患者掌部，而拇指平放于腕关节的背侧，以拇指指端按于腕关节背侧。在拔伸情况下摇晃关节。然后，将手腕在拇指按压下桡侧屈至最大限度，随即尺侧屈最大限度，摇动腕关节；④拔伸手指，搓热腕关节。

视频5-66 推拿治疗桡骨茎突狭窄性腱鞘炎

4. 物理治疗 同腕关节损伤。

5. 封闭疗法 常用的封闭治疗药物有甲泼尼龙、曲安奈德、复方倍他米松等。局部类固醇封闭治疗短期可获得明显的疗效，但治疗后1年内复发率较高。

6. 康复工程 用支具、夹板固定腕关节和拇指，局部制动，限制拇指活动，或用大小合适、能与拇指贴合的纸板或铝板，将拇指固定在背伸20°、桡偏15°外展位，根据患者情况可固定3~6周，有利于局部炎症消退。

【典型病例】

贺某，女，44岁，右手腕疼痛3个月。3个月前右手腕桡侧疼痛，活动拇指时加重，疼痛逐渐加重，向肘部放射。曾局部外敷膏药、按摩治疗效果不佳。查体：桡骨茎突压痛明显，握拳试验阳性。

康复评估：痹证，气滞血瘀。桡骨茎突狭窄性腱鞘炎。

康复处方：针刀治疗，取阿是穴。

操作：超声定位，可见茎突处有微小骨刺，和压痛点一致。常规消毒后，让患者握拳，从超声定位处进针刀，使针刀刀口线和桡动脉平行刺入，按前述针刀治疗方法操作。术后，每日拇指被动屈伸外展极限2次，防止再粘连。疼痛当时缓解，拇指活动度恢复正常。

远期处方：减少拇指不必要活动，避免局部受凉。

【点评】

发病早期或症状较轻者应尽可能减少手部活动，如洗衣、拧毛巾等，局部贴膏药、按摩治疗即可痊愈。但是一旦本病进一步发展，疼痛肿胀剧烈，治疗就会比较困难，尤其是容易反复发作。本病的发病机制如下：①结构上两条肌腱共用一个腱鞘，走行在狭窄的骨性纤维管内，上有韧带覆盖；②肌腱急剧的转折；③反复劳损。病理基础是：肌腱活动空间窄小，相对活动频繁，容易产生水肿、炎症甚至粘连。治疗的重点是：①消炎。无论哪种疼痛，炎症是基础，可采用局部外用药物、物理治疗、针刺等方法；②拓展肌腱活动空间。无论是通过消炎减轻水肿，还是通过针刀切开韧带、腱鞘都是为了拓展肌腱活动空间，减少摩擦产生的炎症。

第七节　膝关节相关疾病

膝关节由股骨内、外侧髁和胫骨内、外侧髁以及髌骨构成，为人体最大且构造最复杂、损伤机会也较多的关节。关节囊薄而松弛，附着于各骨关节的周缘。关节囊的周围有韧带加固，前方是髌韧带，后方有腘斜韧带加强，内侧有胫侧副韧带，外侧为腓侧副韧带。在髌骨上缘，滑膜向上方呈囊状膨出约4cm，称为髌上囊。于髌骨下部的两侧，滑膜形成皱襞，突入关节腔内，皱襞内充填以脂肪和血管，叫作翼状襞。

一、相关结构

（一）半月板

由 2 个纤维软骨板构成，垫在胫骨内、外侧髁关节面上，半月板外缘厚内缘薄。内侧半月板：呈"C"字形，前端窄后部宽，外缘中部与关节囊纤维层和胫侧副韧带相连。外侧半月板：呈"O"字形，外缘的后部与腘绳肌腱相连。作用：有加深关节窝、缓冲震动和保护膝关节的功能。

（二）翼状襞

在关节腔内，位于髌骨下方的两侧，含有脂肪的皱襞填充关节腔。作用：增大关节稳固性，有缓冲震动的功能。

（三）滑囊

髌上囊和髌下深囊，位于股四头肌腱与骨面之间。作用：减少肌腱与骨面之间相互摩擦。

（四）韧带

膝关节周围的韧带像袖套一样包绕在膝关节周围，维持膝关节的稳定性。膝关节的前方有强大的髌韧带，内外侧有内、外侧副韧带，同时还有前、后交叉韧带维持膝关节的前后稳定性。但是，膝关节的后方就相对薄弱。腘斜韧带作为膝关节后方最大的解剖结构，对加强膝关节的后方稳定性发挥着重要作用。尽管如此，在腘斜韧带下缘、腘肌上缘和后交叉韧带的外侧缘之间，依旧有一个三角形的薄弱区，这个薄弱区和膝关节后方腘窝囊肿的形成密切相关。

1. **前后交叉韧带**　位于关节腔内，分别附着于股骨内侧髁与胫骨髁间隆起。作用：防止股骨和胫骨前后移位。

2. **腓侧副韧带**　位于膝关节外侧稍后方。起于股骨外侧髁，止于腓骨小头。作用：从外侧加固和限制膝关节过伸。

3. **胫侧副韧带**　位于膝关节的内侧偏后方。起于股骨内侧髁，止于胫骨内侧髁。作用：从内侧加固和限制膝关节过伸。

4. **髌韧带**　位于膝关节的前方，为股四头肌腱延续部分。起于髌骨，止于胫骨粗隆。作用：从前方加固和限制膝关节过度屈。

5. **腘斜韧带**　是膝关节后方最大的韧带结构。腘斜韧带起自胫骨内侧髁，由半膜肌的肌腱延伸而来，与起自内侧关节和关节囊的部分纤维融合，斜向外上方走行，止于股骨外上髁，部分纤维与关节囊和腓肠肌的肌腱相融合。作用：防止胫骨过度后移。

（五）肌肉

1. 膝关节屈肌群

（1）股二头肌：长头起于坐骨结节，短头起于股骨嵴外侧唇，以股二头肌肌腱止于腓骨小头。功能：伸髋，膝关节屈曲和外旋。由坐骨神经支配。

（2）半膜肌：起于坐骨结节，止于胫骨内侧髁，并延续为腘斜韧带附着于关节囊。功能：使膝关节屈曲、内旋。由坐骨神经支配。

（3）半腱肌：起自坐骨结节，止于胫骨上端内侧面。功能：伸髋关节、屈膝关节并微旋内。由坐骨神经支配。

（4）股薄肌：在大收肌的内侧起于耻骨下支，止于胫骨粗隆内侧部。功能：膝关节屈曲内旋。由闭孔神经支配。

2. 膝关节伸肌群

股四头肌有四个头，分别为股直肌、股外侧肌、股中间肌及股内侧肌。四个头向下汇成四头肌腱附着于髌骨，往下借髌韧带止于胫骨粗隆。由股神经支配。

（1）股直肌：起自髂前下棘和髋臼上缘，止于胫骨粗隆。功能：伸膝关节，屈髋。

（2）股外侧肌：起自大转子和股骨侧唇，止于股四头肌肌腱。功能：伸膝关节。

（3）股中间肌：起自股骨前面，止于股四头肌肌腱。功能：伸膝关节。

（4）股内侧肌：起于股骨内侧唇，止于股四头肌肌腱。功能：伸膝关节。

二、常见症状

（一）疼痛

特点为活动多时膝关节疼痛加重，休息减轻，再活动时依然疼痛，甚至更重。上下楼梯尤为困难，明显时无法两腿交替上下楼梯，下楼比上楼更困难。关节扭伤、着凉、过劳常可诱发或加重关节疼痛。疼痛严重者膝关节活动受限。

（二）关节肿胀

膝关节肿胀来源于滑膜增生和关节内积液，初期常因扭伤、着凉而发作，以后将变为持续性肿胀。关节活动时有磨擦感或听着弹响。

（三）膝软

也叫打软腿，为行走中膝关节突然发软，欲跪倒或摔倒的现象，可伴有剧痛。

（四）绞锁

是指从坐位到立位或者行走等运动过程中，膝关节突然被锁在某一位置上不能运动，像有东西将关节卡住一样，常需要试探着将关节摇摆屈伸，往往在感到咯噔一声响后，关节才恢复原先的活动。关节软骨剥脱形成的游离体及破裂的半月板是引起关节绞锁的常见原因。

（五）关节功能障碍

由于软骨破坏、骨赘形成、滑膜增生，导致膝关节不能完全伸直，屈曲也不完全，不能下蹲和持重，甚至坐便都困难。

（六）关节畸形

随着病程进展，膝关节变粗大，出现畸形，如"O"型腿、关节强直融合等。

三、康复评定

整体评估：按中医四诊评定明确所属证型，膝关节病多属于本虚标实，本虚在于肝肾不足，标实在于风寒湿热之邪侵袭、血瘀或痰阻。从生物力学上评估，多和运动姿势相关，与骨盆、踝关节、足弓及脊柱解剖位置紊乱相关。

局部评估：主要是对疼痛等级及位置的评估，包括自觉疼痛和压痛；其次是功能障碍、关节活动度评定、步行能力评定；第三是明确高应力点，主要是各个肌肉韧带的附着点。目的是明确病情阶段、责任病位，有利于局部针对性康复。

四、日常养护

膝关节相关疾病是中老年人最常见的一种关节疾病，也是引起老年人下肢残疾的主要原因，严重影响着老年人的日常活动和生活质量。

（一）注意行走跑步

避免长时间下蹲，避免半蹲运动（如乒乓球等各种球类运动），避免长时间保持一种姿势。保持合适的体重，防止身体肥胖加重下肢关节的负担。尽量避免穿高跟鞋走远路，高跟鞋会改变下肢的力线。老年人日常活动中应首选厚底而有弹性的软底鞋，以减少膝关节所受的冲击力，避免膝关节软骨发生撞击、磨损。尽量注意少上下楼梯、少登山、少久站、少提重物，避免膝关节的负荷过大而加重病情。

（二）注意功能锻炼

早、中期患者，既要避免膝关节过度疲劳，又要进行适当的功能锻炼，以增加膝关节的稳定性。锻炼腿部的肌肉，不仅能缓解关节疼痛，还能防止病情进展。不负重锻炼下肢肌肉对膝关节康复最为适宜，水中运动、床上直腿抬高等都可以稳定膝关节，维持疗效。

（三）注意保暖

膝关节周围脂肪少，防寒保暖最关键，遇冷后血液循环变差，往往使关节僵硬、疼痛加重，必要时戴上护膝，防止膝关节受凉。

（四）注意膳食营养

饮食方面，应多吃含蛋白质、钙质、胶原蛋白的食物，如奶及奶制品、豆及豆制品、鱼虾、海带、黑木耳、鸡爪、猪蹄、羊腿、蹄筋等，这些食物既能补充蛋白质、钙质，防止骨质疏松，又能营养软骨，使骨骼、关节更好地进行钙质的代谢，减轻关节炎的症状。

五、膝关节相关疾病

（一）膝关节骨性关节炎

膝关节骨性关节炎指膝关节面软骨发生原发性或继发性退变及结构紊乱，伴随软骨下骨质增生、软骨剥脱，从而使关节逐渐破坏、畸形，最终发生膝关节功能障碍的一种退行性疾病。膝关节骨性关节炎导致的痛苦和残疾严重地损害患者的生存质量，并且已经成为当前社会面临的严重的经济负担之一。

本病的病因尚不十分明确，但与年龄、性别、职业、代谢、损伤等关系密切。其病理改变是因关节软骨退行性变化引起的以骨质增生为主的关节病变，滑膜的炎症是继发性病变。

本病属于中医学的"痹证"范畴。中医认为，本病的发生以肾精亏虚为本，还与外邪侵袭、劳损过度、外伤等有关。本病基本病因病机为风寒虚瘀湿，而精血不足、肝肾亏虚是发病的基础。病位在筋骨，与肝、肾密切相关。病性多为本虚标实，发作期以标实为主，缓解期以本虚为主。

【诊断要点】

1. **病史**　反复劳损或创伤史。

2. **临床症状**　膝关节疼痛和发僵，早晨起床时较明显，活动后减轻，活动多时又加重，休息后症状缓解。后期疼痛持续，关节活动明显受限，股四头肌萎缩，关节积液，甚至出现畸形和关节内游离体。

3. **体征** 膝关节屈伸活动时可扪及摩擦感。

4. **影像学** 膝关节正、侧位 X 线片显示：髌骨、股骨髁、胫骨平台缘呈唇样骨质增生，胫骨髁间隆突变尖，关节间隙变窄，软骨下骨质致密，有时可见关节内游离体。

【康复处方】

膝关节炎的康复手段多样，各有特色，可以组合使用，轻者也可单独使用。初期以局部贴敷膏药、理疗为主，中期可以针刺、针刀、药物熏洗、口服中西药。如果肿胀明显可以考虑关节腔穿刺抽取积液，如果关节腔内交叉韧带损伤明显或者是半月板、软骨破损，可以利用关节镜进行关节面修整、游离体取出、退变破裂半月板的部分切除术、骨赘打磨、骨床钻孔、滑膜切除和关节冲洗。后期关节面软骨严重磨损破坏、关节变形、膝关节功能受到明显影响的患者，保守治疗无效、伴有中到重度持续性关节疼痛、需要长期服用止痛药才能缓解疼痛的患者，需要及时进行人工关节置换手术。

1. **中药治疗**

治则：祛风除湿，活血通络，强筋健骨。

处方：当归 9g，橘红 9g，赤芍 9g，姜半夏 9g，制苍术 9g，白术 9g，白茯苓 9g，乌药 9g，枳壳 9g，黄连 3g，炒黄芩 9g，羌活 9g，白芷 9g，桔梗 6g，川芎 6g，防风 6g，甘草 3g。

日一剂，分两次口服。药渣趁热外敷患处。

加减：寒证去黄连、黄芩加桂枝 9g；热证去乌药、半夏、白芷加薏苡仁、牛膝各 10g；肾虚加杜仲、桑寄生、熟地黄各 15g，肉桂 3g；血瘀加红花、地龙各 6g。

2. **针灸治疗**

（1）针刺

取穴：膝眼、阿是穴、梁丘、血海、阳陵泉。

操作：电针接膝眼、阿是穴。连续波或疏密波，留针 30 分钟。每日 1 次，10 次为 1 个疗程。也可用火针，加热至针体发红，快速针刺上述穴位，3 日 1 次，10 次为 1 个疗程。

（2）针刀

取穴：阿是穴，一般在肌腱或韧带的附着点上。

操作：刺入后先纵向分离，再横向分离。隔 7 日 1 次，3 次为 1 个疗程。

（3）艾灸

取穴：膝眼、阿是穴、阳陵泉。

操作：每个穴位灸至微红发热。每日 1 次，10 次为 1 个疗程。

（4）刺络拔罐

取穴：阿是穴，隔 4 日 1 次。

3. **推拿治疗**

操作：①取仰卧位，自上而下旋推其患侧膝关节周围 5 分钟，放松股四头肌、髌韧带、侧副韧带。点揉膝眼；②虎口卡住患者髌骨下方，将髌骨推向上方，用拇指刮髌骨上缘 1 分钟，按同样的操作将髌骨下缘、左侧缘和右侧缘都治疗一遍。活动髌骨 1 分钟；③将患侧膝关节屈曲至 90°，小腿内旋或外旋，摇转 2～3 次，然后伸直，继而屈曲，尽量使足跟与臀部接触；④取仰卧位，一手握患肢踝部，屈伸膝关节十数次，直至完全屈膝或有卡压感停止；⑤取俯卧位，按揉下肢后侧肌群，点揉委中、承山、承筋；⑥膝关节拔伸牵引：患者仰卧位，医者双手握持小腿远端持续牵引约 30 秒（如有助手，可由助手固定大腿远端），然后用寸劲在牵引下拔伸 2 次，力量以有膝关节牵开感为度；⑦擦、捋膝关节相关肌群和韧带，从上至下 3 遍。

视频 5-67　推拿治疗膝关节骨性关节炎

4. 物理治疗

（1）微波照射：患者仰卧位，微波探头与皮肤间隔 1 ~ 2cm 左右，正对膝局部，治疗时间为 20 分钟，7 日为 1 个疗程。短波和超短波微热量疗法也同样适用。

（2）红外线理疗仪：一般配合针灸进行电热针灸治疗，也可单独使用。患者仰卧位，灯头距离膝部 30 ~ 40cm，以患者不觉灼烫为度，照射时间为 30 分钟，7 日为 1 个疗程。

（3）半导体激光：阿是穴点状照射或者是膝关节局部多光斑照射，每次 10 分钟，强度 200 ~ 500mW，以略有感觉为度。每日 1 次，7 日为 1 个疗程。

（4）经皮电刺激：取痛点，电极并置，方波宽 0.1ms，频率 100Hz，电流强度：引起明显震动感，治疗 20 分钟，每日 1 次，10 次为 1 个疗程。

5. 运动疗法

包括肌力训练和关节活动度训练。当患者关节炎处于急性期时，为了避免关节挛缩，可以使用主动辅助性运动。由于患者运动时可以控制自己的关节，不容易引起肌肉痉挛，对关节也无伤害。应鼓励患者在白天进行每小时 2 ~ 3 分钟的肌肉等长收缩练习，以防止肌萎缩。必须仔细观察患者的耐受性，控制活动量。如在运动后疼痛和痉挛时间超过 1 小时，就意味着运动过度，在下次治疗时必须减少运动强度。

（1）股四头肌等长收缩功能锻炼：直腿抬高（约 30°），用力将腿伸直，尽可能坚持，双腿交替进行。每次 15 ~ 20 分钟，每日 3 ~ 5 次。

（2）股四头肌多点等长收缩功能锻炼：髋关节屈膝 90°，膝关节屈曲成不同角度（10°、30°、60°、90°）等长收缩抗阻训练，每个角度 20 次为 1 组，每次维持 10 秒，每日 3 次。

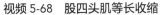

视频 5-68　股四头肌等长收缩　　　视频 5-69　股四头肌多点等长收缩

（3）腘绳肌多点等长收缩功能锻炼：俯卧位，膝关节屈曲成不同角度（10°、30°、60°、90°）等长收缩抗阻训练，每个角度 20 次为 1 组，每次维持 10 秒，每日 3 次。

（4）抱膝锻炼：仰卧位，将一侧膝关节屈曲，尽量贴向胸部，用双手将膝关节固定 15 ~ 30 秒，然后逐渐伸直。两腿交替进行。重复进行 30 ~ 50 次，每日 3 次。

视频 5-70　腘绳肌多点等长收缩　　　　**视频 5-71　抱膝锻炼**

（5）提踵训练：扶墙站立，脚跟抬起，脚尖站立，坚持 20～30 秒，双腿交替进行。每次 10～15 分钟，每日 3～5 次。

（6）坐位足背伸：坐在椅子上，伸直膝关节，逐渐将足背伸，并保持直腿姿势，双腿交替进行。重复练习 30～50 次，每日 3 次。

视频 5-72　提踵训练　　　　　　**视频 5-73　坐位足背伸**

6. 关节腔内药物注射　透明质酸钠为膝关节腔滑液的主要成分，为软骨基质的成分之一，在关节内起到润滑作用，减少组织间的摩擦。关节腔内注入后可明显改善滑液组织的炎症反应，增强关节液的黏稠性和润滑功能，保护关节软骨，促进关节软骨的愈合与再生，缓解疼痛，增加关节的活动度。关节内注射透明质酸钠，1 次 25mg，1 周 1 次，连续 5 周为 1 个疗程。

【典型病例】

李某，女性，73 岁，主诉右侧膝关节疼痛、肿胀 4 个月。曾理疗、药物、贴敷等治疗，效果欠佳。查体：右膝关节局部肿胀，压髌骨时伸膝，可触及摩擦感及疼痛。膝关节正、侧位 X 线片显示：髌骨、股骨髁、胫骨平台关节缘呈唇样骨质增生，胫骨髁间隆突变尖，关节间隙变窄。

康复评定：风寒湿痹证，兼有瘀血阻滞，肝肾不足。膝关节骨性关节炎，软骨磨损，滑膜增生。高应力点在髌骨上缘外侧，压痛点在膝眼。

康复处方：考虑患者年龄，老年病较多，病变以关节腔内炎症渗出为主，只给予针刺治疗。给予针刺，电针，取双侧膝眼、血海、阳陵泉、阿是穴。留针 20 分钟，每日 1 次。治疗 10 次后基本临床痊愈。

后期处方：建议减少每日步数和负重步行，坚持不负重肌力训练。运动处方包括：股四头肌等长收缩功能锻炼，腘绳肌多点等长收缩功能锻炼，坐位足背伸。

【点评】

膝关节炎的治疗多种多样，如何在最短的时间里用最经济的手段使患者痊愈，非常关键。在临床上很多人将膝关节侧副韧带损伤、膝关节半月板损伤、髌下脂肪垫损伤都归结为膝关节炎，针灸治疗这几种疾病有一定差别。膝关节炎主要关键是针刺膝眼和阿是穴。膝眼一定要刺入关节腔，针尖朝正中线方向直刺入 1～1.5 寸，有落空感为止。阿是穴如果在髌骨边缘，都要求刺入关节腔，一般是平刺，贴着髌骨的下缘刺入，有很强的酸胀感。如果阿是穴在肌腱、韧带的附着点上，用针刀效果要远远好于针灸。减少膝关节负重是膝关节炎急性期缩短病程的关键，膝关节炎的后期运动康复训练，是疗效持久的关键。膝关节劳累、外伤、寒冷是膝关节炎复发的主要因素。

（二）髌骨软化症

髌骨软化症是髌骨股骨关节的生物力学关系发生紊乱造成的。髌骨和股骨髁组成髌骨股骨关节，正常的髌骨股骨关节两部分对合正常，各部位关节面受力相对均匀。髌骨向外侧倾或者半脱位，导致髌骨内侧面的软骨撞击股骨外上髁滑车，引起关节外侧间隙软骨过度磨损，软骨细胞脱落，骨质增生，关节间隙狭窄，严重时髌骨和股骨关节间隙消失，髌骨活动度下降。

本病任何年龄段都可出现，运动员和中老年女性患者较为多见，病因包括先天和后天两个方面。很多原因都可引起髌骨股骨关节两部分对合不良，如髌骨发育障碍、位置异常及股骨髁大小异常，膝关节内、外翻及胫骨外旋畸形等，均可使髌骨不稳定，产生髌骨半脱位或侧倾。另外也和劳动、运动姿势与强度等有关。膝关节处于 $35° \sim 50°$ 半屈膝姿势时，会明显增加髌骨半脱位或侧倾风险，以致加重髌骨股骨关节的外侧磨损，如骑自行车、爬山、滑冰等训练，是本病的常见原因。膝关节长期在大强度负荷（包括过度肥胖状态下）运动，也容易加重髌骨软化症。

中医对此病的认识同膝关节骨性关节炎。

【诊断要点】

1. 临床症状　膝关节前侧疼痛，久坐起立或下楼、下坡时疼痛加重，常有腿打软，关节怕凉，或膝关节反复肿胀、积液等。病情进一步发展加重时，下蹲困难，夜间疼痛，而影响睡眠和正常生活。晚期由于磨损严重，膝关节不能完全伸直，关节腔内可出现关节积液和游离体，造成关节内绞锁等。

2. 查体　髌骨研磨试验（＋），有摩擦音，继发滑膜炎可出现关节积液，此时浮髌试验阳性。

3. 影像学　X 线检查髌骨、股骨常有不同程度的骨质增生，X 线轴位检查可见髌骨侧倾或半脱位，外侧间隙变窄，髌骨股骨关节外侧过量长期的磨损，会造成相应关节软骨下骨硬化，髌骨侧位 X 线片可见"月牙样"骨硬化影。CT 或磁共振（MRI）也可见髌骨软骨破坏现象。

【康复处方】

本病从大的方向来说，也属于膝关节的生物力学关系紊乱，和膝关节骨性关节炎的发病机制类似。但是由于发生病变的位置有所不同，所以治疗方法略有不同。中药、推拿、物理治疗、水疗等均可采用。唯有处理局部的针刺方法和针刀方法以及运动方法有所差异。

1. 针灸

（1）针刺

取穴：梁丘、血海、足三里、阳陵泉。

操作：围刺，沿髌骨和股骨间隙刺入髌骨股骨关节，4~6 针，可产生强烈的酸胀感，其他穴位同膝关节骨性关节炎操作。留针 30 分钟。每日 1 次，10 次为 1 个疗程。

（2）针刀

取穴：髌骨周围压痛点。

操作：先沿肌纤维方向直刺，到髌骨和股骨间隙位置，放平刀口，刺入髌骨股骨关节，有落空感，即可出刀。

2. 运动疗法

髌骨向外半脱位或者倾斜，需要加强髌骨内侧拉力。首先医生用虎口卡住患者髌骨外上角，向内下方推，让患者做股四头肌等长收缩锻炼，避免下蹲起立运动或踢腿运动。

视频 5-74　运动疗法治疗髌骨软化症

【典型病例】

王某，女，43岁，右侧膝关节前方疼痛、间断肿胀2个月。打软腿、上下楼梯疼痛加重。曾理疗、膏药贴敷等治疗，效果欠佳。查体：右膝关节局部肿胀，髌骨研磨试验阳性。膝关节正、侧位、轴位X线检查显示：髌骨侧倾，髌骨、股骨髁间隙内侧宽、外侧窄。

康复评定：风寒湿痹证。髌骨软化症。髌骨下软骨磨损，高应力点在髌骨上缘外侧，压痛点在髌骨周缘。

康复处方：给予针刺治疗，取梁丘、血海、足三里、阳陵泉，沿髌骨和股骨间隙刺入髌骨股骨关节，围刺4针，产生强烈的酸胀感。留针30分钟，每日1次，经6次治疗，临床症状基本消失。叮嘱其加强股四头肌内侧头力量练习。

【点评】

生物力学的研究显示，髌骨软化症的发病原因是髌骨股骨关节生物力学关系紊乱。由于髌骨向外半脱位或者倾斜，造成髌骨关节面软骨撞击股骨髁间窝外侧的滑车。当发生某种损伤致膝关节疼痛时，膝关节不敢用力，患者常踮着脚走路，膝关节完全伸直受影响，这时候股四头肌的内侧头就不能得到很好的锻炼，很容易发生失用性萎缩。当股四头肌的内侧头萎缩以后，髌骨的内拉力下降，髌骨向外侧的倾斜和脱位加重，这样就形成一个恶性循环。只有加强萎缩的股四头肌的内侧头，把向外半脱位或者倾斜的髌骨拉回来，尽量减少髌骨软骨的不正常磨损，是消除膝关节痛和膝关节反复肿胀积液的关键。病变日久，髌骨软骨磨损明显，髌骨和股骨间隙变窄甚至融合，髌骨活动度下降，甚至屈膝受限。治疗目的是消炎、镇痛，促进关节面修复，提高股内侧肌肌力，恢复髌骨正常运动轨迹，避免进一步损伤。治疗的重点，第一是松解股四头肌和髌骨连接处的高应力点，第二是减轻髌骨股骨关节炎症，第三增加髌骨活动度，最后是增加股四头肌内侧头的力量，这样才能使疗效巩固。治疗的难点是怎样把针和针刀刺入关节间隙，尤其对病变严重的患者。

（三）髌下脂肪垫损伤

髌下脂肪垫损伤是一种因髌下脂肪垫慢性损害发生无菌性炎症，引起膝前痛和膝关节功能障碍的临床症候群。髌下脂肪垫是一个三角形的脂肪组织块，位于髌骨、股骨髁前下部、胫骨前上缘及髌韧带后方的椎状间隙中，是一个在关节囊内滑膜外填满前膝间隙的结构，其后面被滑膜覆盖，还与近端髌腱、髌骨下缘、半月板横韧带、半月板外侧角和髌骨支持带、胫骨骨膜连接，具有加强膝关节稳定和减少摩擦的作用。髌下脂肪垫含有丰富的血管和神经，其一旦发生病损，是髌骨下膝痛的重要原因。

该病主要发生于中老年人，也见于运动员及膝关节活动较多者（如运动员、三轮车工人、搬运工人等），女性多于男性。当膝部过伸损伤、髌下脂肪垫受挤压，或反复多次的累积性损伤时，髌下脂肪垫可发生充血、肿胀、肥厚及无菌性炎症反应，从而产生疼痛。以膝关节过伸站立时酸痛无力，髌韧带及两膝眼的部位肿胀、膨隆、压痛等为主要表现。

此外，膝关节不稳定、膝部滑膜炎、髌骨软化、骨关节病、风湿性关节炎等，均可继发引起髌下脂肪垫炎。

中医对此病的认识同膝关节骨性关节炎。

【诊断要点】

1. 病史　大多有膝关节过伸损伤或累积性损伤史。

2. 临床症状　起病缓慢，早期表现有膝部酸胀不适，发凉及隐痛，关节不稳，活动时易跌倒，时轻时重，最后可发展为持续性膝前痛或膝下缘痛，以上下楼梯时为重，严重时患者下蹲困难、膝关节不能屈伸。膝关节前方疼痛，可向后放射，引起腘窝不适或酸痛、小腿肚酸痛、跟腱痛、足跟痛等。

3. 体格检查　可见膝眼窝处饱满，压之有酸痛感，髌骨后脂肪垫挤压实验阳性（患膝屈曲90°，检查者拇指及食指按压髌韧带内外侧脂肪垫，嘱患者主动伸直膝关节或过伸，感膝前部剧烈挤压痛），部分患者伴有关节弹响、关节绞锁或股四头肌萎缩。髌韧带深层压痛明显或髌骨摩擦试验阳性。

4. 影像学　早期膝关节X线片无异常表现。超声可见局部有炎性渗出。后期CT或X线造影提示，髌下脂肪垫三角阴影模糊或密度增高，形态增大。

【康复处方】

本病由劳损引起，膝关节相关的肌肉力量不足是原因之一，过度使用也是原因之一。本身和膝关节炎一样是一种无菌性炎症，由于发生病变的位置有所不同，所以治疗方法略有不同。其他疗法类似，唯有处理局部的针刺方法、针刀方法以及推拿方法有所差异。

1. 针灸疗法

（1）针刺

取穴：内外膝眼、髌韧带。

操作：髌韧带选择和内外膝眼同一水平和下肢前正中线处进针，直刺，有强烈的酸胀感，膝眼同膝关节骨性关节炎针刺方法。也可以用电针，连续波，2Hz。留针30分钟。每日1次，10次为1个疗程。

（2）针刀

取穴：髌骨下缘及髌韧带交界处，髌韧带止点。

操作：先沿肌纤维方向直刺，达骨面，松解三刀，如仍觉紧张，可以横向松解两刀。

2. 推拿　①患者仰卧，膝关节伸直，于痛处施以指揉法5分钟左右；②将患肢屈曲至135°，医者点按内外膝眼及伏兔、血海等穴，以掌跟揉患膝周围法；③患者仰卧位，将膝关节屈曲90°，医者先点按梁丘、血海、膝眼、阳陵泉、阴陵泉、足三里等穴。然后将患肢伸直，医者施以一指禅推法或揉法于患处约5~10分钟，以舒筋活血。继以术者的掌根部对髌韧带处，作轻度揉、捻、压、推，用力从轻到重，使局部有闷、胀、热感为度；④再将膝屈到140°左右，从髌韧带经内外膝眼向两侧用拇指推挼，共10次左右，再将小腿及大腿的肌肉理顺。

视频 5-75　推拿治疗髌下脂肪垫受损

3. 运动疗法 如果本病是由于周围肌肉无力引起，可以行运动疗法，以屈膝状态下等长收缩为主。如果是过度劳损引起，以休息为主。

4. 肌贴 可用运动贴布或肌内效贴布等贴扎，将髌骨上缘进行压迫和固定，使髌骨下缘相对翘起，使用肌贴将髌骨向上提拉，从而减少髌骨对脂肪垫的卡压，起到缓解疼痛的作用。

【典型病例】

杨某，女，40岁，左侧膝关节前方疼痛2个月。自述最近减肥每日快走2小时，渐觉左侧膝关节疼痛，上下楼梯疼痛加重，曾理疗、膏药贴敷治疗，效果欠佳。查体：左膝关节内外膝眼压痛，髌韧带止点压痛。膝关节正、侧位X照片无明显异常。

康复评定：风寒湿痹证。髌下脂肪垫损伤。

康复处方：给予针刺，取内外膝眼、髌韧带。针尖都朝向下肢正中线，刺入1.5寸左右，三针都需要有落空感，同时患者产生强烈的酸胀感。留针30分钟，每日1次，给予半导体激光治疗10分钟，每日1次，外敷膏药。经10次治疗后基本痊愈。叮嘱其停止走路练习，可以游泳减肥。

【点评】

髌下脂肪垫受损是临床常见运动系统损伤，髌下脂肪垫充填于髌骨、股骨髁下部、胫骨髁前上缘及髌韧带之间，位于髌韧带的深面，可以限制膝关节的过度活动，能防止摩擦及刺激，吸收震荡。膝关节外伤或劳损后，导致脂肪垫水肿、机化，并逐渐退变肥厚，产生无菌性炎症。髌下脂肪垫损伤可以成为髌前疼痛的单独因素，也可与其他疾病同时存在，髌下脂肪垫损伤会进一步导致膝关节病变及功能降低。该病也可伴有股直肌的紧张，压痛点多在内外膝眼、髌骨下缘、髌韧带、髌韧带止点。

治疗的重点是消除炎症，所以常见的物理治疗都可以使用，第一推荐的是局部针刺治疗。本病休息很重要，如果反复冲击脂肪垫，疾病不容易痊愈。日常生活中，避免长时间站立。膝关节平时保持微曲，这样脂肪垫不受挤压，有助于消肿。此外可口服消瘀散痛中成药配合膏药贴敷，或中草药熏洗患处。过度劳累仍有复发可能。

（四）膝关节侧副韧带损伤

内侧副韧带起于股骨内髁结节，止于胫骨内髁侧面，上宽下窄，呈扇状，与半月板相连，防止膝外翻。外侧副韧带起于股骨外髁结节，止于腓骨小头，呈条索状，与半月板不相连，防止膝内翻。

屈膝时侧副韧带松弛，有轻度内收、外展活动。伸膝时韧带紧张，此时如果遭受使膝内、外翻的力量，宜造成损伤。膝伸直位，膝或腿部外侧受强大暴力打击或重压，使膝过度外展，内侧副韧带可发生部分或完全断裂。相反，膝或腿部内侧受暴力打击或重压，使膝过度内收，外侧副韧带可发生部分或完全断裂。在严重创伤时，侧副韧带、十字韧带和半月板可同时损伤。膝关节结构复杂，外伤多，其损伤多为复合伤，尤其以胫侧副韧带损伤的并发症为多，约为73%，其中Ⅲ级损伤合并其他结构的损伤约为100%。

【诊断要点】

1. 病史 一般有外伤史或者劳损史。

2. 临床症状 急性损伤：以疼痛、肿胀、绞锁、功能障碍较为突出。慢性损伤：以膝关节不稳定、肌肉萎缩、功能障碍为特征。通常认为：伤后2小时内即有关节肿胀，提示血肿，很可能有韧带、半月板破裂。

3. 体征　内侧副韧带损伤在股骨内上髁或胫骨内髁的下缘压痛，外侧副韧带损伤在股骨外上髁或腓骨小头有压痛。侧压试验（分离试验）：膝关节伸直，检查者一手握住伤肢踝部，另一手掌的大鱼际顶住膝上部的内侧或外侧，强力内收或外展小腿，如内侧副韧带部分损伤，外展时因牵扯损伤的韧带引起疼痛；如完全断裂，则有异常外展活动度。反之，如外侧副韧带部分损伤，内收时因牵扯损伤的韧带引起疼痛；如完全断裂，则有异常的内收活动度。合并半月板或交叉韧带损伤者，可出现关节内积血、麦氏征阳性、抽屉试验阳性等。

4. 影像学　X线片一般只能看到软组织肿胀，关节间隙增宽，是否有骨折。采用强迫内、外翻位摄片，二侧对比关节间隙分离程度 ≤ 5mm，为轻度不稳定，5～10mm 为不稳定，≥ 10mm 为很不稳定。该法虽不精确，但对损伤程度判断有意义。MRI 可清晰看见韧带损伤及其损伤程度。

【康复处方】

膝关节侧副韧带急性损伤，一般建议休息制动 1 个月以上。术后 1 个月或者保守治疗 1 个月之内，尽量让膝关节得到充分休息，用石膏固定或者支具制动。一般固定于伸直位或是患肢屈 20º～30º，石膏或支具固定。休息制动期间膝关节患侧尽量不要受到应力。所以在制动 1 个月期间，功能锻炼是次要的，最重要的是休息制动固定。下面讨论的局限于可以用保守疗法治疗、侧副韧带部分撕裂的病症。

1. 中药

活血化瘀，通经活络，外用为主，可热敷和熏蒸，急性损伤 48 小时后使用。

处方：桃仁 10g，红花 10g，骨碎补 15g，当归 15g，川芎 12g，白芍 15g，地龙 10g，牛膝 10g，续断 10g，桑寄生 15g。

日一剂，水煎外洗或热敷，日 2 次。

2. 针灸疗法

急性损伤只在局部针刺缓解疼痛，上下相关肌肉针刺缓解痉挛。下面介绍慢性损伤的治疗。

（1）针刺

取穴：阿是穴，血海、梁丘、足三里、阴陵泉、阳陵泉。

操作：阿是穴多在韧带的起止点，尤其是内侧副韧带，面积较宽，多针齐刺。电针，连续波，2Hz，留针 30 分钟，每日 1 次，10 次为 1 个疗程。

（2）针刀

取穴：阿是穴，一般在肌腱或韧带的附着点上。

操作：刺入后先纵向分离，再横向分离。7 日 1 次，3 次为 1 个疗程。

3. 推拿治疗

（1）急性损伤通常治疗方法是制动，但是通过我们临床经验，所有的外伤除了韧带损伤，都必然合并了解剖结构的紊乱，所以调整梳理结构有利于疾病的康复、韧带的修复。

急性期：放松膝关节相关的肌群，股四头肌、腓肠肌、胫前肌等；沿韧带方向，轻揉内外侧副韧带；助手压住大

视频 5-76　推拿治疗侧副韧带

腿，医生握住踝关节，牵引 1 分钟，轻轻屈伸膝关节数次。

（2）慢性期：①患者仰卧，膝关节尽量伸直，医者立于患膝外侧用掌揉或指揉法在痛点及周围操作 5 ~ 10 分钟；②内侧副韧带损伤者，患者坐于床边，双腿自然下垂，助手坐于患者背面，医者半蹲于患者对面，一手拇指压在痛处，其余四指扶住膝关节前外侧，另一手握住踝上方，在牵拉拔伸下做摇法 6 ~ 7 次，然后术者站起，拔直膝关节，扶膝之手置于膝关节内侧，快速屈曲膝关节，使患侧足部置于健膝之上，扶膝之手以拇指按揉捋顺痛点，之后另一手将膝关节拔伸，如此反复治疗 3 次；③外侧副韧带损伤者，患者侧卧于床上，患肢在上，医者立于其前，一手拇指压在痛处，其余四指置于膝关节前内侧，另一手握住踝上方，在牵拉拔伸情况下做摇法 6 ~ 7 次，在保持拔伸情况下，扶膝之手拍击膝后侧，握踝之手将患肢屈膝屈髋，使足跟近臀，扶膝之手以拇指按、揉痛点及捋顺数次，另一手将患肢拔伸，如此反复治疗 3 次。

4. 运动疗法

（1）损伤轻者，于伤后 2、3 天鼓励患者锻炼股四头肌，方法见膝关节炎。在疼痛允许的膝关节活动范围内进行膝关节屈伸训练。损伤重的可以练股四头肌等长收缩，目的是提高膝关节稳定性。

（2）力线异常者，在牵引下，给予手法纠正，每日 1 次，持续 3 个月以上。

（3）膝内侧副韧带损伤以训练内收长肌、半腱肌和半膜肌为主，外侧副韧带损伤以训练阔筋膜张肌、股二头肌为主；后期加强膝关节本体感觉训练，增强关节的保护功能。

5. 物理治疗　以消除肿胀、促进韧带修复为主，方案同膝关节炎。

【典型病例】

石某，女，32 岁，左侧膝关节内侧疼痛 3 个月。回忆无明显外伤史，自述 3 个月前爬山后出现，逐渐明显，曾理疗、膏药贴敷等治疗，效果欠佳。查体：左膝关节内侧胫骨内侧髁处疼痛，胫骨股骨内侧交界处疼痛。侧压试验阳性，膝关节正、侧位 X 线检查无明显异常。

康复评定：气滞血瘀。左侧膝关节内侧副韧带损伤。下肢略呈 X 形。压痛点在内侧副韧带胫骨附着点上，内侧半月板附着点也有压痛。

康复处方：给予针刀治疗。取穴：屈膝 30° 左右，内侧半月板附着点取 2 点和胫骨内侧髁附着点取 4 点，进行针刀治疗。术后手法牵引，屈伸膝关节 3 次。1 周后复诊给予第 2 次针刀治疗，在针刀治疗期间，还给予半导体激光治疗 10 分钟，每日 1 次，周末休息，共 10 次。两周左右痊愈，叮嘱其锻炼股四头肌。

【点评】

膝关节韧带损伤的正确诊断有赖于仔细询问病史、局部仔细地查体和适当的辅助检查。特别要询问清楚受伤时患肢的位置、负重情况及暴力方向。本病诊治要点，首先要分清是否需要手术治疗。如果可以保守治疗的话，需要首先进行正骨，捋顺解剖结构，这关系到后期恢复的时间长短，以及是否会遗留后遗症。其他治疗都是比较次要的，如果需要治疗最好是住院治疗，避免患者在住所和医院之间来回奔波，反而加重病情。慢性期治疗针刀的效果最佳，其他可以做为辅助。慢性损伤有时候可能没有特别明确的外伤史，很多患者，尤其是老年女性，下肢呈 X 型或 O 型，导致内侧副韧带或外侧副韧带长期处于高应力情况，这样的问题后期康复训练很重要，否则容易复发。

第八节　踝关节及足相关疾病

踝关节是人体距离地面最近的负重关节，因而踝关节是全身承重最大的关节。踝关节的稳定性由骨性结构、韧带组织和肌肉组织共同提供。包括3种骨性结构（胫骨、腓骨和距骨）和3组主要韧带（内侧韧带、外侧韧带和下胫腓联合韧带）参与加固踝关节。踝关节由胫骨、腓骨下端的关节面与距骨滑车构成，故又名距骨小腿关节。

踝背屈和跖屈：使足背接近小腿的运动为背屈（或称伸），使足下垂的运动为跖屈（或称屈）。两者的运动主要发生于踝关节，背屈范围为 20°~30°，跖屈范围约为 30°~50°，背屈的肌力小于跖屈。

足由 26 块骨（7 块跗骨、5 块跖骨、14 块趾骨）加两块籽骨（第一趾骨下）组成，分为前足、中足和后足。

前足：前足包括 5 块跖骨和 14 块趾骨，主要功能为屈伸，负责行走时推进身体重心向前移动。跖趾关节伸的范围为 0°~60°，由长、短伸肌完成，屈曲范围为 0°~40°，活动范围小，由短屈肌完成。趾间运动屈曲范围为 0°~90°，活动范围大，由长屈肌完成，伸由长伸肌完成。趾间关节为单纯的滑车关节，可做屈伸运动。

中足：中足主要由 5 块跗骨组成，包括头骨、3 块楔骨、舟骨，5 块骨间两两相连，构成 5 个关节，活动度小，功能主要是维持稳定性。跖趾关节与掌指关节类似，但运动范围不同。跖趾关节背动伸可达 90°，主动伸达 50°~60，被动屈达 45°~50°，主动屈达 30°~40°，同时以第 2 趾为中心可进行收、展运动。

后足：后足由跟骨和距骨组成，主要是构成足的两大关节，踝关节和距下关节。

足的内、外翻：足的内、外翻运动主要发生在距下关节和距跟舟关节，是两关节联合运动的结果。内翻是足内缘提高，外侧缘降低，足底朝内的运动，包括足的内收、旋后，并伴有背屈。外翻是足外缘提高，内侧缘降低，足底朝外的运动，包括足的外展、旋前，并伴有跖屈。

一、相关结构

（一）骨

胫骨：胫骨下端扩大，形成踝关节上关节面。胫骨下端前缘和后缘分别是胫腓前、后韧带的附着点。胫骨下端后外侧面有一腓切迹，与腓骨下端内侧相适应。

腓骨：腓骨下端向下形成外踝，其平面低于内踝，并位于内踝后侧。外踝构成踝关节外侧关节面。外踝和腓骨下端是许多踝关节重要的支持韧带的附着点。胫腓骨骨间膜、胫腓前韧带和胫腓后韧带共同组成下胫腓联合韧带群。

距骨：距骨分为体、颈、头 3 部分。距骨位于胫骨和腓骨之间共同构成距小腿关节。距骨被踝下和踝间强大的韧带固定连接于足和踝之间。肌肉组织中只有趾短伸肌附着于距骨，因软组织附着少，所以距骨周围供给血管较少，距骨对血供非常敏感，易发生骨折不愈合和缺血性坏死。

（二）踝关节相关韧带

1. **内侧韧带**　位于踝关节内侧强韧的三角韧带，起自胫骨内踝，呈扇形向下止于距骨、跟骨、足舟骨的内侧，限制足过度外翻。内侧三角韧带分为较薄的浅部和较厚的深部两部分。内侧三角韧带深部汇合于关节囊处，是维持踝关节内侧稳定的主要韧带。

2. 外侧韧带　有距腓前韧带、跟腓韧带、距腓后韧带，均较为薄弱，有防止小腿移位和限制足过度内翻的功能。当踝关节活动时，这些韧带都参与维持踝关节稳定，相对来说，外踝比内踝的活动度更大。

（1）距腓前韧带：韧带中最易受损的是距腓前韧带。它起自腓骨下端边缘、外踝的前面，45°斜向外下止于距骨颈部和头部结合处。距腓前韧带的作用是限制踝关节过度跖屈或内翻，在踝关节中立位时，限制距骨内旋和前移。距腓前韧带是三条韧带中最薄弱的，也是踝部扭伤最先被累及者。

（2）跟腓韧带：跟腓韧带起自外踝距腓前韧带起点后下方，斜向后下，止于跟骨侧面，和距腓前韧带之间夹角约为105°。跟腓韧带经过踝下关节，因而也起到固定踝下关节的作用。类似距腓前韧带，跟腓韧带也固定于关节囊，但和距腓前韧带可明显区分。因跟腓韧带解剖位置关系，足处于中立位时，跟腓韧带保持紧张，足背屈时，更为紧张。足背屈和内翻时此韧带容易损伤。

（3）距腓后韧带：距腓后韧带起自外踝内侧面的外踝窝，附着并加固于关节囊，经距骨后面而止于距骨的外侧结节及附近部分。由于距腓后韧带为外侧韧带中最强韧者，因此，单独损伤甚为少见。此韧带主要作用是限制足过度背屈。但是，当距腓前韧带断裂时，此韧带可限制距骨内旋。

（4）下胫腓联合韧带复合：骨间韧带、胫腓前韧带、胫腓后韧带和胫腓横韧带共同构成下胫腓联合韧带复合。下胫腓联合韧带复合主要作用是在踝关节活动时维持胫腓连接的稳定性。正常情况下，它对踝关节稳定性没有任何帮助，然而，当外侧韧带撕裂时，下胫腓联合韧带复合在踝关节背屈时限制腓骨过度外旋。

3. 骨间韧带　是胫腓骨间主要连接韧带，实际上即骨间膜的向下加厚延长，一般横向于胫骨下端关节面上 1 ~ 2cm 处，向上与骨间膜融合。下胫腓联合韧带复合和内侧三角韧带深部保证了踝关节的结构完整性。

（三）踝关节相关肌肉

踝关节的相关肌群，包括跖屈肌群、背屈肌群，足内翻肌群、足外翻肌群。它们均起自小腿骨或股骨内、外上髁，肌腱跨越踝关节止于足骨上。近端固定收缩时，可使踝关节完成屈伸，足完成内外翻运动。

1. 跖屈的主要肌群　小腿三头肌、胫骨后肌、拇长屈肌、趾长屈肌、腓骨长肌、腓骨短肌。近端固定收缩，使踝关节屈，如绷脚动作。远端固定收缩，使小腿在踝关节处屈，完成提踵和蹬地动作。

（1）小腿三头肌：位于小腿后面皮下，包括浅层的腓肠肌、深层的比目鱼肌。①腓肠肌：腓肠肌的内外两个头分别起于股骨的内外侧髁后面；②比目鱼肌起于胫骨后面的比目鱼肌线和腓骨上部的后面，三个头会合后，在小腿上部形成膨隆的肌腹，向下移行为跟腱，止于跟骨结节；③近端固定收缩时，使足在踝关节处屈曲，腓肠肌还能使膝关节屈曲；远端固定收缩时，使踝关节屈曲，或固定踝关节和膝关节，防止人体向前倾倒。负重提踵、跳绳等可以锻炼小腿三头肌力量，勾脚可以拉伸小腿三头肌。

（2）腓骨长、短肌：是维持踝关节动力性稳定的主要肌肉。①腓骨长、短肌肌腱起自腓骨外侧，向下走行于外踝后的腱沟内，位于腓骨肌上支持带内，该支持带可防止肌腱滑脱，特别是在踝关节跖屈时；②腓骨短肌出外踝后侧腱沟后，止于第五跖骨底，长肌则由足的外侧缘进入足底，止于近节趾骨底的外侧及相邻内侧楔骨的内侧；③腓骨长、短肌均由腓深神经支配；④主要作用是加强踝关节外翻力量，防止内翻损伤，它们还与踝关节稳定的本位感受反射有关。

2. 背屈的主要肌群 主要有胫骨前肌、趾长伸肌、踇长伸肌、第三腓骨肌。近端固定收缩时，足在踝关节处伸。远端固定收缩时，拉小腿向前。

3. 足外翻的主要肌群 踇长屈肌、趾长屈肌、胫骨前肌、胫骨后肌。

4. 足内翻的主要肌群 腓骨长肌、腓骨短肌、第三腓骨肌。

二、常见症状

（一）踝关节疼痛

踝关节疼痛的病因病机一般都为外力作用损伤，导致经络阻碍，气血凝滞等造成。无论哪种损伤，都可造成患者的踝关节疼痛。运动损伤是常见引起踝关节疼痛的原因。关节周围软组织损伤也可引起踝关节疼痛，其中包括内踝后下方胫后肌腱炎、外踝后下方腓骨肌腱鞘炎、跗骨窦脂肪垫损害、踝前方关节囊附着处损害、踝后（即跟后）脂肪垫损伤等。风湿、类风湿关节炎、痛风同样会导致踝关节疼痛。

踝关节疼痛影像学检查是首选。X 线检查平片可以除外骨折，了解踝穴间隙或关节炎改变。应力位片可以用来除外韧带松弛。侧位片可以用于诊断跟骨骨刺。磁共振是评估软组织损伤最有用的检查方式。CT 检查对于发现骨性和软骨性病变十分有用。三维 CT 检查用于术前设计，准确定位胫骨、距骨骨赘。

（二）足跟痛

足跟部疼痛是一种症状，有很多原因可以引起。跟痛症可分为跟跖侧疼痛和跟后部疼痛。跟跖侧疼痛位于跟骨跖侧，足底靠内；跟后部疼痛为跟腱部疼痛，位于跟骨后。跟跖侧疼痛可由跖筋膜炎、跟下脂肪垫炎、跗管综合征、跟骨疲劳骨折等原因引起；跟后部疼痛可由跟腱滑囊炎、跟腱炎等原因引起。

常见的跟痛症可牵扯小腿后侧疼痛，晨起足部不敢直接落地行走，久坐后起身行走时疼痛也会加重，行走几步后症状减轻。跟痛症多在一侧发病，也可两侧同时发病，疼痛程度轻重不一。足跟痛多因跖筋膜创伤性炎症、跟腱周围炎、跟骨滑囊炎、跟骨骨刺及脂肪垫变性引起，发病多与慢性劳损有关。

还有一类足跟痛表现在跟后部疼痛，常由跟腱炎、跟腱滑囊炎等引起。跟腱炎主要表现为局部疼痛，行走、运动中跟腱被牵拉时疼痛加重，经常运动的人群发病率非常高。病因是由于跟腱及周围组织因运动中反复受到牵拉，而运动强度没有降低，机体缺少修复的时间与条件，肌腱的破坏程度超出了修复能力，累积性地引发慢性损伤。跟腱滑囊炎是由于跟骨的长期摩擦，导致局部滑囊增生，从而引起滑囊炎。

另有较为特殊的一种类型：产后足跟痛。妇女产后气血两虚，易感寒凉之邪。足部为人之阴，最易受寒，寒主收引，筋脉痉挛出现疼痛。产后足跟痛是虚证，不是外伤和劳损所致。产后穿高跟鞋，赤脚穿拖鞋、凉鞋，是重要的诱因。肾主骨，足跟属肾经循环的范围。产后肾气虚弱，冲任受损，气血两亏，如果不注意保暖和养护，本已虚弱的足部得不到休息，气血失于温养，很容易导致足跟痛，如果不及时调治，容易经久不愈。产后足跟痛以保暖为主，治疗上可以理疗热敷。

（三）肿胀

关节肿胀有很多原因引起，常见的有以下几种。

1. 骨性关节炎 这也是大多数关节肿胀的原因，踝关节炎和趾关节炎也主要表现为肿胀，骨性关节炎多半有骨赘。趾关节骨性关节炎多发生在末端趾关节，也可发生在掌趾关节，一般患者年龄多在 50 岁以上，可一个或多个足趾关节红肿、疼痛。晨僵比较常见，但一般少于 20 分钟。踝关节骨性关节炎多见于肥胖的中老年人，也可发生于运动员等运动过多的人群，症状主要为关节疼痛、僵硬（经轻微活动后会觉疼痛减轻）。踝关节的滑膜炎则引起肿胀、积液。骨性关节炎发病期间尽量减少关节的使用，避免上下楼、爬山等活动。

2. 急性踝关节扭伤 急性踝关节扭伤，伴随着外侧韧带或内侧韧带的损伤，韧带损伤出现关节肿胀的原因是踝关节外侧韧带跟关节囊的纤维编织在一起，所以急性扭伤引起韧带损伤，多数患者会同时伴随关节囊撕裂，出血可通过关节囊的裂口进入关节腔，进而出现关节肿胀、压痛、局部淤青。

3. 下肢静脉曲张 小腿和踝关节周围的紫红色瘀斑是静脉曲张综合征的临床表现之一。静脉曲张综合征包括静脉曲张、静脉功能不全或瘀积性皮炎和小腿静脉曲张性溃疡等一组疾病，常见症状为局部肿胀、疼痛、瘀斑、肢体活动受限等，需要行下肢静脉 B 超检查来明确诊断。

4. 其他 痛风性关节炎引起的踝关节的滑膜积液、肿胀也是比较重的；类风湿也容易侵犯踝关节，出现踝关节肿胀、疼痛；细菌感染引起的化脓性关节炎也同样如此。这几类疾病就不属于骨伤科范畴，在此不过多讨论。

（四）畸形

常见畸形有踝关节畸形、跗外翻和扁平足。

1. 踝关节屈曲挛缩畸形 其病因复杂。非创伤性踝关节挛缩主要包括肌肉张力增高而形成的挛缩和因肌肉失动力松弛而形成的继发性屈曲畸形，肌张力增高所致的痉挛性屈曲畸形，若单纯行跟腱延长术，则术后容易复发，需要同时把高张力肌腱转位从而平衡肌力。创伤性踝关节屈曲畸形可分为缺血性肌挛缩和继发性屈曲挛缩。

2. 跗外翻 是指跗趾向外偏斜超过正常生理角度的一种足部畸形，是前足最常见的病变之一。一般认为跗趾向外偏斜超过 15° 就是外翻畸形。有一部分人跗趾外翻超过此角度而没有症状，而另一部分人跗趾外翻角度虽然不到 15°，却有跗囊部位的疼痛。跗趾外翻后，第 1 跖骨头内侧骨赘形成，和鞋面摩擦，形成滑囊炎，称为跗囊炎。防治跗外翻最重要的是穿松紧合适的鞋，夜间睡觉时可用特制的小夹板固定跗趾，尽量使外翻的跗趾回到中立位，病情严重时需用手术治疗。

三、康复评定

（一）整体评定

四诊评定，踝关节及足的病变多属于本虚标实，肝肾不足，血瘀痰阻。从生物力学上评估，多和运动姿势相关，与骨盆、膝关节、足弓及相关的肌肉韧带功能紊乱相关。

（二）局部评定

主要是进行踝关节疼痛的体格检查和踝关节疼痛的影像学检查。体格检查首先是自觉疼痛和压痛部位的确定，其次是功能障碍评估，包括关节活动评定、疼痛评定、步行能力评定、生活活动能力的评定。明确病变程度和阶段、部位和责任肌肉。有利于局部针对性康复。

足部和踝关节的仔细查体对慢性踝关节疼痛的诊断非常重要。查体首先从是否存在水肿、局部骨骼排列异常和瘀斑开始，并应该记录负重时的步态和足体位，这些检查有助于发现潜在的病变。神经血管检查可帮助明确潜在的疼痛是不是引起跛行、血管功能不全、不明原因周围神经病的主要原因。最后，还要进行踝关节和韧带主动和被动活动检查以及力量检查。

四、日常养护

主要包括踝关节养护、足的养护。足为人体的最低位，负重最大，在中医里属阴，喜温畏寒。足踝的功能主要包括缓冲下肢冲击力、适应各种地面、推进身体重心前进。多种不良习惯均可导致高足弓、平足、足旋前、踇外翻、胼胝、足底筋膜炎等不同足部疾患。足部是所有站立位活动（站立、坐-立位转换、步行、跑步、跳跃等）的支撑点，足部疾患容易引起与其连接的下肢关节对线不良，以及全身其他关节例如骶髂关节和脊柱关节的对线不良，从而导致多种健康问题。矫治足部疾患后，其他关节临床症状就可以获得明显改善。

（一）减少负重劳损

任何下肢行走或跑步、跳跃时，身体所遭受的冲击力首先由足踝向上传达，足踝主要缓冲下肢应力。尽量避免长期站立、长期行走，不时抬高足跟减轻足跟负荷。矫正鞋垫缓解跖筋膜张力，减轻刺激，缓解疼痛。

（二）避免受伤

足踝很重要，只要行走都会涉及足踝，随着年龄增大，小关节更加容易损伤。避免走在坚硬的地面上。去除可能的诱发因素，避免爬坡、跳跃。避免软表面上训练运动，比如草地和沙地等。有踝关节内翻畸形者，建议穿着矫形鞋或者矫形鞋垫。认真做好热身准备。

（三）提高肌肉韧带力量

要适当进行野外活动和训练，这样足部通过适应不同的支撑面，使小腿、足部的所有肌肉都参与活动，从而使足部所有的关节和软组织得到锻炼。经常做脚底蹬踏动作，增强跖筋膜的张力，加强抗劳损的功能，减轻局部炎症。

（四）选择合适的鞋

避免太旧的鞋，尽量避免穿薄底的鞋，要选择橡皮底的柔软鞋子。当步行时，足各部会发生扩展、弯曲、伸长、收缩等各种各样的变化，鞋子必须能够适合这种变化。鞋前部过窄是相当常见的问题，不但挤压前足，影响足部骨骼的正常排列，而且，还会进一步改变前足弓的正常形态，损害相关肌肉、韧带的功能，有导致后天性平足的风险。过高的鞋跟将足后部抬起，从而使足的内侧纵弓、外侧纵弓和横弓都承受过大的压力，不但容易导致疲劳，还阻碍足弓弹性作用的正常发挥。

五、踝关节及足相关疾病

（一）踝关节扭伤

踝关节扭伤是临床常见的疾病，在关节及韧带的运动损伤中是最高发的，约占所有运动损伤的 40%，严重时可合并踝关节骨折。

踝关节囊的前后壁薄而松弛，在跖屈位稍松动，其解剖和生理特点决定踝关节在跖屈时比较容易发生内翻、外翻扭伤。同时踝关节外踝腓骨较长，踝穴较深，而内踝胫骨较短，踝穴较浅，所以踝关节更易发生内翻扭伤，外踝韧带中距腓前韧带及跟腓韧带的损伤最常见。踝关节外翻扭伤虽不易发生，一旦出现却很严重。如踝关节内侧韧带发生断裂，一般都会引起踝关节不稳，且多同时合并其他韧带损伤和骨折。

踝关节扭伤可能导致外踝的距腓前韧带、跟腓韧带、内踝三角韧带、下胫腓横韧带等的损伤。治疗不及时或不彻底，日后会反复扭伤，以致影响关节功能。踝关节韧带损伤按损伤程度可以分为：①韧带拉伤，无撕裂，关节稳定，功能无损害；②韧带损伤，轻度撕裂，中度疼痛、肿胀，关节不稳；③多组韧带损伤，中重度撕裂或断裂，疼痛、肿胀、关节不稳。

踝关节扭伤经休息后疼痛和肿胀可能消失，但是可能会出现因韧带松弛而踝关节不稳，反复扭伤。大多数患者伤后较伤前运动水平下降，甚至日常生活受限。接近 40% 的患者伤后踝关节处于不稳状态，易致反复扭伤和疼痛，严重者可出现足内翻畸形或足外翻畸形。踝关节扭伤所致不稳分为外侧不稳和内侧不稳，外侧不稳合并关节软骨损伤的发生率为 55%，以距骨软骨损伤为主，多数位于距骨内侧关节面，但外侧关节软骨损伤的比率也明显增加，内侧不稳合并软骨损伤的发生率为 98%。

中医认为，本病因外伤而起，筋骨经络损伤，血脉瘀滞。日久不愈，可能伴有肝肾不足。可分为血瘀阻痹型和肾虚骨痹型。

【诊断要点】

1. 临床表现　有外伤史，伤后出现踝关节疼痛和肿胀，随后有可能出现皮肤瘀斑。严重者患足因为疼痛肿胀而不能活动。外踝扭伤时，患者在尝试行足内翻时疼痛症状加剧。内侧三角韧带损伤时，患者在尝试行足外翻时疼痛症状加剧。

2. 体征　踝关节周围压痛，外侧副韧带损伤压痛点主要在踝关节外侧，即距腓前韧带和跟腓韧带所在的部位。寻找压痛点时应注意联合伤的检查。压痛点的检查应包括距腓前韧带、跟腓韧带、距腓后韧带、跗骨窦韧带、跟骰韧带、跖骰韧带、距后三角骨、副舟骨及距胫前韧带。触诊标志是跟距关节外侧的凹陷，即跗骨窦。跗骨窦外上缘与外踝尖的连线即距腓前韧带；趾短伸肌肌腹的深方即为跟骰关节；第 5 跖骨底为腓骨短肌的止点，找到此点即可触到跖骰关节。

（1）前抽屉试验：目的是检查外侧副韧带是否完全断裂。检查者一手握住小腿远端，一手握住足跟，使距骨向前错动。两侧对比，如果伤侧错动范围较大即为阳性。此试验通常在踝关节轻度跖屈位最容易进行。也有文献认为踝关节中立位抽屉试验阳性说明距腓前韧带完全断裂，跖屈位抽屉试验阳性则说明跟腓韧带完全断裂。

（2）内翻应力试验：将踝关节被动内翻，如果伤侧踝关节在外侧关节隙的"开口"程度较大即为阳性，说明距腓前韧带或 / 和跟腓韧带完全断裂。

3. **影像学**　X线可以排除骨折，包括踝关节前后位、侧位、踝穴位和应力位检查。前后位和侧位用来除外踝关节骨折、韧带止点的撕脱骨折，踝穴位可除外下胫腓联合韧带损伤，应力位可用来判断外侧副韧带损伤的程度。三维 CT 重建可以更加清晰的排除骨折。MRI 可以明确韧带损伤情况。有条件的还是通过 MRI 来判断韧带情况，避免 X线应力位检查对踝关节造成二次损伤。

【康复处方】

发生踝关节扭伤后可以立即到医院急诊就诊。在就诊前通常的做法是按 RICE 原则进行处理。RICE 原则：rest：伤肢休息，避免跖屈和足内翻；ice：患处冰敷，每次 10～20分钟，每日 3 次以上，用毛巾包裹冰块敷于患处；compression：加压固定保护；elevation：抬高患肢，踝关节背屈或中立位。就诊后由医生对伤情进行评估决定治疗方案。但是，结合其他专家和本人经验，急性损伤在确定没有骨折后，应当首先给予正骨，我们认为扭伤虽然只是韧带损伤，但是由于韧带的强力拉扯，必然引起骨的位移，从而出现关节结构紊乱，用中医的手法加以正骨，捋顺肌腱，能够有效缩短病程。

1. **中药治疗**

治则：活血化瘀，强筋健骨。

桃仁 15g，红花 10g，当归 15g，川芎 15g，乳香 10g，没药 10g，续断 15g，牛膝15g，白芍 15g，赤芍 15g，骨碎补 15g。

日一剂，水煎外洗，药渣趁热外敷患处。急性损伤 48 小时后使用。也可制作成膏剂敷踝关节，3 日 1 换。

2. **针灸治疗**

（1）针刺

取穴：阿是穴、悬钟、阳陵泉。

操作：连续波或疏密波，留针 30 分钟。每日 1 次，10 次为 1 个疗程。

（2）刺络拔罐

取穴：阿是穴，隔 4 日 1 次。

（3）艾灸

取穴：阿是穴、阳陵泉。

操作：每个穴位灸至微红发热。每日 1 次，10 次为 1 个疗程。急性期 48 小时后可以艾灸。

3. **推拿治疗**

（1）急性期：仰卧位，先放松小腿前后肌群，一手握住踝关节下方，一手握住前脚掌，保持患足中立位牵引 10 秒，牵引下轻轻旋转踝关节，可感觉到踝关节内摩擦音，背伸踝关节到最大限度，内翻损伤的患者略向外翻背伸，外翻损伤的略向内翻背伸。重复2～3 次，轻捋踝关节附近韧带，分别拔伸 5 个脚趾。8 字绷带固定。

视频 5-77　推拿治疗
踝关节急性扭伤

（2）慢性期：同急性损伤处理，1～2 周正骨 1 次。另用活血化瘀擦剂（正骨水、解痉镇痛酊等）按摩压痛点，由轻到重，至局部发热发红，按摩方向以顺着肌纤维韧带方向为主。

视频 5-78　推拿治疗踝关节损伤慢性期

4. 物理治疗

（1）微波照射：微波探头与皮肤间隔 1～2cm，对正踝局部，治疗时间为 20 分钟，7 日为 1 个疗程。短波、超短波微热或温热量也同样适用。

（2）红外线治疗：一般配合针灸进行电热针灸治疗，也可单独使用。患者仰卧位，灯头距离踝部 30～40cm，以患者温热舒适为度，照射时间为 30 分钟，7 日为 1 个疗程。

（3）半导体激光照射：阿是穴点状照射或者是踝关节局部多光斑照射，每次 10 分钟，强度 200～500mW，以略有感觉为度。每日 1 次，7 日为 1 个疗程。

5. 运动疗法

急性期休息为主，慢性期治疗如下：仰卧，治疗师站患侧，一手扶住患肢小腿，嘱咐患者在踝关节中立位背屈，然后放松，屈 10 次左右。用另一只手给患者足背加压，在没有疼痛的情况下进行背伸等速运动训练。

视频 5-79　踝关节损伤慢性期运动康复

6. 康复工程

踝关节扭伤后，最重要的是让踝关节休息，不要再次出现损伤，减少负重，恢复期适当进行无痛训练。比如足内翻扭伤，在受伤后 1 小时后即可行足外翻位、踝背屈位 8 字绷带加压包扎制动，或以石膏固定，2～3 周后去除固定。

【典型病例】

李某，男性，15 岁，左踝关节扭伤 3 小时。X 线显示没有骨折。查体：左踝关节肿胀，局部有淡青紫瘀斑，内翻疼痛加重，活动受限，行走不能。诊断：左踝关节内翻损伤。

康复评定：瘀血阻滞。左踝关节内翻损伤急性期。

康复处方：即刻行正骨治疗和针刺治疗，治疗后行足外翻位、踝背屈位 8 字绷带加压包扎制动。3 天后复诊，再次给予正骨治疗、针刺治疗、刺络拔罐，中药桃红四物汤加减外洗，仍用 8 字绷带固定。1 周治疗 2 次，1 周后叮嘱其在家自行用红花油按摩局部，并进行无痛背伸训练，1 个月后患者基本痊愈。

【点评】

踝关节损伤急性期大多按照 "RICE" 原则进行，但是踝关节扭伤后 60% 遗留疼痛、肿胀、僵硬感和不稳等症状，我们是否要反思一下我们对急性期的处理是否有问题？曾经有数据分析报道，急性期冰敷虽然能够当时缓解疼痛，但是对远期的恢复没有任何帮助。另外制动能够保护损伤的韧带，但是对瘀血及炎症的恢复同样不利。急性的踝关节损伤最后演变成为踝关节慢性不稳，主要原因是韧带松弛、肌肉无力，而韧带松弛的原因很大可能是跟骨、距骨、胫腓骨、舟骨等在扭伤时发生了彼此之间的位移，处于错误的解剖位置，又由于立即进行制动和冰敷将错误的解剖位置固定下来，导致附着在其上的韧带被错误地拉伸和缩紧并固定下来，后期自然会出现韧带修复不良、关节不稳。所以我们的治疗首先是正骨，然后制动休息，48小时后局部活血化瘀、促进韧带修复，视病情轻重而定开始无痛情况下训练肌肉力量的时机。

（二）踝关节慢性不稳

踝关节扭伤是最为常见的运动伤。损伤后慢性不稳定发生率为20%~40%，患者表现为反反复复的踝关节扭伤。走在不平整的路面上，患者自述有不稳的感觉。所以踝关节韧带损伤必须得到及时治疗。如果治疗不当，踝关节韧带断裂处会变成瘢痕连接，导致韧带变长、松弛，引起踝关节内外侧韧带的不平衡。踝关节反复扭伤，导致踝关节的创伤性关节炎，从事激烈对抗运动（如篮球、足球）的运动员更易出现损伤加重和持续踝关节失稳。

原发性或者继发性的腓肌萎缩或肌无力、韧带松弛、本体感丧失、粘连形成、四肢僵硬以及炎症都可导致踝关节不稳。

踝关节不稳定可分为机械性不稳定和功能性不稳定。功能性不稳定是指患者走路时总感觉踝关节不稳，尤其是在不平的地面上行走，或者突然改变运动方向时，这种不稳定的感觉更强烈。然而，查体时常常没有发现踝关节活动度的增加。功能性不稳除了韧带损伤以外，有时与腓骨长短肌软弱、平衡能力减退、本体感觉的反射紊乱有关系。

机械性不稳定是指踝关节的活动度要大于生理范围。超过正常范围的活动度用以下标准来描述：①前抽屉试验时向前移位超过1cm，或较健侧长3mm；②距骨向外侧倾斜5°~10°，或较健侧大于3°。这些客观测量数据只能作为一般参考，不能当作治疗的依据，治疗应根据临床评估以及影像学检查结果。机械性不稳定需要考虑手术治疗，而功能性不稳定一般考虑保守治疗。

踝关节外侧慢性不稳由距腓前韧带和跟腓韧带的陈旧损伤引起。内侧不稳是因为三角韧带陈旧损伤引起，相对比较少见。

【诊断要点】

1. 临床症状　慢性踝关节不稳定患者常表述既往有复杂扭伤史、外踝弥散性疼痛（可伴有内侧疼痛）、运动控制感减退（不平路面上尤为明显）和踝关节间断性肿胀。患者处于无症状期时可以参加正常活动。

2. 体征　①压痛：慢性期疼痛和压痛不明显；②抽屉试验和内翻试验、外翻试验：和对侧相比，踝关节松弛、活动度明显增大。

3. 影像学检查

（1）X线：包括踝关节前后位、侧位、踝穴位和应力位。根据应力位判断踝关节的松弛程度。合并踝关节骨性关节病时，X线可见增生骨赘。内侧慢性不稳，内踝尖三角韧带附着处可有撕脱骨折。外翻应力位如发现距骨倾斜角度大于10°，即可诊断踝内侧不稳定。

（2）MRI：韧带损伤慢性期的表现为韧带缺失、变细、松弛、弯曲，或由于瘢痕增生、血肿机化而增粗。通过MRI检查，同时可明确是否合并关节软骨损伤、撞击综合征。MRI是检查踝关节不稳最合适的方法。

【康复处方】

保守疗法是踝关节不稳的治疗首选。长期的踝关节不稳定可能会发展为踝关节的骨性关节炎。保守治疗失败应考虑手术治疗，手术方法有多种，可分为 3 大类：韧带短缩、韧带止点前上移位、肌腱移植重建韧带。除推拿、运动疗法、康复工程以外，其他治疗方法同踝关节扭伤。

1. 推拿疗法 同踝关节扭伤慢性期治疗。

2. 运动疗法 在进行康复性训练之前，确保踝关节扭伤已经基本恢复，可以正常行走，一般情况下不会疼痛时，方可进行力量性训练。

（1）坐位垂腿勾脚练习：以沙袋等重物的重量为阻力，完成对抗动作，每组 30 次，组间休息 30 秒，连续练习 4～6 组，每日 1～3 次。此练习主要加强踝关节背伸能力。

（2）提踵训练：提踵，即用脚尖站立，包括双足分立与肩同宽，足尖正向前、"外八字"站立、"内八字"站立三种姿势，以练习不同肌肉及肌肉的不同部分。于最高位置保持一定时间或完成动作为 1 次。此练习主要加强踝关节跖屈肌肌力，锻炼小腿三头肌不同部分，提高踝关节蹬踏力量、控制能力及前后向稳定性。每次 2 分钟，休息 5 秒，每组 10 次，每日 2～3 组。

视频 5-72　提踵训练

（3）踝关节内外翻活动度练习：缓慢、用力、最大限度内外翻踝关节。必须在无痛或微痛范围内，并逐渐增加角度和活动度（因组织愈合尚不够坚固，过度牵拉可能造成不良后果）。每次 10～15 分钟，每日 1～2 次。可在练习前后热水泡脚 20～30 分钟，以提高组织温度改善延展性，加强练习效果。

（4）抗阻内外翻练习：固定皮筋一端练习，也可自行练习。坐床上，膝关节下垫枕头，使腿保持稍屈曲的姿势。双腿交叉，右脚在左侧，左脚在右侧。将皮筋打结成一圆环套在脚尖处。抗橡皮筋阻力，右脚向左侧、左脚向右侧用力分开脚尖。于最高位置保持一定时间或完成动作为 1 次。此练习主要加强踝关节内翻肌力，锻炼胫后肌，提高踝关节控制能力及左右侧向稳定性。抗橡皮筋阻力完成动作，每组 30 次，组间休息 30 秒，连续练习 4～6 组，每日 1～2 次。

（5）双腿全蹲练习：保护下全蹲，双腿平均分配体重，尽可能使臀部触及足跟，每次 3～5 分钟，每日 1～2 次。

（6）台阶提踵训练：患侧脚掌踩在台阶上，足跟及足弓在台阶以外，从充分勾脚体位用力提踵直到充分绷脚体位，动作稳定。要求尽量在最大行程内完成动作，如果力量有限，可在上肢协助下完成；力量增强后可双手提重物作为负荷或在踝关节处加沙袋作为负荷以强化练习，每组 20 次，组间间隔 30 秒，连续练习 2～4 组，每日 1～2 次。要求动作缓慢，控制上体不晃动。

视频 5-80　双腿全蹲练习　　　视频 5-81　台阶提踵训练

（7）单腿蹲起练习：要求动作缓慢，控制上体不晃动。必要时可双手提重物以增加练习难度，每次 3 ~ 5 分钟，每日 1 ~ 2 次。

（8）平衡板上本体觉训练：该训练并不能预防首次踝关节扭伤，可预防踝关节再发性损伤。站在平衡软踏上，腿伸直，挺胸抬头，重心尽量往上提，用一条腿的力量控制身体平衡，每次 3 ~ 5 分钟，休息 30 秒，每组共做 2 ~ 3 次，每日 1 ~ 2 组。如果力量尚不能保证安全，可以在身旁寻求他人或扶手保护。如果力量很好完成无困难，可以手持重物完成动作。

视频 5-82　单腿蹲起练习　　　　视频 5-83　平衡板本体觉训练

3. 康复工程　脚踝力量恢复之前，所有的户外运动如跑步等最好穿上护具。常见的脚踝护具主要有 3 种，一种叫弹性绷带护踝，一种叫加压式护踝，最后一种叫套式护踝。绷带式护踝较其他两种护踝有更强的弹性，提供更大的抗阻力量，但是绑紧的同时也会阻碍局部的血液运行，适用于运动时脚踝的预防及保护。

【典型病例】

宋某，女性，45 岁，左踝关节疼痛反复发作 2 年。X 线显示没有明显的骨质增生。查体：左踝关节略肿胀，局部没有瘀斑，内翻时疼痛加重，压痛点在丘墟、申脉、解溪附近。活动受限，行走时疼痛。诊断：左踝关节不稳。

康复评定：瘀血阻滞。左踝关节不稳。

康复处方：即刻行正骨治疗和针刺治疗，治疗后行足外翻位、踝背屈位 8 字绷带包扎制动。3 日后复诊，给予再次正骨治疗、针刺治疗，中药桃红四物汤加减外洗，仍用 8 字绷带包扎固定（1 周后拆除绷带）。其后进行抗阻内外翻练习，1 周治疗 2 次，渐次开展提踵训练、单腿蹲起练习、台阶提踵训练，1 个月后患者基本痊愈。叮嘱其 3 个月后可以考虑平衡板上本体觉训练。

【点评】

踝关节功能性不稳代表了踝关节周围神经肌肉控制的缺失。神经肌肉控制主要包括了本体感觉、肌肉力量的强弱、肌肉反应时间以及踝关节姿势的控制。在对踝关节外侧不稳定患者的研究发现，超过半数患者在标准前抽屉应力或内翻应力下没有临床或影像学的机械性不稳，并且初次扭伤患者只是在扭伤后早期有机械性不稳定，经过 12 周康复后机械性不稳就会消失。

1. 踝关节不稳最根本的原因　我们认为最根本的原因是踝关节扭伤早期没有对紊乱的关节结构进行正骨调整，其次是没有及时进行踝关节肌肉韧带的力量训练。脚踝力量训练的根本目的在于提升脚踝关节稳定性，防止脚踝再次扭伤乃至习惯性扭伤。

2. 脚踝康复性训练的原则　长期性和难度递增性。练习的难度逐渐增加，主要是进行肌力练习为主，包括胫骨后肌、胫骨前肌、趾长屈肌等。其次是恢复本体觉（加强神经肌肉控制）和改善关节活动度。进行平衡板训练的理论基础是腓骨肌在损伤发生后存在延迟性反应，如果此时对肌肉组织进行"再教育"或加强训练，可避免出现控制感减退症状。另外，本体觉训练有助于恢复功能性稳定。

3. 治疗的关键 首先是正骨，而这个正骨很可能需要多次；第二是要渐次训练。运动疗法中，应该按照前文所述的①至⑧的顺序依次进行，只有上一个动作不会产生疼痛，再进行下一个动作。从训练力量到训练本体感觉，在不造成再次损伤的前提下，加大训练量和抗阻训练，如果保持半年没有疼痛，踝关节不稳就基本痊愈了。

（三）跟腱损伤

跟腱为身体最厚、最坚强的肌腱，由腓肠肌与比目鱼肌构成，长约 15cm，肌腱由上向下逐渐增厚变窄，至跟骨结节上 4cm 处向下又逐步变宽，止于跟骨结节后面的下半部分。跟腱损伤可分为急性损伤和慢性劳损。

急性损伤包括开放性损伤和闭合性损伤。跟腱断裂是其中最严重的一种，跟腱完整性消失，压痛，足跖屈功能丧失。不管开放或闭合损伤，均应早期手术治疗。

慢性劳损引起肌腱退化变性的原因是多种多样的。在田径运动员中由于错误的训练方法而导致跟腱退化变性占所有跟腱退化变性运动员的 75% 以上。通常表现为肌肉疲劳和糖元耗竭，从而导致肌腱过度伸展和微撕裂。错误的训练方法包括训练过度、提前恢复训练、训练强度突然增加、跑步反复足后跟先着地、反复爬山跑、不合适的运动鞋和不合适的跑步场所。错误的训练造成跟腱过度牵拉以及跟腱周围组织相互摩擦，毛细血管破裂渗血，组织充血水肿、渗出和变性，继而跟腱及周围组织增厚或粘连。慢性损伤初期局部有酸、胀或轻微的疼痛感，后期变为持续性疼痛。如果病变的肌腱持续承受应力，还可能导致永久性损害，甚至造成跟腱的断裂。

慢性的跟腱损伤主要包括跟腱炎和跟腱滑囊炎，往往这两种疾病同时存在。

中医认为，跟腱损伤由肝肾亏虚、痰湿、血热等所致。肝主筋、肾主骨，肝肾亏虚，筋骨失养，复感风寒湿邪或慢性劳损，导致经络瘀滞，气血运行受阻，使筋骨肌肉失养而发病。

【诊断要点】

1. 临床症状

（1）跟腱滑囊炎临床症状：跟骨后方疼痛，尤其是爬山或在较为柔软的地面上跑步时更为明显；跟骨后方有压痛、肿胀；当手指在跟骨两侧挤压时可触及囊性包块。

（2）跟腱炎典型症状：跟腱附着点往上数厘米处疼痛，跟腱内部疼痛、酸痛、压痛、僵硬，活动时脚后跟感觉有僵硬和牵拉感，跟腱有响声。晨起下地时跟腱处疼痛、牵拉感较为明显，剧烈运动后的休息期间发作。肌腱两端受到挤压时会有强烈疼痛或者压痛。严重者跟腱局部可有红肿、发热伴触痛，甚至结节包块增生。慢性跟腱炎多长期且持续存在。活动时出现疼痛，休息后缓解。

2. 查体 触痛部位可发现弥散性、梭形肿胀和增厚，有时可有捻发感。

3. 影像学检查 早期的跟腱损伤，X 线上未有明显发现，严重的可发现跟骨止点处的骨刺。钙化性跟腱病在 X 线上可以看到明显的钙化灶。磁共振和 B 超检查可以较清晰地显示跟腱组织水肿、排列紊乱，以及细小的钙化点。

【康复处方】

本病以休息为主，避免进一步加重疾病的进展。如果是由跑步引起，应暂停跑步，待症状消除。但保持适当运动也非常重要，在此期间可游泳或骑自行车。康复的目标是减轻疼痛和肿胀，并尽量避免损伤加重。明确疾病发生的原因，以防止再次损伤。

1. 中药治疗

治则：活血化瘀，强筋健骨。

桃仁 15g，红花 10g，当归 15g，川芎 15g，乳香 10g，没药 10g，续断 15g，牛膝 15g，白芍 15g，赤芍 15g，骨碎补 15g，秦艽 10g，徐长卿 10g。

日一剂，水煎外洗，药渣趁热可外敷患处。也可制作成膏剂敷跟腱，3 日 1 换。

2. 针灸治疗

（1）针刺

取穴：阿是穴、悬钟、阳陵泉、承山、承筋。

操作：连续波或疏密波，留针 30 分钟。每日 1 次，10 次为 1 个疗程。

（2）艾灸

取穴：阿是穴、阳陵泉。

操作：每个穴位灸至微红发热。每日 1 次，10 次为 1 个疗程。急性期 48 小时后可以艾灸。

3. 推拿治疗

操作：①患者俯卧位，踝部垫枕，医者用单手掌自患侧的腘窝经小腿后侧肌群、跟腱、足跟、足底推向足趾，反复推 5~8 遍；②用掌、指揉小腿后侧、跟腱、足跟及足底 4~8 分钟，重点揉跟腱及足跟部；③拔、拿以上部位 3~5 分钟；④重复①的操作后结束治疗。

视频 5-84 推拿治疗跟腱损伤

4. 物理治疗

物理治疗可以采用超声波、红外线、半导体激光等，治疗方法参考相关章节。

5. 运动疗法

（1）提踵训练：训练方法如前文，此练习主要加强踝关节跖屈肌肌力，锻炼小腿三头肌不同部分，提高踝关节蹬踏力量、控制能力及前后向稳定性。每次 2 分钟，休息 5 秒，每组 10 次，每日 2~3 组。

（2）腓肠肌拉伸：双腿分开，呈弓箭步，疼痛的下肢置于后方，保持膝关节伸直，另一个膝关节向前呈弓步。屈肘增大身体前倾，保持后膝绷直和足跟触地，这时会感到跟腱和足底韧带受到牵拉。维持 10 秒钟，重复 3~5 次，每日进行 3 组。逐渐增加维持时间。

视频 5-72 提踵训练　　　视频 5-85 腓肠肌拉伸

（3）比目鱼肌拉伸：方法同上，但保持膝关节屈曲。伸展牵拉训练需要有计划地做，起初每日可以做5组。损伤康复后仍然可以继续牵拉训练，预防损伤再发生。

（4）牵拉足底筋膜：使用弹力带，取坐位于床上。患肢足趾朝上，双手使用弹力带勾住脚底，向身体方向牵拉，每次牵拉30秒后缓慢放松，10次一组，每日3组。

视频 5-86 比目鱼肌拉伸　　　视频 5-87 牵拉足底筋膜

6. 康复工程

（1）肌内效贴：肌内效贴一方面可以固定损伤的跟腱组织，使之免受牵拉伤害，促进组织自然康复功能；另一方面通过牵拉皮肤可以增加皮下组织与肌肉之间的间隙，增加局部血液循环，促进淋巴回流，从而起到消肿、缓解炎症和镇痛的作用。

（2）矫形鞋垫：矫形鞋垫可以控制足部旋前和旋后，减少后足的外翻，恢复足部中立位，抬高脚后跟缓解跟腱张力，恢复正常的足部生物力线，减轻由生物力学异常引起的足部问题。

【典型病例】

宋某，女性，64岁，主诉右侧足跟后部间断疼痛2年，加重3个月。曾口服扶他林、理疗、膏药贴敷等治疗，效果欠佳。查体：右跟腱附着点上2cm处疼痛，局部压痛、肿胀，可触及捻发感。足侧位X线显示：跟腱跟骨止点处有向上的骨刺。

康复评定：风寒湿痹证，兼有瘀血阻滞，肝肾不足。跟腱炎。跟腱及腓肠肌紧张，高应力点在右足跟骨结节内侧。

康复处方：针刀治疗，取压痛兼有硬结处，直刺，纵向疏通。局部无菌辅料覆盖，叮嘱其近日少负重行走，牵拉腓肠肌。24小时后半导体激光治疗，每日1次，连续7日。

后期处方：建议减肥，减少每日步数和负重步行，放松腓肠肌和跟腱，更换合适的高帮鞋。

【点评】

我们首先需要确定跟腱病原因。训练量问题、场地问题、鞋子太紧或太松、热身运动不够，这些都有可能是造成损伤的原因。先要去除病因，然后再开始治疗，如果有肥胖或者Haglund综合征，应当休息，减少负重或者跟腱发力。如果症状严重可使用拐杖，可以穿坡跟鞋，或者使用足跟垫，将双侧足底跟部垫高至少1cm左右，可以减少活动时跟腱的牵拉。足跟垫仅用于急性发作缓解疼痛和牵拉，不建议长时间使用，如果使用时间过久，可能会发生腓肠肌适应性短缩，反而会增加跟腱负荷和劳损。在跟腱炎局部使用糖皮质激素注射，虽然可能减轻毛细血管扩张、渗出性水肿，但由于抑制毛细血管的再生及代偿，会加重缺血。一旦恢复日常活动而没有疼痛时，可以训练小腿后侧肌群的活动度，有助于减少跟腱负荷和劳损。治疗的顺序：休息，消炎，增加跟腱的活动度，进行肌力训练，改善本体感觉（神经协调能力），最后恢复正常的体适能。在保证没有疼痛的情况下，建议持续训练 3 个月左右。如果运动后又出现疼痛，需立即停止。定期做小腿后侧肌群伸展训练和肌力训练。运动时用跟腱护套或肌内效贴贴扎防护。

（四）足跟痛

足跟痛多发生于 45 岁以上的中老年人，男性多于女性，重体力劳动者、运动员、长期站立工作的人易患此病。除掉应力骨折等严重病因引起的足跟痛外，对于大多数人来讲，跖筋膜炎、跖筋膜断裂、跟脂肪垫炎、跟骨骨刺、跟骨骨膜炎是主要原因。

足底筋膜炎是由跖腱膜过度拉伸引起的炎症反应。跖腱膜是一组沿着足底表面分布的纤维组织，起于跟骨底内侧，与远端趾骨相连并分裂为五束，这些纤维同时与周围的真皮、横向的跖韧带以及屈肌腱等紧密相连。尤其在第一跖趾关节，背屈运动能够增强足底筋膜的张力与足底纵弓结构，但其本身缺乏弹性，仅能延长 4% 左右。足底筋膜炎通常表现为足跟和足弓交界的足内侧疼痛，在清早起床或长时间休息后尤为剧烈，因为在休息时，跖腱膜降温，收缩回原始形状，此时，跖腱膜弹性最低，极易造成损伤。

跟骨骨刺综合征是由于足底筋膜在跟骨的附着处过度牵拉骨膜，随着修复损伤进行的人体代偿进而形成的钙沉积，导致跟骨骨刺的产生，骨刺本身不会引起人体不适。其疼痛不适是由于跖腱膜反复损伤修复，出现无菌性炎症的结果。

中医认为足跟痛可分为三型：

气滞血瘀证：足跟痛如针刺，痛处固定，拒按，动则更甚。舌质紫黯或有瘀斑，苔薄白或薄黄，脉弦紧或涩。

湿热内蕴证：足跟局部疼痛，轻度红肿，有热感，压痛明显，伴口渴不欲饮。舌苔黄腻，脉濡数。

寒湿痹阻证：足跟痛缠绵日久，反复发作，劳则更甚，休息减轻，腰膝酸软无力，可伴心烦失眠，口苦咽干，舌红少津，脉弦细而数；或伴四肢不温，形寒畏冷，筋脉拘挛，舌质淡胖，苔薄白，脉沉细无力。

【诊断要点】

1. 临床表现　起病缓慢，多发生于中老年肥胖者，多为一侧发病，可有数月或数年的病史；足跟部疼痛，行走加重；大多数患者跟骨周围无肿胀或有轻度红肿。典型者晨起后站立或久坐起身站立时足跟疼痛剧烈，行走片刻后疼痛减轻，但行走或站立过久后疼痛又加重。

2. 体征　患部无明显肿胀或有轻度红肿，在跟骨的跖面或侧面有压痛，若跟骨骨质增生较大时可触及骨性突起。

3. X 线表现　常见有骨质增生，部分患者 X 线侧位片可见跟骨骨刺形成。

【康复处方】

足跟痛基本用保守疗法，康复治疗是首选，对症治疗往往立即起效，但是复发的风险依旧存在，久治无效的足跟痛可行跟骨钻孔减压术。

1. 中药疗法

以外用熏洗为主，也可制成膏药或搽剂。中药洗方用布包好，加水 1 000ml，浸泡 20 分钟左右，煎煮 30 分钟后，先以热气熏蒸患处，待温度合适时再以药水浸洗患处，每日 1 次，每次 20 分钟。中药擦剂可以涂擦并按摩患处，每日 1 次，每次 10 分钟。中药贴剂可选用消瘀止痛药膏等敷贴，每日 1 贴。外用熏洗处方如下：

（1）湿热内蕴证

治则：清热化湿，通络止痛。

处方：苍术 10g，牛膝 10g，黄柏 10g，薏苡仁 10g，杜仲 10g，鸡血藤 10g，延胡索 10g，当归 10g，苏木 10g，透骨草 10g，红花 10g。

（2）寒湿痹阻证

治则：祛湿散寒，通络止痛。

处方：独活 10g，桑寄生 15g，杜仲 10g，牛膝 10g，熟地黄 10g，白芍 10g，川芎 10g，桂枝 10g，细辛 5g。

（3）肝肾亏虚证

治则：补益肝肾，通络止痛。

处方：熟地黄 12g，山药 25g，山萸肉 12g，桑寄生 12g，牛膝 9g，木瓜 12g，白芍 25g，甘草 10g。

2. 针灸疗法

（1）针刀

取穴：阿是穴。

操作：皮肤严格消毒，在局部压痛点进针，快速穿过皮下组织到达深筋膜。根据病情进行一点式、多点式或线式松解。出针后按压 1～2 分钟止血包扎，3 天内保持局部干燥清洁。

（2）刺络放血

取穴：阿是穴。

操作：皮肤严格消毒，局部压痛点用注射器针头进针，快速穿过皮下组织到达深筋膜，拔出针后立即给予火罐或者负压罐抽吸，留罐 10 分钟，拔罐后清理伤口，无菌辅料覆盖。

（3）穴位注射

取穴：阿是穴。

操作：可选用丹参注射液或当归注射液等在痛点注射。用 1%～2% 普鲁卡因加醋酸强的松龙 12.5mg，注射于疼痛处，对跖腱膜炎的治疗效果最好，每周 1 次，往往 2～3 次治愈。

3. 推拿疗法 操作：①患者俯卧位，踝部垫枕，医者用单手掌自患侧的腘窝经小腿后侧肌群、跟腱、足跟、足底推向足趾，反复推 5～8 遍；②用掌、指揉小腿后侧、跟腱、足跟及足底 4～8 分钟，重点揉跟腱及足跟部。屈膝关节，背伸踝关节到极限，点按揉足底筋膜部位 1～2 分钟；③摇动踝关节，拔伸五个足趾。

视频 5-88　推拿治疗足跟痛

4. 物理治疗

（1）冲击波疗法：适用于足底周围处有明显压痛、局部无红肿者。操作：采用俯卧位，治疗时将患足固定，在足跟部找出最明显的压痛点并标记，瞄准器对准，调整设备能流密度为低级（0.06～0.11mJ/mm²），适应后可将能量逐渐调高，以患者能忍受为度，每分钟 50～60 次，冲击次数 1 000 次。每周 1～2 次，治疗 2～3 周。

（2）经皮神经电刺激疗法：电极可放在疼痛部位、运动点或针刺穴位，以患者有明显震颤、麻木感为度。治疗时间 20 分钟，每日 1 次。10 次为 1 个疗程。

（3）半导体激光：阿是穴点状照射或者是足底局部多光斑照射，每次 10 分钟，强度

$200 \sim 500 \mathrm{mW}$，以略有感觉为度。每日 1 次，7 日为 1 个疗程。

5. 运动疗法

（1）腓肠肌拉伸：身体前倾面对墙壁，双手伸直平推墙壁，患侧膝关节向后绷直，另一膝关节向前呈弓步。屈肘，增大身体前倾，保持后膝绷直和足跟触地，坚持 1 分钟后放松，重复 10 次，每日 3 次。

视频 5-85　腓肠肌拉伸

（2）牵拉足底筋膜：用毛巾做牵拉练习。每次坚持 30 秒，开始每组 10 下，之后增加到每组 30 下，每次做 3 组。每日 3 次。

（3）放松足底筋膜：可以脚踏圆棒，前后搓动圆棒，使其滚动并以此来促进足底血液循环。每日 1 次，每次 10 分钟。

（4）脚趾抓毛巾练习：将毛巾平铺在地上，平着踩在毛巾的一端，用脚趾卷曲毛巾将毛巾向足跟方向拉。每日 3 次，每次 10 分钟。

视频 5-89　脚趾抓毛巾
练习

6. 康复工程

平足者可选用矫形鞋垫，垫起足弓，缓解跖腱膜张力，减轻刺激，缓解疼痛。也可矫形鞋垫垫其后跟，使受力点前移。

【典型病例】

赵某，男性，53 岁，主诉右侧足跟疼痛 3 个月。曾理疗、膏药贴敷等治疗，效果欠佳。查体：右足跟骨结节内侧压痛，可触及 2 ～ 3 个硬结，局部无肿胀。足侧位 X 线显示：跟骨骨刺。

康复评定：风寒湿痹证，兼有瘀血阻滞，肝肾不足。足跟痛。跟腱及腓肠肌紧张，高应力点在右足跟骨结节内侧。

康复处方：针刀治疗，取压痛兼有硬结处，直刺，纵向疏通后横向剥离，局部无菌敷料覆盖。叮嘱其近日减少负重行走，进行牵拉腓肠肌训练。一次痊愈。

后期处方：建议减少每日步数和负重步行，放松腓肠肌和跟腱。

【点评】

任何治疗的根本都是去除病因。对症治疗后，效果可以立竿见影，但是根本原因还需要追究，综合临床康复更是要求如此，只有这样才能根治。足跟痛必须明确足弓形状和足部受力点，明确跟腱和小腿后侧肌群的紧张痉挛程度，从而才能够确定一个从治疗到康复的完整方案。

青少年足跟痛多因为跟骨骨骺炎、跟骨外伤，多由于长期跑跳引起，骨骺愈合后，症状自愈。因而在此期间患者应避免跑跳，尤其避免从高处跳下。老年性足跟痛多由于劳损、跖腱膜炎、跟骨结节滑囊炎、脂肪垫变性引起。此年龄段应避免长期站立、长期行走，抬高足跟可以减轻足跟负荷。穿定制的矫正鞋垫，这样使全身重心前移，减少足跟部受压。现在肥胖的老人跟骨骨刺也很多，长期体重过大对跟骨负担过重引起足跟痛。高足弓与扁平足更是诱发足底筋膜炎的主要原因。平足症引起足跟痛是由于足弓减少或消失，足跟骨向前倾倒，在长期行走时疼痛出现，故应使用定制的矫正鞋，配合足弓支撑的矫正鞋垫。另外跟腱或腓肠肌紧张而导致踝关节的屈曲角度减少，足底筋膜挛缩，也是足底筋膜炎的重要原因。对症处理其实是很简单，针刀和封闭治疗基本上可以手到病除。去除病因才是保证不复发的前提，减肥、牵拉跟腱和腓肠肌、保持足弓正常结构是不复发的关键。

参考文献

[1] 李建军. 中国康复医学发展的回顾与展望 [J]. 中国康复理论与实践, 2011, 17（1）：1-4.

[2] 张雅素, 冯晓东, 刘承梅, 等. 中医康复学科建设的内涵和外延 [J]. 光明中医, 2016, 31（12）：1833-1835.

[3] 励建安, 江钟立. 康复医学 [M]. 北京：科学出版社, 2016.

[4] Chen J J. Functional capacity evaluation & disability[J]. The Lowa Orthopaedic Journal, 2007, 27: 121-127.

[5] 卓大宏. 现代康复功能训练的新概念与新技术 [J]. 中国康复医学杂志, 2003, 18（7）：388-391.

[6] 董梦久, 刘文武, 王林, 等. 良肢体位下针刺对急性脑卒中康复的影响 [J]. 江苏中医药, 2008, 40（6）：57-58.

[7] Kim W S, Kim I S, Kim S J, et al. Effect of electroacupuncture on motor recovery in a rat stroke model during the early recovery stage[J]. Brain Research, 2009, 1248: 176-183.

[8] 黄怡, 万新炉, 潘翠环, 等. 功能性电刺激对脑卒中足下垂患者步行能力的影响 [J]. 神经损伤与功能重建, 2014, 9（3）：231-232, 248.

[9] 曹慧芳, 李红玲, 张玉森, 等. 抗痉挛治疗仪在治疗脑卒中后上肢痉挛中的作用 [J]. 脑与神经疾病杂志, 2016, 24（5）：281-284.

[10] 俞大方. 推拿学 [M]. 上海：上海科学技术出版社, 1985.

[11] 乔志恒, 华归茹. 理疗学 [M]. 北京：华夏出版社, 2013.

[12] 卓大宏. 中国康复医学 [M]. 北京：华夏出版社, 2003.

[13] 王玉龙. 康复功能评定学 [M]. 北京：人民卫生出版社, 2018.

[14] World Health Organization. The World Health Report 1998: Life in the 21st century a vision for all [M]//The world health report 1998: life in the 21st century A vision for all. 1998: 241.

[15] 郭万学. 理疗学 [M]. 北京：人民卫生出版社, 1984.

[16] 缪鸿石. 电疗与光疗 [M]. 2 版. 上海：上海科学技术出版社, 1990.

[17] 乔志恒. 新编物理治疗学 [M]. 北京：华夏出版社, 1993.

[18] 陈景藻. 现代物理治疗学 [M]. 北京：人民军医出版社, 2001.

[19] 乔志恒, 范维铭. 物理治疗学全书 [M]. 北京：科学技术文献出版社, 2001.

[20] 中华医学会. 临床技术操作规范 [M]. 北京：人民军医出版社, 2004.

[21] 全国卫生专业技术资格考试专家委员会. 康复医学与治疗技术 [M]. 北京：人民卫生出版社, 2004.

[22] 励建安. 康复医学 [M]. 2 版. 北京：科学出版社, 2008.

[23] 朱汉章. 针刀医学 [M]. 北京：中国中医药出版社, 2004.

[24] 李建军, 桑德春. 康复医学导论 [M]. 北京：华夏出版社, 2013.

[25] 周维金, 黄永禧, 王茂斌. 康复专业人员培训教材 [M]. 北京：北京大学医学出版社, 2005.

[26] 吴毅, 范振华, 屠丹云. 运动促进制动后兔膝关节组织恢复的作用 [J]. 中国康复医学杂志, 1993, 8（1）：17-20.

[27] 胡水善, 吴毅, 范振华, 等. 加热牵引的临床与实验研究 [J]. 中华手外科杂志, 1996, 12: 32-36.

[28] 殷秀珍，黄永禧 . 现代康复医学诊疗手册 [M]. 北京：北京医科大学中国协和医科大学联合出版社，1995.

[29] （美）克鲁逊 . 克氏康复医学 [M]. 南登昆，译 . 长沙：湖南科学技术出版社，1990.

[30] 曲绵域，高云秋，浦钧宗，等 . 实用运动医学 [M]. 北京：北京科学技术出版社，1996.

[31] 范振华 . 医疗体育中的肌肉抗阻练习 [J]. 国外医学（物理医学与运动医学分册），1982（03）3: 101-104.

[32] 周土材，范振华 . 实用康复医学 [M]. 南京：东南大学出版社，1998.

[33] 范振华 . 运动医学 [M]. 上海：上海科技出版社，1990.

[34] 陈仲武 . 中国医学百科全书 [M]. 上海：上海科技出版社，1988.

[35] （日）服部一郎 . 康复技术全书 [M]. 周天健，译 . 北京：北京出版社，1989.

[36] （日）大井淑雄 . 运动疗法 [M]. 2 版，东京：医药出版株式会社，1974.

[37] 缪宏石 . 康复医学理论与实践 [M]. 上海：上海科技出版社，2000.

[38] （日）高桥精一 . 理学疗法学概论 [M]. 东京：神陵文库，1999.

[39] （日）矢谷令子 . 作业疗法概论 [M]. 东京：协同医书出版社，2002.

[40] 王宁华 . 康复医学概论 [M]. 北京：人民卫生出版社，2008.

[41] 杨毅 . 康复医学概论 [M]. 上海：复旦大学出版社，2009.

[42] 能恩富 . 康复医学基础 [M]. 北京：人民军医出版社，2010.

[43] （日）中村隆一 . 康复概论 [M]. 东京：医齿药出版株式会社，1991.

[44] 谭工 . 康复医学导论 [M]. 北京：人民卫生出版社，2010.

[45] 李建军，张通，桑德春 . 综合康复学 [M]. 北京：求真出版社，2009.

[46] 励建安 . 临床运动疗法学 [M]. 北京：华夏出版社，2005.

[47] 纪树策 . 康复医学 [M]. 2 版 . 北京：高等教育出版社，2010.

[48] 王茂斌 . 康复医学 [M]. 北京：人民卫生出版社，2009.

[49] 柏树令 . 系统解剖学 [M]. 5 版 . 北京：人民卫生出版社，2004.

[50] 钟国隆 . 生理学 [M]. 4 版 . 北京：人民卫生出版社，2003.

[51] 李晓捷 . 人体发育学 [M]. 北京：人民卫生出版社，2008.

[52] 朱镛连 . 神经康复学 [M]. 北京：人民军医出版社，2003.

[53] 戴红 . 人体运动学 [M]. 北京：人民卫生出版社，2008.

[54] 陈立典 . 康复评定学 [M]. 北京：科学出版社，2010.

[55] （日）服部一郎 . 康复技术全书 [M]. 周天健，译 . 海口：海南出版社，2006.

[56] 体育运动学校《运动解剖学》教材编写组编 . 运动解剖学 [M]. 北京：人民体育出版社，1985.

[57] 戴红 . 康复医学 [M]. 北京：人民卫生出版社，1998.

[58] 徐本华，程磊，徐绍仪 . 颈椎病患者平衡功能的定量评定 [J]. 中华理疗杂志，1993, 4: 212-214.

[59] 王宁华，殷秀珍，徐本华 . 正常人平衡定量评测及相关因素初探 [J]. 中华理疗杂志，1995, 18（1）: 24-26.

[60] （日）加仓并周一 . 矫形器学 [M]. 孙国凤，译 . 北京：华夏出版社，1996.

[61] 杜靖远 . 矫形器的应用 [M]. 北京：华夏出版社，1997.

[62] 王荫华 . 汉语失语症失语类型的鉴别诊断流程 [J]. 中国康复理论与实践，1997, 3（1）: 10-13.

[63] 王荫华 . 西方失语症成套测验 (WAB) 介绍（一）[J]. 中国康复理论与实践，1997, 3(2): 87-89.

[64] 王荫华.西方失语症成套测验(WAB)介绍(二)[J].中国康复理论与实践,1997, 3(3): 135-140.

[65] 丁海曙,王广志,容观澳.人体运动信息检测与处理[M].北京:中国宇航出版社,1992.

[66] 杨静宜.体疗康复[M].北京:北京体育学院出版社,1988.

[67] 刘永斌,阎宁.步态时相对称性与假肢穿着者行走功能直观评价的相关分析[J].中国康复医学杂志,1996, 11(1):19-21.

[68] 刘永斌,阎宁.行走功能定量评价方法研究[J].中国康复理论与实践,1996, 2(4):154-158.

[69] 日本言语疗法士协会.言语听觉疗法[M].东京:协同图书出版社,1992.

[70] 缪鸿石,朱镛连.脑卒中的康复评定和治疗[M].北京:华夏出版社,1996.

[71] 中华人民共和国卫生部医政司.中国康复医学诊疗规范[M].北京:华夏出版社,1998.

[72] 张清丽.言语语言障碍的评测与治疗[M].石家庄:河北科技出版社,1991.

[73] 高素荣.失语症[M].北京:北京医科大学中国协和医科大学联合出版社,1993.

[74] 王苏.失语症学[M].昆明:云南科技出版社,1994.

56检